盆底疾病
超声疑难病例解析

ANALYSIS OF DIFFICULT CASES OF PELVIC ULTRASOUND

主　编　耿　京　应　涛

副主编　尹　虹　孙晓峰

科学技术文献出版社
SCIENTIFIC AND TECHNICAL DOCUMENTATION PRESS
·北京·

图书在版编目（CIP）数据

盆底疾病超声疑难病例解析 / 耿京，应涛主编. —北京：科学技术文献出版社，2021.4（2026. 2重印）
ISBN 978-7-5189-7777-2

Ⅰ. ①盆…　Ⅱ. ①耿…　②应…　Ⅲ. ①女性—骨盆底—功能性疾病—超声波诊断—疑难病—病案　Ⅳ. ① R711.5

中国版本图书馆 CIP 数据核字（2021）第 060441 号

盆底疾病超声疑难病例解析

策划编辑：付秋玲　　责任编辑：李　丹　何惠子　　责任校对：张永霞　　责任出版：张志平

出 版 者　科学技术文献出版社
地　　址　北京市复兴路15号　邮编　100038
编 务 部　(010) 58882938，58882087（传真）
发 行 部　(010) 58882868，58882870（传真）
邮 购 部　(010) 58882873
官方网址　www.stdp.com.cn
发 行 者　科学技术文献出版社发行　全国各地新华书店经销
印 刷 者　中煤（北京）印务有限公司
版　　次　2021 年 4 月第 1 版　2026 年 2 月第 2 次印刷
开　　本　889 × 1194　1/16
字　　数　526千
印　　张　20.5
书　　号　ISBN　978-7-5189-7777-2
定　　价　198.00元

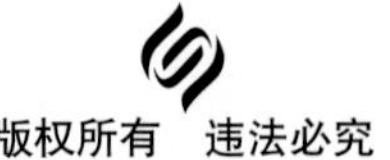

编委会

主　编

耿　京　北京大学人民医院
应　涛　上海交通大学附属第六人民医院

副主编

尹　虹　山东省妇幼保健院
孙晓峰　吉林大学第一医院

编　者

陈　彬　上海交通大学附属第六人民医院
陈纳泽　北京大学人民医院
杜海雯　上海交通大学附属第六人民医院
高　阳　山东省妇幼保健院
李守震　吉林大学第一医院
汝艳辉　山东省妇幼保健院
宋　艳　山东省妇幼保健院
王化义　石家庄市人民医院
王　霞　上海交通大学附属第六人民医院
卫琼鹏　上海嘉会国际医院
杨　帅　吉林大学第一医院
姚惠敏　北京大学人民医院
周东旭　吉林大学第一医院
周敏知　上海交通大学附属第六人民医院
邹玉芬　山东省妇幼保健院

主编简介

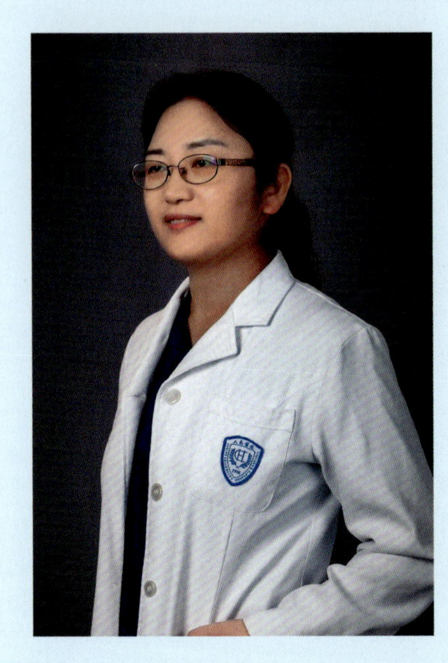

耿　京　首都医科大学临床医学专业学士，北京大学医学部妇产科专业硕士，主任医师。任职北京大学人民医院妇产科。

中国超声医学工程学会妇产科超声专业委员会常务委员；中国超声医学工程学会生殖健康与优生优育委员会常务委员；中华医学会计划生育学分会生育风险防控学组委员；北京超声医学专家委员会委员；北京女医师协会妇产科分会委员；装备协会远程医疗与信息分会委员；《中国妇产科临床杂志》审稿人；《中国超声医学杂志》审稿人；《国际妇产科学杂志》审稿人。

有多年妇产科临床工作经验。2007 年率先在北京开展盆底超声工作，10 余年来，在盆底疾病的超声诊断及研究领域处于全国领先地位。在妇科肿瘤、妇科肿瘤超声造影以及高强度聚焦超声治疗子宫疾病等方面也取得了最前沿的知识和宝贵的经验。发表 SCI 及核心期刊论文 20 余篇，参与编写及翻译超声医学专著 5 部。

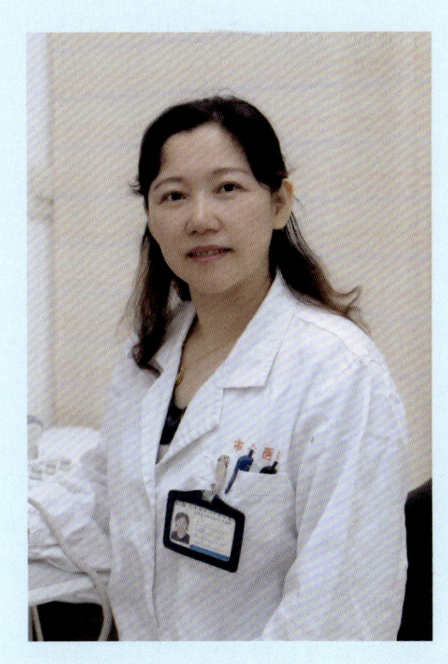

应　涛　医学博士，主任医师，教授，研究生导师。上海交通大学附属第六人民医院超声医学科常务副主任（主持工作）。主持国家自然科学基金面上项目、中华人民共和国工业和信息化部项目、上海市科学技术委员会自然科学基金项目等多个项目课题。以第一作者 / 通讯作者发表文章 60 篇。作为副主编出版学术专著 1 部，参编专著 4 部。获得 2019 年中华预防医学科技奖三等奖。

任中国超声医学工程学会仪器工程开发专委会副主任委员、中华医学会超声分会妇产学组委员、中国超声医学工程学会妇产专委会委员、上海市超声分会青年委员会副主任委员等学术任职。擅长盆底超声、妇产超声、尿道超声、甲状腺超声及腹部超声诊断等。

序

盆底功能障碍性疾病发病率高，特别是在中老年女性人群中发病高达40%左右，严重影响女性的生活质量，应该引起广大医务人员的关注。

盆底疾病发病机制复杂，临床表现各异，其发病和诊治涉及妇产科、泌尿科、消化内科、肛肠外科、影像医学科、中医理疗学科等，是一个多学科疾病群。目前对盆底疾病诊治较为棘手的是病情评估，盆底核磁可以准确评估盆底解剖结构，但存在操作复杂，医疗费用高等问题。盆底超声具有简便、经济等优势，应在盆底疾病病情评估方面发挥更大作用。国内超声领域也高度重视盆底超声，并且辅助临床进行精准诊疗，但是目前国内还没有一本全面地包含盆底各类疾病的超声专著。

北京大学人民医院耿京主任医师联合上海交通大学附属第六人民医院应涛主任、吉林大学第一医院孙晓峰主任及山东妇幼保健院尹虹主任，合作完成了《盆底疾病超声疑难病例解析》一书。

耿京主任医师是我们科室高年资医师，工作兢兢业业、任劳任怨，是我国较早开始从事盆底超声工作的医师之一。我院早在2011年就成立了盆底功能障碍性疾病诊治中心，与多学科协作，诊治了来自全国各地的大量盆底疾病的患者。借助盆底疾病诊治中心平台，耿京主任医师每年要做近千例的盆底超声，在盆底超声操作方面积累了丰富经验，为临床诊断、治疗及术后随访提供了很大帮助。上海交通大学附属第六人民医院超声科应涛主任也是国内第一批从事盆底超声影像研究的医师之一，且在盆底疾病尤其是女性尿道疾病的超声诊断上有着丰富的临床经验，这两个学科在盆底疾病的研究上也有着密切的合作。此书的编写，实属强强联合，汇集了盆底疾病的大量病例，将基础理论与疾病的现代概念融入各个疾病的诊断、治疗之中，并配有大量精美的图片，生动形象地将理论与临床实践结合起来，内容实用，应为国内该领域的高水平学术作品，填补了国内该领域的空白。

我作为国内较早开始涉入盆底疾病诊治领域的临床医师，对盆底疾病有所了解和研究，很高兴此书能够出版发行，也很愿意为此书作序。期望该书能够成为超声科、妇产科、泌尿科、消化科、肛肠外科各级医师及相关科研人员的有益参考书，促进我国盆底疾病的医学事业发展。

北京大学人民医院　王建六

前　言

盆底疾病是一种虽然不会致命，但是严重影响人们生活质量的慢性病。它发病率高，发病机制复杂，牵涉范围广，且与妇产科、消化科、泌尿科以及肛肠外科紧密相关，疑难的盆底疾病通常需要多学科会诊制定综合治疗方案，才能达到更优的治疗效果。在治疗相关疾病之前，看清盆底解剖结构、发现解剖缺陷，定位病灶位置是至关重要的，因此，影像学成为盆底疾病诊断的坚强后盾。随着超声仪器的不断发展进步、探头种类更多、探头分辨率更高，图像更加清晰，仪器功能更多，这都为盆底疾病的诊断提供了重要的参考信息。

盆底疾病的超声诊断起步晚，在国内属于一个新兴的超声领域，近几年全国各地对盆底超声的学习热情高涨。本书从盆底病例入手，将医师平时工作中遇到的常见及罕见盆底疾病的超声表现进行了归纳总结，目的是让更多的超声医师理解盆底超声都能看到什么，超声医师如何为临床医师提供更多有价值的信息，同时也让临床医生更加了解盆底超声，更好地利用超声提供的信息。本书最终目的是更好地为患者服务，让患者通过术前精细的影像学诊断得到属于自己的个性化治疗方案，从而达到最佳治疗效果。

书中内容丰富，病例涵盖了较全面的盆底疾病，包括盆底器官脱垂、压力性尿失禁、尿道疾病、阴道疾病、肛肠疾病，以及盆底疾病术前术后对照；病例资料全面，解析透彻，每个病例分析包含临床资料、影像资料、超声诊断、最终诊断、鉴别诊断、讨论及思考题等几大部分，力图以全面的信息资料来解释疾病的声像图表现和疾病的转归，体例编排适合超声医师以及涉及盆底疾病的各亚科临床医师，我们希望能为大家在临床上遇到的盆底疾病方面的疑难问题提供启示。

衷心感谢参与本书编写的各位专家、教授以及同道们，诸位为本书倾注了大量的心血。虽然编者们都尽力想把自己所学所见毫无保留地分享给大家，但是本书必然还有许多不当及疏漏之处，因此也希望大家多提宝贵意见。

本书的编写得到了医院领导、相关科室同道的大力支持和指导，在此表示衷心感谢。

目 录

第 1 章

正常盆底及盆底肌损伤

病例 1　正常女性盆底

一、临床资料

病史：患者，女性，64 岁，绝经 14 年，孕 3 产 2，均阴道分娩，第一胎侧切顺产，第二胎顺产，分娩时均无会阴裂伤；产后至今无咳嗽、打喷嚏时漏尿，无尿频、尿急、排尿不畅，无便秘、大便不畅、便失禁，BMI 22.4 kg/m^2。

术前妇科检查：外阴已婚已产型，阴道通畅，阴道黏膜光滑，宫颈萎缩光滑，子宫前位、萎缩、无压痛，双附件未及异常包块。患者屏气用力后未见阴道前后壁膨出及子宫脱垂，尿失禁诱发试验（–）。POP–Q 评分见表 1–1。

表 1–1　POP–Q 评分

单位：cm

Aa　–2.5	Ba　–3	C　–4
gh　4.5	pb　2	TVL　7.5
Ap　–3	Bp　–3	D　–7

注：①阴道前壁 Aa 点，阴道前壁中线距处女膜 3 cm 处；②阴道前壁 Ba 点，阴道顶端或前穹隆到 Aa 点之间阴道前壁上段中的最远点；③阴道后壁 Ap 点，阴道后壁中线距处女膜 3 cm 处；④阴道后壁 Bp 点，阴道顶端或后穹隆到 Ap 点之间阴道后壁上段中的最远点；⑤子宫颈或阴道顶端 C 点，宫颈或子宫切除后阴道顶端所处的最远端；⑥子宫颈 D 点，有子宫颈时的后穹窿的位置，子宫切除后无子宫颈者，无 D 点；⑦生殖道裂孔（genital hiatus, gh），尿道外口中点至阴唇后联合之间的距离；⑧会阴体（perineal body, pb），阴唇后联合至肛门中点的距离；⑨阴道总长度（total vaginal length, TVL），将阴道顶端复位后的阴道深度。

二、影像资料（图 1-1 ～图 1-9）

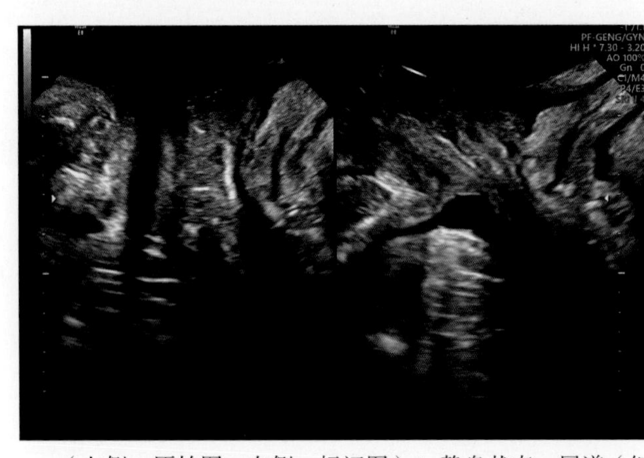

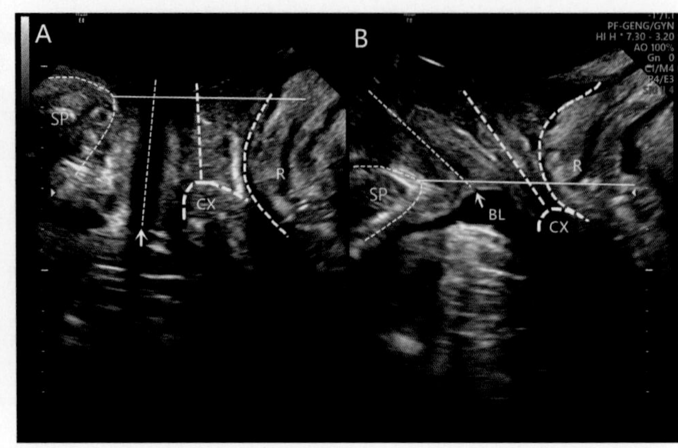

（左侧 – 原始图；右侧 – 标记图）A. 静息状态，尿道（细直虚线）、膀胱、宫颈（粗弧虚线）及直肠壶腹部（中弧虚线）位置正常，均位于耻骨联合（细弧虚线）后下缘水平参考线（直线）下方（头侧），尿道内口闭合（箭头）；B.Valsalva 状态，尿道（细直虚线）、膀胱略向后下方偏转，宫颈（粗弧虚线）在阴道（粗直虚线）内无明显下移，膀胱及宫颈均位于参考线（直线）下方，直肠壶腹部（中弧虚线）形态无改变，尿道内口闭合（箭头）。SP，耻骨联合；BL，膀胱；CX，宫颈；R，直肠。

图 1-1　经会阴二维正中矢状切面

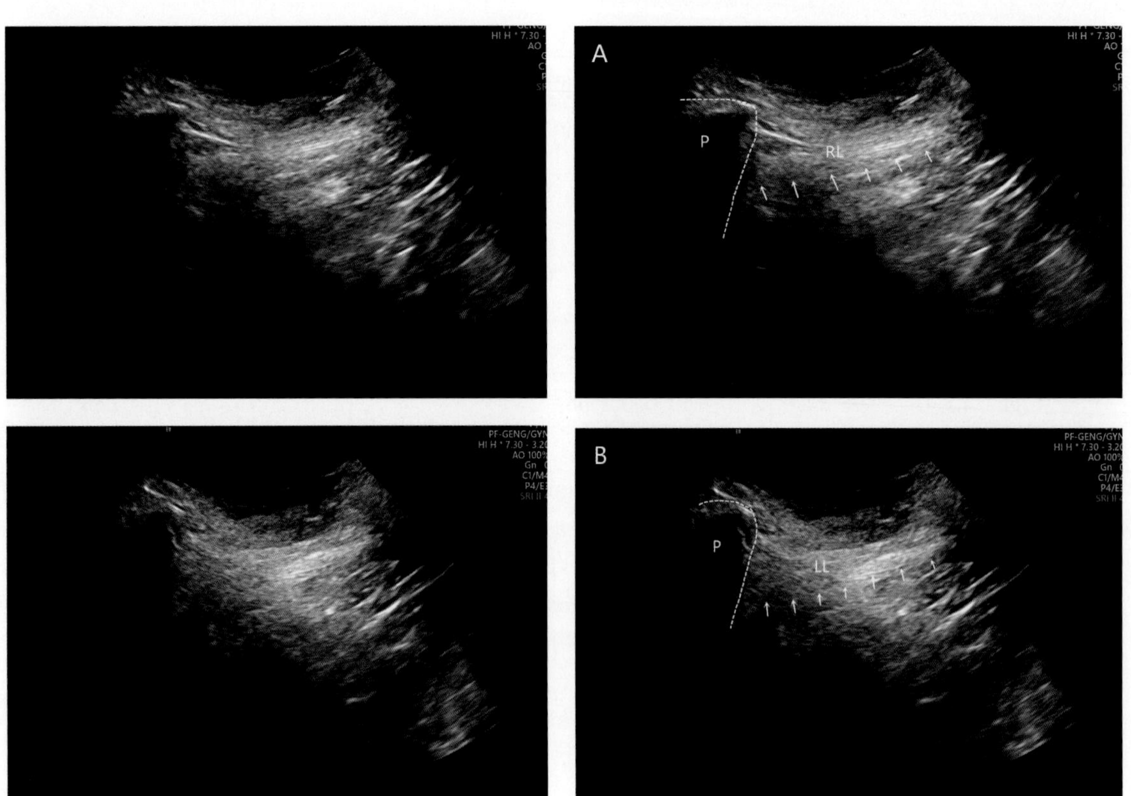

（左侧 – 原始图；右侧 – 标记图）A. 右侧肛提肌呈条状中等均匀回声（箭头），与耻骨支（弧虚线）附着处回声连续，肛提肌无损伤；B. 左侧肛提肌呈条状中等均匀回声（箭头），与耻骨支（弧虚线）附着处回声连续，肛提肌无损伤。P，耻骨支；LL，左侧肛提肌；RL，右侧肛提肌。

图 1-2　经会阴二维旁矢状切面显示肛提肌

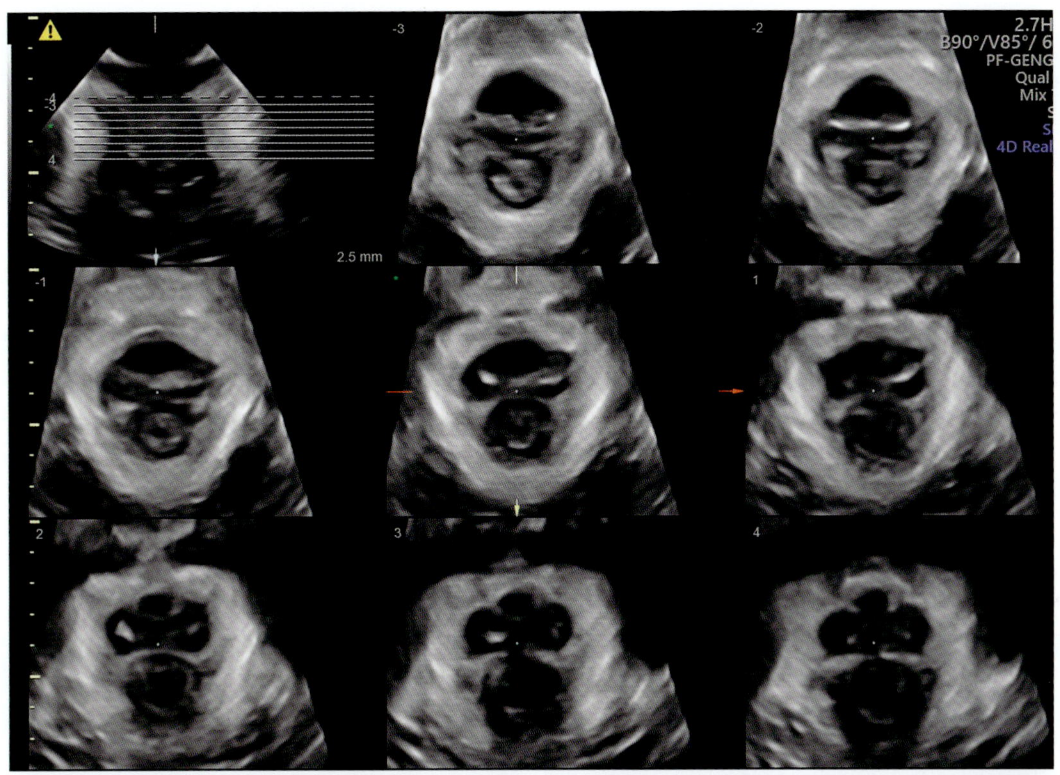

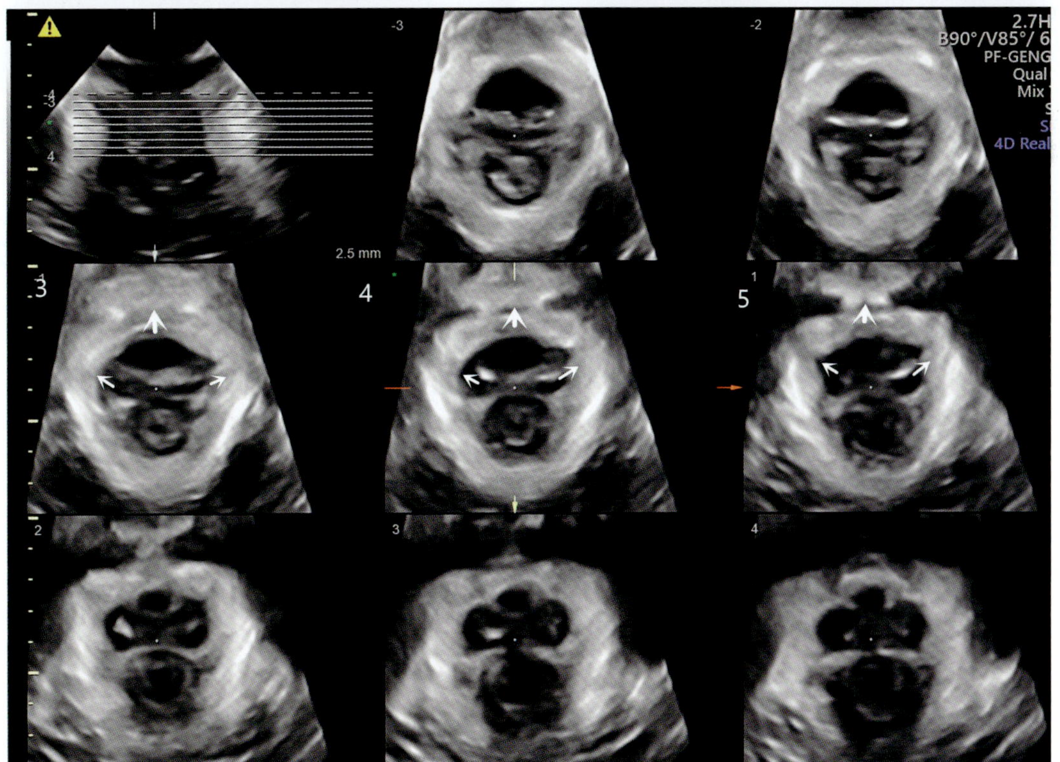

（上图 - 原始；下图 - 标记）多平面断层超声成像模式显示双侧肛提肌，层间距 2.5 mm，该图主要评估肛提肌裂孔最小平面及头侧两个平面，即 3 ～ 5 号图。以耻骨联合状态为标准（粗箭头），3 号图 - 耻骨联合开放；4 号图 - 耻骨联合闭合中；5 号图 - 耻骨联合闭合，双侧肛提肌对称，附着处（箭头）回声均匀连续，肛提肌无损伤。

图 1-3　经会阴三维超声重建肛提肌裂孔轴平面

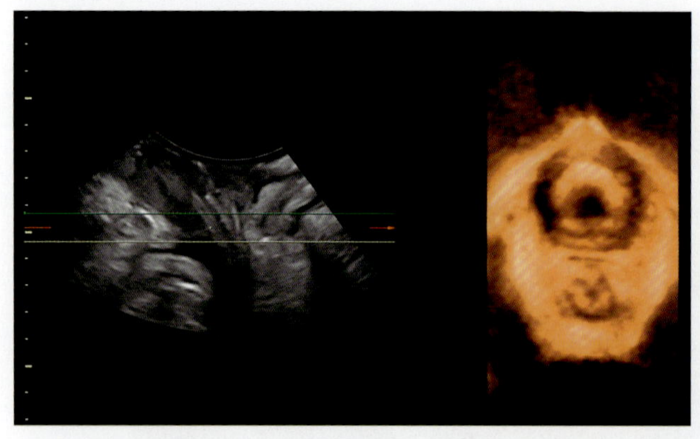

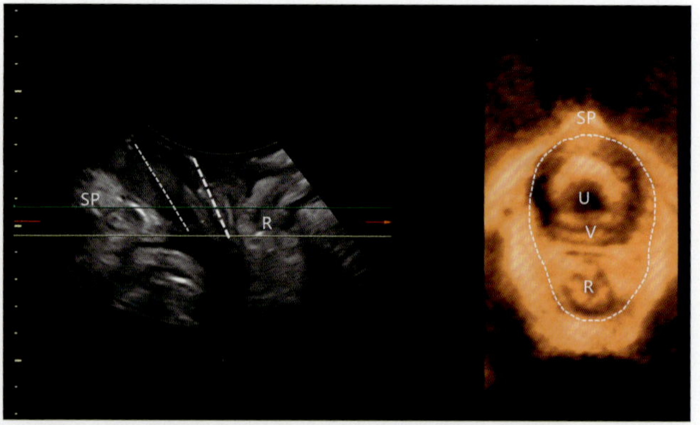

（左侧 - 原始图；右侧 - 标记图）Valsalva 状态立体渲染模式，将感兴趣区放置在肛提肌裂孔最小平面，即耻骨联合、尿道（细虚线）、阴道（粗虚线）与肛直肠连接处之间，从而获取肛提肌裂孔图像，腹侧至背侧显示尿道、阴道及直肠，测量面积可沿其内侧缘（虚线圈）进行。SP，耻骨联合；U，尿道；V，阴道；R，直肠。

图 1-4　三维重建肛提肌裂孔面积测量

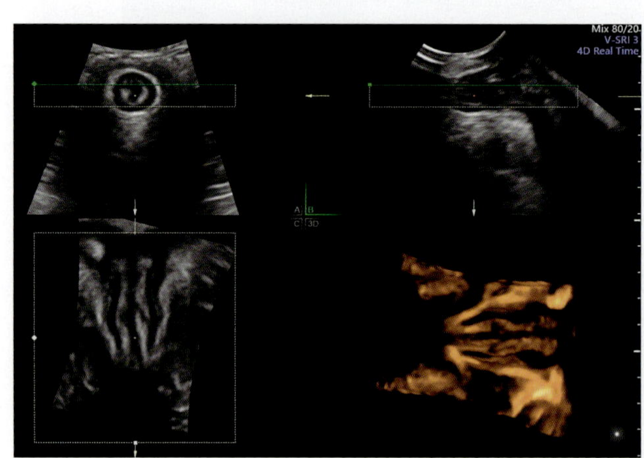

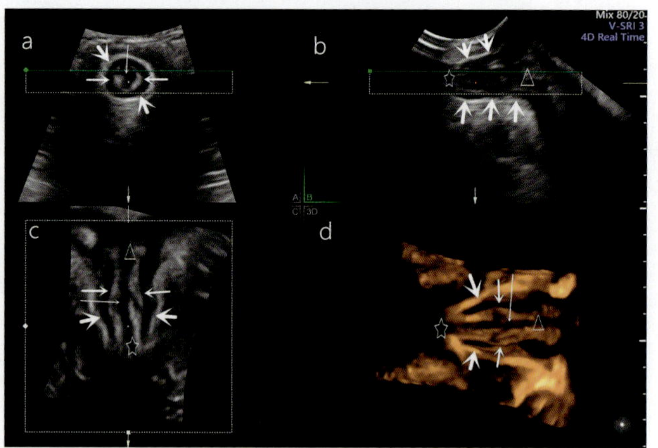

（左侧 - 原始图；右侧 - 标记图）A. 冠状面，中心中低回声为肛管黏膜层（细箭头），外侧一圈完整低回声为内括约肌（中箭头），其外侧一圈完整高回声区为外括约肌（粗箭头）；B. 矢状面，从左至右为肛管外层（五星）至肛直肠连接处（三角），腹侧肛门外括约肌（短箭头）短于背侧（长箭头）；C. 横断面，从下至上为肛管外口（五星）至内口（三角），黏膜层（细箭头）、肛门内括约肌（中箭头）及肛门外括约肌（粗箭头）分层清晰，无断裂；D. 重建渲染轴平面，从左至右为肛管外口（五星）至内口（三角），黏膜层（细箭头）、肛门内括约肌（中箭头）及肛门外括约肌（粗箭头）分层清晰，无断裂。

图 1-5　经会阴三维超声立体渲染模式显示肛门括约肌

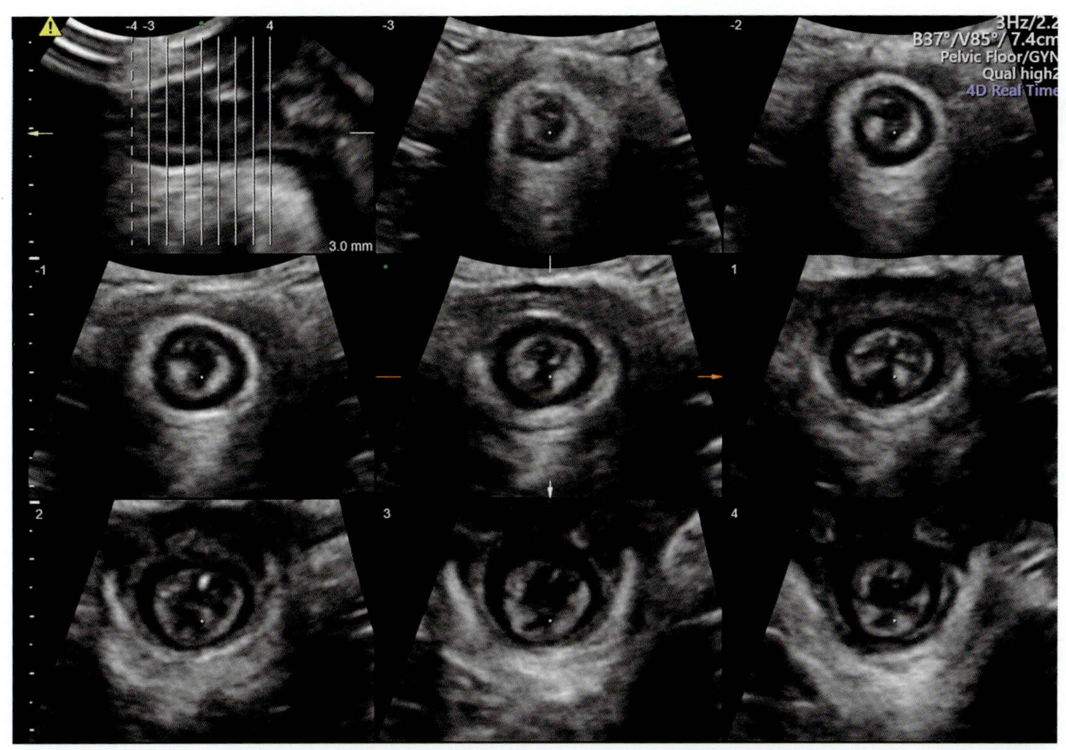

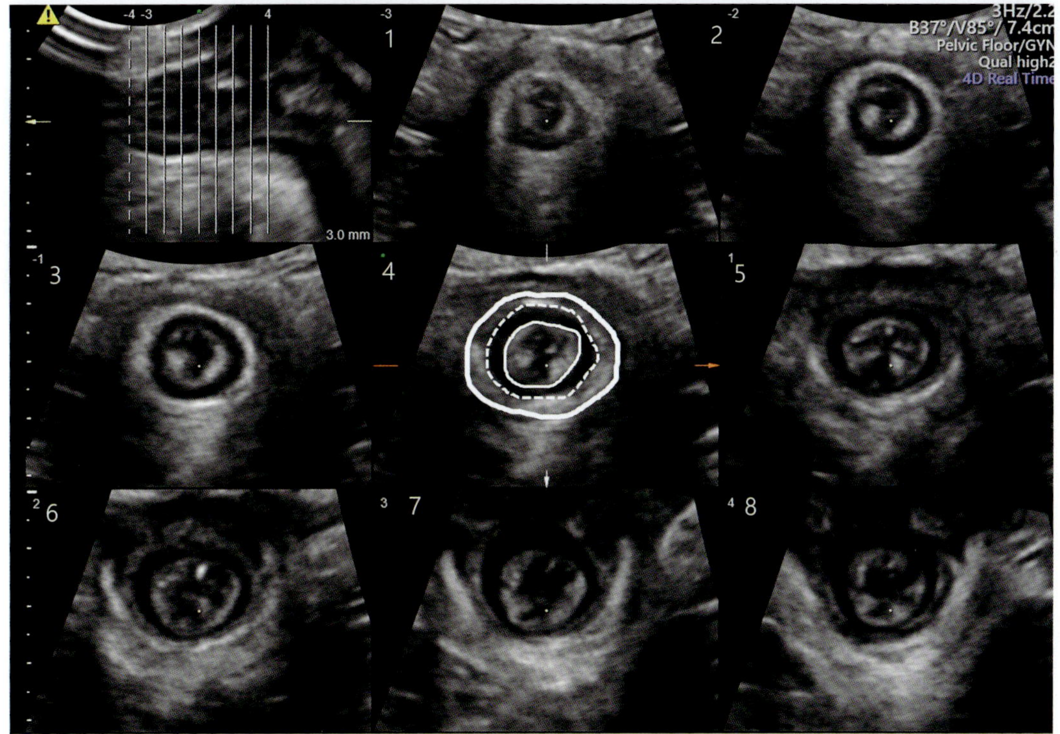

（上图 - 原始；下图 - 标记）1 号图为肛管外口黏膜层，8 号图为肛管与直肠连接处。2 ~ 6 号图显示肛门内外括约肌完整、无中断，7 号图及 8 号图显示肛门外括约肌在 11 ~ 1 点处连续中断，提示为肛门外括约肌腹侧短于背侧。细线圈，黏膜层；虚线圈，肛门内括约肌；粗线圈，肛门外括约肌。

图 1–6　肛门内外括约肌冠状面，多平面断层成像模式

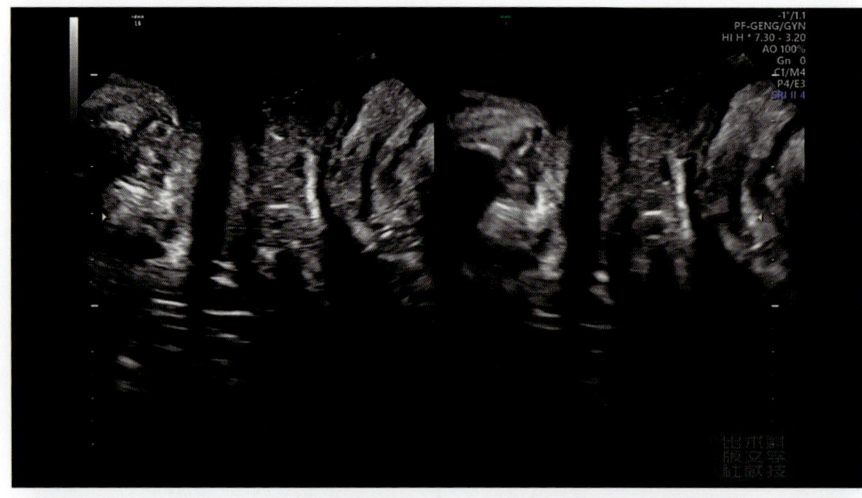

图 1-7　盆底二维超声 Valsalva 动作显示盆腔各器官运动状态（动图）

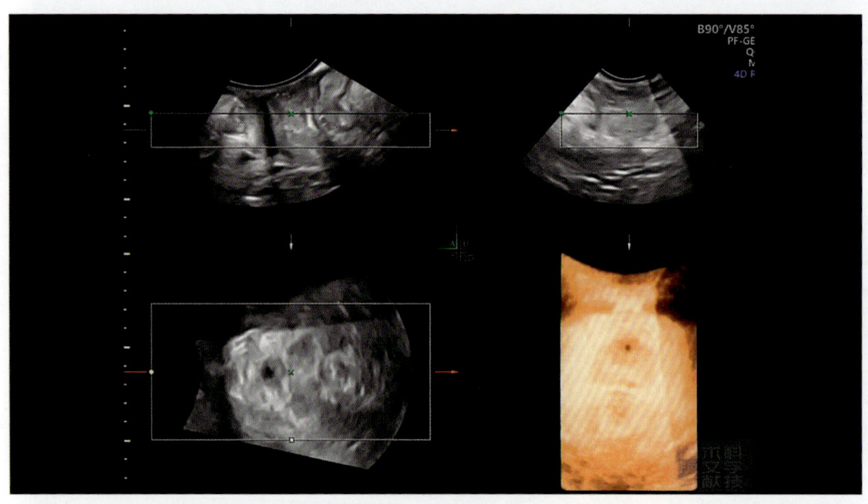

图 1-8　盆底 4D 超声盆底肌收缩，渲染模式显示肛提肌裂孔（动图）

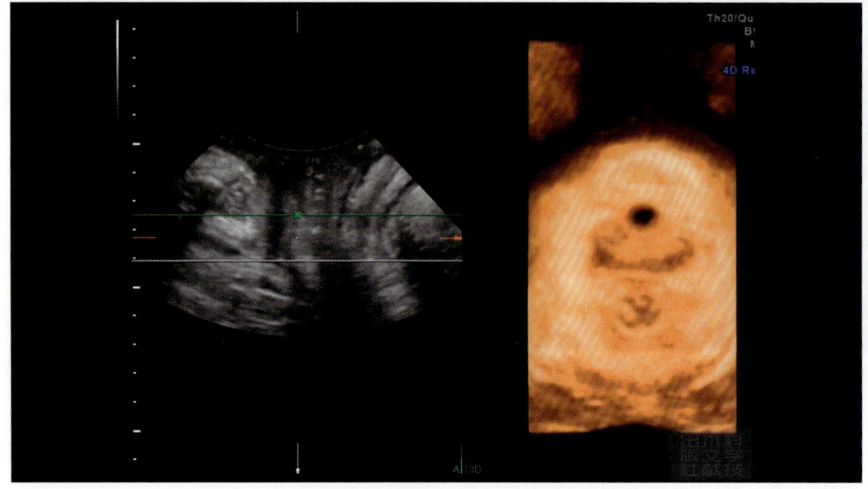

图 1-9　盆底 4D 超声 Valsalva 动作显示肛提肌裂孔大小（动图）

三、超声所见及诊断

1. 超声所见：膀胱残余尿＜ 50 mL，逼尿肌厚度＜ 5 mm，尿道走行正常，静息期膀胱、宫颈及直肠壶腹部均位于参考线（耻骨联合后下缘水平）上方（头侧），双旁矢状切面配合盆底肌收缩显示双侧肛提肌呈带状中等回声均匀，且与耻骨支附着处连续，在张力期（最大 Valsalva 状态），尿道及膀胱稍向后下方旋转移位，尿道内口闭合，宫颈沿阴道移位不明显，直肠壶腹部稍向下移位，但形态正常，膀胱最低点及宫颈最低点位于参考线上方。三维超声盆底肌收缩状态下，肛提肌裂孔对称，双侧肛提肌回声均匀，附着点处连续，多平面断层成像（图 1–6）中，3 ～ 5 号图双侧肛提肌尿道间距（levator urethra gap，LUG）均＜ 2.36 cm，肛门内外括约肌完整无损伤，张力期，肛提肌裂孔形态大小正常（具体数据见表 1–2）。

2. 超声提示：盆底解剖结构大致正常。

表 1–2　Valsalva 状态下盆底超声测量指标

测量指标	膀胱颈移动度	尿道旋转角度	膀胱尿道后角度	膀胱最低点至参考线距离	宫颈最低点至参考线距离	裂孔面积
张力期指标参数	3.0 cm	37°	108°	+0.3 cm	+2.1 cm	21 cm^2

注：参考线上方（头侧）为“+”值；参考线下方（足侧）为“–”值。

四、超声分析

本例患者为绝经后，阴道分娩 2 次，无咳嗽漏尿，无排尿障碍，无梗阻性便秘，无便失禁，无盆腔器官脱垂等盆底功能障碍性疾病（pelvic floor disorder，PFD）表现。盆底超声检查显示，残余尿及逼尿肌厚度正常，二维旁矢状切面显示双侧肛提肌回声均匀，肛提肌与耻骨支附着处连续，Valsalva 动作下尿道膀胱稍向后下方旋转移位，膀胱颈移动度增大，尿道旋转角度及膀胱尿道后角正常，尿道内口呈闭合状态，无盆腔各器官脱垂表现；在盆底肌收缩状态下，三维重建多平面断层成像显示，双侧肛提肌对称，附着处连续、无损伤；肛管冠状切面通过多平面断层成像显示肛门内外括约肌完整、无中断；Valsalva 状态下肛提肌裂孔面积正常。本例患者盆底超声表现为盆底解剖结构基本正常。

五、讨论

医师对患者进行盆底超声检查时，可应用二维超声在不同时期（静息期及张力期）观察前盆腔（尿道及膀胱）、中盆腔（宫颈或阴道穹窿）、后盆腔（肛管及直肠）各器官的形态及位置。在张力期测量的前盆腔相关参数，包括膀胱颈移动度、尿道旋转角度、膀胱尿道后角、膀胱最低点距参考线的垂直距离；中盆腔主要测量宫颈或阴道穹窿最低点距参考线的垂直距离，子宫在超声图像上呈中等或低回声，阴道壁也呈等或低回声结构，与膀胱和直肠壶腹相比，宫颈及穹窿的位置有时较难界定，判断则可通过阴道气体线或宫颈纳氏囊肿来定位宫颈下缘或穹窿顶部；观察后盆腔时，当直肠壶腹部形态正常，即使位于参考线下方也属于正常，当直肠壶腹部呈疝状突向阴道后壁，考虑为真性直肠膨出，超声可测量其最低点与肛门内括约肌腹侧延长线的垂直距离（直肠膨出高度），以及直肠壶腹部最低点距参考线的垂直距离，而当直肠壶腹部水平下移并向前下方凸向阴道，且与肛管呈钝角，一般考虑为会阴过度运动。四维超声在盆底肌收缩状态下通过多平面断层成像，可观察有无明显肛提肌损伤（图 1–3），重点观察肛提肌裂孔最小平面及其头侧两个平面（图 1–3 中 3 ～ 5 号图），此 3 幅图中的耻骨联合表现为开放、闭合中、闭合状态，因为此 3 幅图涵盖了耻骨直肠肌在耻骨支的附着范围，因此可以用来评估肛提肌的损伤情况，对可疑损伤病例医师通过测量此 3 幅图 LUG 来协助判断肛提肌是否损伤。国外报道，成年女性 LUG 正常值＜ 2.5 cm，国内学者通过与 MRI 联合研究，发现中国成年女性 LUG 正常值＜ 2.36 cm。同样在盆底肌收缩状态下冠状面获取肛门内外括约肌全程图像（图 1–6），再通过多平面断层成像模式评估肛门内外括约肌，重点观察中间 6 幅图像，如有 4 幅图以上出现肛门内外括约肌连续中断，则考虑有肛门内外括约肌损伤，可按钟表法描述损伤位置，并测量损伤角度。四维超声可在张力期测量肛提肌裂孔面积，国外文献报道肛提肌裂孔面积＜ 25 cm^2 为正常，25 ～ 29.9 cm^2 为轻度扩张，30 ～ 34.9 cm^2 为中度扩张，35 ～ 39.9 cm^2 为重度扩张，＞ 40 cm^2 为极重度扩张。本例患者膀胱颈移动度明显增大，这并不能说明患者就出现了膀胱过度活动，正常人在盆底肌肉功能良好的情况下，做 Valslava 动作时也会出现盆底的局部或整体下移，但不影响生活的表现。因此，对于 PFD 的诊断要以临床表现及临床检查为主，超声等影像学检查可作为辅助评估手段协助临床发现盆底缺陷及缺陷定位，从而为进一步治疗提供有用的信息。

六、思考题

1. 二维盆底超声检查指标？
2. 三维 / 四维盆底超声检查指标？

参考文献

1. DIETZ H P, SHEK C, DE LEON J, et a1. Ballooning of the levator hiatus [J]. Ultrasound Obstet Gynecol, 2008, 31（6）: 676-680.

2. DIETZ H P, ABBU A, SHEK K L. The levator urethral gap measurement: a more objective means of determining levator avulsion[J]. Ultrasound in Obstet Gynecol & Gynecology, 2008, 32（7）: 941–945.

3. RONG R ZHUANG, YAN F SONG, ZI Q CHEN, et al. Levator avulsion using a tomographic ultrasound and magnetic resonance- based model[J]. Am J Obstet Gynecol. 2011; 205（3）: 232.e1–8.

病例 2　肛提肌共激活

一、临床资料

病史：患者，女，28 岁，孕 1 产 1，因胎位不正行剖宫产，新生儿体重 3400 g，剖宫产后 42 天。

患者产后有 1 次剧烈咳嗽时尿失禁，无腹痛，无尿频、尿急、尿痛，无肛门坠胀感，无便秘，无盆腔手术史，BMI 21.3 kg/m^2。

体格检查：用力屏气后阴道前后壁及子宫未见明显脱垂，缩肛动作时肛门括约肌肌力正常。POP-Q 评分见表 2-1。

表 2-1　POP-Q 评分

单位：cm

Aa　-3	Ba　-3	C　-7
gh　3.0	pb　4	TVL　8
Ap　-3	Bp　-3	D　-7

注：① Aa、Ba，阴道前壁两点；② Ap、Bp，阴道后壁两点；③ C，宫颈最远端；④ D，阴道后穹窿最深点；⑤ gh，生殖道裂孔长；⑥ pb，会阴体长；⑦ TVL，阴道全长（详细含义见表 1-1 下注释）。

二、影像资料（图 2-1，图 2-2）

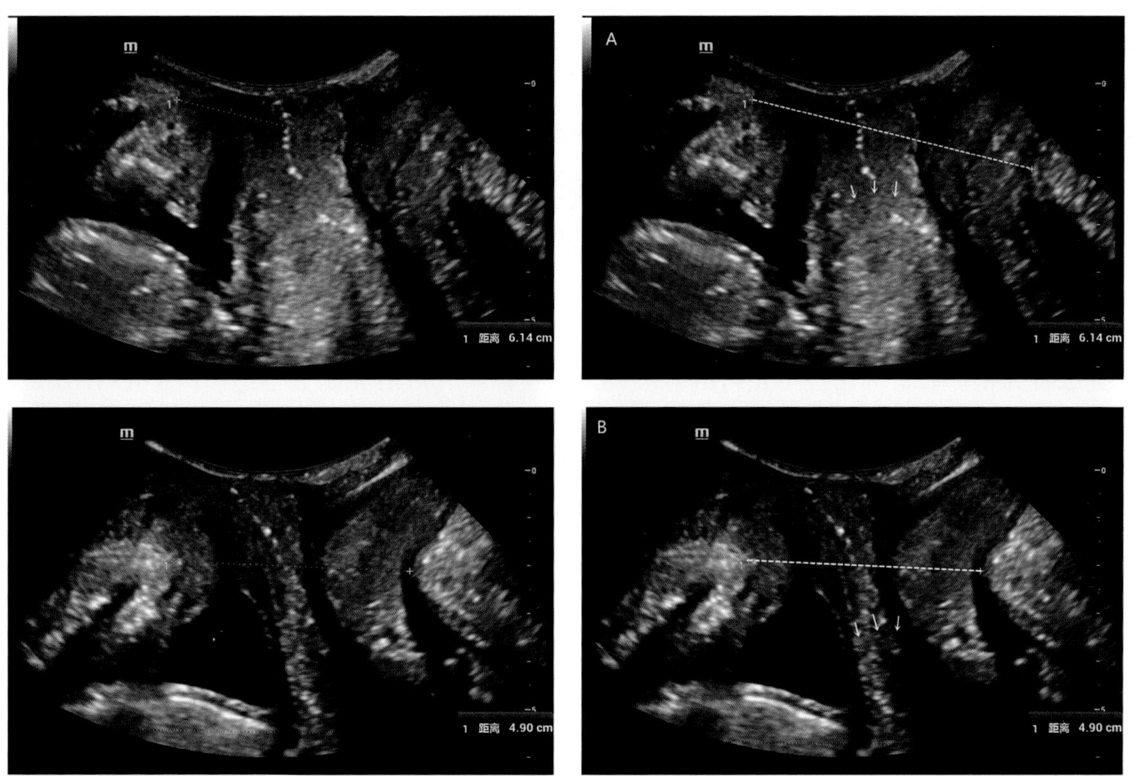

（左侧 - 原始图；右侧 - 标记图）A. 静息状态，肛提肌裂孔前后径（耻骨联合后下缘与肛提肌腱板前缘之间 - 虚线）的距离为 6.14 cm；B.Valsalva 动作，前中盆腔略向下方移位，肛提肌裂孔前后径（虚线）的距离缩小至 4.9 cm，考虑为肛提肌收缩与前中盆腔形成共激活表现。箭头显示宫颈位置。

图 2-1　经会阴二维超声矢状切面

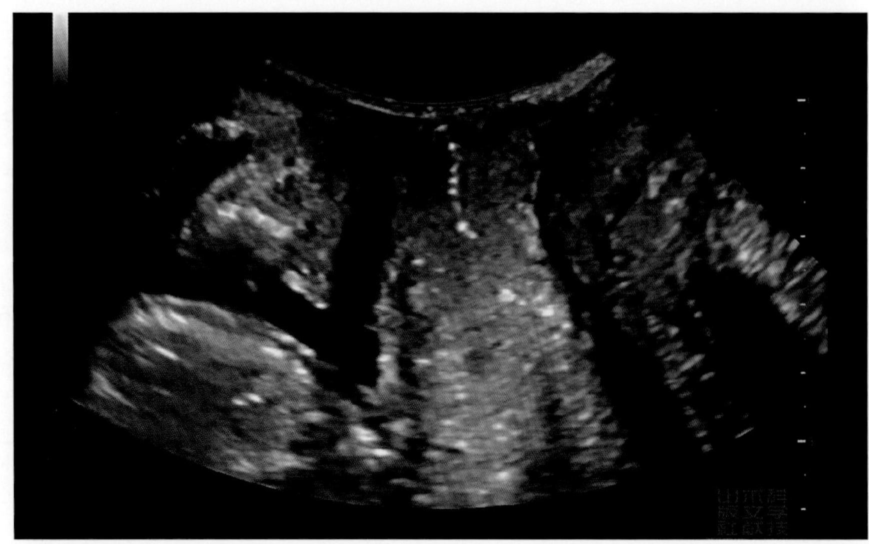

图 2-2　经会阴二维超声 Valsalva 动作显示肛提肌共激活（动图）

三、超声所见及诊断

1. 超声所见：经会阴超声扫查，静息状态下盆腔各脏器位置正常，最低点均位于参考线以上，肛提肌裂孔前后径（耻骨联合后下缘与肛提肌腱板前缘之间）的距离 6.14 cm；Valsalva 动作时，前中盆腔脏器位置略下移但未超过参考线，后盆腔肛直肠连接处明显前移，肛提肌裂孔前后径缩小至 4.9 cm；在四维超声下观察到，静息时肛提肌裂孔面积 18.4 cm^2，Valsalva 动作时肛提肌裂孔面积 17.8 cm^2。

2. 超声提示：肛提肌共激活。

四、超声分析

本例患者为初产妇，因胎位不正行剖宫产，无阴道试产，产后无明显不适。POP-Q 评分无盆腔器官脱垂表现。产后行盆底超声检查，Valsalva 动作时，前中盆腔器官稍向下方移位，而后盆腔器官向腹侧移位，使肛提肌裂孔前后径、肛提肌裂孔面积较静息状态明显缩小，说明在 Valsalva 动作时患者盆底肌呈不协调状态，前盆腔放松向下而后盆腔肛提肌收缩，形成了肛提肌共激活表现。在盆底超声检查过程中正常 Valsalva 动作要求：①持续至少 6 秒；②盆腔各器官向背尾侧移位；③肛提肌裂孔前后径及面积较静息时增大。

五、讨论

标准 Valsalva 动作定义是深吸气后，在屏气状态下用力作呼气动作 10 ～ 15 秒，通过横膈膜及腹肌的收缩使腹压增加，盆底超声借此观察和评估盆腔器官脱落（pelvic organ prolapse，POP）情况。正确的 Valsalva 动作过程中可以观察到膀胱颈、子宫及肛直肠连接处呈不同程度向背尾侧移位下降，肛提肌裂孔较静息增大。肛提肌共激活会影响 Valsalva 动作时盆腔器官的移动度，这会造成盆腔器官脱垂诊断假阴性或低估患者器官脱垂情况，特别是在肛提肌完整且坚固的女性中，这一现象可以解释为什么在手术室的检查结果与术前临床评估不一致。

本例受检者做 Valsalva 动作时，通过盆底超声正中矢状面观察到前中盆腔器官略下降，而后盆腔肛提肌没有松弛反而收缩，肛提肌裂孔前后径缩小，伴有肛直肠角变小，同时也限制了膀胱颈下移，这一现象称作肛提肌共激活。在盆底四维超声容积成像时通过肛提肌裂孔大小的测量也可以观察到这种现象，表现为 Valsalva 动作时肛提肌裂孔缩小。肛提肌共激活的主要原因可能是盆腹腔动力不协调、肌肉矛盾运动等，同时与许多有盆底功能障碍症状的女性在无意中或主动收缩肛提肌，以防止尿失禁及便失禁有关。

肛提肌共激活的主要解决方法如下：检查前嘱患者排空肠道和膀胱。在检查过程中，患者出现肛提肌共激活后，和患者耐心沟通，消除其屏气用力时担心大小便失禁或排气的紧张情绪。让患者同时观看检查屏幕（生物反馈法），指导患者做出正确 Valsalva 动作，或者改变患者体位（屈髋屈膝位、半蹲位、站立位）。以上方法对部分患者有效。

六、思考题

1. 肛提肌共激活声像图表现？
2. 如何引导患者做有效的 Valsalva 动作？

参考文献

1. 王忠民 . 女性盆底超声精细解剖图谱与实践操作 [M]. 北京 : 科学技术出版社 , 2017: 21.

2. RN A K, DIETZ H P . Levator co-activation is a significant confounder of pelvic organ descent on Valsalva maneuver[J]. Ultrasound in Obstetrics & Gynecology: the Official Journal of the International Society of Ultrasound in Obstetrics & Gynecology, 2007, 30（3）: 346–350.

3. FLUSBERG M, KOBI M, BAHRAMI S, et al. Multimodality imaging of pelvic floor anatomy[J]. Abdominal Radiology, 2019, 44（9）: 2235–2239.

4. CRISTINA NARANJO-ORTIZ, KA Lai SHEK, ANDREW James Martin, et al. What is normal bladder neck anatomy [J]. International Urogynecology Journal, 2016, 27（6）: 945–950.

病例 3　肛提肌损伤

一、单侧肛提肌部分断裂

（一）临床资料

病史：患者，女，32 岁，孕 2 产 1，新生儿体重 4020 g，经阴道分娩产程顺利。患者产后 45 天，无腹痛、无肛门坠胀感，无排便障碍，无高血压、糖尿病及盆腔手术史。

体格检查：阴道口松弛，右侧耻骨下支肌肉附着处压痛；缩肛运动，双侧肌力未见明显差别。

（二）影像资料（图 3-1 ~ 图 3-4）

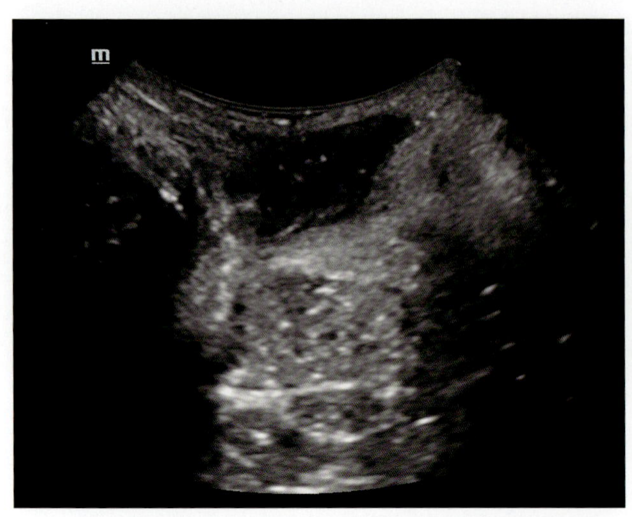
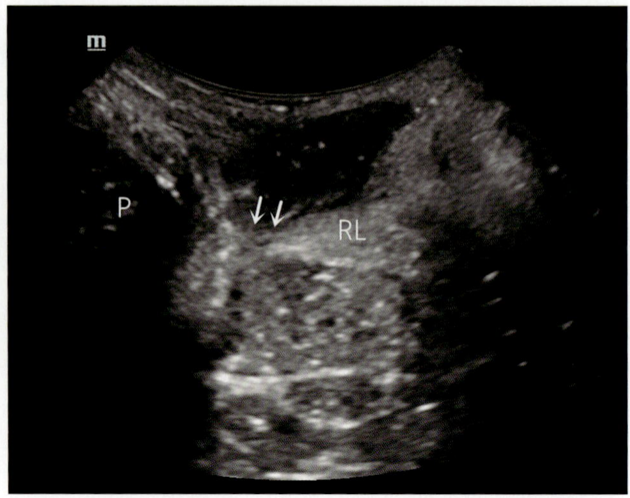

（左侧 - 原始图；右侧 - 标记图）右侧肛提肌呈条状中等回声，与右侧耻骨支附着处（箭头）肛提肌变薄，回声偏低不均。

图 3-1　经会阴二维右旁矢状切面显示右侧肛提肌

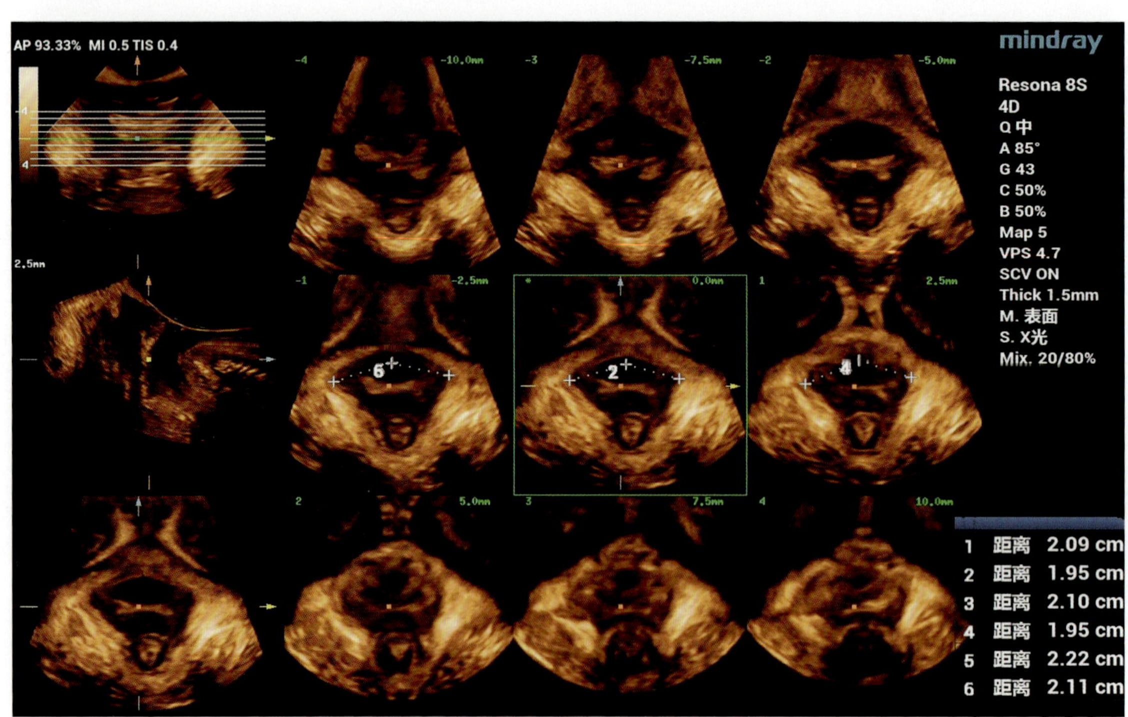

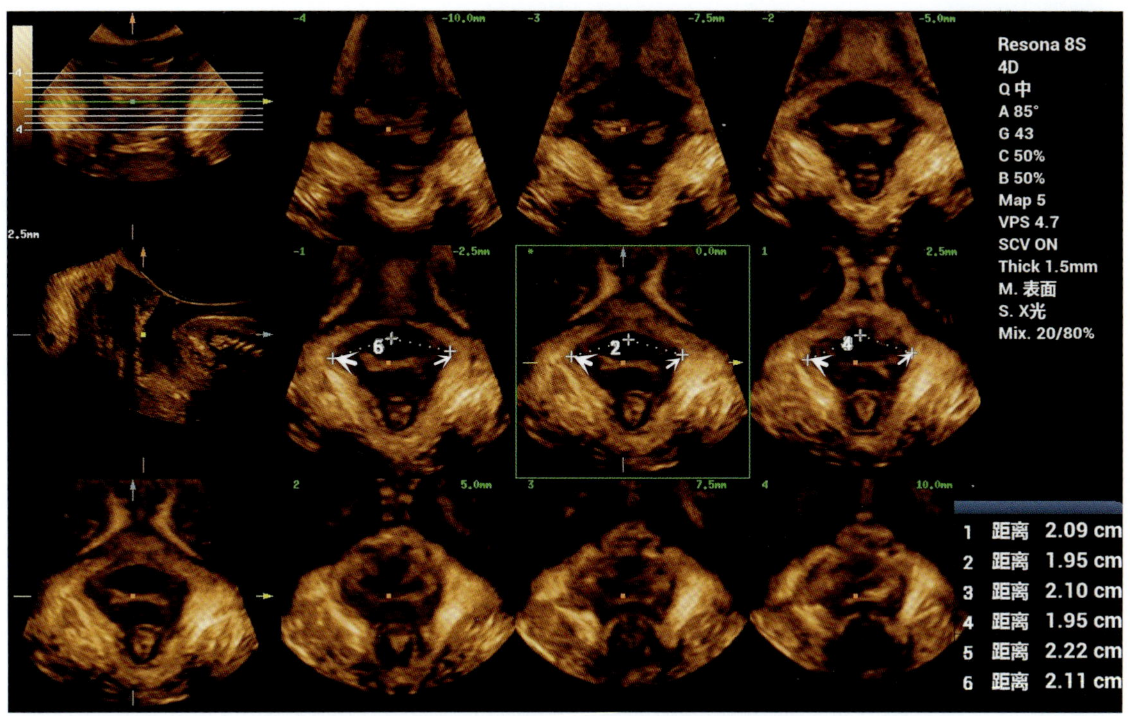

（前图 - 原始；后图 - 标记）多平面断层成像模式，右侧肛提肌与耻骨支附着处呈楔形（粗箭头），但连续尚可，较对侧肛提肌变薄，左侧肛提肌与耻骨支附着处连续好，双侧肛提肌尿道间隙（LUG）均< 2.36 cm，右侧 LUG >左侧 LUG。

图 3–2　经会阴三维超声重建肛提肌裂孔轴平面

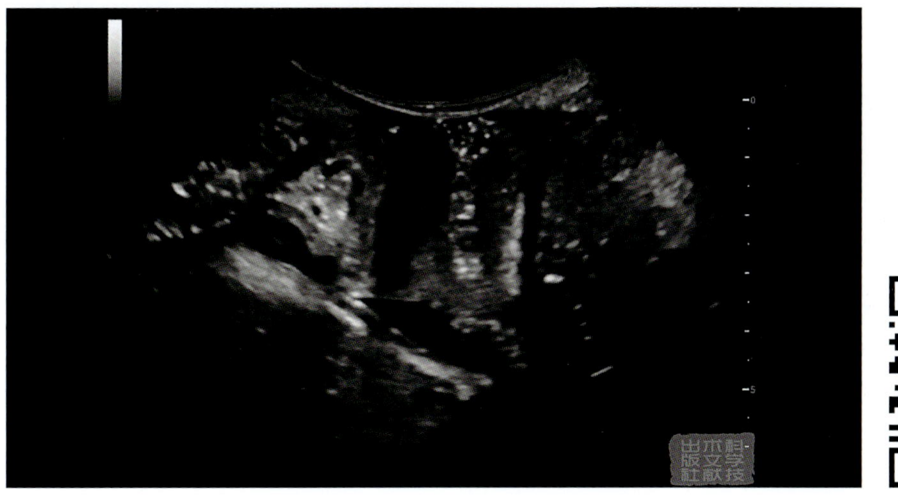

图 3–3　经会阴旁矢状切面二维动态声像图显示单侧肛提肌部分断裂（动图）

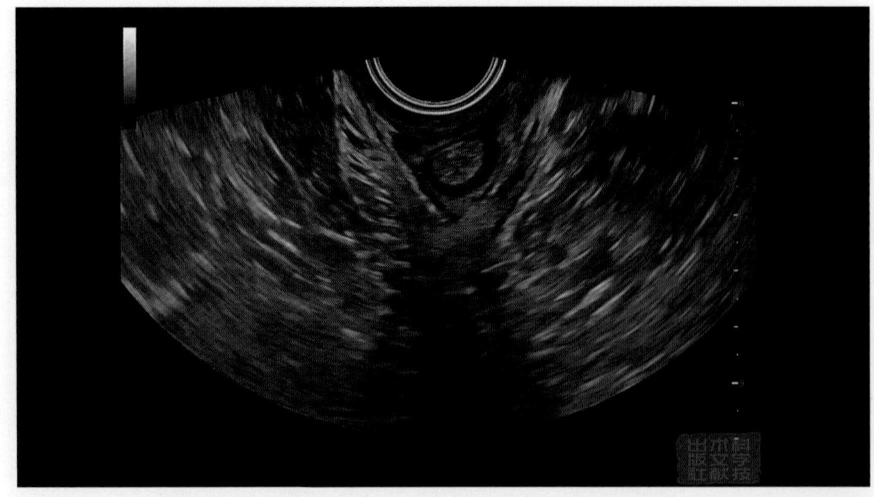

图 3-4 经阴道旁矢状切面二维动态声像图显示单侧肛提肌部分断裂（动图）

（三）超声所见及诊断

1. 超声所见

（1）经阴道及经会阴二维超声旁矢状切面：右侧肛提肌近耻骨支附着处部分纤维连续性中断，右侧肛提肌局部变薄，与左侧肛提肌不对称。

（2）经会阴三维 / 四维超声：通过多平面断层成像显示，右侧肛提肌近耻骨支附着处部分纤维连续性中断，较对侧变薄。肛提肌裂孔基本对称，两侧 LUG 未见明显增宽。

2. 超声提示

右侧肛提肌部分断裂损伤。

二、单侧肛提肌完全断裂

（一）临床资料

病史：患者，女，34 岁，孕 2 产 2，两次经阴道分娩，第 1 胎新生儿体重 3550 g，产程无延长；第 2 胎新生儿体重 4270 g，分娩过程中第二产程延长，使用胎头吸引术。患者第二胎孕晚期及产后，出现咳嗽时漏尿，肛门坠胀感，偶有便秘；既往无高血压、糖尿病及盆腔手术史，BMI 24.1 kg/m^2。

专科检查：左侧耻骨支肌肉附着处压痛；缩肛运动时，左侧肛提肌肌力明显比右侧肛提肌肌力弱。

（二）影像资料（图 3-5 ~图 3-8）

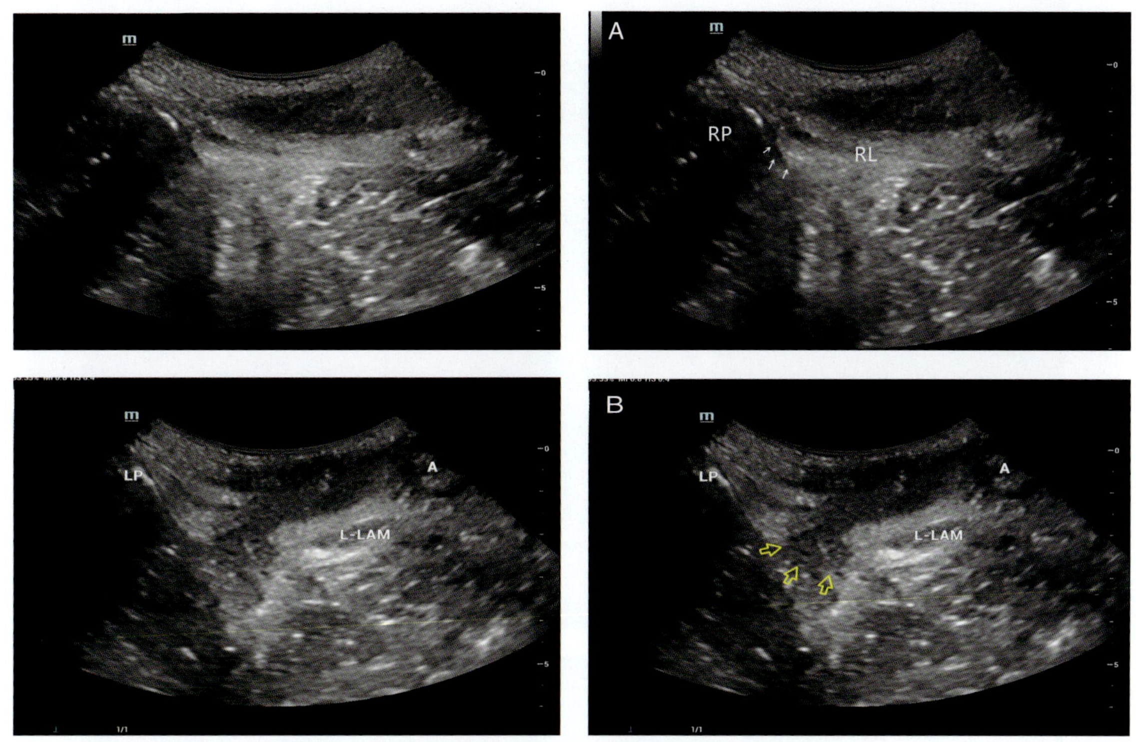

（左侧－原始图；右侧－标记图）A. 右旁矢状切面显示右侧肛提肌，其与右侧耻骨支附着处连续完整；B. 左旁矢状切面显示左侧肛提肌，其与左侧耻骨支附着处连续中断，见低回声插入（箭头），提示左侧肛提肌损伤。RP，右侧耻骨支；LP，左侧耻骨支；RL，右侧肛提肌；L-LAM，左侧肛提肌；A，肛管。

图 3-5　经会阴二维旁矢状切面显示肛提肌

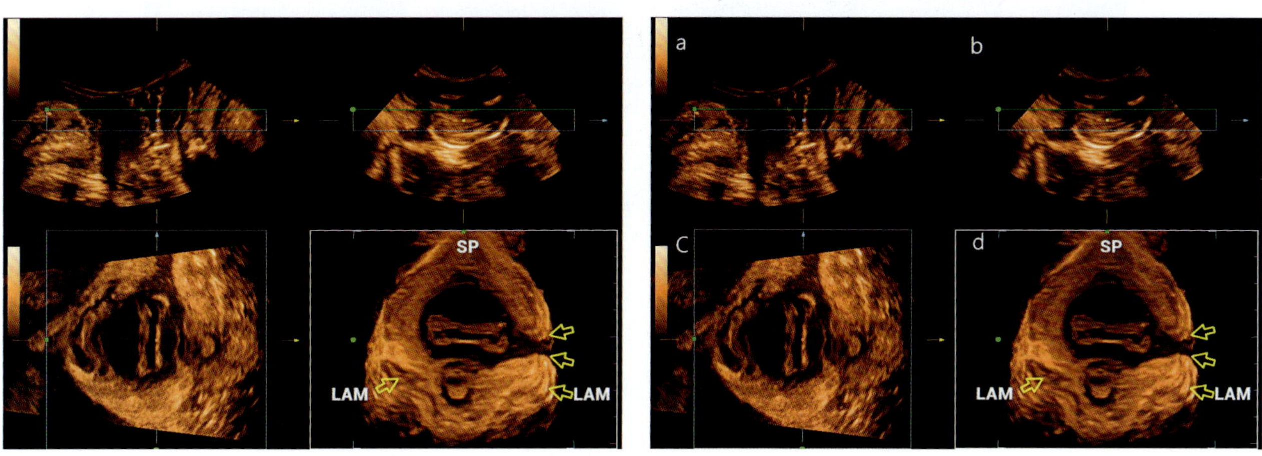

（左侧－原始图；右侧－标记图）a 为矢状面，耻骨联合后下缘至肛提肌板放置在感兴趣区（框内），b 为冠状面，c 为轴平面，可见肛提肌裂孔不对称，一侧完全撕脱，d 为三维重建轴平面，可见肛提肌裂孔不对称，左侧肛提肌在附着处连续中断（多箭头所指处），低回声插入，右侧肛提肌（单箭头所指处）正常。SP，耻骨联合；LAM，肛提肌。

图 3-6　经会阴三维超声肛提肌裂孔平面立体渲染模式图像

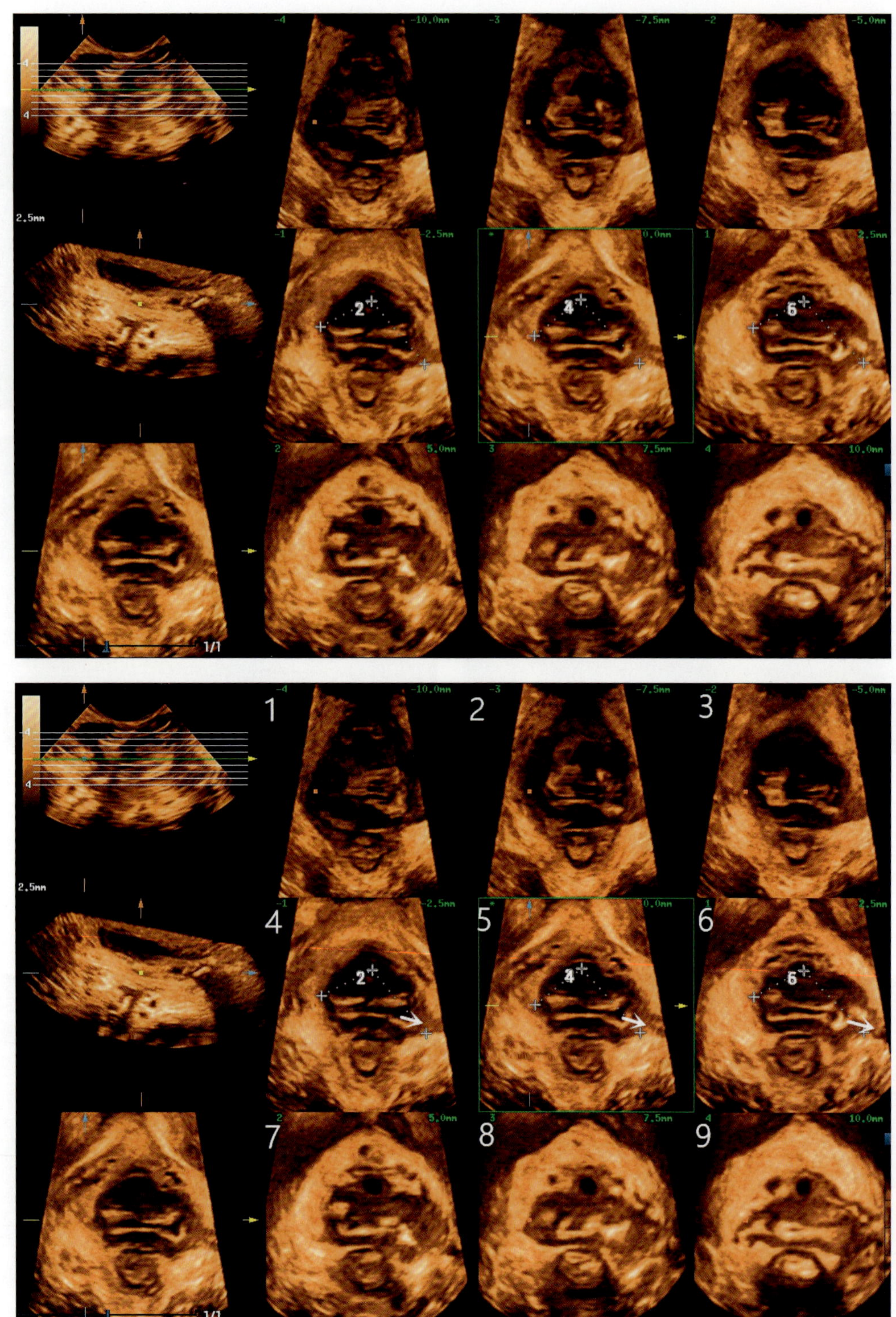

（上图－原始；下图－标记）肛提肌裂孔不对称，4～6号图显示左侧肛提肌与耻骨支附着处回声中断，呈低回声（箭头），左侧 LUG 均 >2.36 cm，右侧肛提肌正常。

图 3-7　经会阴三维超声肛提肌裂孔多平面断层成像模式

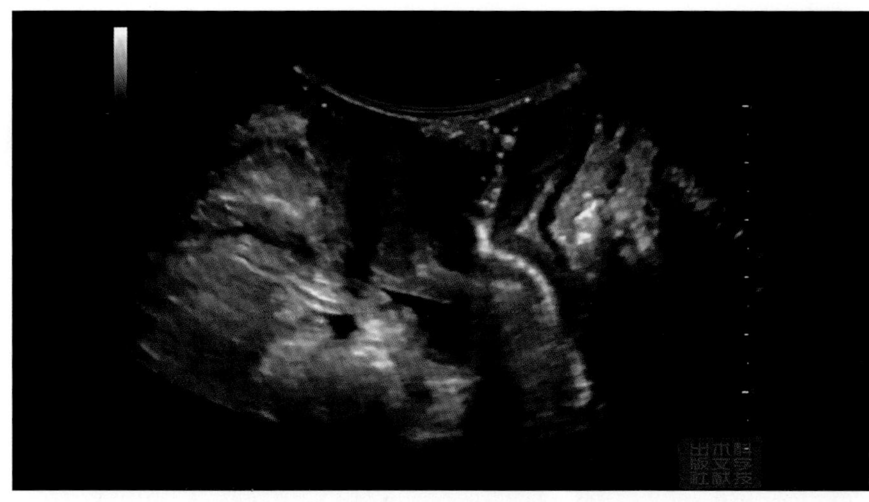

图 3-8　经会阴二维左旁矢状切面显示左侧肛提肌损伤（动图）

（三）超声所见及诊断

1. 超声所见

（1）经会阴超声二维旁矢状切面：右侧肛提肌呈条带状中等回声，与右侧耻骨支附着处回声均匀连续，缩肛运动可见肛提肌明显缩短，肛提肌与耻骨支对向一体运动；左侧肛提肌回声欠均匀，与左侧耻骨支附着处不连续，中断处呈条形低回声，缩肛运动肛提肌与耻骨支错开运动，条形低回声持续存在。

（2）经会阴三维 / 四维超声：在盆底肌收缩状态下显示，肛提肌裂孔不对称，左侧肛提肌回声紊乱，附着点连续中断，可见低回声插入，多平面断层成像，在中间三个层面（肛提肌裂孔最小平面及其头侧上方 2 个平面）均存在左侧肛提肌连续性中断，在左侧耻骨支附着处撕脱、外裂，左侧 LUG 范围 3.2 ～ 3.3 cm，右侧 LUG 约 2.2 cm。

2. 超声提示

左侧肛提肌完全撕脱断裂损伤。

三、双侧肛提肌完全断裂

（一）临床资料

病史：患者，女，34 岁，孕 2 产 2，经阴道分娩，新生儿体重 4271 g。患者产后 42 天常规盆底超声筛查，偶有咳后漏尿、肛门坠胀感、便秘，无高血压、糖尿病及盆腔手术史。

专科检查：阴道口松弛，屏气后阴道前壁Ⅱ度脱垂，阴道后壁Ⅰ度脱垂。双侧耻骨支肌肉附着处压痛。缩肛运动双侧肛提肌肌力明显减弱，且两侧不一致。

（二）影像资料（图 3-9 ~图 3-12）

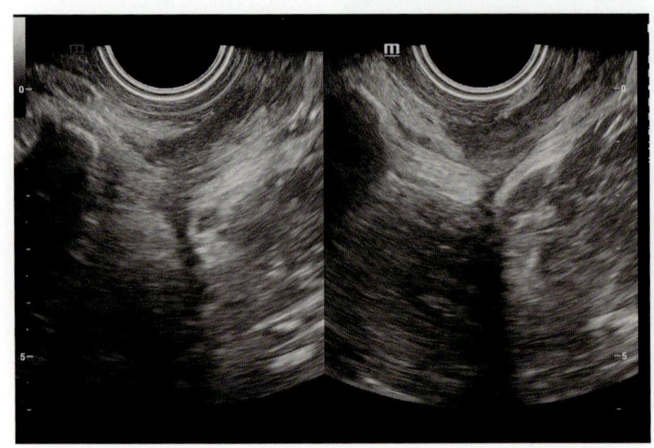

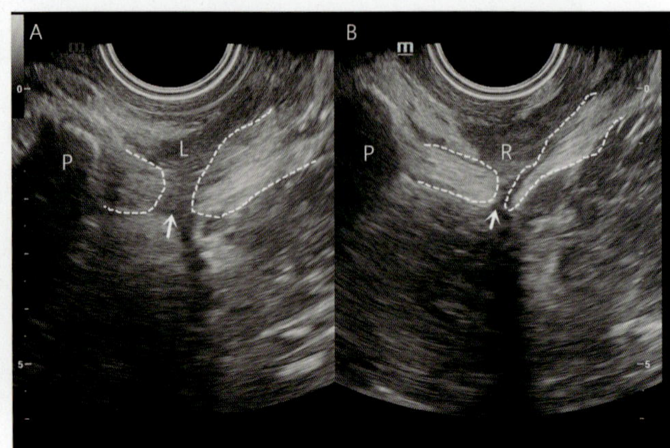

（左侧 - 原始图；右侧 - 标记图）A. 左旁矢状切面显示左侧肛提肌（虚线），其在近左侧耻骨支附着处连续中断，有低回声插入（箭头），提示左侧肛提肌断裂；B. 右旁矢状切面显示右侧肛提肌（虚线），其在近右侧耻骨支附着处连续中断，见低回声插入（箭头），提示右侧肛提肌断裂。P，耻骨支；L，左侧；R，右侧。

图 3-9　经阴道二维旁矢状切面显示双侧肛提肌

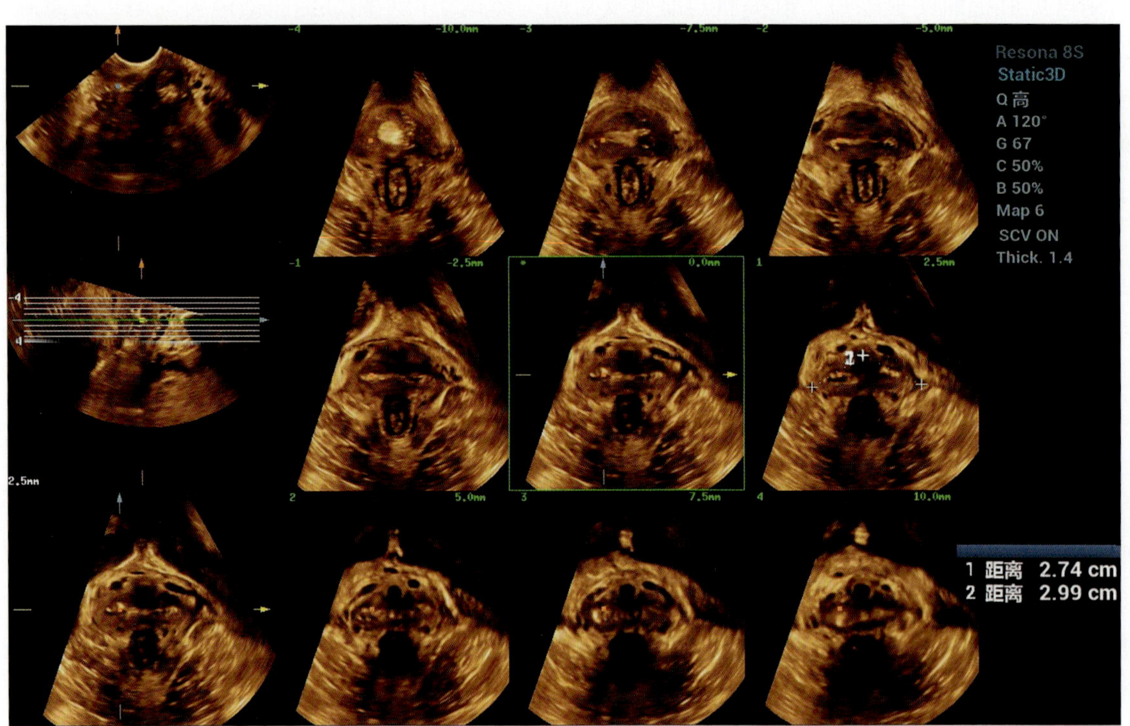

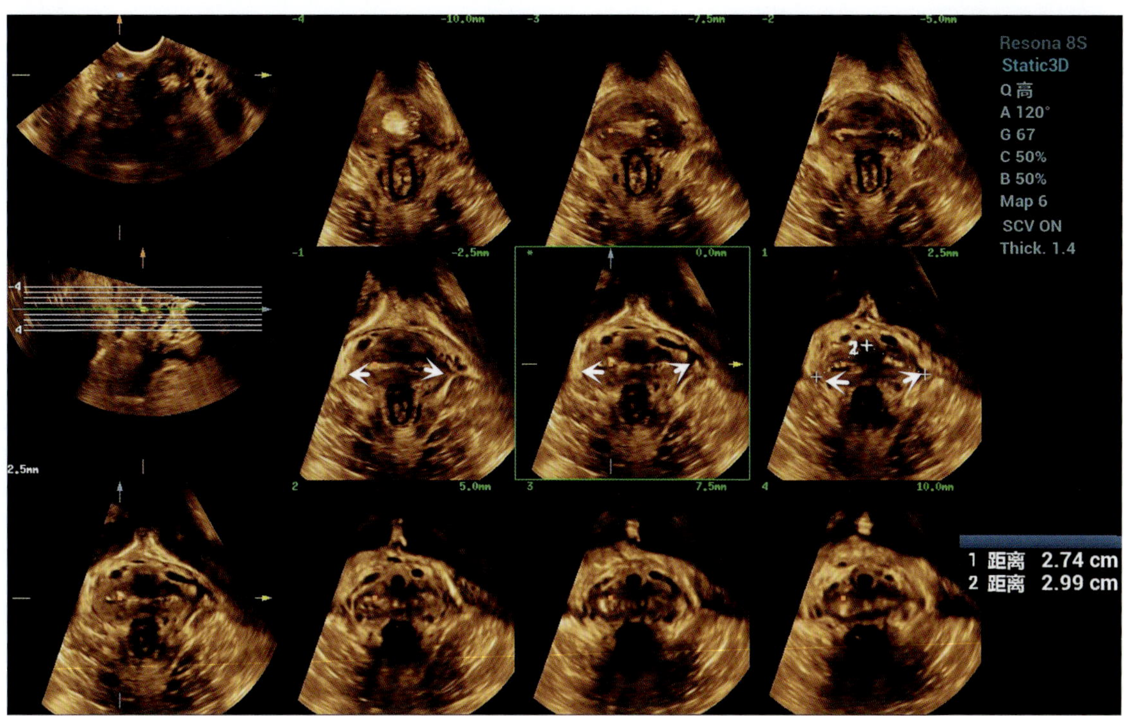

（前图 - 原始；后图 - 标记）多平面断层成像模式，肛提肌裂孔不对称，双侧肛提肌薄弱，双侧肛提肌与耻骨支附着处回声中断、外裂，呈不均匀偏低回声（箭头），双侧 LUG 增宽均> 2.36 cm，提示双侧肛提肌损伤。

图 3-10　经会阴三维超声重建肛提肌裂孔轴平面

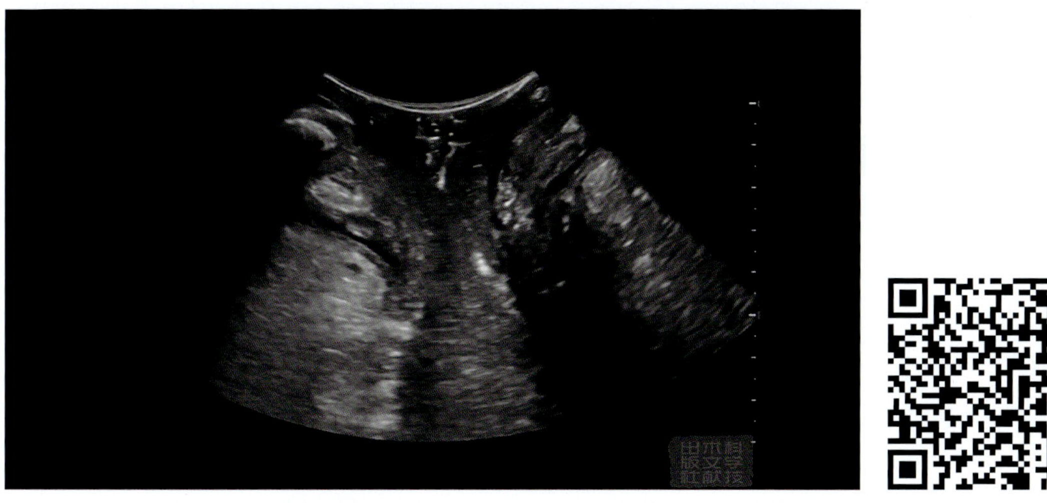

图 3-11　经会阴旁矢状切面二维动态声像图显示双侧肛提肌断裂（动图）

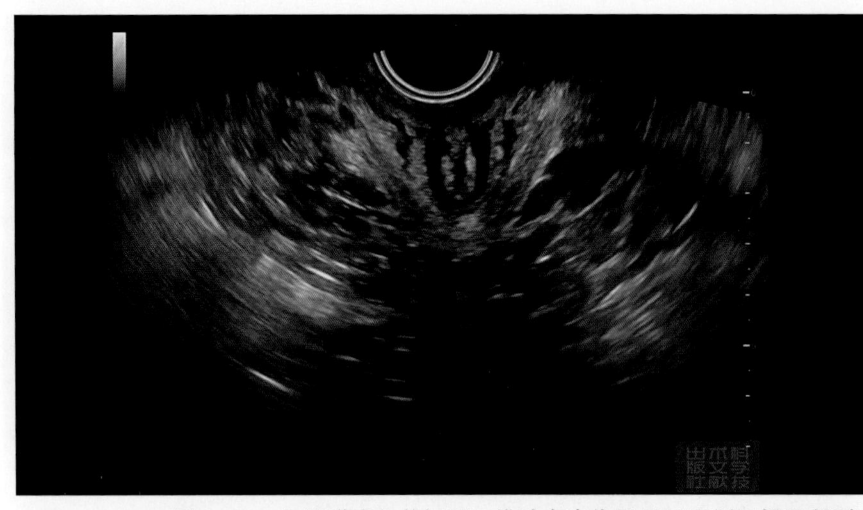

图 3-12　经阴道旁矢状切面二维动态声像图显示双侧肛提肌断裂（动图）

（三）超声所见及诊断

1. 超声所见

（1）经阴道及经会阴二维超声旁矢状切面：双侧肛提肌回声不均匀，近耻骨支附着处回声连续性中断呈条形低回声，边缘毛糙，未见明显血流信号。缩肛运动条形低回声持续存在。

（2）经会阴三维 / 四维超声：多平面断层成像模式显示，双侧肛提肌连续性中断，在耻骨支附着处撕脱、外裂，双侧 LUG 不对称，且均＞ 2.36 cm。

2. 超声提示

双侧肛提肌断裂损伤。

四、超声分析及鉴别诊断

1. 超声分析

产后行盆底超声筛查时，应详细询问病史，尤其是经阴道分娩产妇，当患者存在第二产程延长、产钳助产、胎头吸引术、巨大儿等盆底损伤的高危因素时，应警惕肛提肌损伤的可能。静息状态，经会阴二维旁矢状切面扫查时发现，肛提肌部分或完全连续性中断，两侧肛提肌形态不对称，可使用经阴道探头扫查和超声断层成像进一步明确诊断。肛提肌连续性中断处呈低回声，边缘毛糙，损伤侧 LUG 增宽，或伴有肛提肌裂孔不对称，损伤多发生在肛提肌耻骨支附着处。

肛提肌断裂扫查时注意以下几点：①首先找到肛提肌耻骨支附着处，明确附着点位置及肛提肌走行；②沿肌肉走行寻找回声脱失处；③缩肛动作，二维及断层成像有助于观察和鉴别肛提肌的连续性。

2. 鉴别诊断

（1）肛提肌血肿：有分娩或外伤史，超声下可表现为肛提肌内侧形成局部包块，回声紊乱呈低回声，形态不一，内部无明显血流信号，肛提肌与耻骨支附着点处连续性好，无明显撕脱。

（2）肛提肌发育不良：超声下可表现为一侧或双侧肛提肌全程均匀性薄弱。静息及缩肛状态下无肌肉连续性中断，三维超声肛提肌裂孔基本对称，断层成像双侧 LUG 对称、无明显增宽。

五、讨论

肛提肌群对维持盆底功能正常起着重要作用。根据肌纤维起止和走向不同，肛提肌群分为耻骨直肠肌、耻骨尾骨肌及髂骨尾骨肌。两侧耻骨直肠肌与两侧耻骨支下缘共同围成肛提肌裂孔。

经阴道分娩肛提肌损伤的发生率 13% ～ 30%，使用产钳助产的产妇肛提肌损伤发生率甚至超过 30%。初产、分娩年龄大、第二产程延长、胎儿头围过大、产钳助产等均可引起肛提肌过度拉伸、损伤，进而肛提肌裂孔增大，导致盆腔器官脱垂（POP）、压力性尿失禁（stress urinary incontinence，SUI）、膀胱过度活动、粪失禁等盆底功能障碍性疾病（PFD）。肛提肌损伤好发部位为肛提肌耻骨支附着处，表现为肛提肌与耻骨下支及骨盆壁连接处的撕脱，分为部分撕脱和完全撕脱。

临床评估肛提肌损伤的主要方法包括经阴道肛提肌触诊、核磁共振成像和盆底超声检查。盆底超声具有检查时间短，费用低，能实时动态成像，直观、多平面的显示肛提肌损伤位置等优势，是目前肛提肌损伤首选评估方法。经会阴二维旁矢状切面配合盆底肌收缩状态，初步观察双侧肛提肌走行及附着点有无撕脱伤。四维超声盆底肌收缩状态下获取肛提肌裂孔轴平面，并使用多平面断层超声成像模式，层间距 2.5 mm，获取 8 ～ 9 幅图像，重点观察肛提肌裂孔最小平面及其头侧两个平面，此 3 幅图中的耻骨联合表现为开放、闭合中、闭合状态，评估此 3 幅图像双侧肛提肌的完整性，如附着点处连续中断，有明显低回声插入，考虑肛提肌撕脱，诊断肛提肌损伤；对可疑损伤，可通过测量肛提肌附着点至尿道中点的距离，即肛提肌尿道间隙（LUG）。国外报道成年女性 LUG ＜ 2.5 cm，国内学者通过与 MRI 联合研究显示，中国成年女性 LUG ＜ 2.36 cm。

盆底电刺激及阴道哑铃锻炼等康复治疗可缓解部分临床症状。然而，各种治疗方法远期疗效尚待进一步追踪评估。

六、思考题

1. 肛提肌损伤的类型有哪些？典型声像图表现是什么？
2. 肛提肌扫查技巧及注意事项？

参考文献

1. DIETZ H P, SHEK C, CLARKE B. Biometry of the pubovisceral muscle and levator hiatus by three - dimensional pelvic floor ultrasound[J]. Ultrasound in Obstetrics and Gynecology, 2005, 25（6）: 580–584.

2. VICTORA L Handa, JOAN L Blomquist, JENNIFER Roem, et al. Pelvic Floor Disorders After Obstetric Avulsion of the Levator Ani Muscle[J]. Journal of Pelvic Medicine and Surgery, 2019, 25（1）: 3–7.

3. DIETZ H P, SHARIF Ismail, SHEK K L, et al. Unilateral coronal diamethers of the levator hiatus in diagnosing avulsion injury[J]. International Urogynecology Journal, 2009, （6）, 20: S90–S92.

4. M Ø NYHUS, K A SALVESEN, I Volløyhaug.Association between pelvic floor muscle trauma and contraction in parous women from a general population[J]. Ultrasound in Obstetrics & Gynecology, 2019, 53（2）: 262–268.

5. VAN DELFT K, THAKAR R, SULTAN A H, et al. Does the prevalence of levator ani muscle avulsion differ when assessed using tomographic ultrasound imaging at rest *vs* on maximum pelvic floor muscle contraction[J]. Ultrasound in Obstetrics & Gynecology, 2015, 46（1）: 99–103.

6. DIETZ HP, ABBLU A, SHEK K L. The levator urethral gapmeasurement: A more objective means of determininglevator

avulsion[J]. Ultrasound Obstet Gynecol, 2008, 32（7）: 941–945.

7. Rong R Zhuang, Yan F Song, Zi Q Chen, et al. Levator avulsion using a tomographic ultrasound and magnetic resonance-based model[J]. Am J Obstet Gynecol. 2011（205）: 232.e1–8.

病例 4　肛门括约肌损伤

一、临床资料

病史：患者，女，27 岁，孕 1 产 1，产后 42 天。新生儿体重为 4125 g，第一产程无延长，第二产程约 20 分钟，无产钳助产，产时会阴撕裂Ⅲ度，即刻行会阴裂伤修补术，产后未出现粪失禁症状。患者无发热，无腹痛，无糖尿病及外伤史。

体格检查：截石位，阴道口松弛，可见自阴道后方向会阴及肛门方向纵向条状瘢痕形成。阴道指检按压会阴区患者痛感明显，阴道与肛管间皮肤及皮下软组织内触及条样肿物，质略硬。

二、影像资料（图 4-1 ～图 4-3）

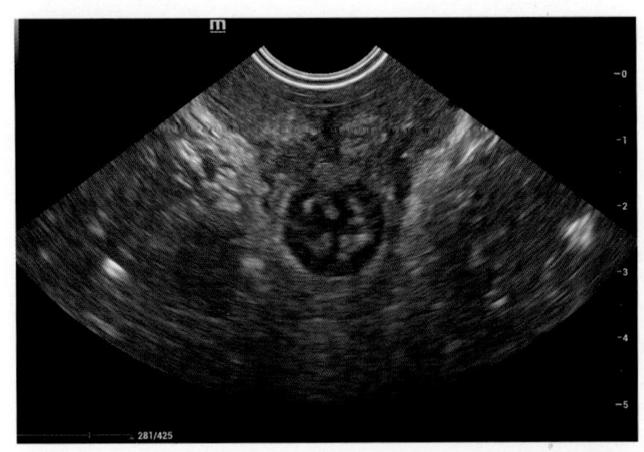

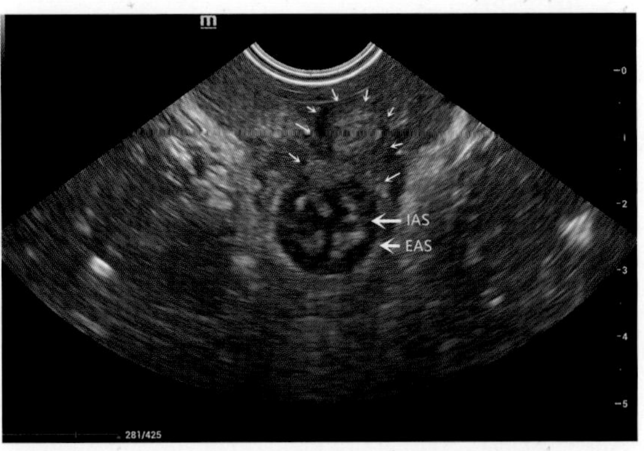

（左侧 - 原始图；右侧 - 标记图）缩肛状态，肛管短轴图像，在截石位 11 ～ 1 点位可见楔形不均匀中低回声（细箭头），自会阴体向腹侧肛门内、外括约肌（粗箭头）延伸，肛门内、外括约肌局部回声中断。IAS，肛门内括约肌；EAS，肛门外括约肌。

图 4-1　肛门内外括约肌损伤二维超声成像

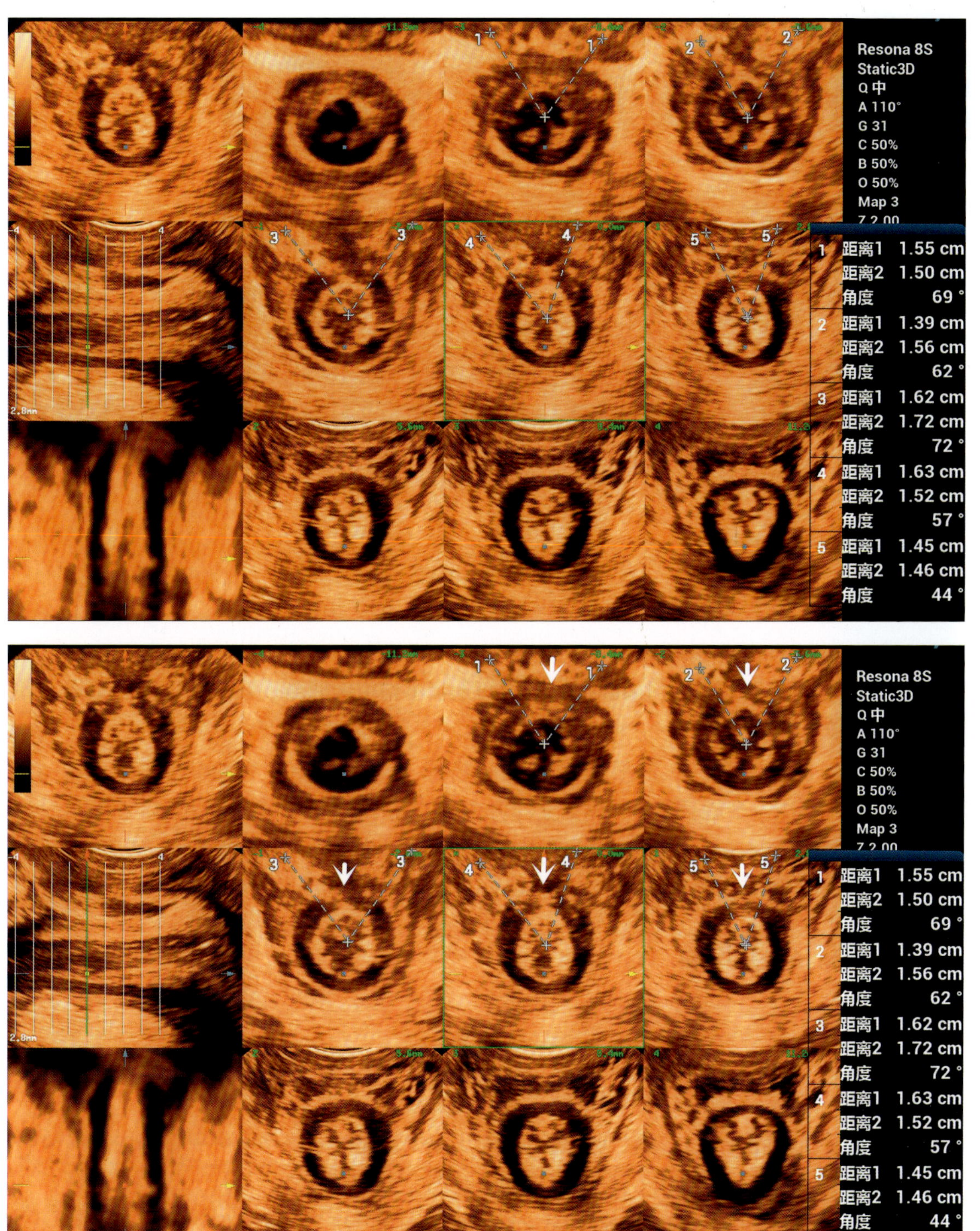

（上图 - 原始；下图 - 标记）缩肛状态，肛管短轴切面多平面断层成像，截石位 11 ～ 1 点位可见肛门内、外括约肌连续性中断，累及 5 个层面（箭头），缺损角度 44° ～ 72° 。

图 4-2　肛门内外括约肌损伤三维多平面断层成像

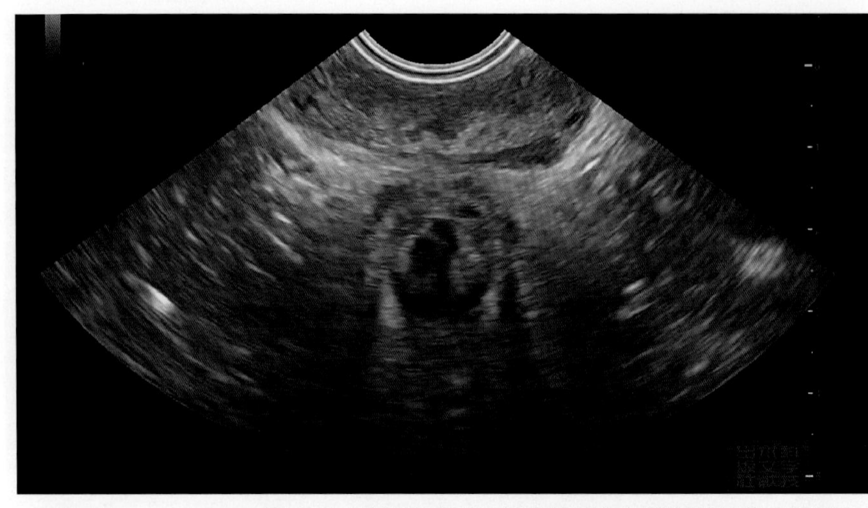

图 4-3　缩肛状态肛门括约肌损伤肛管短轴图像（动图）

三、超声所见及诊断

1. 超声所见：截石位经阴道腔内超声，观察肛管长轴及短轴切面。

（1）二维超声扫查肛管短轴切面：在静息状态多个切面可见肛管腹侧面肛门内、外括约肌回声连续性中断，相应切面见会阴体至肛门内外括约肌之间条状不均中低回声；嘱患者做缩肛动作，可见肛门内外括约肌回声中断持续存在。

（2）三维超声容积成像：在多平面断层成像模式下可见，在肛管短轴切面（缩肛状态）的 3×3 幅图模式中，第 2～5 幅图的 11～1 点钟方向可见肛门内、外括约肌连续性中断，缺损角度 44°～72°，同层面肛管黏膜向腹侧肛门内外括约肌损伤处聚集。

2. 超声提示：肛门内外括约肌损伤。

四、超声分析及鉴别诊断

1. 超声分析

本病例经阴道肛管长轴面扫查可见腹侧肛门括约肌回声紊乱或中断，短轴面扫查多个切面可见腹侧肛门括约肌、相邻会阴体及周围软组织局部回声紊乱或中断。

缩肛状态，进行肛管容积成像采集并行多平面断层成像，超过 4 个层面可见肛门内外括约肌连续性中断，且缺损角度超过 30°。因此，考虑患者为肛门内外括约肌损伤。

产科相关肛门括约肌损伤（obstetrical anal sphincter injury，OASI）扫查时注意以下几点：①避免探头对会阴体及肛管压力过大或声束的入射角度不当，造成肛门括约肌损伤的假阳性；②肛门外括约肌腹侧相对薄弱，且短于背侧，应注意相邻会阴体及肛门内括约肌有无回声异常，借以甄别发育所致与 OASI；③二维扫查与三维 / 四维容积超声断层成像相结合，提高诊断的准确性。

2. 鉴别诊断

（1）肛门外括约肌自然缺损：自然缺损时其边缘光滑、边界清晰，相邻肛门内括约肌回声连续。而 OASI 损伤部位表现为不规则的混合回声区，且常合并有肛门内括约肌损伤。

（2）痔疮、肛瘘等肛管术后：患者有明确的手术史，肛门内外括约肌的损伤多发生在截石位 6 点附近（即肛管背侧面），与会阴体撕裂伤无延续（图 4-4、图 4-5）。

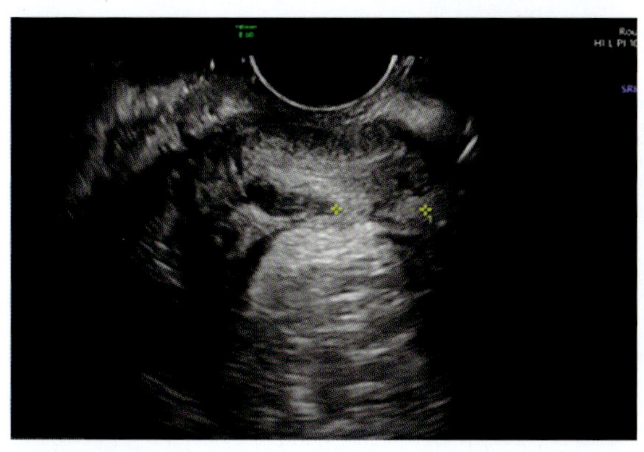

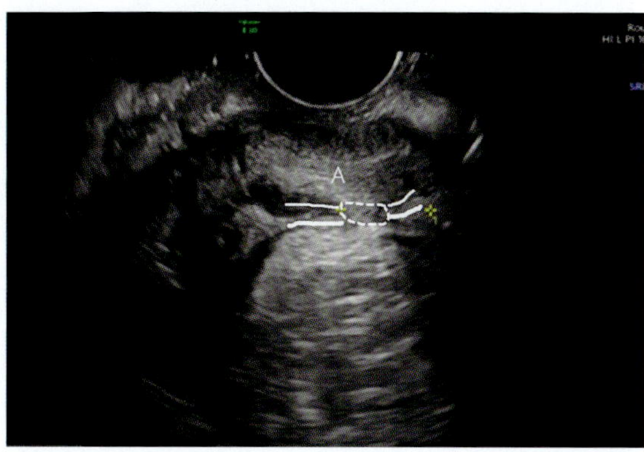

（左侧 - 原始图；右侧 - 标记图）肛管长轴切面，背侧肛门内括约肌（细线）及外括约肌（粗线）局部连续中断（虚线圈），中等回声瘢痕形成。

图 4-4　痔疮术后局部瘢痕形成二维超声表现

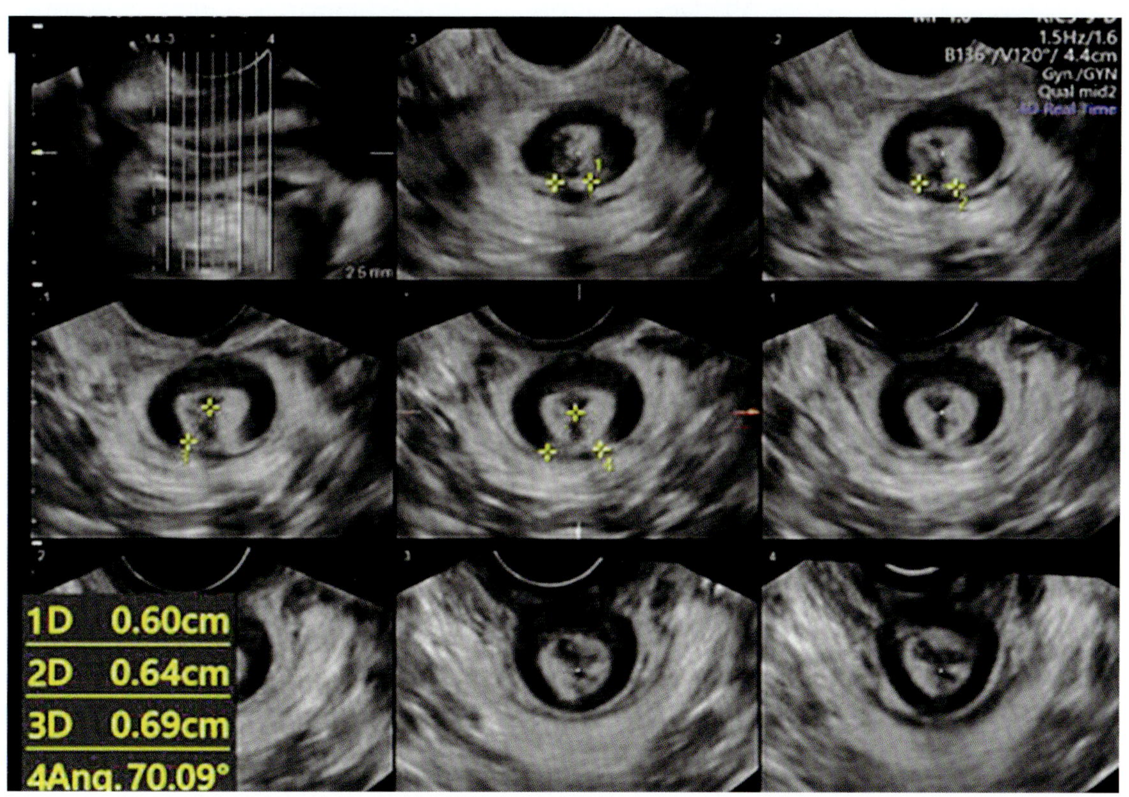

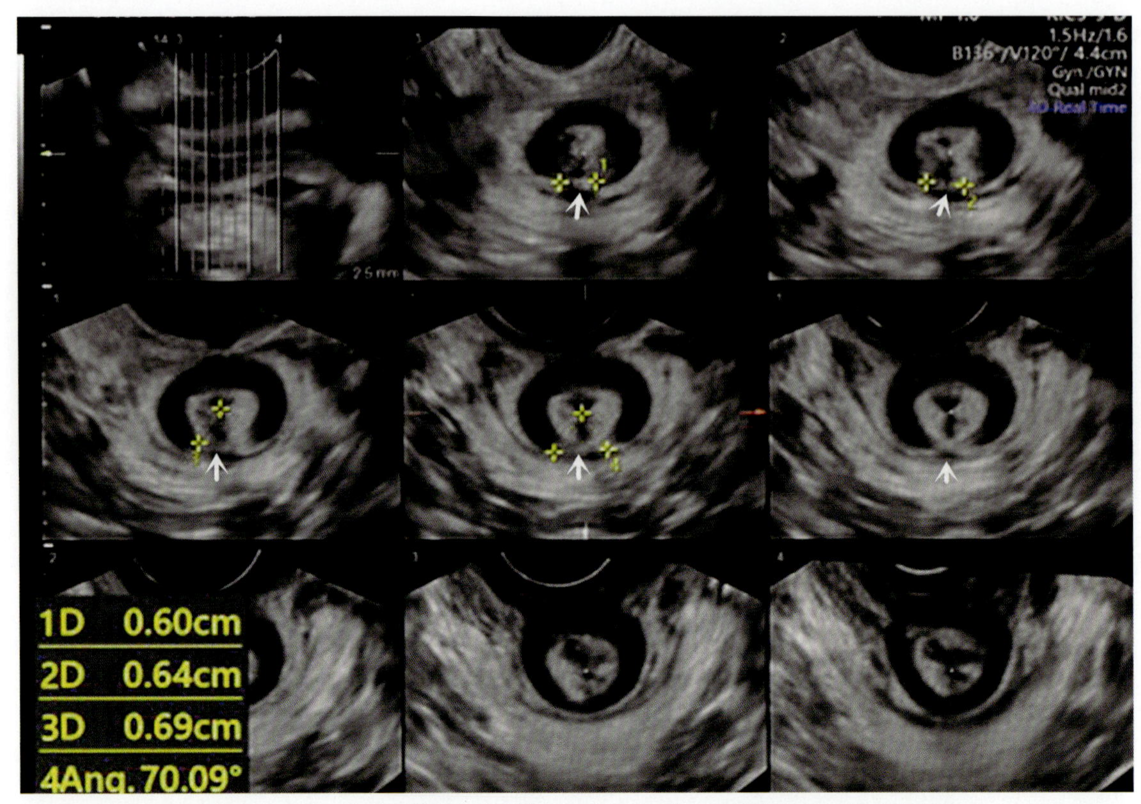

（前图 - 原始；后图 - 标记）肛管 6 点处（箭头）内外括约肌层次不清，连续中断，局部形成瘢痕。

图 4-5 痔疮术后局部瘢痕形成三维肛管短轴多平面断层成像

（3）肛瘘：患者常有肛周瘙痒、反复流脓的症状，挤压皮肤破溃口处有分泌物溢出。超声扫查可见肛周条形低回声，沿着皮肤破溃处可寻找到分支瘘管及其与肛管开口。

五、讨论

对存在经阴道分娩巨大儿、分娩过程中会阴撕裂伤等高危因素的产妇，尤其初产妇，进行产后 42 天盆底超声检查时应警惕 OASI 的可能。目前，临床多采用 1999 年 Sultan 提出的会阴撕裂四度分类法：Ⅰ度　仅阴道上皮损伤；Ⅱ度　会阴肌肉损伤，但不包括肛门括约肌；Ⅲ度　会阴损伤累及肛门括约肌复合体（根据肛门括约肌损伤的程度和范围又分为三个亚型，即Ⅲ a，≤ 50% 肛门外括约肌撕裂；Ⅲ b，≥ 50% 肛门外括约肌撕裂；Ⅲ c，肛门内括约肌撕裂）；Ⅳ度　会阴损伤累及肛门括约肌复合体以及肛门直肠上皮。Ⅲ、Ⅳ度会阴撕裂即为 OASI，与Ⅰ、Ⅱ度会阴裂伤相比可导致更严重的临床症状，如会阴痛、性交痛及粪失禁等。

初产妇阴道分娩后，由有经验的医师进行肛门指诊，以及经肛门超声检查诊断 OASI 的发生率为 11% ～ 25%。超声检查为 OASI 主要影像学诊断方法，常用检查途径包括经肛管、经阴道及经会阴检查，其中经肛管超声成像被认为是诊断肛门括约肌损伤的金标准，它提高了 OASI 的诊断率，是目前粪失禁诊断的最佳方法。产后 42 天盆底超声检查时常规行经阴道及经会阴超声检查，与经肛管超声检查相比，经阴道及经会阴超声检查对会阴撕裂患者来说不适感稍小且患者更容易接受。三维及四维与二维经腔内超声检查不同，可以确定肛门括约肌损伤的深度和范围；但两者在诊断肛门括约肌损伤的敏感度方面无显著差异。二维超声成像结合容积重建成像、超声断层成像可以为临床提供损伤范围、长度、角度等更准确的诊断信息。

六、思考题

1. 会阴撕裂分哪几度？ OASI 对应会阴撕裂中的哪一度？
2. 肛门外括约肌自然缺损与 OASI 的鉴别诊断？各自的声像图特征？

参考文献

1. SULTAN A H . Editorial: Obstetrical Perineal Injury and Anal Incontinence[J]. Clinical Risk, 1999, 5（6）: 193–196.

2. THOMAS C Dudding, CAROLYNNE J Vaizey, MICHAEL A Kamm. Obstetric Anal Sphincter Injury: Incidence, Risk Factors, and Management[J]. Annals of surgery, 2008, 247（2）: 224–37.

3. STARCK M, BOHE M, FORTLING B, et al. Endosonography of the anal sphincter in women of different ages and parity[J]. Ultrasound in Obstetrics & Gynecology: the Official Journal of the International Society of Ultrasound in Obstetrics & Gynecology, 2005, 25（2）: 169–176.

4. CHRISTENSEN A F, NYHUUS B, NIELSEN M B, et al. Three-dimensional anal endosonography may improve diagnostic confidence of detecting damage to the anal sphincter complex[J]. The British Journal of Radiology, 2005, 78（928）: 308–311.

5. 中华医学会妇产科学分会妇科盆底学组 . 产科相关肛门括约肌损伤缝合修补规范（草案）[J]. 中华妇产科杂志，2019, 54（11）: 721–724.

第 2 章

盆腔器官脱垂及术后

病例 5　膀胱膨出

一、临床资料

病史：患者，女性，29 岁，孕 2 产 1，经阴道分娩，产程顺利，会阴 Ⅰ 度撕裂，新生儿体重 3600 g；产后自觉阴道异物感，无咳嗽、打喷嚏后漏尿，无尿频、尿急、排尿困难，无便秘、便不净、便失禁等不适。患者于产后 42 天复查行盆底超声检查，BMI 22.9 kg/m^2。

专科检查：阴道松弛，用力屏气后阴道前壁轻度膨出，宫颈下降，宫颈最低点近阴道外口水平。POP–Q 评分见表 5–1。

表 5–1　POP–Q 评分

单位：cm

Aa　–1	Ba　–1	C　–2
gh　3.5	pb　4	TVL　8
Ap　–3	Bp　–3	D　–7

注：①阴道前壁 Aa 点，阴道前壁中线距处女膜 3 cm 处；②阴道前壁 Ba 点，阴道顶端或前穹隆到 Aa 点之间阴道前壁上段中的最远点；③阴道后壁 Ap 点，阴道后壁中线距处女膜 3 cm 处；④阴道后壁 Bp 点，阴道顶端或后穹隆到 Ap 点之间阴道后壁上段中的最远点；⑤子宫颈或阴道顶端 C 点，宫颈或子宫切除后阴道顶端所处的最远端；⑥子宫颈 D 点，有子宫颈时的后穹窿的位置，子宫切除后无子宫颈者，无 D 点；⑦生殖道裂孔（genitalhiatus，gh），尿道外口中点至阴唇后联合之间的距离；⑧会阴体（perinealbody，pb），阴唇后联合至肛门中点的距离；⑨阴道总长度（totalvaginallength，TVL）：将阴道顶端复位后的阴道深度。

临床诊断：阴道前壁膨出 Ⅱ 期，子宫脱垂 Ⅰ 期。

二、影像资料（图 5-1 ～图 5-4）

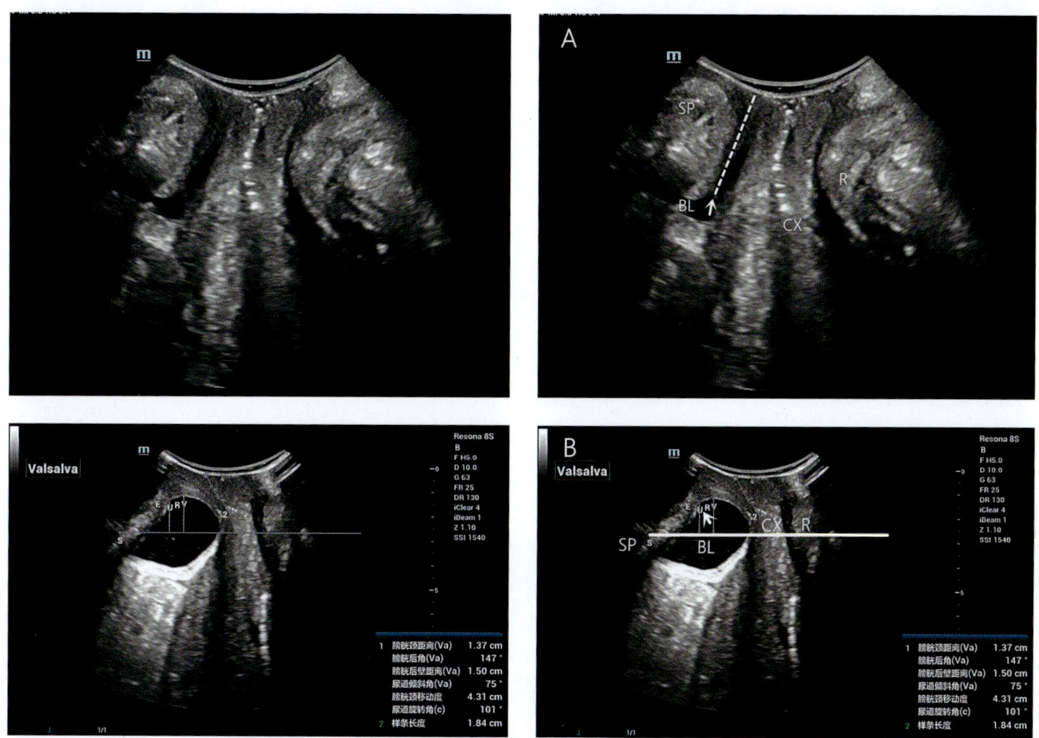

（左侧 – 原始图；右侧 – 标记图）A. 静息状态，膀胱、宫颈及直肠壶腹部均位于盆腔内，尿道（虚线）内口闭合（箭头）；B.Valsalva 状态，尿道、膀胱后下方旋转移位，尿道内口闭合（箭头），宫颈沿阴道稍向下方移位，膀胱最低点及宫颈下移至参考线（白实线）下方，直肠壶腹部形态无改变。SP，耻骨联合；BL，膀胱；CX，宫颈；R，直肠。

图 5–1　经会阴二维超声矢状切面

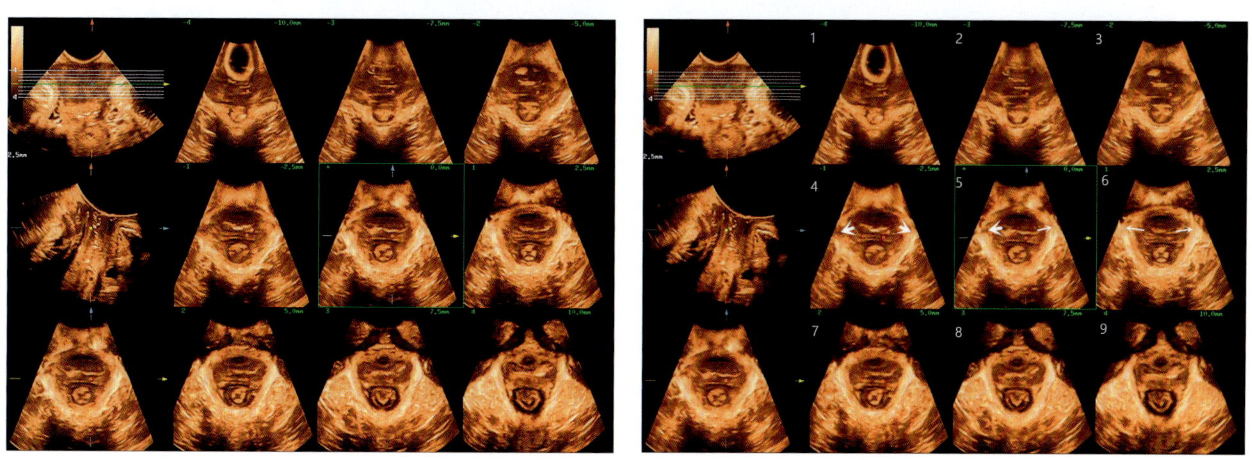

（左侧 – 原始图；右侧 – 标记图）盆底肌收缩状态，多平面断层成像模式，4~6 号图中双侧肛提肌附着点处部分连续性欠佳（粗箭头），部分连续完整（细箭头），提示肛提肌有部分损伤。

图 5–2　经会阴三维超声肛提肌裂孔多平面断层成像

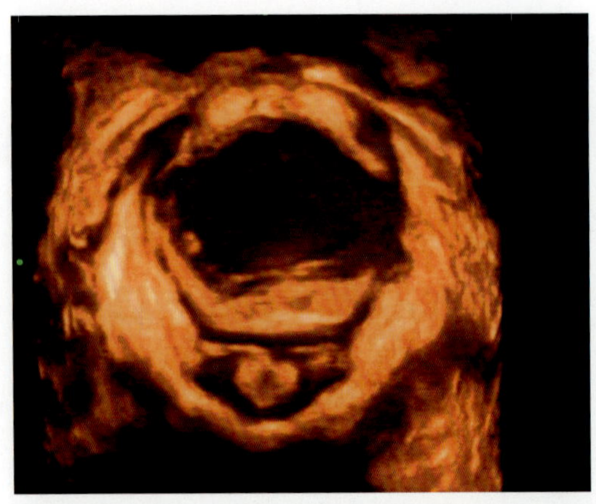
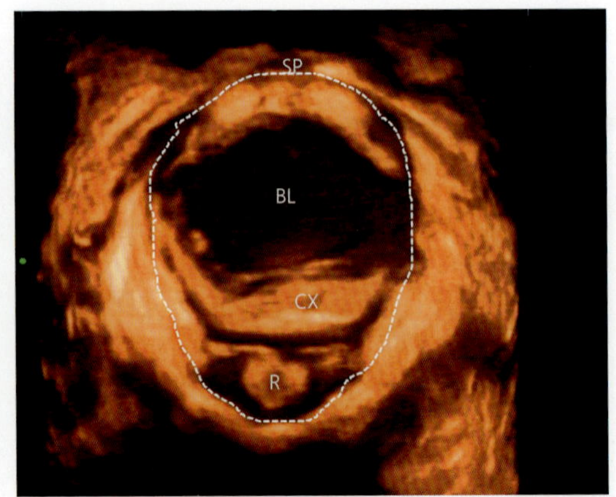

（左侧 - 原始图；右侧 - 标记图）Valsalva 状态，肛提肌裂孔增大，裂孔内见脱垂的膀胱及宫颈，肛提肌裂孔面积（虚线圈）呈重度扩张。SP，耻骨联合；BL，膀胱；CX，宫颈；R，直肠。

图 5-3　经会阴三维超声肛提肌裂孔轴平面成像

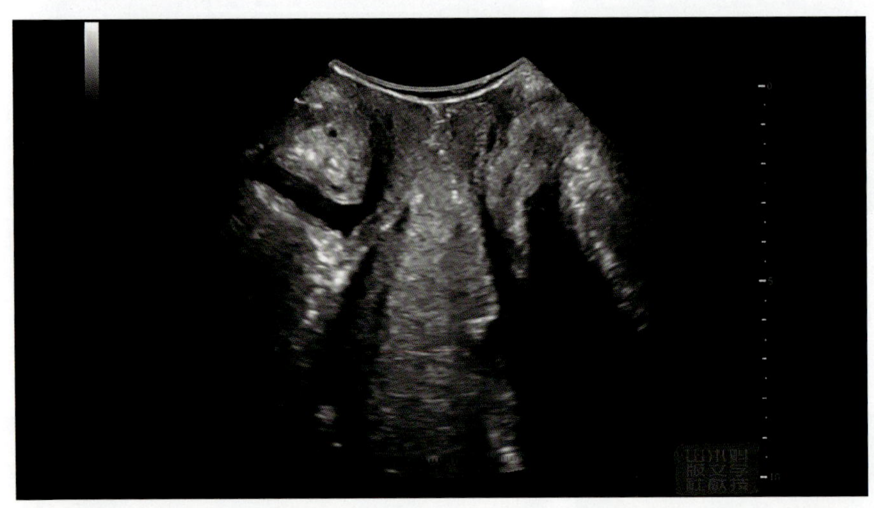

图 5-4　二维超声 Valsalva 动作显示膀胱膨出（动图）

三、超声所见及诊断

1. 超声所见：膀胱残余尿＜ 50 mL，逼尿肌厚度＜ 5 mm，静息期尿道、膀胱、宫颈及直肠壶腹部均位于参考线上方，张力期（最大 Valsalva 状态）尿道及膀胱明显向后下方旋转移位，尿道内口闭合，膀胱最低点下移至参考线下方，宫颈沿阴道向下方移位，下移至参考线下方，直肠壶腹部形态正常。三维超声检查显示，盆底肌收缩状态下，双侧肛提肌尚对称，部分肛提肌附着处连续中断有低回声插入，部分连续完整，多平面断层成像显示，肛提肌尿道间隙（LUG）在肛提肌裂孔最小平面及其头侧两个平面的三个平面中仅有一个平面双侧 LUG>2.36 cm，其他两个平面正常，考虑双侧肛提肌有部分损伤；张力期，肛提肌裂孔内见脱垂的膀胱及宫颈，肛提肌裂孔面积呈重度扩张（具体数据见表 5-2）。

2. 超声提示： 膀胱膨出，子宫脱垂，肛提肌裂孔增大。

表 5-2 Valsalva 状态下盆底超声测量指标

Valsalva	膀胱颈移动度	尿道旋转角度	膀胱尿道后角	膀胱最低点至参考线距离	宫颈最低点至参考线距离	裂孔面积
产后	4.31 cm	101°	147°	−1.5 cm	−0.8 cm	35.4 cm^2

注：参考线上方（头侧）为“+”，参考线下方（足侧）为“−”。

四、超声分析及鉴别诊断

1. 超声分析

本例患者经阴道分娩，产后 42 天复查，自觉阴道有异物感，无其他不适。POP–Q 评分诊断为阴道前壁膨出Ⅱ期、子宫脱垂Ⅰ期。盆腔器官脱垂盆底超声检查时，二维超声可在静息期及张力期观察前盆腔（尿道及膀胱）、中盆腔（宫颈或阴道穹窿）、后盆腔（肛管及直肠）各器官形态及位置；三维超声可在盆底肌收缩状态下，通过多平面断层成像观察有无明显肛提肌撕脱伤，张力期测量肛提肌裂孔面积。根据这些参数综合评估盆腔器官脱垂（POP）。Shek KL 等报道膀胱最低点位于参考线下方＞ 1.5 cm，宫颈最低点达参考线水平为明显前、中盆腔器官脱垂。对患者进行超声检查，在 Valsalva 动作时，前盆腔尿道、膀胱明显向后下方偏转移位，膀胱最低点下降至参考线下方，中盆腔宫颈向下方移位，宫颈最低点亦下降至参考线下方，但是以前盆腔脱垂为主，后盆腔直肠壶腹部形态无改变。三维重建多平面断层成像显示，双侧肛提肌附着点部分连续性完整，有部分连续中断，考虑为部分肛提肌损伤，肛提肌裂孔呈重度扩张。因此，超声诊断为膀胱膨出，子宫脱垂，肛提肌裂孔增大。

2. 鉴别诊断

阴道前壁肿物： 阴道前壁肿物与膀胱膨出均可表现为阴道前壁膨出，盆底超声是鉴别诊断的最佳影像学工具。阴道前壁肿物在超声声像图上表现为阴道前壁占位性病变，可为囊性也可为实性，边界清晰，部分可探及血流信号，在 Valsalva 动作时肿物随阴道前壁移动，与膀胱和尿道有界限；而膀胱膨出在超声下表现为 Valsalva 动作时，膀胱向后下方移位突向阴道并下移至参考线下方，因此可鉴别。

五、讨论

膀胱膨出指的是膀胱基底位置下降并突入到阴道前壁内，其主要临床症状为腰酸、下坠、自觉有肿物自阴道脱出、排尿困难和压力性尿失禁（SUI）等。妊娠、分娩、先天性因素、绝经后雌激素水平降低、慢性咳嗽、长期便秘等因素均可造成盆底支持结构损伤、松弛，导致膀胱位置下降从而出现脱垂症状。其中，经阴道分娩是导致膀胱膨出与 SUI 的主要原因。膀胱膨出也常与子宫脱垂、直肠膨出、会阴过度运动等中、后盆腔功能障碍性疾病并存。如果该疾病能够在早期得以正确诊断，多数患者可通过产后盆底功能康复训练等无创手段达到治疗目的，避免有创治疗。

1975 年，Green 根据膀胱膨出的 X 线影像学表现，将其分为三型。参考 Green 分型，经会阴盆底超声通过观察 Valsalva 状态下膀胱颈下降程度、膀胱尿道后角和尿道旋转角度，将膀胱膨出分为三型：Ⅰ型（图 5–3），膀胱尿道后角≥ 140°，尿道旋转角度＜ 45°；Ⅱ型（图 5–4），膀胱尿道后角≥ 140°，尿道旋转角度≥ 45°；Ⅲ型，膀胱尿道后角＜ 140°。不同类型的膀胱膨出其病因病理基础及临床表现不同，Ⅰ型和Ⅱ型患者常有 SUI，而Ⅱ型患者还可伴有不同程度的排尿困难，Ⅲ型膀胱膨出是孤立的膀胱膨出，此型可能与肛提肌损伤相关，膀胱尿道后角< 140° ，保持完整性，膀胱的最低点明显低于尿道内口，常会伴有不同程度的排尿障碍而出现尿潴留。本例患者产后膀胱膨出，其超声表现为Ⅲ型。以下举例Ⅰ型和Ⅱ型的超声表现（图 5-5，图 5-6）。

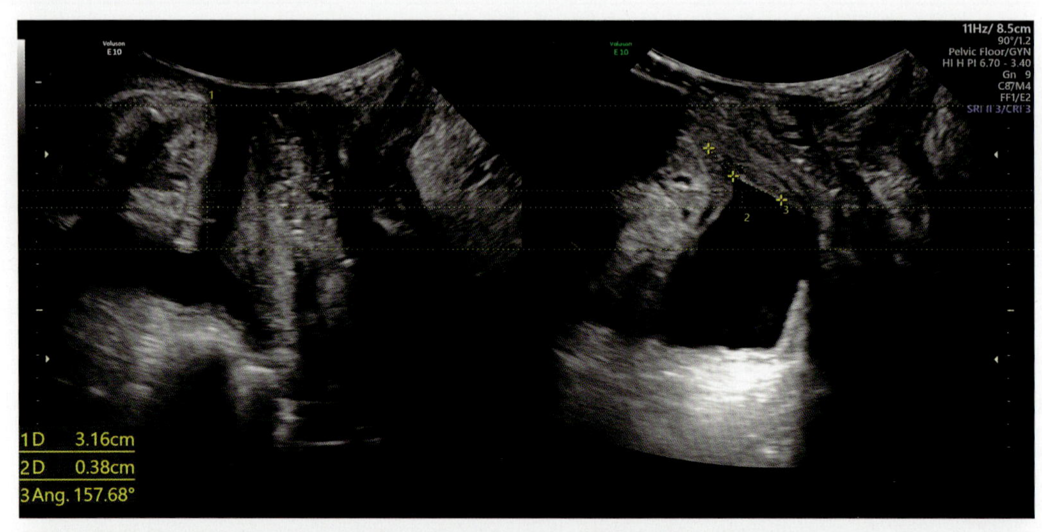

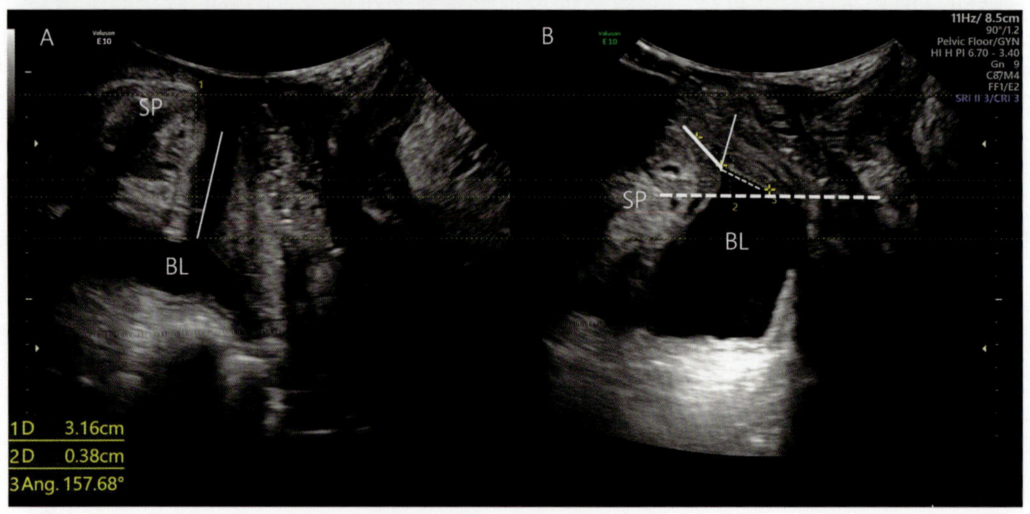

（上图 - 原始；下图 - 标记）A. 静息状态，尿道（细线）、膀胱位于盆腔内；B.Valsalva 状态，尿道（粗线）及膀胱后下方旋转移位，尿道旋转角度（粗线与细线之间夹角）<45° ，膀胱尿道后角（粗线与细虚线之间的夹角）>140° ，膀胱最低点位于参考线（粗虚线）下方。细线，静息状态下近段尿道；粗线，Valsalva 状态下近段尿道；细虚线，膀胱后壁；SP，耻骨联合；BL，膀胱。

图 5-5 Ⅰ型膀胱膨出经会阴二维超声表现

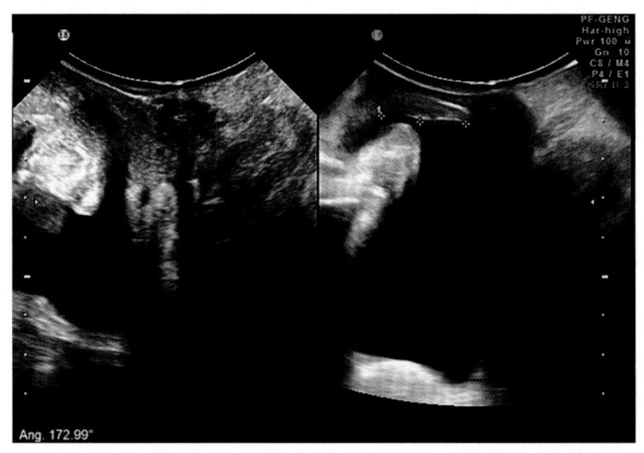

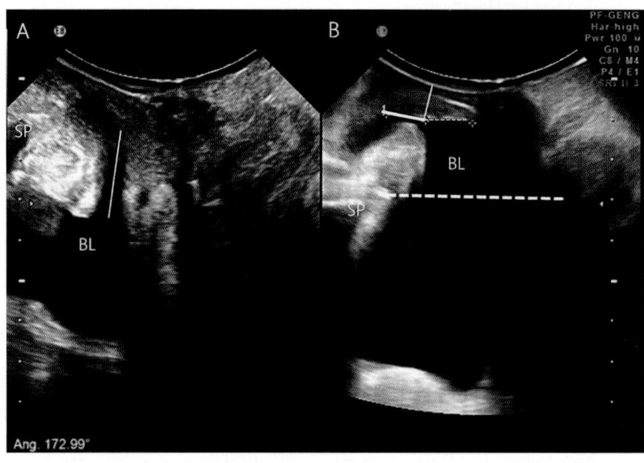

（左侧 – 原始图；右侧 – 标记图）A. 静息状态，尿道（细线）、膀胱位于盆腔内；B.Valsalva 状态，尿道（粗线）及膀胱后下方旋转移位明显，尿道旋转角度（粗线与细线之间夹角）>45°，膀胱尿道后角（粗线与细虚线之间的夹角）>140°，膀胱最低点位于参考线（粗虚线）下方。细线，静息状态下近段尿道；粗线，Valsalva 状态下近段尿道；细虚线，膀胱后壁；SP，耻骨联合；BL，膀胱。

图 5–6　Ⅱ型膀胱膨出经会阴二维超声表现

目前，用于评估膀胱膨出的影像学检查方法有：膀胱尿道造影，MRI，超声。膀胱尿道造影对人体有辐射，近几年已很少应用；MRI 具有较高的软组织分辨率，且无创、无放射性，但其检查时间较长，患者不易配合，且重复性相对较差，不能实时反映患者在 Valsalva 状态下盆底结构的变化，以及动作配合是否到位，加之价格昂贵，限制了其在临床的广泛应用。盆底超声检查无创、无辐射、可重复、操作简便、费用低廉，可以清晰观察不同状态下膀胱、尿道及其他盆腔器官位置、形态等动态变化情况，获得膀胱逼尿肌厚度、膀胱残余尿量、膀胱颈移动度、尿道倾斜角、膀胱尿道后角、尿道旋转角度、尿道内口开放情况等超声参数，并可发现盆底解剖结构缺陷，准确评估膀胱以及尿道等前盆腔结构的功能与形态，区分膀胱膨出的亚型，具有较高的诊断应用价值。

六、思考题

1. 膀胱膨出的分型及其病因病理基础及临床表现？
2. 盆底超声诊断膀胱膨出的优势？

参考文献

1. SHEK, KA LAI, DIETZ, et al. What is abnormal uterine descent on translabial ultrasound[J]. International Urogynecology Journal, 2015, 26（12）: 1783–1787.

2. GREEN M A. Urinary stress incontinence: differential diagnosis, pathophysiology, and management[J]. American journal of obstetrics & gynecology, 1975, 122（3）: 368–400.

3. V H EISENBERG, V CHANTARASORN, K L SHEK, et al. Does levator ani injury affect cystocele type[J]. Ultrasound in Obstetrics & Gynecology, 2010, 36（5）: 618–623.

4. 刘菲菲，白云，应涛，等．女性膀胱脱垂亚型的超声影像学初步研究 [J]. 中华超声影像学杂志，2015, 24（2）: 132–135.

5. DIETZ D H P, HAYLEN B T, BROOME J . Ultrasound in the quantification of female pelvic organ prolapse[J]. Ultrasound in Obstetrics & Gynecology, 2001, 18（5）: 511–514.

病例6　子宫脱垂

一、临床资料

病史：患者，女性，29岁，孕2产1，经阴道分娩，因胎儿宫内窘迫行胎吸助产，侧切，无会阴撕裂，新生儿体重3900 g；产后自觉阴道异物感，咳嗽、打喷嚏时无漏尿，无尿频、尿急、排尿困难，无便秘、便不净、便失禁等不适。患者于产后42天复查行盆底超声检查，BMI 22.9 kg/m^2。

专科检查：阴道松弛，用力屏气后宫颈脱垂至阴道口外。POP–Q评分见表6–1。

表6–1　POP–Q评分

单位：cm

Aa　–1.5	Ba　–1.5	C　2
gh　3.5	pb　4	TVL　8
Ap　–2.5	Bp　–2.5	D　–3

注：① Aa、Ba，阴道前壁两点；② Ap、Bp，阴道后壁两点；③ C，宫颈最远端；④ D，阴道后穹窿最深点；⑤ gh，生殖道裂孔长；⑥ pb，会阴体长；⑦ TVL，阴道全长（详细含义见表5–1下注释）。

临床诊断：子宫脱垂Ⅲ期。

二、影像资料（图6–1～图6–5）

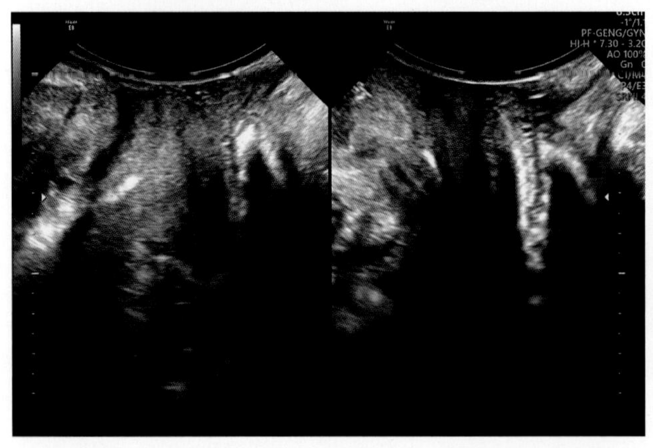

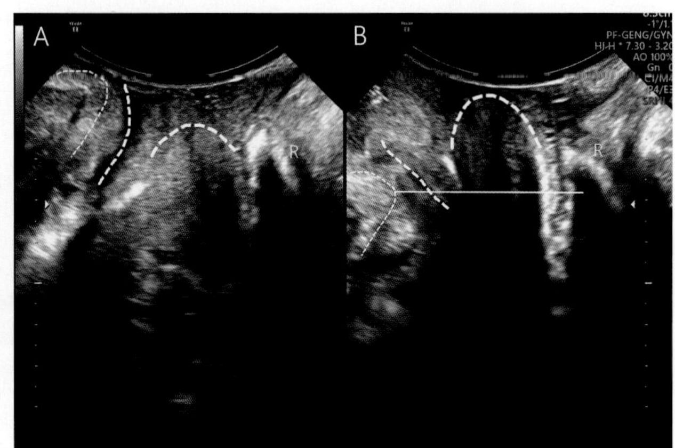

（左侧–原始图；右侧–标记图）A. 静息状态，尿道（中虚线）、膀胱及直肠壶腹部位置正常，宫颈（粗弧虚线）位置偏低近阴道外口；B.Valsalva状态，尿道（中虚线）、膀胱偏转移位不明显，宫颈（中弧虚线）沿阴道向下方移位，宫颈最低点下移至参考线（实线）下方，直肠壶腹部形态无改变。细弧虚线，耻骨联合；R，直肠。

图6–1　经会阴二维超声矢状切面

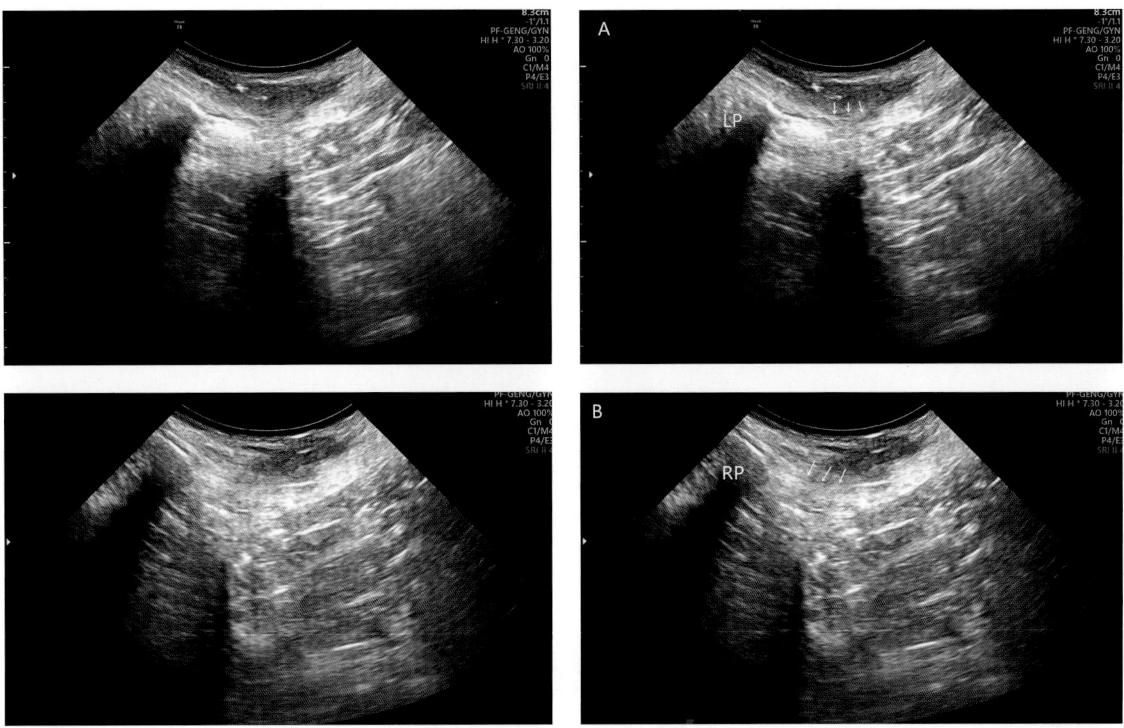

（左侧 - 原始图；右侧 - 标记图）A. 左旁矢状切面，左侧肛提肌回声不均匀，肛提肌近耻骨支附着处似有断裂呈低回声（箭头），提示左侧肛提肌损伤；B. 右旁矢状切面，右侧肛提肌回声不均匀，其与右侧耻骨支附着处连续中断，有低回声插入（箭头），提示右侧肛提肌损伤。RP，右侧耻骨支；LP，左侧耻骨支。

图 6-2　经会阴二维旁矢状切面显示肛提肌

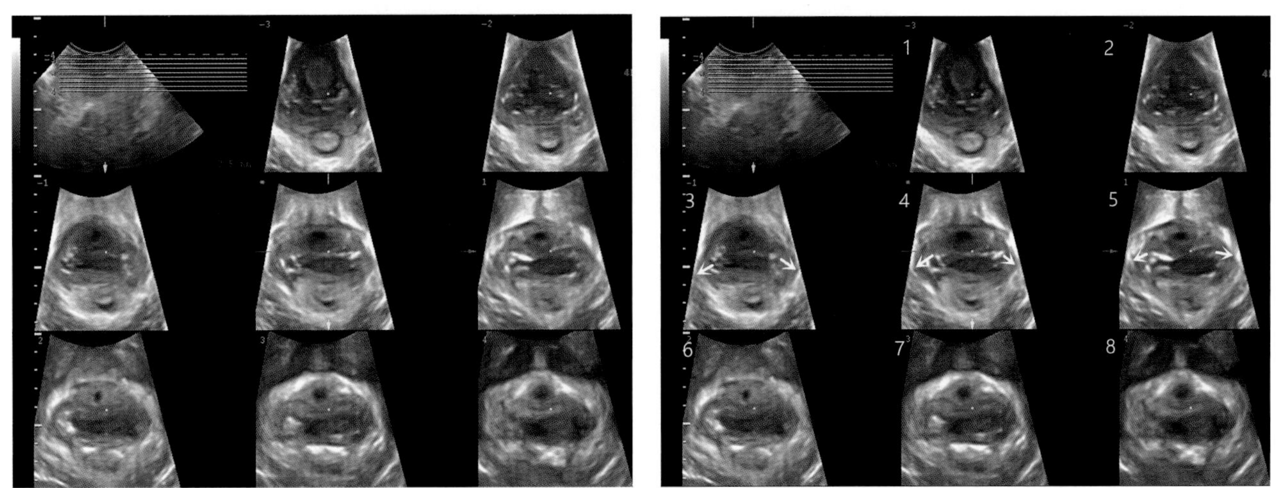

（左图 - 原始；右图 - 标记）盆底肌收缩状态，多平面断层成像模式，3~5 号图显示肛提肌裂孔不对称，向两侧扩张，双侧肛提肌回声不均匀，附着点处连续中断（箭头），提示双侧肛提肌损伤。

图 6-3　经会阴三维超声肛提肌裂孔多平面断层成像

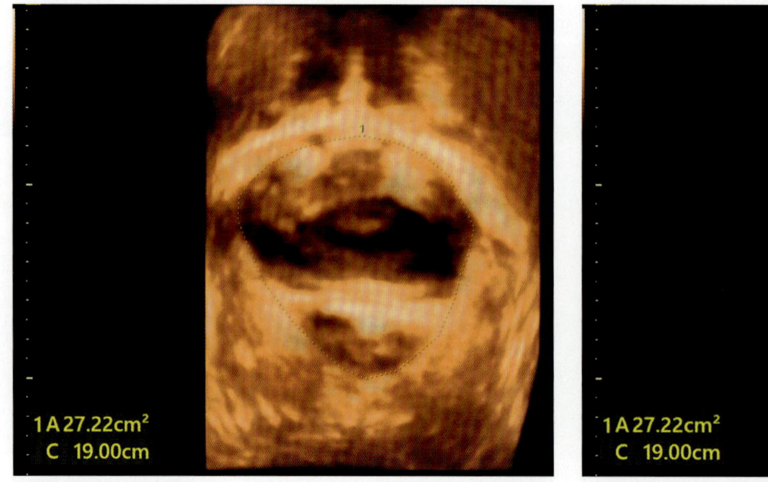

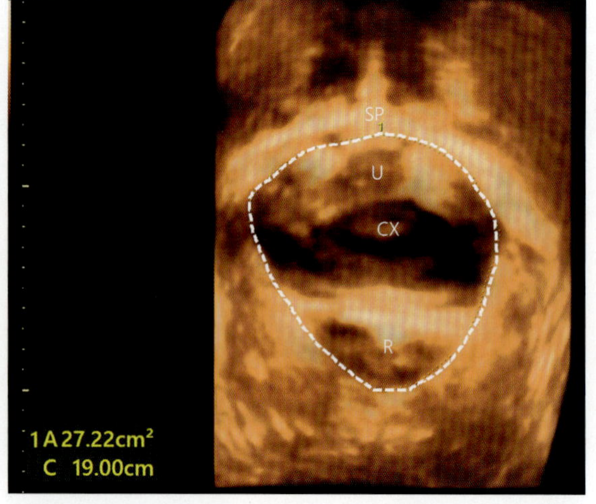

（左侧 – 原始图；右侧 – 标记图）Valsalva 状态，肛提肌裂孔增大，裂孔内可见脱垂宫颈，肛提肌裂孔面积（虚线圈）呈轻度扩张。SP，耻骨联合；U，尿道；CX，宫颈；R，直肠。

图 6–4　经会阴三维超声肛提肌裂孔轴平面图像

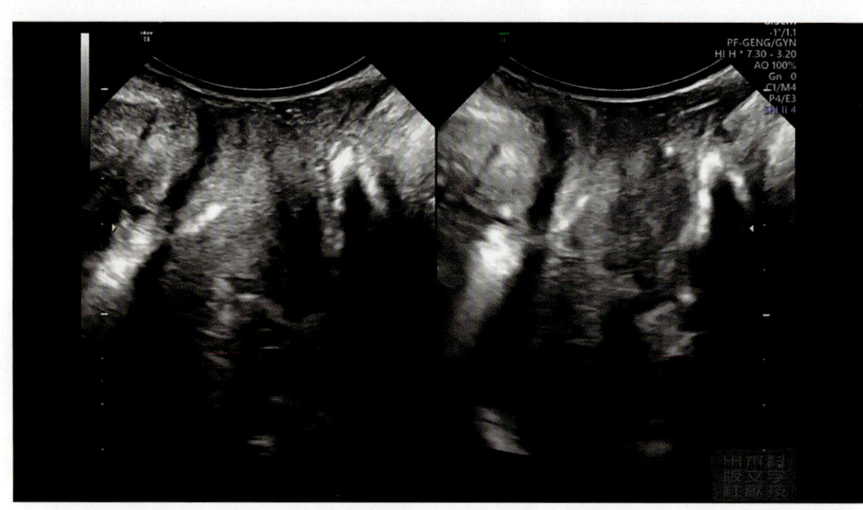

图 6–5　二维盆底超声 Valsalva 动作显示子宫脱垂（动图）

三、超声所见及诊断

1. 超声所见：膀胱残余尿＜ 50 mL，逼尿肌厚度＜ 5 mm，静息期膀胱颈、宫颈及直肠壶腹部均位于参考线上方，张力期（最大 Valsalva 状态），尿道及膀胱颈无明显旋转移位，尿道内口闭合，宫颈沿阴道向下方移位明显，宫颈最低点下移至参考线下方，直肠壶腹部形态正常。双旁矢状切面显示双侧肛提肌回声不均，与耻骨支附着处连续中断，均可见低回声插入。通过三维超声检查，在盆底肌收缩状态下显示，肛提肌裂孔不对称，双侧肛提肌回声紊乱，附着点连续中断，提示双侧肛提肌撕脱损伤。张力期，肛提肌裂孔内可见脱垂的宫颈，呈轻度扩张（具体数据见表 6–2）。

2. 超声提示：子宫脱垂，双侧肛提肌损伤，肛提肌裂孔增大。

表 6-2　Valsalva 状态下盆底超声测量指标

Valsalva	膀胱颈移动度	尿道旋转角度	膀胱尿道后角	膀胱最低点至参考线距离	宫颈最低点至参考线距离	裂孔面积
产后	2.1 cm	32°	115°	1.5 cm	–3.24 cm	27 cm^2

注：参考线上方（头侧）为“+”，参考线下方（足侧）为“–”。

四、超声分析及鉴别诊断

1. 超声分析

此患者经阴道分娩，胎吸助产，产后 42 天复查，自觉阴道有异物感。POP–Q 评分诊断为子宫脱垂Ⅲ度。在盆腔器官脱垂（POP）的盆底超声检查中，二维超声可在不同时期（静息期及张力期）观察前盆腔（尿道及膀胱）、中盆腔（宫颈或阴道穹窿）、后盆腔（肛管及直肠）各器官形态及位置；通过旁矢状切面初步评估双侧肛提肌有无损伤；三维超声可在盆底肌收缩状态下，通过多平面断层成像观察受检者有无明显肛提肌撕脱伤，对可疑损伤病例可测量肛提肌尿道间隙（LUG）来协助判断肛提肌损伤，张力期测量肛提肌裂孔面积；根据这些参数综合评估 POP。Shek KL 等报道宫颈最低点达参考线水平即为明显子宫脱垂。本例患者超声检查，静息状态宫颈位于近阴道外口水平，前后盆腔器官位置正常，Valsalva 动作时，宫颈明显沿阴道向下方移位，宫颈最低点下降至参考线下方，尿道膀胱颈无器官明显偏转移位，直肠壶腹部形态无改变，双旁矢状切面及三维重建多平面断层成像均显示双侧肛提肌撕脱伤，肛提肌裂孔轻度扩张，因此，超声诊断为子宫脱垂，双侧肛提肌损伤，肛提肌裂孔增大。

2. 鉴别诊断

（1）宫颈肌瘤：为鲜红色球状物，质硬，表面找不到宫颈口，但在其周围或一侧可扪及被扩张变薄的宫颈边缘。宫颈肌瘤在超声声像图上表现为宫颈处低回声结节，边界清晰，周边及内部可探及血流信号，经会阴超声可清晰观察 Valsalva 状态下宫颈的最低点，将宫颈与肌瘤区分开来，并可沿阴道气体线走行测量宫颈最低点到阴道外口的距离，因此，不难鉴别。

（2）宫颈延长：单纯宫颈延长者宫体位置多无明显下移。经会阴超声可测量宫颈的长度，判断 Valsalva 动作时有无宫体的下降，因此，不难鉴别。

五、讨论

子宫脱垂是指子宫从正常位置沿阴道下降，宫颈外口达坐骨棘水平以下，甚至子宫全部脱出于阴道口以外，是临床上较为常见的一种妇科疾病，严重影响女性的身体及其心理健康。

经阴道分娩损伤是引起子宫脱垂最主要的病因，包括分娩过程中软产道及其周围的盆底组织极度扩张，肌纤维拉长或撕裂，特别是第二产程延长和助产手术分娩所导致的损伤。另外，产妇过早参加体力劳动、多次分娩史、长期腹压增加、盆底组织发育不良、绝经后妇女雌激素水平下降等，也可导致子宫脱垂或使脱垂程度加重。子宫脱垂轻症患者多无自觉症状，重症患者常有程度不等的腰骶部疼痛或下坠感。本例患者由阴道胎吸助产，产后出现了子宫脱垂，超声检查发现双侧肛提肌损伤，肛提肌损伤是产后出现盆底功能障碍性疾病（PFD）的重要原因之一。

子宫在超声图像上呈中等或低回声，与膀胱和直肠壶腹相比，宫颈的位置较难界定，尤其是对于子宫萎缩变小的绝经期妇女。实际工作中，可以利用强回声的阴道气体线的顶端及宫颈纳氏囊肿帮助辨认宫颈最低点。经会阴超声可以实时动态观察子宫在不同状态下的位置、形态，从而对子宫脱垂做出判断。经会阴超声诊断子宫脱垂时，受检者最好排空膀胱和直肠，Valsalva 动作时，应保证探头与会阴部紧密贴合，同时勿用力挤压会阴部，以免造成对子宫的挤压而出现假阴性的结果，同时要准确辨认最大 Valsalva 状态下的宫颈最低点，以减小测量误差。

子宫脱垂患者的治疗方案应个体化，治疗以安全、简单、有效为原则。无症状的子宫脱垂患者不推荐手术干预，可给予生活方式的干预，加强营养，避免重体力劳动，积极治疗慢性咳嗽、便秘，加强盆底肌肉锻炼等方面改善脱垂的程度。晚婚晚育，防止生育过多，过密；正确处理产程，避免产程延长；提高助产技术，保护好会阴；有指征者应及时行剖宫产终止妊娠；避免产后过早参加体力劳动；提倡作产后保健操等，可预防子宫脱垂的发生。

六、思考题

1. 子宫脱垂的鉴别诊断有哪些？
2. 经会阴超声诊断子宫脱垂的注意事项？

参考文献

1. ROMAN S, URBÁNKOVÁ I, CALLEWAERT G, et al. Evaluating Alternative Materials for the Treatment of Stress Urinary Incontinence and Pelvic Organ Prolapse: A Comparison of the In Vivo Response to Meshes Implanted in Rabbits[J]. The Journal of urology, 2016, 196（1）: 261–269.

2. HANS P DIETZ, BARTON Clarke. Prevalence of rectocele in young nulliparous women[J]. Australian and New Zealand Journal of Obstetrics and Gynaecology, 2005, 45（5）: 391–394.

3. Shek, KA LAI, HANS P DIETZ. What is abnormal uterine descent on translabial ultrasound[J]. International Urogynecology Journal, 2015, 26（12）: 1783–1787.

4. 乐杰 . 妇产科学 [M]. 北京 : 人民卫生出版社 , 2004: 375–376.

病例 7　直肠膨出

一、临床资料

病史： 患者，女，32 岁，孕 2 产 2，3 年前第一胎足月顺产，新生儿体重 3500 g，产后恢复好；42 天前第二胎足月顺产，侧切，无会阴撕裂，新生儿体重 3600 g，第一产程、第二产程均无延长；产后偶有便秘，无排尿困难、尿失禁，无排便不净、便失禁，产后未同房；既往无泌尿系感染史，无盆腔手术史。患者于产后 42 天复查行盆底超声检查，BMI 21.5 kg/m^2。

专科检查：阴道松弛，屏气用力后阴道前壁、阴道后壁均膨出至阴道口水平，宫颈位于阴道内。POP-Q 评分见表 7-1。

表 7-1　POP-Q 评分

单位：cm

Aa　-1	Ba　-1	C　-3
gh　3	pb　1.5	TVL　7
Ap　-0.5	Bp　-0.5	D　-4

注：① Aa、Ba，阴道前壁两点；② Ap、Bp，阴道后壁两点；③ C，宫颈最远端；④ D，阴道后穹窿最深点；⑤ gh，生殖道裂孔长；⑥ pb，会阴体长；⑦ TVL，阴道全长（详细含义见表 5-1 下注释）。

临床诊断：阴道前壁膨出Ⅱ期，阴道后壁膨出Ⅱ期。

二、影像资料（图 7-1 ～图 7-3）

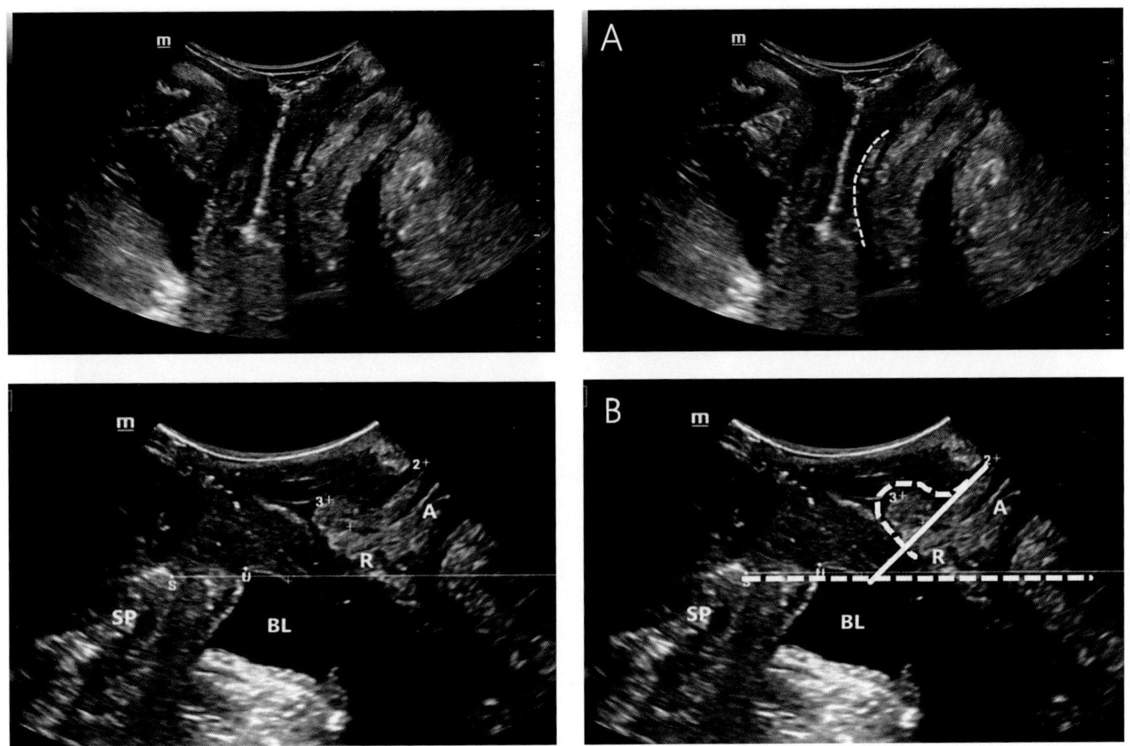

（左侧 - 原始图；右侧 - 标记图）A. 静息状态，可见肛管直肠连接处前壁（虚线）呈顺滑弧度；B. 最大 Valsalva 动作，肛管直肠连接部（直肠壶腹部）向阴道后壁方向指状膨出（虚线）。以肛管腹侧肛门内括约肌延长线为参考线（实线），测量直肠壶腹部前壁最低点到该参考线的垂直距离＞ 1.0 cm；同时自耻骨联合后下缘作水平参考线（虚直线），测量直肠壶腹部前壁最低点至该参考线的垂直距离≥ 1.5 cm。SP，耻骨联合；BL，膀胱；R，直肠；A，肛管。

图 7-1　经会阴二维超声正中矢状切面

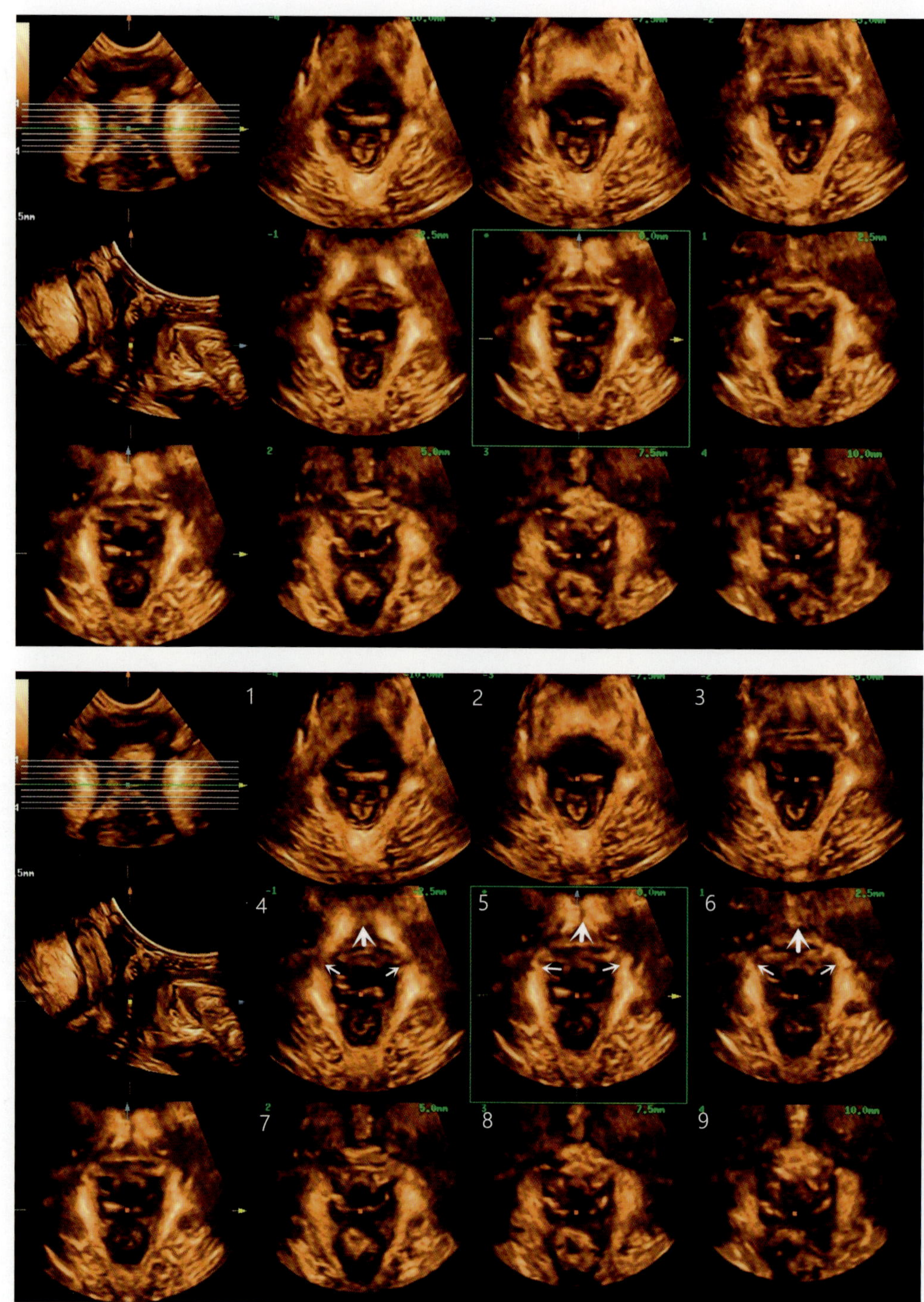

（上图 - 原始；下图 - 标记）盆底肌收缩状态，多平面断层成像模式，4~6 号图显示耻骨联合呈“开”“闭”“闭”状态（粗箭头），双侧肛提肌对称，肛提肌附着点处（细箭头）连续无损伤。

图 7-2　经会阴三维超声肛提肌裂孔多平面断层成像

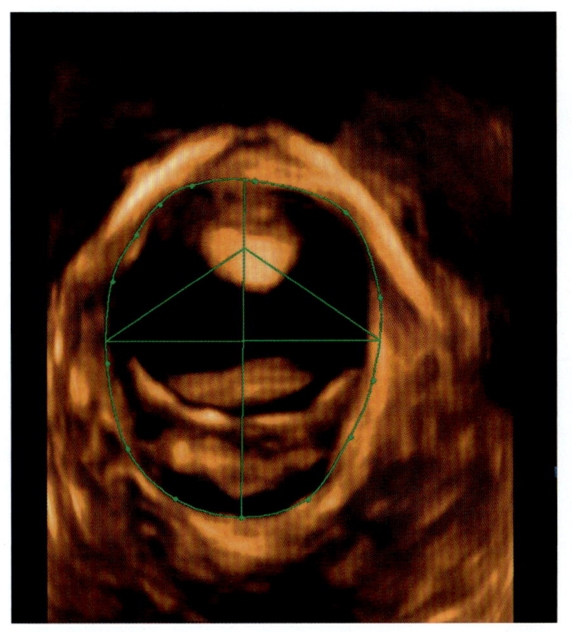

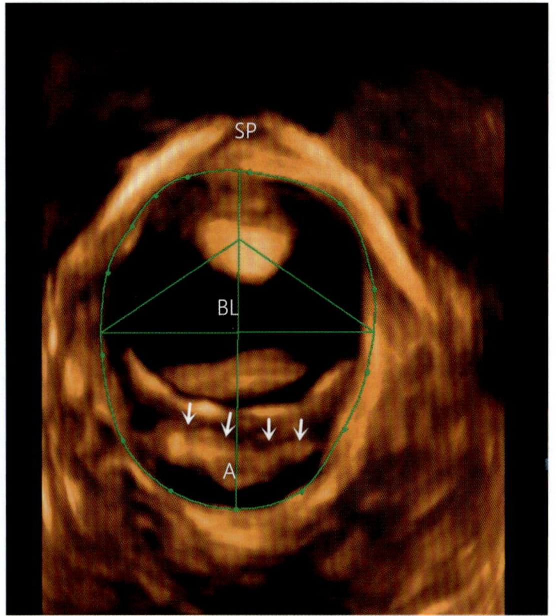

（左侧 - 原始图，右侧 - 标记图）Valsalva 动作，肛提肌裂孔“气球样”扩大，前盆腔内显示膀胱，肛管前方探及不规则形直肠壶腹部肠管及内容物（箭头），肛管前壁欠清晰。SP，耻骨联合；BL，膀胱；A，肛管。

图 7–3 经会阴三维超声肛提肌裂孔轴平面成像

三、超声所见及诊断

1. **超声所见：**静息状态时，膀胱内残余尿量＜ 20 mL，逼尿肌厚度＜ 5.0 mm，阴道与直肠壶腹部紧邻，直肠壶腹部与肛管连接处呈顺滑弧度；张力状态（最大 Valsalva），尿道膀胱向后下方旋转移位，膀胱最低点位于参考线水平，宫颈无明显下降，直肠壶腹部向阴道后壁方向呈指状膨出，与肛管之间成角约 90°，以肛门内括约肌腹侧延长线为参考线，测量直肠膨出高度约 1.0 cm，以耻骨联合后下缘水平线做参考线，直肠膨出至该参考线垂直距离≥ 1.5 cm。经三 / 四维超声检查，在盆底肌收缩状态下，多平面断层成像显示双侧肛提肌对称，附着处连续，无损伤，张力期肛提肌裂孔明显扩张，裂孔面积约 35 cm^2，肛提肌裂孔内肛管前方见不规则形直肠壶腹部肠管及内容物。

2. **超声提示：**直肠膨出，肛提肌裂孔增大。

四、超声分析及鉴别诊断

1. 超声分析

本例患者经阴道分娩后 6 周复诊，除偶有便秘外，无明显其他不适症状，体检中发现阴道后壁膨出。行盆底超声检查，经会阴正中矢状切面发现最大 Valsalva 动作时后盆腔见直肠壶腹部呈指状向阴道后壁膨出，膨出段与肛管之间呈近似直角。直肠壶腹部膨出最远点距肛管腹侧内括约肌延长参考线垂直距离约 1.0 cm。直肠前膨出超声诊断标准为在最大 Valsalva 动作时，直肠肛管连接处前壁及部分直肠内容物，呈指状向垂直于肛管前壁的方向疝入阴道后壁，定量诊断标准：经会阴正中矢状切面以肛管前壁肛门内括约肌延长线为参考线，测量直肠壶腹部前壁最低点到该参考线的垂直距离≥ 0.6 cm。本例患者符合诊断标准，同时三维重建肛提肌裂孔明显扩张，因此超声提示为直肠膨出，肛提肌裂孔增大。

2. 鉴别诊断

（1）会阴过度运动：亦称假性直肠前膨出，从解剖上来讲，直肠阴道隔有无缺损可能是两者区别的关键。二维声像图显示 Valsalva 动作过程中直肠壶腹部整体向会阴体方向下降，下降方向与肛管前壁内括约肌延长线近乎平行，而非向阴道后壁指状膨出，直肠壶腹部向会阴方向下移超过耻骨联合后下缘参考线下方 1.5 cm，即考虑为会阴过度运动。

（2）肠疝：肠疝与直肠膨出均可导致阴道后壁膨出，直肠膨出时向会阴部下行的为直肠壶腹部，可观察到其与肛管相连，内容物为粪便，回声较强，通常为不规则等回声或毛玻璃样的外观并可见较多气体；肠疝为肠管沿阴道直肠隔下降，以小肠为多见，小肠管腔较窄，内容物较稀薄，多为回声较低的液体，气体高回声较少，小肠周围通常可见少量无回声的腹腔液体包绕，勾勒出肠疝的顶端。直肠膨出时，膨出的肠管周围不出现腹腔液体。另外，动态观察有利于小肠的识别，小肠蠕动通常较直肠壶腹部显著。

五、讨论

直肠膨出分为直肠前膨出和直肠后膨出。临床常见的为直肠前膨出，是指在增加腹内压时，直肠壶腹部前壁及内容物向阴道后壁膨隆形成的憩室样结构，降低腹内压，憩室样结构可回缩消失。直肠后膨出多见于儿童，成人罕见，为直肠壶腹部后壁向背侧膨出。

直肠前膨出多见于长期便秘及多次经阴道分娩患者，经阴道分娩次数与直肠壶腹部下降深度密切相关，年龄、肛提肌裂孔面积与直肠前膨出亦正相关。有研究认为直肠前膨出与直肠阴道隔缺陷有关。阴道后壁与直肠壶腹部之间为 Denonvillier's 筋膜分隔，即直肠阴道隔，它是含有高密度的胶原蛋白、部分肌肉和大量弹性蛋白纤维的致密结缔组织，与阴道后壁紧密相邻，下缘连于会阴体上部横向嵴，起到连接宫颈旁环和（或）子宫骶骨韧带复合体与会阴体，防止直肠壶腹部疝入阴道的作用。高位、横向的直肠阴道隔缺陷，导致直肠壶腹部在增加腹压时向阴道后壁膨出，直肠阴道隔缺损的存在和深度与梗阻性排便障碍之间有显著相关性。分娩可造成直肠阴道隔缺损或加剧，导致直肠前膨出的出现或加剧。手术修复闭合直肠阴道间隔横向缺损，对直肠前膨出有较高治愈率。

直肠前膨出仅凭临床医师指诊难以确诊，可通过排粪造影、MRI、盆底超声进行检查，但排粪造影因检查程序复杂，部分患者因不适感无法耐受，且仅能观察肠管内结构，对会阴部肠管外软组织无法显示；MRI 检查实时性不佳，价格昂贵；而盆底超声具有简便、直观的优点，可实时观察增加腹压时后盆腔器官位移及形态变化，并且对肠管内外软组织均有良好显示，被认为是后盆腔器官脱垂的优选诊断方法。

六、思考题

1. 直肠膨出的检查技巧？
2. 二维、三维超声在直肠膨出中各自的优势？

参考文献

1. FELIX AIGNER, ANDREW P ZBAR, BARBARA LUDWIKOWSKI, et al. The Rectogenital Septum: Morphology,

Function, and Clinical Relevance[J]. Diseases of the Colon & Rectum, 2004, 47（2）: 131–140.

2. DIETZ H P. Can the rectovaginal septum be visualized by transvaginal three-dimensional ultrasound[J]. Ultrasound in Obstetrics & Gynecology the Official Journal of the International Society of Ultrasound in Obstetrics & Gynecology, 2011, 37（3）: 348–352.

3. DIETZ H P, STEENSMA A B . Posterior compartment prolapse on two-dimensional and three-dimensional pelvic floor ultrasound: the distinction between true rectocele, perineal hypermobility and enterocele[J]. Ultrasound in Obstetrics & Gynecology the Official Journal of the International Society of Ultrasound in Obstetrics & Gynecology, 2005, 26（1）: 73–77.

4. DIETZ H P, BEER-GABEL M. Ultrasound in the investigation of posterior compartment vaginal prolapse and obstructed defecation[J]. Ultrasound in Obstetrics & Gynecology, 2012, 40（1）: 14–27.

5. DIETZ H P, ZHANG X, SHEK K L. How large does a rectocele have to be to cause symptoms? A 3D/4D ultrasound study[J]. International Urogynecology Journal, 2015, 26（9）: 1355–1359.

病例 8　肠疝

一、临床资料

病史：患者，女，22 岁，孕 1 产 1，新生儿体重 3050 g，第一产程、第二产程均无延长；足月顺产后 43 天，无排尿困难、尿失禁、漏尿；产后未同房，无粪失禁、便秘；既往无泌尿系感染史，无盆腔手术史。

专科检查：外阴发育正常，阴道畅，阴道松弛，用力屏气后阴道前后壁及子宫轻度脱垂。POP–Q 评分见表 8–1。

表 8–1　POP–Q 评分

单位：cm

Aa　–1	Ba　–1	C　–3
gh　4	pb　1	TVL　7
Ap　–2	Bp　–2	D　–4

注：① Aa、Ba，阴道前壁两点；② Ap、Bp，阴道后壁两点；③ C，宫颈最远端；④ D，阴道后穹窿最深点；⑤ gh，生殖道裂孔长；⑥ pb，会阴体长；⑦ TVL，阴道全长（详细含义见表 5–1 下注释）。

临床诊断：阴道前壁膨出 Ⅱ 期，阴道后壁膨出 Ⅰ 期，子宫脱垂 Ⅰ 期。

二、影像资料（图 8-1 ～图 8-3）

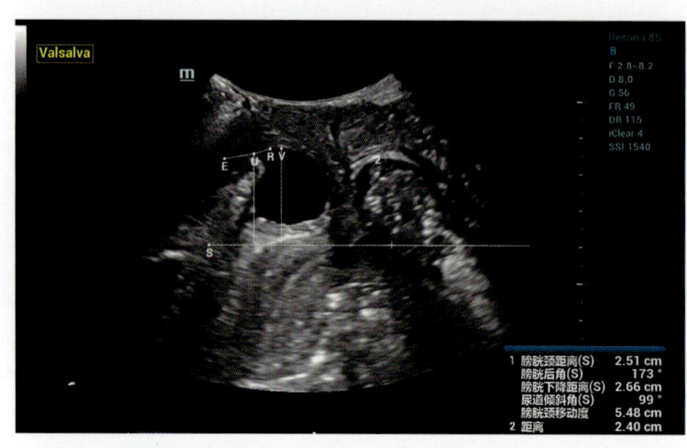

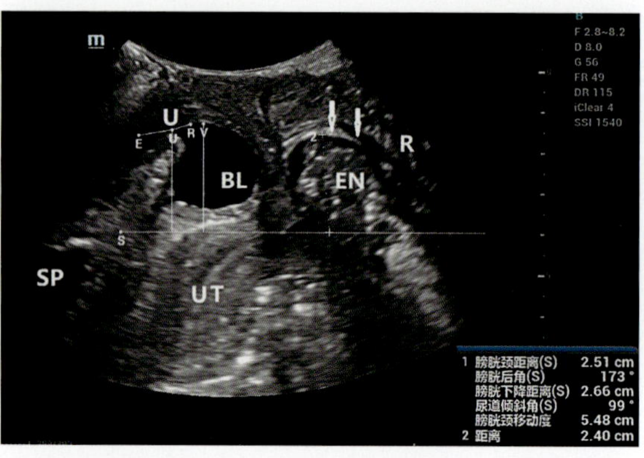

（左侧－原始图；右侧－标记图）最大 Valsalva 动作时，宫颈与直肠之间可见小肠下降至阴道直肠间隔内，在腹腔内液体（箭头）衬托下显示清晰，同时可见膀胱膨出及子宫脱垂。SP，耻骨联合；BL，膀胱；U，尿道；UT，子宫；EN，小肠；R，直肠。

图 8-1　经会阴二维超声矢状切面

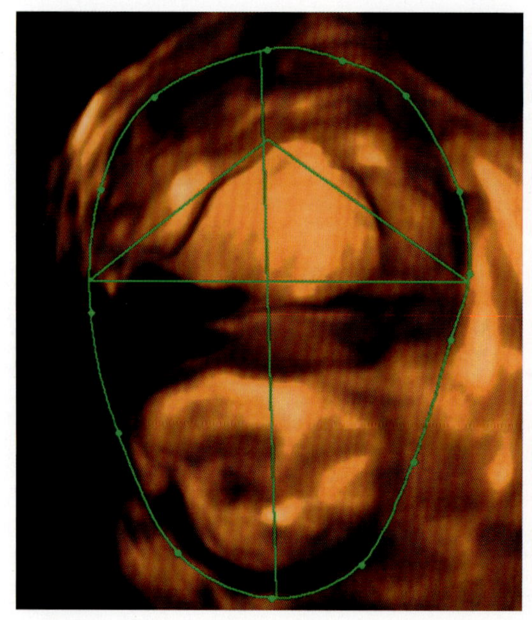

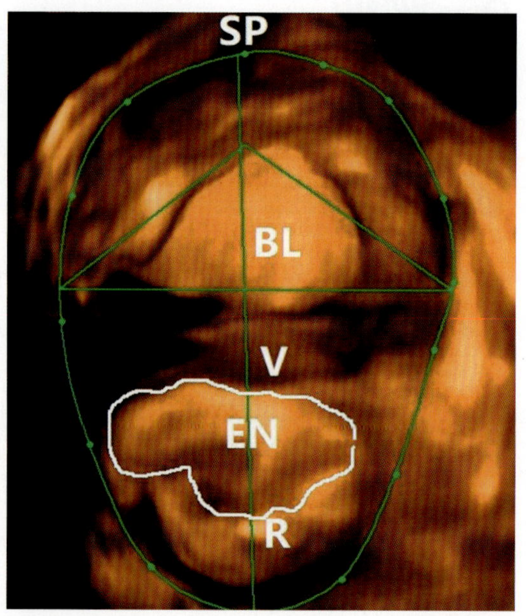

（左侧－原始图；右侧－标记图）最大 Valsalva 动作时，肛提肌裂孔明显增大，前盆腔见膀胱膨出，阴道与直肠之间探及不规则形小肠回声（白线圈），直肠壶腹部受压稍后移。SP，耻骨联合；BL，膀胱；V，阴道；EN，小肠；R，直肠。

图 8-2　经会阴三维超声重建肛提肌裂孔平面

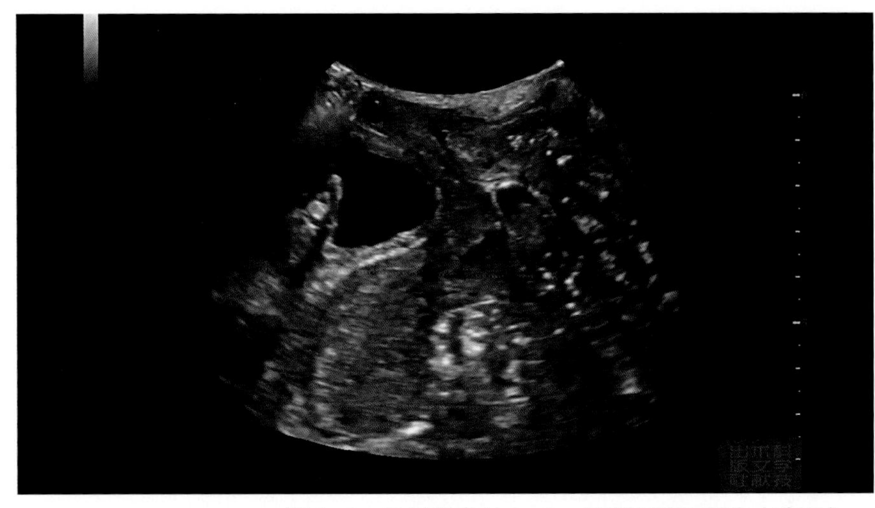

图 8-3　二维超声 Valsalva 状态下显示肠疝（动图）

三、超声所见及诊断

1. 超声所见：经会阴正中矢状切面观察，在静息状态时，阴道与直肠壶腹部紧邻，其间未见明显软组织回声。最大 Valsalva 动作时，子宫直肠陷窝下移，肠管及内容物沿阴道直肠间隙下降，最低点位于参考线下 2.3 cm；尿道及膀胱颈后下方旋转移位，宫颈稍下移，膀胱及宫颈最低点分别位于参考线下方 2.7 cm、1.1 cm，直肠壶腹部形态正常。三维超声显示，最大 Valsalva 状态下肛提肌裂孔明显扩张，面积约 33 cm^2，裂孔内前方可见膨出的膀胱，后方见下移的肠管。

2. 超声提示：膀胱膨出、子宫脱垂、肠疝，肛提肌裂孔增大。

四、超声分析及鉴别诊断

1. 超声分析

本例患者为产后 6 周复诊患者，无明显不适症状，但体检发现阴道前、后壁均有膨出，子宫轻度脱垂。行盆底超声检查，最大 Valsalva 状态下，经会阴正中矢状切面发现前、中盆腔器官不同程度下降，后盆腔阴道后壁与直肠壶腹部之间可见肠管及其肠内容物一同下降，三维超声，最大 Valsalva 动作时，肛提肌裂孔最小平面，前盆腔内可见下降膨出的膀胱，后盆腔直肠前方可见肠管回声，形态不规则，直肠壶腹部受压，部分遮挡，并稍后移，肛提肌裂孔明显增大，考虑为肠疝。

怀疑肠疝时应注意，在做 Valsalva 动作时清晰显示正中矢状切面，必要时扩大扫查范围，侧动探头，观察周围有无肠管疝入。三维超声图像可协助诊断肠疝。

2. 鉴别诊断

直肠膨出和肠疝均可造成阴道后壁膨出，根据疝入肠管的解剖结构的不同肠疝可分为小肠疝和乙状结肠疝。从发生率来说，直肠膨出最常见，小肠疝次之，乙状结肠疝最少见。三者可以经盆底超声进行鉴别。

（1）直肠膨出：从位置来说，小肠疝一般是小肠沿阴道直肠间隙下行，直肠壶腹部形态无改变；直肠膨出为直肠壶腹部下移，呈疝状突向阴道后壁，与肛管呈一定角度。从回声来说，直肠内容物为粪便，回声较强，通常为不规则等回声或毛玻璃样的外观并可见较多气体；小肠管腔较窄，内容物回声较低，气体高回声较少。从与阴道直肠间隙的关系来说，小肠疝通过阴道直肠间隙，小肠周围通常可见少量无回声的腹腔液体包绕，勾勒出小肠疝的顶端；直肠膨出时，膨出物为直肠壶腹部，位于阴道直肠间隙后方，其周围不出现腹腔液体。另外，动态观察有利于小肠的识别，因为小肠蠕动较直肠壶腹部明显。

（2）乙状结肠疝：乙状结肠疝罕见，管腔较小肠明显增宽，其内容物较小肠含液性成分减少，因乙状结肠位于直肠左上方，扫查时应注意观察左侧旁矢状切面，并观察肠管与直肠、肛管的毗邻关系。

五、讨论

肠疝通常是指肠管、肠内容物及覆盖的腹膜组织离开正常解剖部位，下降到下盆腔，并通过盆底薄弱点、缺损或异常扩大的间隙突出到直肠阴道之间形成的疝。因男女会阴部构造的不同，女性患者明显多于男性。最常见疝入部位是阴道直肠陷窝，此时小肠及内容物、腹膜、网膜组织凸向会阴部，将阴道与直肠壶腹分开。

经阴道分娩方式、产次、产妇年龄等对肠疝的发生均有影响，多次经阴道分娩、高龄产妇与肠疝有相关性。多数经产妇肠疝患者伴有肛提肌裂孔扩张，甚至肛提肌撕裂，扩大的肛提肌裂孔使得盆底支持结构更加薄弱，小肠、乙状结肠等组织更容易脱垂形成疝。另外，部分直肠膨出患者可伴有会阴过度运动以及肠疝。在某些治疗直肠膨出的手术术式中，由于需要切除内翻的直肠前壁导致阴道直肠间隔向下膨出增加了肠疝的风险。

目前，临床对肠疝的确诊依赖于影像学检查，主要包括盆底超声、排粪造影和 MRI。排粪造影时，患者须暴露在较高剂量的辐射下，因此导致其出现不适感，且该检查对肠管外软组织情况无法显示，诊断信息有限；MRI 价格昂贵，对器官的运动追踪受限，因此限制了该检查在肠疝中的应用；经会阴或经阴道二维超声可以较容易地发现肠疝，与直肠排粪造影检查结果一致，在经会阴正中矢状切面，最大 Valsalva 动作时，可以发现等回声至高回声腹腔内容物在直肠壶腹部前方向下运动，三维重建超声图像能够对肠疝的诊断提供更多的影像学信息。因此，盆底超声在小肠疝的诊断中具有重要价值。

六、思考题

1. 肠疝的检查技巧？
2. 肠疝的鉴别诊断有哪些？各自的声像图特征？

参考文献

1. BROCHARD C, ROPERT A, CHAMBAZ M, et al. Chronic pelvic pain and rectal prolapse invite consideration of enterocele[J]. Colorectal Disease, 2019, 22（3）: 325–330.

2. ELLEN R SOLOMON, TYLER M Muffly, TRACY Hull, et al. Laparoscopic repair of recurrent lateral enterocele and rectocele[J]. International Urogynecology Journal, 2015, 26（1）: 145–146.

3. COOK J R, SEMAN E I, O’SHEA R T. Laparoscopic treatment of enterocele: a 3-year evaluation[J]. Australian and New Zealand Journal of Obstetrics and Gynaecology, 2004, 44（2）: 107–110.

4. KEPENECKI I, KESINKILIC B, AKINSU F, et al. Prevalence of pelvic floor disorders in the female population and the impact of age, mode of delivery, and parity[J]. Diseases of the Colon & Rectum, 2011; 54（6）: 85–94.

5. MULDER F, SHEK K L, DIETZ H P. The pressure factor in the assessment of pelvic organ mobility[J]. Australian & New Zealand Journal of Obstetrics & Gynaecology, 2012; 52（5）: 282–286.

病例 9　膀胱切除术后前盆腔肠疝

一、临床资料

病史：患者，女性，76 岁，8 个月前因“膀胱癌”行“经腹腔镜下膀胱全切 + 输尿管皮肤造瘘术”，20 余天前无明显诱因自觉阴道肿物脱出，约鸡蛋大小，伴少量血性分泌物，无法自行还纳，无便秘、便不净等不适；孕 2 产 2，均顺产，绝经 26 年，BMI 23.2 kg/m^2。

妇科检查：屏气用力后阴道口可见直径 4.0 cm 类圆形肿物脱出，色粉红，质软，脱出为阴道前壁，表面充血，无触痛，脱出物似有蠕动，可还纳至阴道前壁顶端腔隙，宫颈及阴道后壁未见明显脱出。

临床诊断：膀胱癌术后，阴道小肠膨出。

二、影像资料（图 9-1 ～图 9-6）

1. 患者会阴部实物图

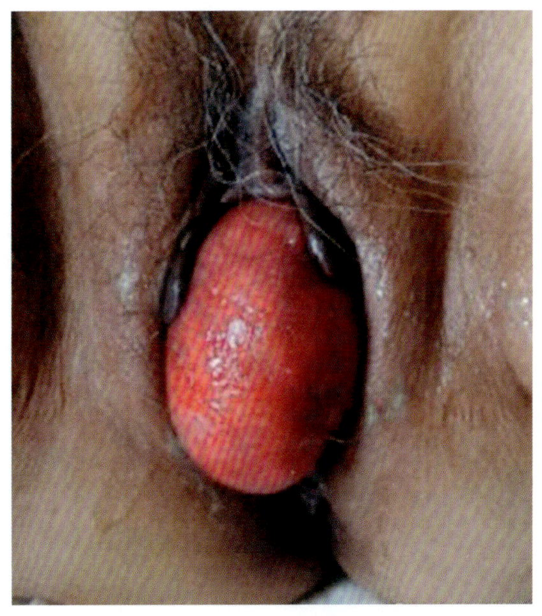

阴道脱出物约 4 cm，色粉红，质软。

图 9-1　患者会阴部病灶

2. 盆底超声

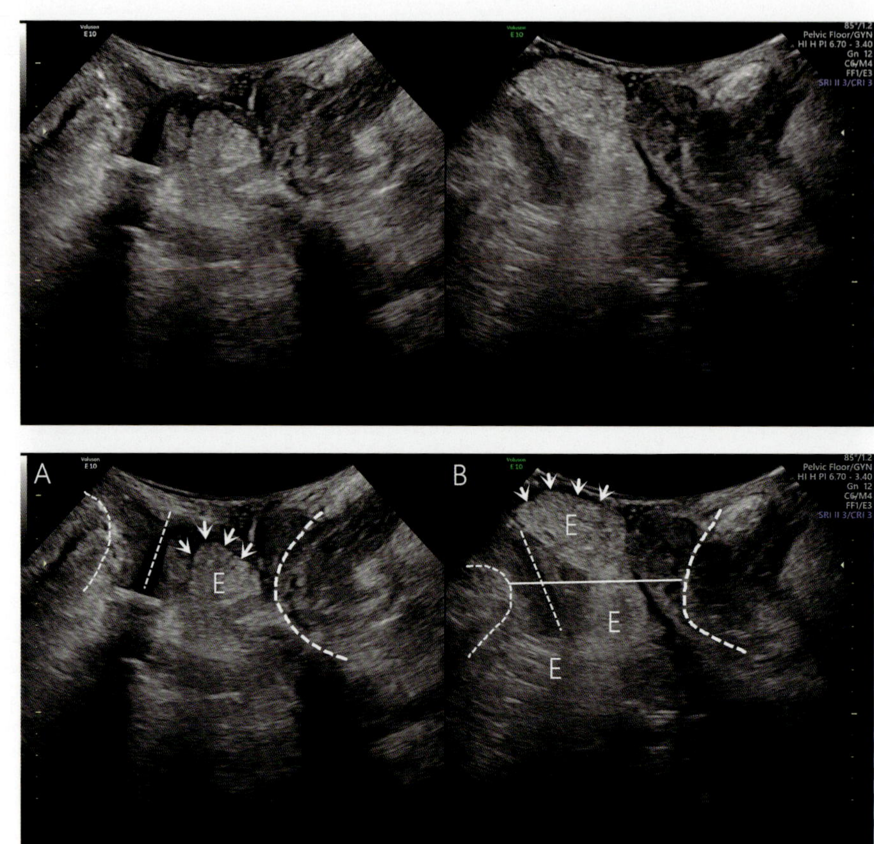

（上图 – 原始；下图 – 标记）A. 静息状态，尿道（直虚线）显示清楚，膀胱缺如，在尿道与直肠之间（阴道内），可见中高回声肠管（箭头），肛直肠连接处（粗弧虚线）形态正常；B.Valsalva 状态，尿道（直虚线）无明显移位，自尿道上方膀胱位置至阴道内可见肠管（箭头）脱出，至参考线（实线）下方，肛直肠连接处（粗弧虚线）形态正常。细弧虚线，耻骨联合；E，肠管。

图 9–2　经会阴二维超声矢状切面

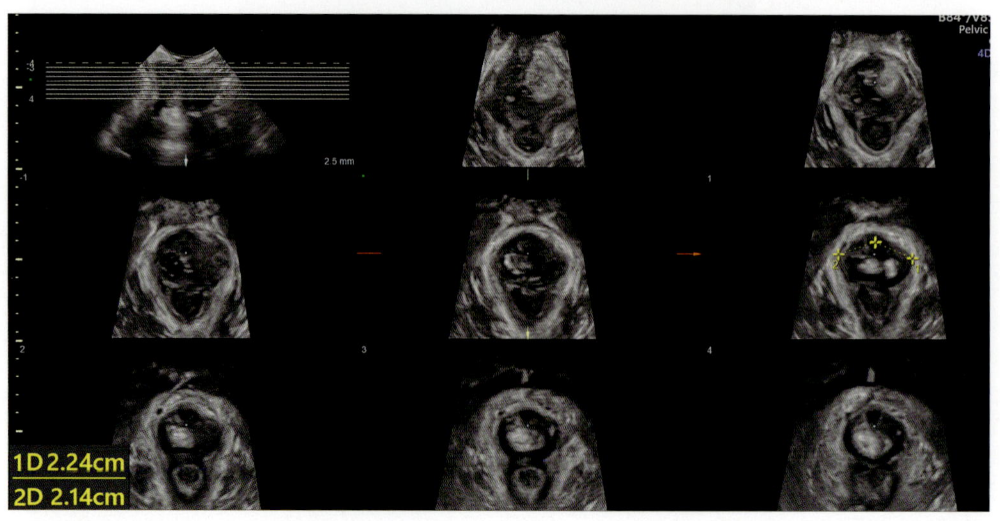

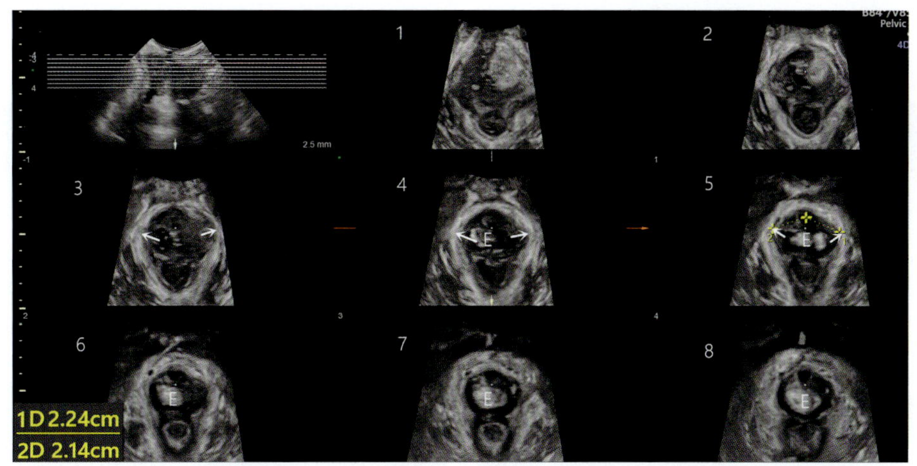

（前图－原始；后图－标记）盆底肌收缩状态，多平面断层成像模式，双侧肛提肌对称，肛提肌附着点处（箭头）回声均匀且连续，近头侧多个平面阴道内可见高回声肠管。E：肠管。

图 9–3　经会阴三维超声肛提肌裂孔多平面断层成像

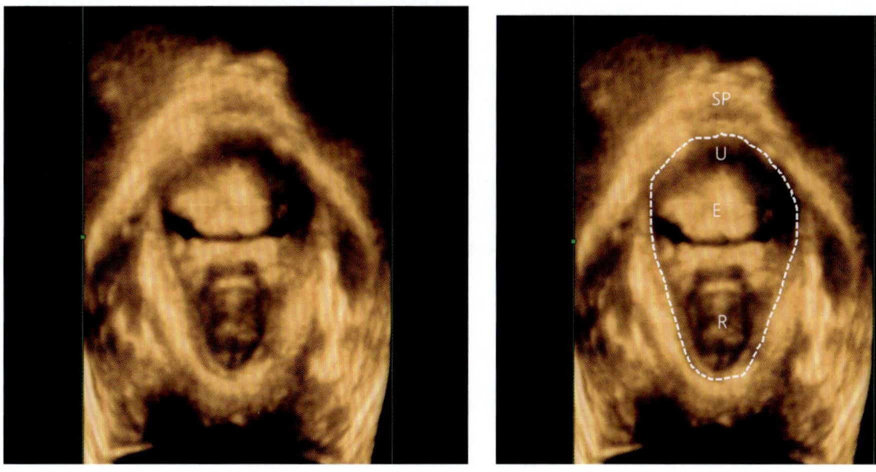

（左侧－原始图；右侧－标记图）Valsalva 动作，尿道后方阴道内前方可见脱垂的肠管呈中高回声，与直肠界限清楚，肛提肌裂孔面积（虚线圈）正常。SP，耻骨联合；U，尿道；E，肠管；R，直肠。

图 9–4　经会阴三维超声肛提肌裂孔轴平面成像

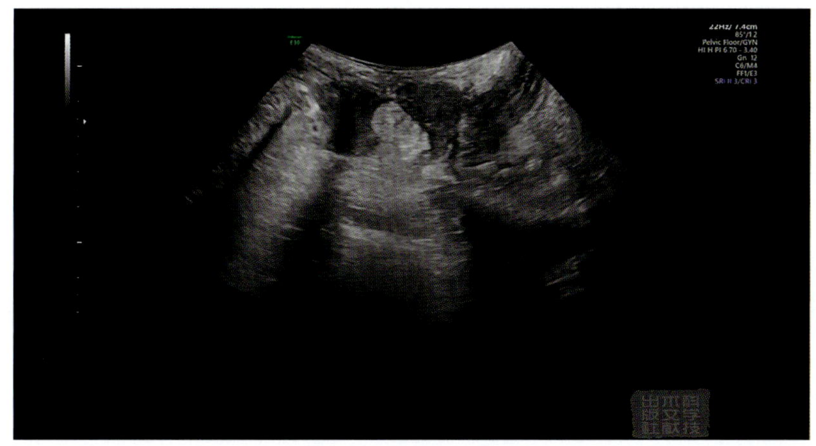

图 9–5　经会阴二维超声 Valsalva 动作，前盆腔肠疝（动图）

3. 磁共振成像（MRI）

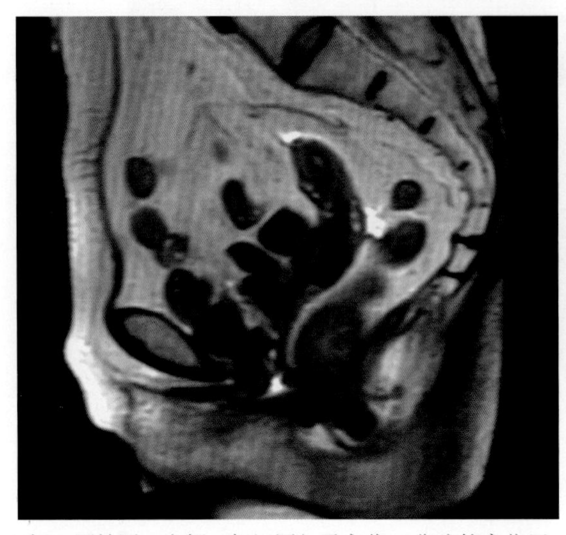

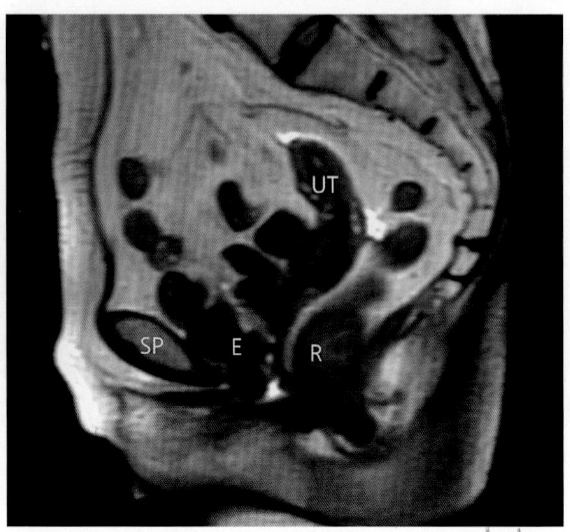

（左侧 – 原始图；右侧 – 标记图）子宫位于盆腔较高位置，耻骨联合与直肠之间可见小肠，位于前中盆腔内，并向下脱出至阴道外。SP，耻骨联合；UT，子宫；E，肠管；R，直肠。

图 9–6 MRI 矢状位成像

三、超声所见及诊断

1. 超声所见：膀胱缺失，尿道显示正常，尿道与直肠之间可见中高回声肠管，子宫未显示，肛直肠连接处形态正常。张力期（最大 Valsalva 状态），尿道无明显移位，尿道上方膀胱位置可见中高回声肠管，与阴道内肠管相连，沿阴道下移膨出，肠管最低点位于耻骨联合后下缘水平参考线下方 2.9 cm。通过三维超声检查，在盆底肌收缩状态下可见，双侧肛提肌对称，与耻骨支附着处回声连续；张力期，肛提肌裂孔无明显增大，尿道后方阴道内可见脱出的高回声肠管，与直肠界限清楚，肛提肌裂孔面积 17.2 cm^2

2. 超声提示：膀胱切除术后，前盆腔肠疝。

四、超声分析及鉴别诊断

1. 超声分析

本例患者因膀胱癌行膀胱切除术，术后 8 个月自觉阴道脱出物，妇科检查可见阴道口直径 4 cm 肿物脱出，质软，可还纳。经超声检查可见，尿道上方膀胱缺失，尿道后方阴道内探及中高回声肠管，Valsalva 状态下，可见蠕动的肠管自膀胱位置突向阴道，与阴道内肠管相连，并沿阴道向下脱出至耻骨联合后下缘水平参考线下方，而后盆腔肛直肠连接处形态正常，阴道直肠之间无异常回声。通过三维超声观察，在肛提肌裂孔内尿道后方 – 阴道前方的位置，可见膨出的肠管呈高回声，直肠前方阴道内回声正常，提示肠管自前盆腔脱出，肛提肌裂孔面积无扩张。因此，该患者超声提示为膀胱切除术后，前盆腔肠疝。

2. 鉴别诊断

（1）子宫脱垂：患者阴道口有脱出肿物，且为膀胱切除术后，首先要考虑子宫脱垂。但患者妇科检查宫颈位置高，暴露不清，且 MRI 显示子宫宫颈位于盆腔较高位置，经超声检查发现阴道内为中高回声肠管，有蠕动且能还纳，因此可与子宫脱垂进行鉴别。

（2）后盆腔肠疝： 肠疝多发生在后盆腔，临床表现为阴道后壁膨出，肠管自阴道直肠间隙下移脱出，在超声下观察，主要表现为阴道与直肠之间可见中高回声肠管下移膨出；此例患者经超声检查，在膀胱位置可见小肠蠕动，Valsalva 状态下，肠管自膀胱位置沿尿道后方向阴道方向脱出，考虑为前中盆腔肠疝，因此可排除是后盆腔肠疝。

（3）前会阴疝： 腹腔内脏器通过薄弱的盆腔底部的肌肉与筋膜间隙由会阴部脱出称为会阴疝。根据疝与会阴横肌的关系分为前会阴疝和后会阴疝。前会阴疝，疝囊穿过肛提肌而从会阴横肌前面的尿生殖膈膜中突出，疝内容物可以是小肠或乙状结肠，几乎全都可以复位。此患者肠管自前盆腔膀胱位置沿阴道前壁向下脱出属于前盆腔肠疝而非会阴疝。

五、讨论

盆腔器官脱垂（POP）中的肠疝通常是指肠管、肠内容物及覆盖的腹膜组织通过盆底薄弱点、缺损或异常扩大的间隙离开正常解剖部位，下降到下盆腔，可发生于前盆腔、中盆腔及后盆腔，以后盆腔肠疝为多见。肠疝的发生与盆底手术有关。此患者因膀胱癌行膀胱切除手术，术后出现 POP 表现。盆底超声检查发现尿道后方阴道内可见中高回声肠管，Valsalva 动作时见蠕动的肠管自膀胱位置沿阴道方向下移并膨出至阴道外，三维超声肛提肌裂孔平面阴道前部可见中高回声团状肠管，考虑为膀胱切除术后，前盆腔盆底支持结构松弛，肠管自此下移膨出，因此诊断为前盆腔肠疝。

目前，临床对肠疝的确诊依赖于影像学检查，主要包括盆底超声、排粪造影和 MRI。经会阴或经阴道二维超声可以较容易地发现肠疝，在经会阴正中矢状切面，最大 Valsalva 动作时，可以发现等回声至高回声腹腔内容物向盆底方向运动，三维重建超声图像能够对肠疝提供更多的影像学信息。因此盆底超声在肠疝的诊断中具有重要价值。

六、参考题

1. 肠疝可发生的位置？
2. 前盆腔肠疝的超声表现？

参考文献

1. MULDER F E, SHEK K L, DIOETZ H P. What's a proper push? The Valsalva manoeuvre revisitecl[J]. Avst NZJ Obstet Gynaecol, 2012, 52（3）: 282–285.

2. 夏志军，宋悦 . 女性泌尿盆底疾病临床诊治 [M]. 北京：人民卫生出版社，2016: 185–187.

3. FARRELL S A, DEMPSEY T, GELDENHUYS L.Histologic examination of "fascia" used in colporrhaphy[J].Obstet Gynecol, 2001, 98（5Pt 1）: 794–798.

4. DELANCEY J O L.Structural anatomy of the posterior pelvic compartment as it relates to rectocele[J].American Journal of Obstetrics & Gynecology, 1999, 180（4）: 815–823.

5. FRITSCH H, LIENEMANN A, BRENNER E, et al.Clinical anatomy of the pelvic floor [J].Adv Anat Embryol Cell Biol, 2004, 175: Ⅲ – Ⅸ：1–64.

病例 10 直肠脱垂

一、临床资料

病史： 患者，男，24 岁，大便时发现肛门脱出物 2 周，无黏液脓血便，无腹胀、腹痛，既往长期便秘病史。

专科检查： 直肠指诊检查时，入指肛门松紧度稍差，未触及明确肿块，无触痛，指套退出时无血染，嘱患者 Valsalva 动作，可见肠管样物自肛管脱出，长度约 6 cm，鲜红色，触诊质韧，较厚，呈同心环状，腹腔压力减小时可回缩至肛门。

实验室检查： 未见异常。

二、影像学资料（图 10-1 ～图 10-3）

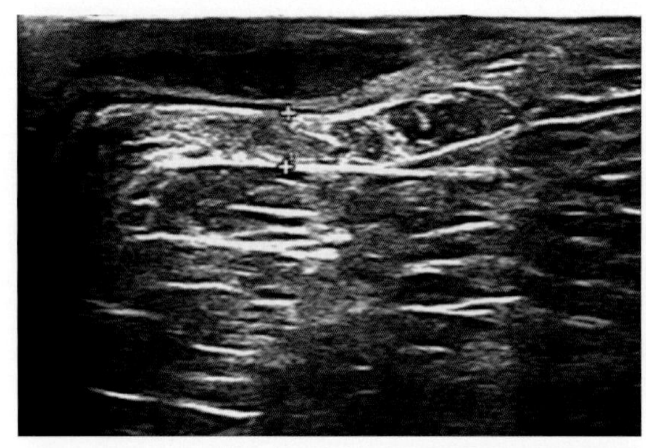

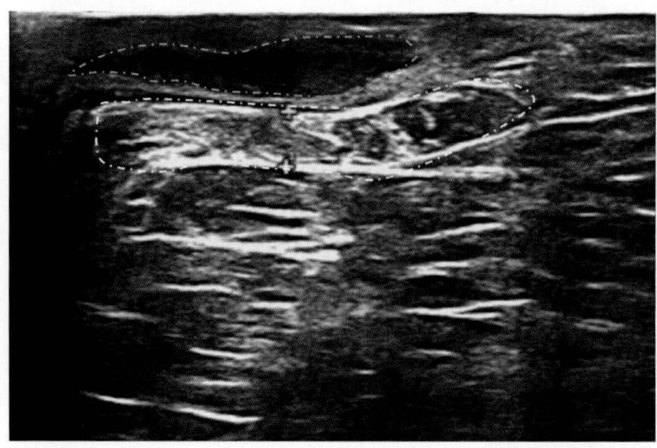

（左侧 - 原始图；右侧 - 标记图）直肠黏膜及肛门内外括约肌无损伤及占位，肛门外括约肌浅层及深层略变薄（蓝虚线：内括约肌；白虚线：外括约肌）。

图 10-1 经直肠腔内二维超声

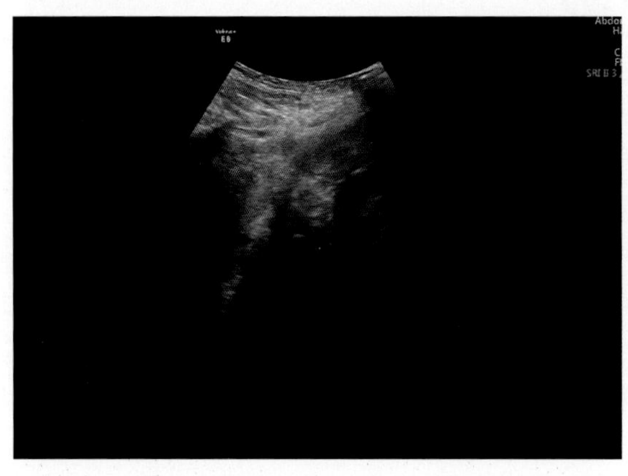

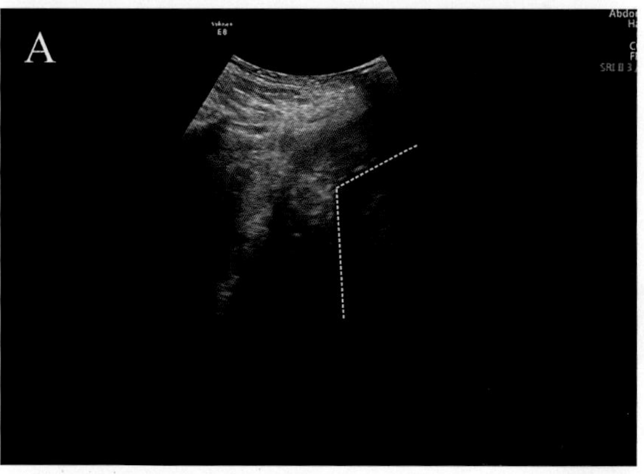

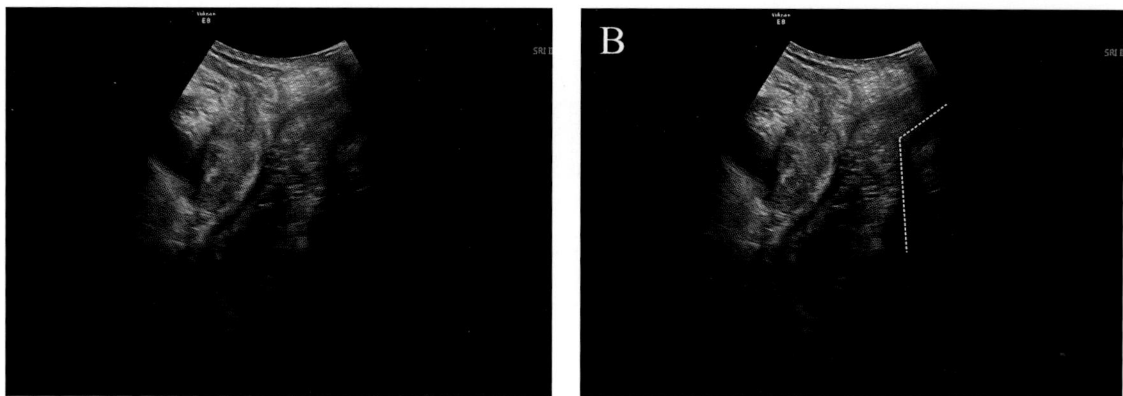

（左侧 – 原始；右侧 – 标记）A. 静息状态下，肛直肠后角约为 115.6°；B.Valsalva 动作，直肠反转折叠向肛门侧移动，肛直肠后角约为 121.5°。

图 10–2 盆底矢状面扫查

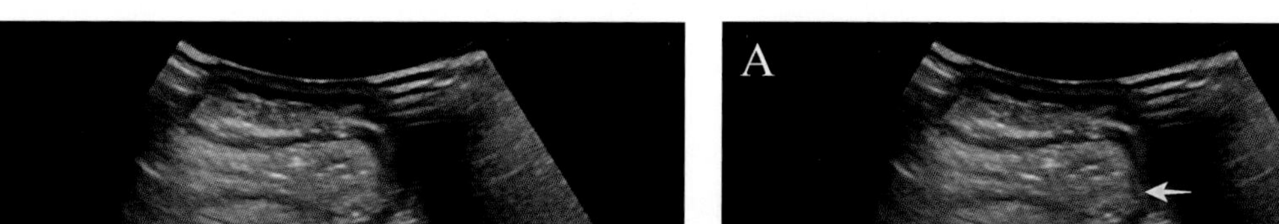

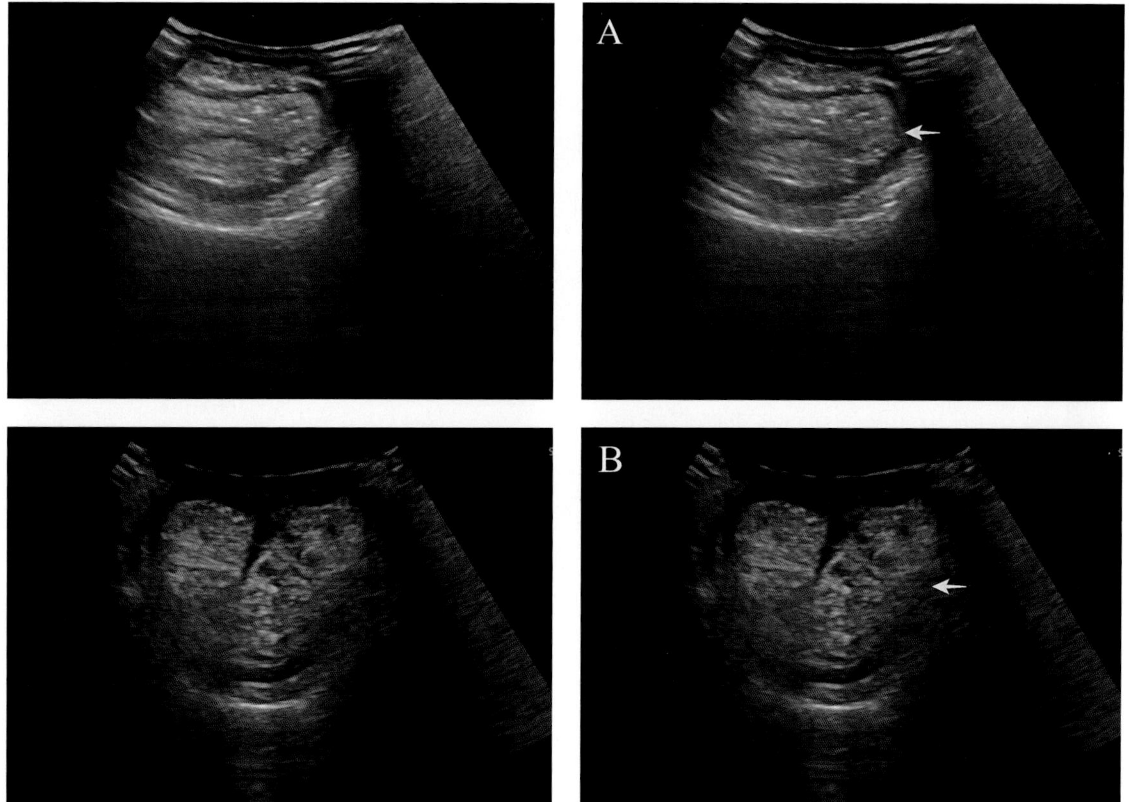

（左侧 – 原始；右侧 – 标记）A. 脱出物纵切面扫查，可见直肠呈折叠状嵌套，各层结构清楚，回声连续均匀（箭头）；B. 脱出物横切面扫查，可见直肠折叠之后呈不规则团状改变（箭头）。

图 10–3 病变二维超声

三、超声所见及诊断

1. 超声所见：经直肠双平面探头及经会阴凸阵探头扫查，观察直肠肛管壁及周围组织的结构。

（1）经直肠腔内超声扫查：直肠肠壁及周围肌肉未见异常占位及损伤，直肠肛管黏膜层次清晰，肛门外括约肌深层及浅层稍薄弱，深层厚约 4.6 mm，浅层厚约 4.1 mm，回声未见异常（图 10–1）。

（2）经会阴凸阵探头超声检查：静息状态，肛门内外括约肌、肛提肌连续完整，稍变薄，肛直肠后角 115.6°（图 10–2）；在 Valsalva 状态下，直肠反转折叠向肛门侧移动，肛直肠后角约为 121.5°（图 10–2B）；耻骨直肠肌改变不明显。

（3）脱出物超声检查：纵切面扫查可见直肠呈折叠状嵌套，各层结构清楚；上下径为 65.8 mm，前后径为 57.2 mm；横断面扫查可见脱出物呈不规则团块状改变，左右径为 62.3 mm，有黏膜及肌层回声（图 10–3）。

2. 超声诊断：直肠完全性脱垂。

四、最后诊断

直肠完全性脱垂。

五、超声分析及鉴别诊断

1. 超声分析

本例患者主要临床表现为大便时肛内红色肿物脱出，腔内超声检查未见明确肿物、溃疡病变、肛垫结构肥大等情况，肛管外括约肌及肛提肌改变不明显，做 Valsalva 动作时可见肠管脱出于肛门，为进一步评估直肠肛管周围结构，遂行盆底超声检查。

行盆底超声检查时，可观察到肛管周围肌肉连续性完整，而做 Valsalva 动作时，肛直肠后角增加幅度较小，可见直肠翻转向肛门侧移动，呈环形折叠状从肛门口突出，完全脱出之后可达 6 cm 长，呈同心圆状，可见黏膜层及肌层回声，脱出物可探及规则血流信号。基于上述影像学表现，即脱出物为全层直肠管壁结构，可与内痔脱垂和直肠黏膜脱垂相鉴别。

2. 鉴别诊断

（1）内痔脱垂：内痔是肛垫的支持结构及血管丛的病理性改变及下移的结果，通常好发于截石位的 3、7、11 点方向，多半有便血、疼痛等症状，呈放射状脱出于肛门，其内可见迂曲的血管团、血栓等结构，回声多不均匀，无肠壁肌层结构，本例患者检查呈“同心圆”状，超声见肌层回声，因此可以基本排除内痔脱出。

（2）直肠黏膜脱垂：直肠黏膜可由于多种原因向下移位脱出肛门，呈放射状改变，为淡粉色结构，触诊较为柔软，无弹性，多不超过 5 cm，超声下只存在黏膜回声，无肌层结构，本例患者触诊肿物较韧，有弹性，超声见肌层回声，因此可以排除直肠黏膜脱垂。

六、讨论

直肠脱垂是直肠肠壁部分结构或者全层向下移位脱出于肛门的疾病，可分为完全性脱垂和不完全性脱垂，完全性脱垂指肠壁全层脱垂，不完全性脱垂指仅出现黏膜层脱垂。完全性直肠脱垂发病率接近 0.5%，男女比例接近 9 ∶ 1，女性发病年龄多在 50 岁以上，特别是有经阴道顺产史者。男性多在 20 ～ 40 岁。直肠脱垂的病因尚不完全清楚，盆底松弛、括约肌无力、阴部神经疾病、乙状结肠冗长等可能与之相关。典型的临床表现可为管状肿物脱出于肛门外，可合并直肠出血、便秘、失禁等症状。本例男性患者表现为大便时肿物脱出于肛门，超声检查时需注意明确脱出物的来源及性质，同时评估直肠肛管及其周围支持结构的改变。

评价直肠脱垂的辅助检查方式种类较多，目前没有统一的标准，除超声外，还包括肠镜、CT、排粪造影等方式。肠镜对诊断肠道肿瘤源性的直肠脱垂具有较好的价值，CT 在评估直肠肛管占位、组织缺损方面具一定的优势。排粪造影长期以来被认为是评估后盆腔功能障碍性疾病的主要方式，其多能发现肠道本身的功能障碍及伴发的膀胱脱垂、肠疝等情况，但由于缺乏或未能完善可用对照的参考标准，临床应用仍存在争议，排粪造影不能观察前盆、中盆及周围支持结构的改变。盆底超声的兴起为盆底支持结构的评估提供了新的视野，在本病例中，应用盆底超声发现该患者提肛、力排时肛直肠角变化幅度很小，直肠翻转折叠脱出于肛门。但是，目前盆底超声主要应用于观察女性患者盆腔器官脱垂的程度、支持结构的改变。需注意的是，直肠膨出不同于直肠脱垂，前者是直肠前壁挤压直肠阴道隔向阴道后壁凸出；而直肠脱垂则表现为肠管壁全层或黏膜层脱出肛门外。临床诊断并不困难，但如何应用超声评估盆底解剖结构相对关系的改变，如何建立具有诊断价值的测量参数及标准，仍是以后需要探讨的重要议题。

手术是直肠脱垂的主要治疗方式，术式主要包括直肠悬吊缝合固定术、经腹直肠切除术、经会阴直肠乙状结肠切除术，症状可明显改善，但通常存在一定的复发率及不同程度的便秘。超声有助于早期诊断直肠脱垂，明确病因，可减少手术创伤、改善预后有重要意义。

七、思考题

1. 直肠脱垂的声像图表现是什么？
2. 直肠脱垂的鉴别诊断有哪些？各自的声像图表现？

参考文献

1. CANNON J A， Evaluation. Diagnosisand Medical Management of Rectal Prolapse[J]. Clin Colon Rectal Surg, 2017, 30（1）: 16–21.

2. HORI T, YASUKAWA D, MACHIMOTO T, et al. Surgical options for full-thickness rectal prolapse: current status and institutional choice[J]. Ann Gastroenterol, 2018, 31（2）: 188–197.

3. RICKERT A, KIENLE P. Laparoscopic surgery for rectal prolapse and pelvic floor disorders[J]. World J Gastrointest Endosc, 2015, 7（12）: 1045–1054.

4. HRABE J E, GURLAND B. Optimizing Treatment for Rectal Prolapse[J]. Clin Colon Rectal Surg, 2016, 29（3）: 271–276.

5. 曹永磊，周燕，江从庆，等．经会阴直肠乙状结肠部分切除术治疗直肠脱垂的多中心疗效分析 [J]. 中华胃肠外科杂志，2017, 20（12）: 1370–1374.

病例 11　会阴过度运动

一、临床资料

病史：患者，女，29 岁，孕 2 产 1，经阴道分娩，产程顺利，新生儿体重 3506 g。产后 42 天，偶有肛门坠胀感，无腹痛、无排便障碍，无尿频、尿急、咳后漏尿，无高血压、糖尿病及盆腔手术史。

体格检查：阴道口松弛，用力屏气后阴道前壁 I 度膨出，阴道后壁 I 度膨出。

二、影像资料（图 11-1，图 11-2）

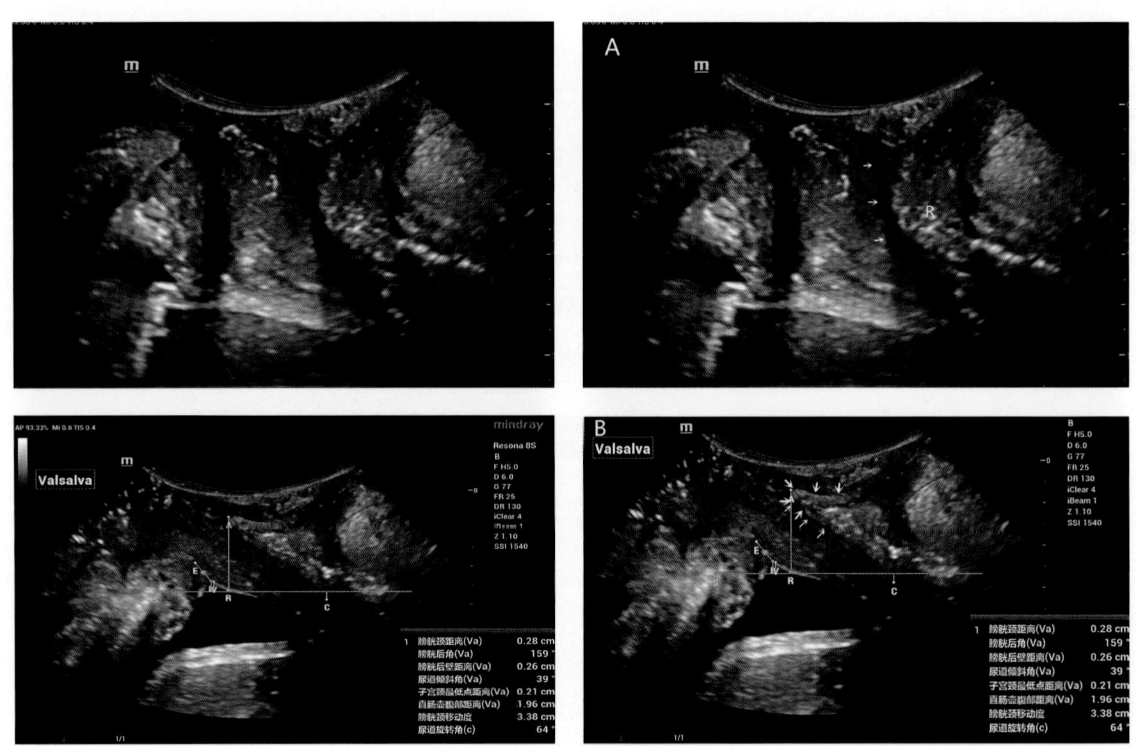

（左侧 – 原始图，右侧 – 标记图）A. 静息状态，盆腔各器官位置正常，直肠壶腹部顺滑，直肠阴道间隙呈低回声（箭头）；B. 最大 Valsalva 动作，直肠壶腹部下降（粗箭头），与肛管近乎水平，最低点位于参考线下方，直肠阴道间隙呈低回声连续（细箭头）。R：直肠壶腹部。

图 11–1　经会阴二维超声矢状切面

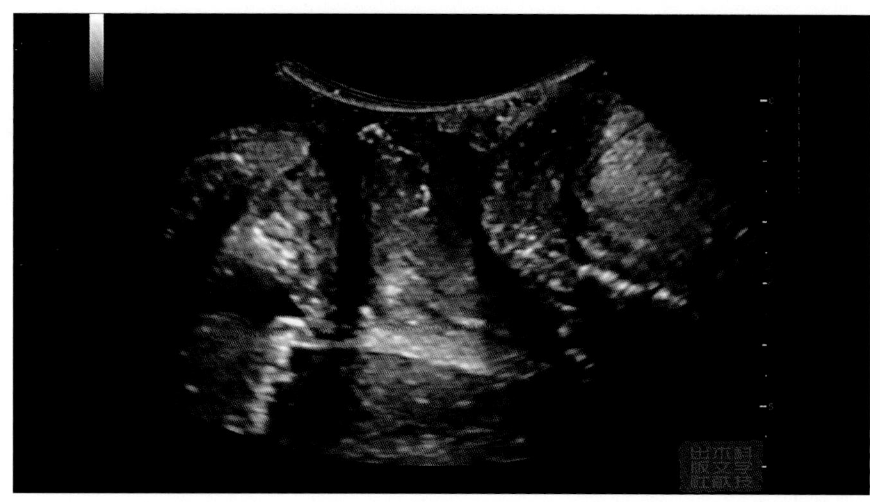

图 11-2　经会阴二维超声 Valsalva 动作时显示会阴过度运动（动图）

三、超声所见及诊断

1. 超声所见：经会阴超声扫查，静息状态下尿道、膀胱、子宫及直肠壶腹位置正常，阴道直肠间隙呈低回声。Valsalva 动作时，直肠壶腹部向前下方会阴方向突起移位，与肛管近乎水平呈钝角，阴道直肠间隙呈低回声连续，直肠壶腹部最低点位于耻骨联合后下缘水平参考线下方约 1.96 cm，肛直肠角变小。

2. 超声提示：会阴过度运动。

四、超声分析及鉴别诊断

1. 超声分析

本例患者以产后肛门坠胀感为主要临床表现，盆底超声检查时要重点观察后盆腔情况。经会阴超声正中矢状切面扫查，静息状态下前中后盆腔器官形态位置正常，最大 Valsalva 动作，前中盆腔无明显脱垂表现，后盆腔直肠壶腹部前突，伴会阴体一起向下移动，直肠壶腹部与肛管近乎水平，但未呈指状突向阴道后壁，阴道直肠间隙完整连续，测量最大 Valsalva 状态下直肠壶腹部最低点与参考线之间的距离＞ 1.5 cm，因此诊断为会阴过度运动。

2. 鉴别诊断

（1）直肠膨出：Valsalva 动作时，经会阴超声检查可见直肠壶腹部呈指状向阴道后壁突起，膨出物与肛管之间呈近 90° 夹角，发生原因是直肠阴道隔的真性缺损。会阴过度运动造成的直肠壶腹受牵拉下降与肛管呈钝角，且没有向阴道内膨出为鉴别点。

（2）肠疝：经会阴正中矢状切面，Valsalva 动作时，可以发现等回声至高回声腹腔内容物（腹膜、小肠、乙状结肠或网膜等）在直肠壶腹部前方沿阴道直肠间隙向下方运动，小肠的蠕动有助于鉴别疝的内容物。

五、讨论

直肠膨出、会阴过度运动及肠疝在临床上都可以表现为阴道后壁膨出、排便不畅。其中会阴过度运动最为常见。会阴体是阴道和肛门之间重要的支持结构。狭义的会阴体是指阴道和肛管周围由会阴浅横肌、球海绵体肌及肛门内外括约肌等肌肉、膈膜共同形成的纤维肌肉组织。广义的会阴是指封闭骨盆出口的所有软组织，固定阴道、肛管及直肠的位置，并且维持排便、排尿等正常生理功能。当腹压增加时，因会阴软组织薄弱而造成直肠壶腹部向会阴方向下移，且不存在因直肠阴道隔缺损造成直肠壶腹部向阴道后壁膨出 / 疝出，则定义为会阴过度运动。

临床常用影像学检查方法有 MRI、X 线排粪造影及盆底超声检查。盆底超声检查因其费用低、检查时间短、易操作、能实时观察后盆腔脱垂等优势，目前在临床上广泛应用。经会阴盆底超声正中矢状面，患者做 Valsalva 动作时，直肠壶腹部向会阴整体下移，无明显指状凸起，肛管直肠连接处的前壁位于参考线下方，肛直肠连接处与肛管前壁近乎水平或成钝角，测量直肠壶腹部最低点至参考线的垂直距离≥ 15 mm 时，诊断为会阴过度运动。会阴过度运动主要与妊娠及经阴道分娩时，会阴体被过度牵拉、甚至损伤有关，也可能与某些基因突变有关。会阴过度运动一般不需手术治疗，应根据患者阴道后壁膨出的主要原因进行手术或康复治疗，缓解患者症状。

六、思考题

1. 阴道后壁膨出包括哪几种疾病？超声声像图鉴别要点？
2. 会阴过度运动的鉴别诊断有哪些？

参考文献

1. 徐净，张奥华，郑志娟，等．实时三维超声鉴别诊断阴道后壁膨出病变 [J]. 中国医学影像技术，2015, 31（7）: 1075–1077.

2. 王玥，曲侠，张雁，等．经会阴二维超声结合三维超声对产后女性阴道后壁脱垂的形态学初步研究 [J]. 中国超声医学杂志，2014, 30（9）: 817–820.

3. DIETZ H P. Can the rectovaginal septum be visualized by transvaginal three-dimensional ultrasound[J]. Ultrasound in Obstetrics & Gynecology the Official Journal of the International Society of Ultrasound in Obstetrics & Gynecology, 2011, 37（3）: 348–352.

4. DIETZ H P, Beer-Gabel M. Ultrasound in the investigation of pos- terior compartment vaginal prolapse and obstructed defecation[J]. Ultrasound in Obstetrics & Gynecology, 2012, 40（1）. 14–27.

5. VIJAYVARGIYA P, CAMILLERI M, CIMA R R. COL1A1, Mutations Presenting as Descending Perineum Syndrome in a Young Patient With Hypermobility Syndrome[J]. Mayo Clinic Proceedings, 2018, 93（3）: 386–391.

病例 12　盆腔器官脱垂前盆腔重建术

一、临床资料

病史：患者，女性，61 岁，发现阴道脱出肿物 2 年，初有红枣大小，后肿物逐渐增大，曾有表面摩擦后破溃出血，平躺后肿物可自行还纳；偶有尿不尽、排尿困难，无咳嗽、打喷嚏后漏尿，有便秘，无便不净。患者绝经 11 年，孕 5 产 1，顺产，BMI 23.96 kg/m^2。

术前专科检查：屏气用力后阴道前壁膨出至阴道口外，宫颈脱垂至阴道口外，阴道后壁膨出达阴道口水平。POP-Q 评分见表 12-1。

表 12-1　POP-Q 评分

单位：cm

Aa　2	Ba　4	C　3.5
gh　6	pb　2	TVL　9
Ap　-1	Bp　-1	D　-1

注：① Aa、Ba，阴道前壁两点；② Ap、Bp，阴道后壁两点；③ C，宫颈最远端；④ D，阴道后穹窿最深点；⑤ gh，生殖道裂孔长；⑥ pb，会阴体长；⑦ TVL，阴道全长（详细含义见表 5-1 下注释）。

术前临床诊断：阴道前壁膨出Ⅲ期，子宫脱垂Ⅲ期，阴道后壁膨出Ⅱ期。

手术方式：经阴道子宫切除术 + 前盆腔重建（阴道前壁修补 + 巴德前路网片置入术）+ 阴道后壁桥式修补术。

术后病史：术后 7 个月，患者恢复好，无阴道分泌物增多，无排尿困难及尿不畅，无咳嗽打喷嚏漏尿，大便如术前。

术后专科检查：阴道前后壁黏膜光滑，屏气用力后未见明显阴道前后壁膨出。

二、影像资料（图 12-1 ～图 12-9）

1. 前盆重建阴道前壁网片示意图

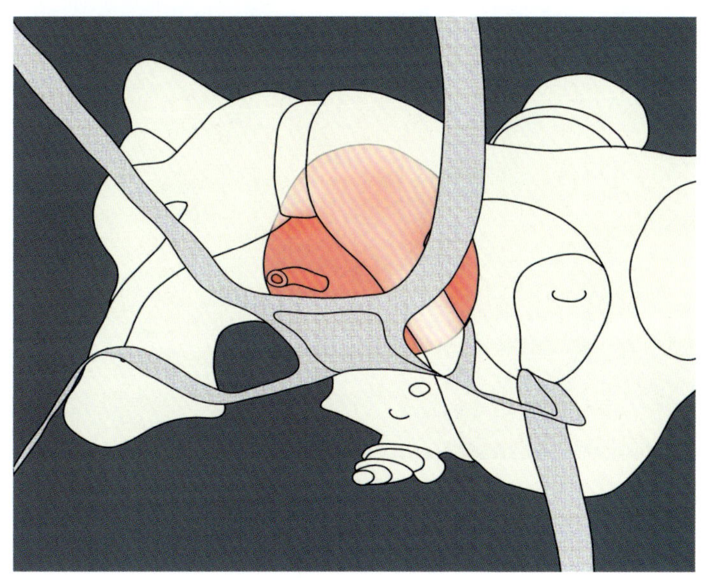

阴道前壁网片放置在膀胱后方，由 4 个臂分别固定。

图 12-1　前盆重建阴道前壁网片

2. 盆底超声

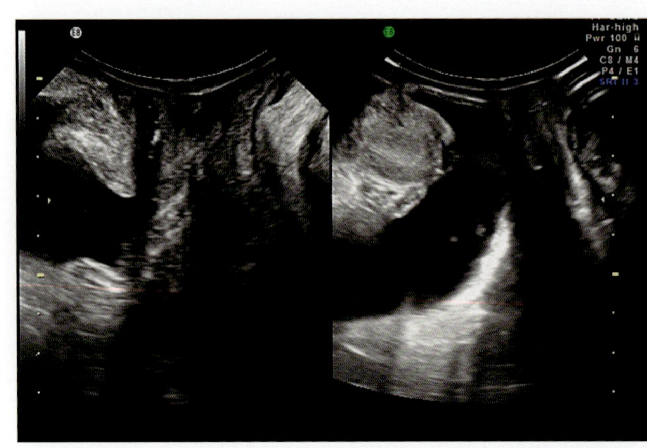

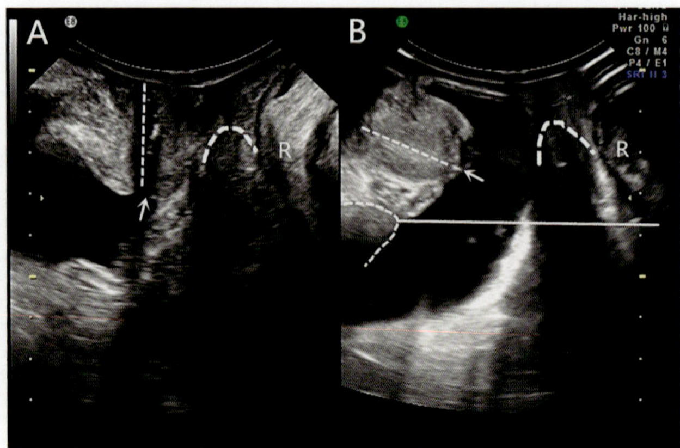

（左侧－原始图；右侧－标记图）A. 静息状态，尿道（直虚线）、膀胱、宫颈（粗弧虚线）及直肠壶腹部均位于盆腔内，尿道内口闭合（箭头）；B.Valsalva 状态，尿道（直虚线）及膀胱向后下方偏转移位，尿道内口闭合（箭头），宫颈（粗弧虚线）沿阴道向下移位，膀胱及宫颈最低点均下移至参考线（实线）下方，直肠壶腹部形态无改变。细弧虚线，耻骨联合；R，直肠 。

图 12-2　术前经会阴二维超声矢状切面

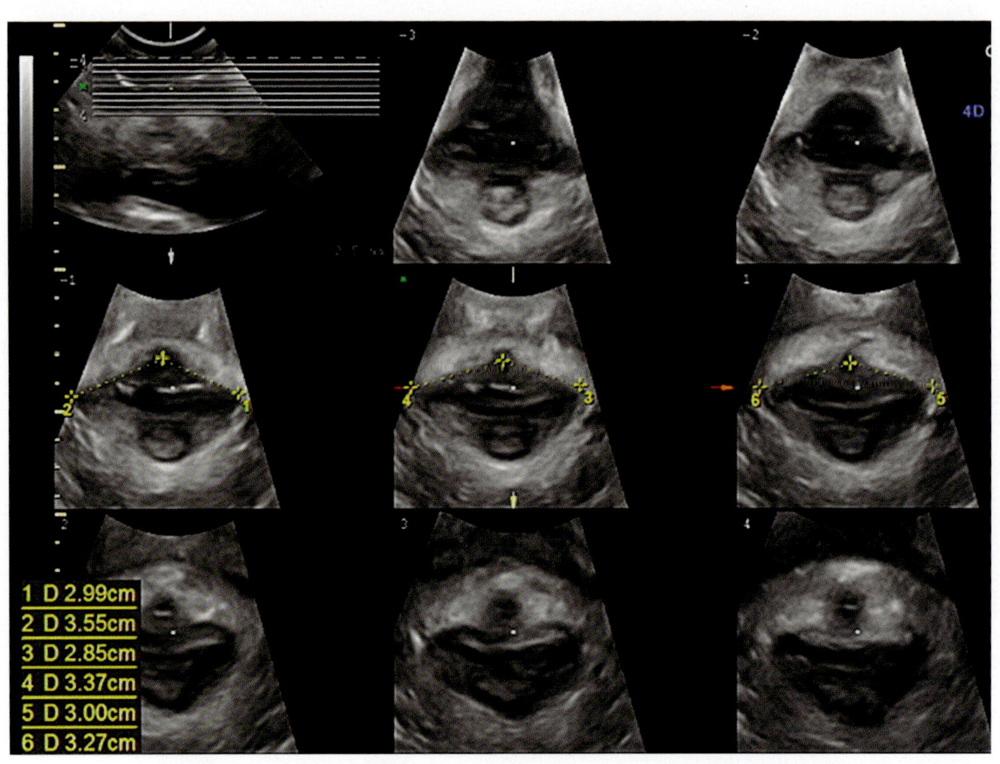

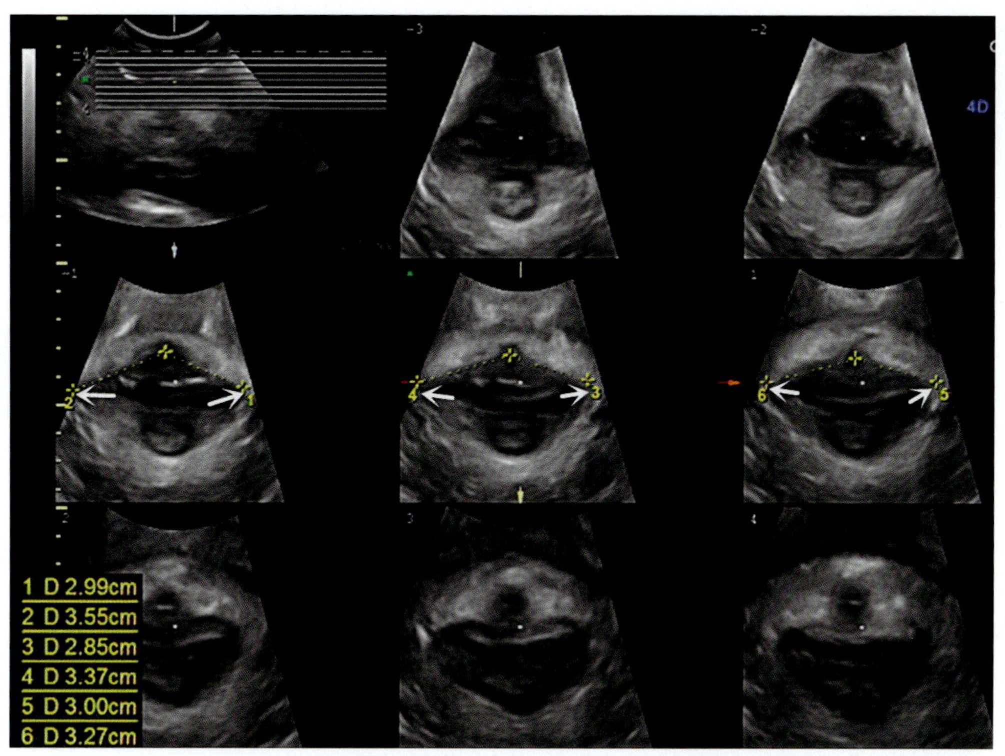

（前图 - 原始；后图 - 标记）盆底肌收缩状态，多平面断层成像模式，肛提肌裂孔不对称，向双侧扩张，双侧肛提肌薄弱，附着点处呈不均匀回声，连续中断（箭头），中间 3 幅图双侧肛提肌尿道间隙（LUG）均 >2.36 cm，诊断双侧肛提肌损伤。

图 12-3 术前经会阴三维超声肛提肌裂孔多平面断层成像

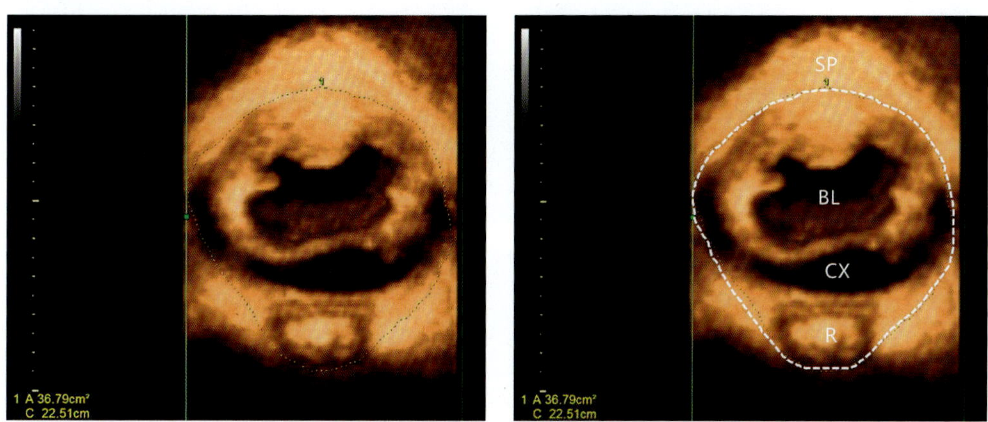

（左侧 - 原始图；右侧 - 标记图）Valsalva 状态，肛提肌裂孔明显增大，裂孔内可见脱垂的膀胱及宫颈，肛提肌裂孔面积（虚线圈）呈重度扩张。SP，耻骨联合；BL，膀胱；CX，宫颈；R，直肠。

图 12-4 术前经会阴三维超声肛提肌裂孔轴平面

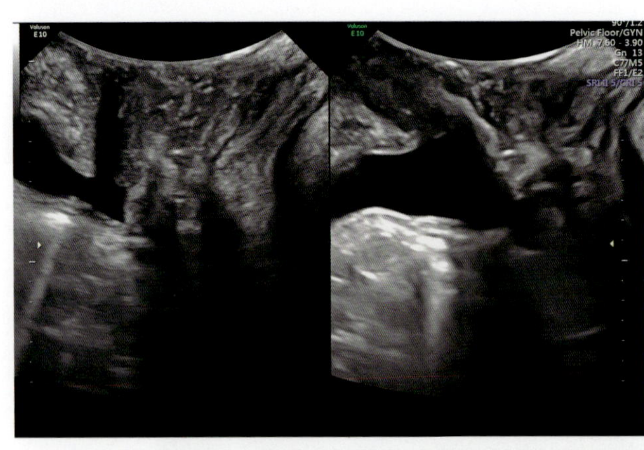

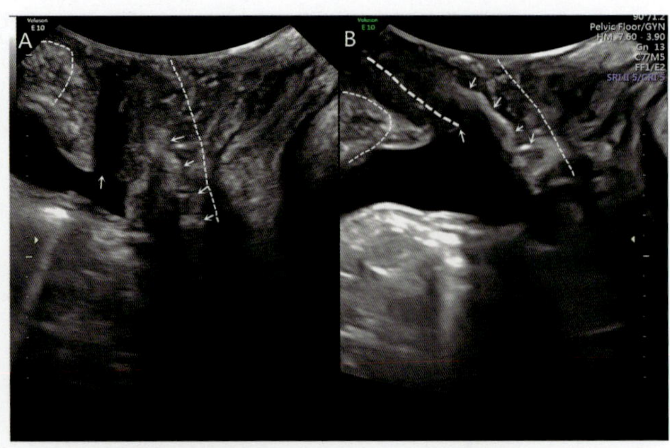

（左侧 - 原始图；右侧 - 标记图）A. 静息状态，阴道中段至顶端带状稍高回声为网片（箭头），位于阴道（细虚线）前壁与膀胱后壁之间，尿道内口闭合（箭头）；B.Valsalva 状态，尿道（粗虚线）及膀胱颈稍向后下转位，尿道内口闭合（箭头），阴道前壁网片（箭头）拉直变长支撑膀胱后壁，与阴道（细虚线）界限清楚。弧虚线，耻骨联合。

图 12-5　术后经会阴二维超声矢状切面

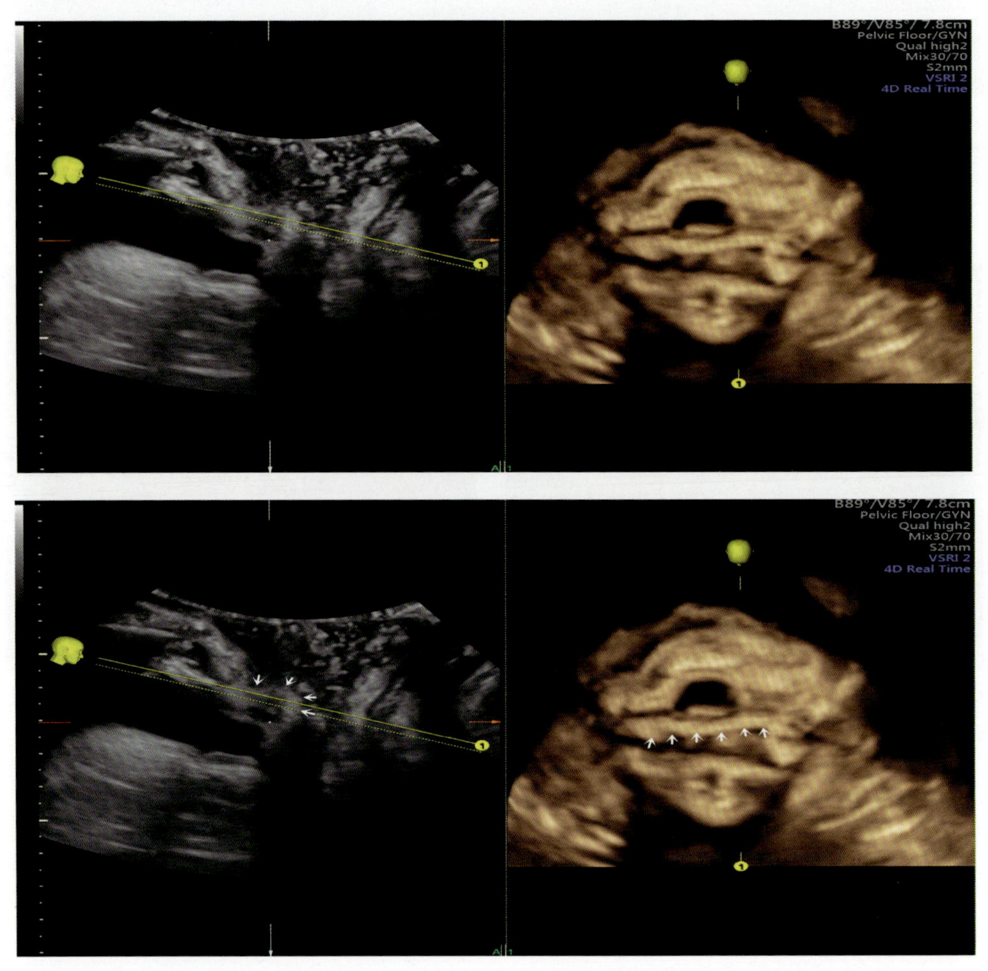

（上图 - 原始；下图 - 标记）自由解剖切面（omniview），可清晰显示尿道后方阴道前壁高回声网片（箭头），横向连接肛提肌间隙的前部，网片与周围组织界限清。

图 12-6　术后经会阴三维超声

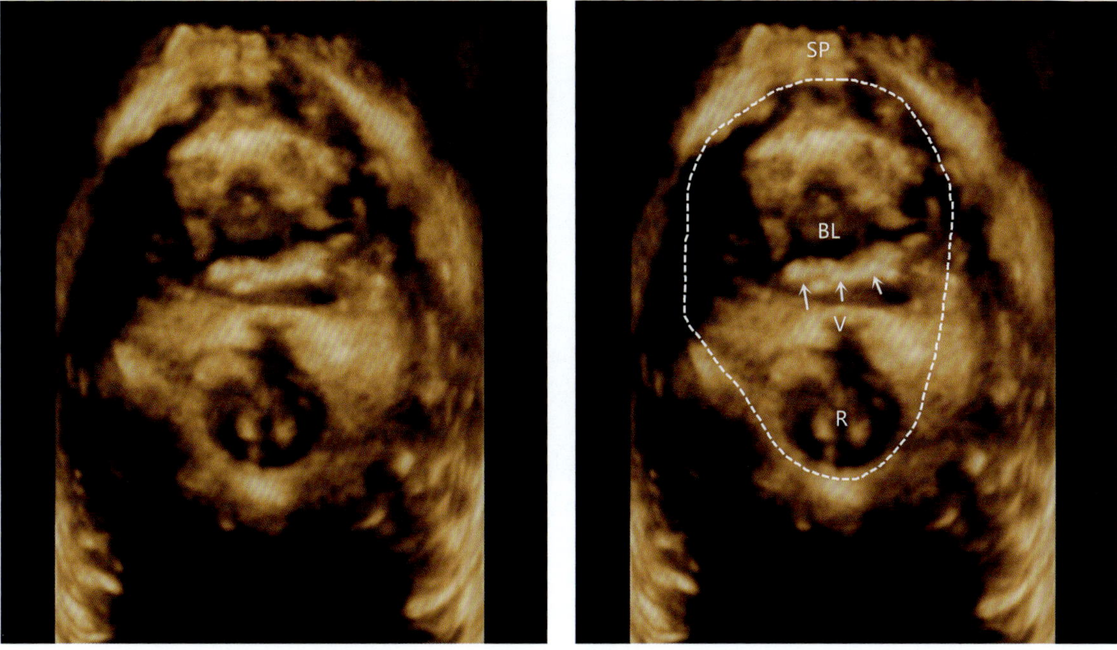

（左侧－原始图；右侧－标记图）Valsalva 状态，尿道后方阴道前壁高回声网片（箭头），肛提肌裂孔面积（虚线圈）轻度扩张。SP，耻骨联合；BL，膀胱；V，阴道；R，直肠。

图 12-7 术后经会阴三维超声肛提肌裂孔轴平面

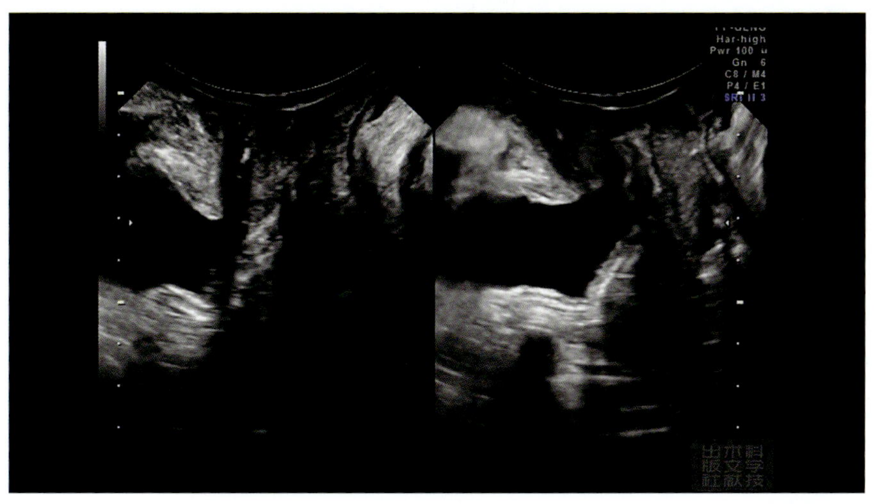

图 12-8 术前二维盆底超声 Valsalva 动作显示盆腔器官脱垂（动图）

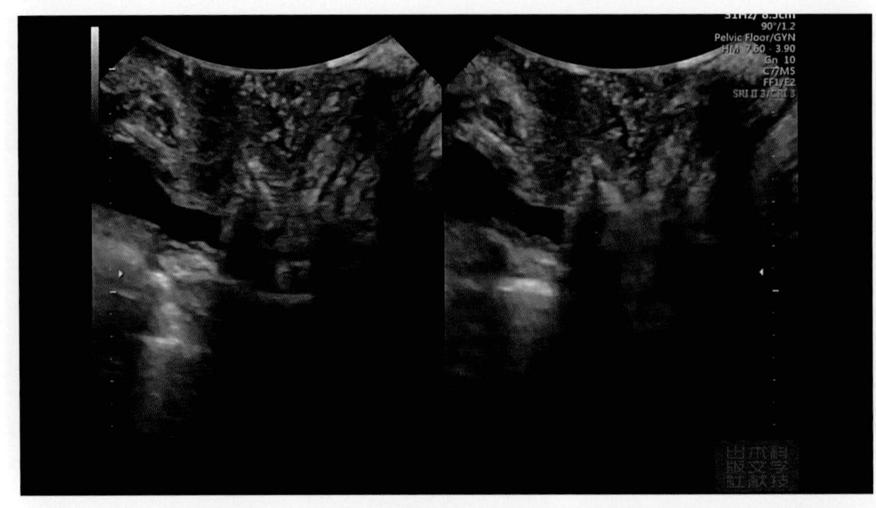

图 12-9　术后二维盆底超声 Valsalva 动作显示阴道前壁网片（动图）

三、超声所见及诊断

1. 术前盆底超声所见：膀胱残余尿＜ 50 mL，逼尿肌厚度＜ 5 mm，尿道走行正常，静息期膀胱、宫颈及直肠壶腹部均位于参考线上方，张力期（最大 Valsalva 状态），尿道及膀胱向后下方旋转移位，尿道内口闭合，宫颈沿阴道向下方移位，直肠壶腹部形态正常，膀胱及宫颈最低点均下移至参考线下方。通过三维超声观察，在盆底肌收缩状态下可见，双侧肛提肌不对称，薄弱，附着点处回声紊乱不均匀，连续性差，多平面断层成像中间 3 个平面双侧 LUG 均＞ 2.36 cm，提示双侧肛提肌损伤；张力期，肛提肌裂孔内可见脱垂的膀胱及宫颈，裂孔面积明显增大（具体数据见表 12–2）。

术前超声提示：膀胱膨出Ⅲ型，子宫脱垂，双侧肛提肌损伤，肛提肌裂孔增大。

2. 术后超声所见：膀胱残余尿＜ 50 mL，阴道前壁网片位于膀胱颈至阴道顶端，呈带状高回声，长约 2.6 cm，与阴道前壁黏膜层距离约 0.48 cm，阴道前壁厚度约 0.5 cm。张力期，尿道、膀胱稍向后下方移位，尿道内口闭合，子宫已切除，阴道穹窿无明显下移，直肠壶腹部形态无明显改变，膀胱最低点位于参考线水平，阴道前壁网片随着膀胱的移位而拉直支撑膀胱后壁。通过三维超声观察，在尿道后方阴道前壁可见带状高回声网片，横向连接肛提肌间隙的前部，与周围组织界限较清楚，无暴露、侵蚀、折叠，张力期肛提肌裂孔面积较术前缩小（具体数据见表 12–2）。

术后超声提示：盆腔器官脱垂修补术后，阴道前壁网片植入术后，网片位置良好。

表 12–2　手术前后 Valsalva 状态下盆底超声测量指标

Valsalva	膀胱颈移动度	尿道旋转角度	膀胱尿道后角	膀胱最低点至参考线距离	宫颈或阴道穹窿最低点至参考线距离	裂孔面积
术前	4.21 cm	81°	86°	–2.5 cm	–2.4 cm	37 cm^2
术后	2.48 cm	52°	123°	0 cm	+1.5 cm	29 cm^2

注：参考线上方（头侧）为“+”；参考线下方（足侧）为“–”。

四、超声分析

本例患者术前盆底超声表现为Ⅲ型膀胱膨出，子宫脱垂，双侧肛提肌损伤，肛提肌裂孔重度扩张，为中重度盆腔器官脱垂（POP）表现。

患者行阴式子宫切除、前盆腔重建及阴道后壁修补。术后盆底超声张力期膀胱颈移动度、尿道旋转角度、膀胱尿道后角、肛提肌裂孔面积以及盆腔各器官位置均较术前明显改善，盆底解剖结构基本恢复正常，未再出现明显 POP 表现。前盆重建的阴道前壁网片一般放置在膀胱颈至阴道顶端，长度随不同时态改变，张力期较静息期网片长度增加，根据网片的形态及与周围组织的关系判断网片有无折叠、暴露、侵蚀等并发症表现，还可以通过测量网片下端、中段及上端与阴道前壁黏膜的距离来评估网片的深浅，由于患者阴道壁厚度差别大，因此这个距离要依据自身的阴道壁厚度判断。本例患者术后超声检查，阴道前壁网片位于膀胱颈至阴道顶端，呈带状高回声，与阴道前壁黏膜层距离约 0.48 cm，阴道前壁厚度约 0.5 cm，张力期网片展开支撑膀胱，限制其向后下方移位，膀胱最低点位于参考线水平，中盆腔阴道穹窿无脱出，后盆腔直肠壶腹部形态正常，通过三维超声观察可见，尿道后方与阴道前壁之间形态较规则的带状高回声网片，横向连接肛提肌间隙的前部，与周围组织界限清楚，未见网片折叠及局部增厚向周围组织侵蚀，肛提肌裂孔面积较术前明显缩小。此患者阴道前壁网片形态、位置及深浅适中，网片上下端悬吊良好，起到了支撑前、中盆腔的作用，属于成功病例。

五、讨论

中重度 POP 主要依靠手术治疗，其目的就是尽可能恢复盆腔器官解剖位置及功能，改善患者临床症状。传统手术方式为阴道前后壁修补术，文献报道传统手术术后复发率 21%，5 年内复发率高达 33% ～ 45%，传统手术治疗 POP 效果并不理想。盆底重建手术是基于盆底整体理论开展的手术，术中应用的修补网片多数是由聚丙烯材料编织而成的人工合成网片，具有较好的组织相容性、弹性及抗感染能力。前盆重建的阴道前壁网片呈蝶形，网片下端（近阴道口）悬挂在尿道旁，上端（近宫颈或阴道顶端）悬挂在宫颈或阴道穹窿旁，并调整松紧度，在膀胱底部进行无张力衬托，将盆腔器官及脱垂阴道托起，既加固薄弱组织，同时也对组织再生起到支撑作用，且修补部位的成纤维细胞可穿过网片微孔生长，形成“骨架”结构，使得盆底结构进一步稳固。因此，聚丙烯网片作为盆底重建修补的合成材料，降低了盆底修补术后的复发率。文献报道，应用网片的盆底重建手术治疗Ⅲ～Ⅳ度脱垂患者的客观治愈率达 75% ～ 94%，提高了患者生活质量，是中重度 POP 患者的主要手术治疗方法之一。文献报道，对于有肛提肌损伤的患者随着其裂孔面积的增大术后复发率增加，如手术中行网片植入修补，其复发率较传统修补会下降，对于没有肛提肌损伤的患者，随着肛提肌裂孔面积的增大术后复发率也增加，但有无网片修补术后复发率差异不显著。因此，术前通过超声评估肛提肌损伤以及肛提肌裂孔面积的大小，对于手术方式的选择及预后有指导意义。本例患者术前的前中盆腔表现为重度 POP，后盆腔仅表现为阴道后壁膨出而无直肠前突，双侧肛提肌损伤，肛提肌裂孔面积重度扩张，因此选择前盆腔重建，后盆腔修补手术，以减少其术后复发的风险。术后超声检查目的是评估盆底解剖结构及功能的恢复情况，观察阴道植入材料 – 网片的位置、大小、移动度、深浅以及有无血肿、折叠、侵蚀、暴露等并发症的出现。此患者术后 7 个月复查，自诉恢复好，无阴道脱出物，大小便正常，临床检查无阴道前后壁膨出、阴道内未见网片暴露、侵蚀等并发症的出现。经盆底超声检查可见，盆腔各器官解剖位置基本恢复正常，前壁网片形态正常，位置适中，放置深浅合适，张力期支撑膀胱限制其移位，但未影响排尿功能，肛提肌裂孔面积较术前明显减小。但是术前盆底超声提示双侧肛提肌损伤，术后肛提肌裂孔面积仍大于正常，因此该患者属于易复发人群，应给予其相应的生活指导及定期复查。

在盆底超声检查时应注意：①术前对于 POP 严重的患者，张力期有可能图像采集不全而影响测量结果，因此盆底超声检查以定性诊断为主；②术后检查时一定要动态观察植入网片，才能更好地显示其位置及形态。

六、思考题

1. 盆腔器官脱垂术后超声观察的指标？
2. 如何判断植入网片位置？

参考文献

1. SHEK K L, DIETZ H P. What is abnormal uterine descent on translabial ultrasound[J]. International Urogynecology Journal, 2015, 26（12）: 1783–1787.

2. DIETZ H P, ABBLU A, SHEK K L. The levator-urethra gap measurement: A more objective means of determining levator avulsion? Ultrasound Obstet Gynecol, 2008, 32（7）: 941–945.

3. 高霞，张红宇．全盆底重建术与传统阴式修补术治疗重度盆腔器官脱垂的近期疗效观察 [J]. 河北医学，2014, 7（10）: 1625 –1628.

4. SUTH, LAUHH, HUANG Wen-chu, et al. Short term impact on female sexual function of pelvic floor reconstruction with the prolift procedure[J]. The Journal of Sexual Medicine, 2009, 6（11）: 3201–3207.

5. 王佳，鲁永鲜．经阴道网片盆底重建手术的历史及应用现状与争论 [J]. 中华妇产科杂志，2013, 48（7）: 554–556.

病例 13　盆腔器官脱垂全盆重建术

一、临床资料

病史：女，61 岁，发现阴道脱出物 2 年，初如核桃大小，平卧后可自行还纳，阴道脱出物逐渐增大，最大时如鸡蛋大小，站立或走路后明显；排尿不畅 1 年，尿急时排尿慢，将阴道脱出肿物还纳后排尿通畅；无咳嗽漏尿，无便秘、便不净感；绝经 10 年，孕 2 产 1，顺产，BMI 25.8 kg/m^2，既往无手术外伤史。

术前专科检查：屏气用力后阴道前壁膨出至阴道口外，宫颈及部分子宫脱垂至阴道口外，阴道后壁膨出达阴道口水平。POP–Q 评分见表 13–1。

表 13-1　POP-Q 评分

单位：cm

Aa　2	Ba　4.5	C　5
gh　6	pb　3	TVL　8
Ap　0	Bp　0	D　1

注：① Aa、Ba，阴道前壁两点；② Ap、Bp，阴道后壁两点；③ C，宫颈最远端；④ D，阴道后穹窿最深点；⑤ gh，生殖道裂孔长；⑥ pb，会阴体长；⑦ TVL，阴道全长（详细含义见表 5-1 下注释）。

临床诊断： 阴道前壁膨出Ⅲ期，子宫脱垂Ⅲ期，阴道后壁膨出Ⅱ期。

手术方式： 经阴道子宫切除术 + 全盆重建术（巴德前后路网片置入术）。

术后病史： 术后 6 个月，患者恢复好，无阴道出血及排液；无咳后漏尿，无排尿困难；无便秘、便失禁及便不净。

术后专科检查： 阴道前后壁黏膜光滑，屏气用力后未见明显阴道前后壁及阴道穹窿脱垂。

二、影像资料（图 13-1 ～图 13-8）

1. 全盆重建网片示意图

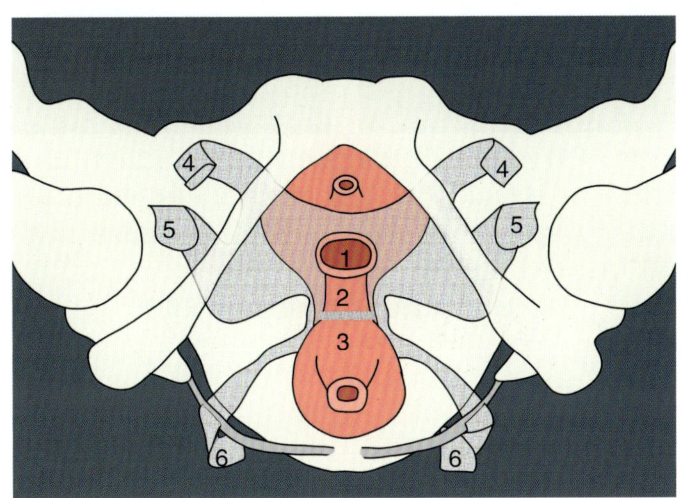

全盆重建网片放置在膀胱后方、阴道及直肠前方，将前中后盆腔托起，由 6 条臂分别固定。

图 13-1　全盆重建网片

2. 盆底超声

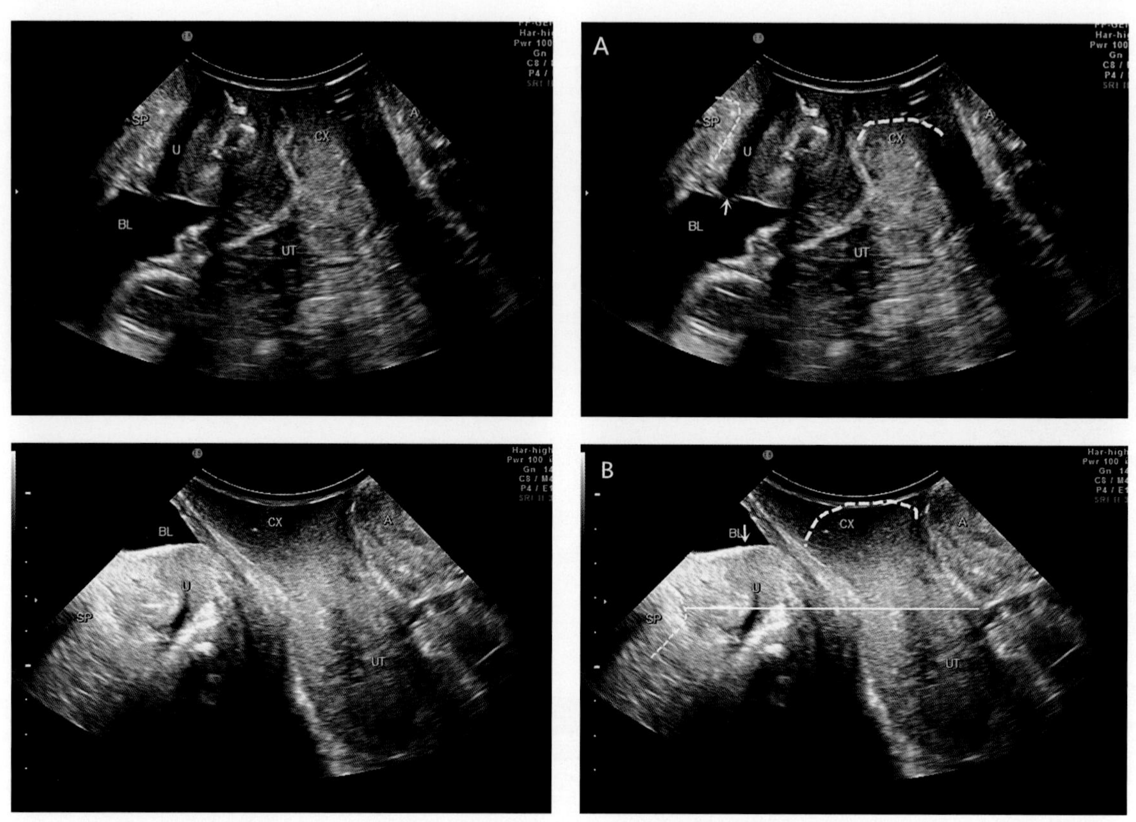

（左侧－原始图；右侧－标记图）A. 静息状态，尿道及膀胱解剖位置正常，尿道内口闭合（箭头），宫颈（粗弧虚线）位于近阴道外口水平，直肠壶腹部形态正常；B.Valsalva 状态，尿道、膀胱向后下方翻转移位，尿道内口闭合（箭头），子宫沿阴道脱出，膀胱及宫颈最低点（粗弧虚线）均下移至参考线（实线）下方，直肠壶腹部形态无改变。SP（细弧虚线），耻骨联合；U，尿道；BL，膀胱；CX，宫颈；UT，子宫；A，肛管。

图 13-2　术前经会阴二维超声矢状切面

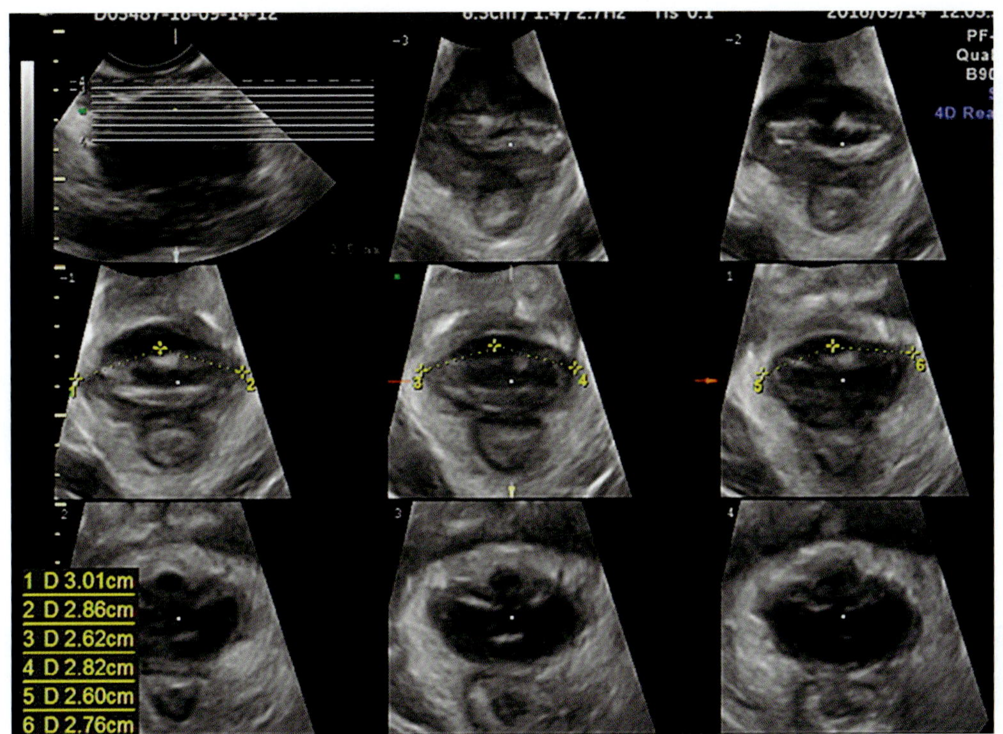

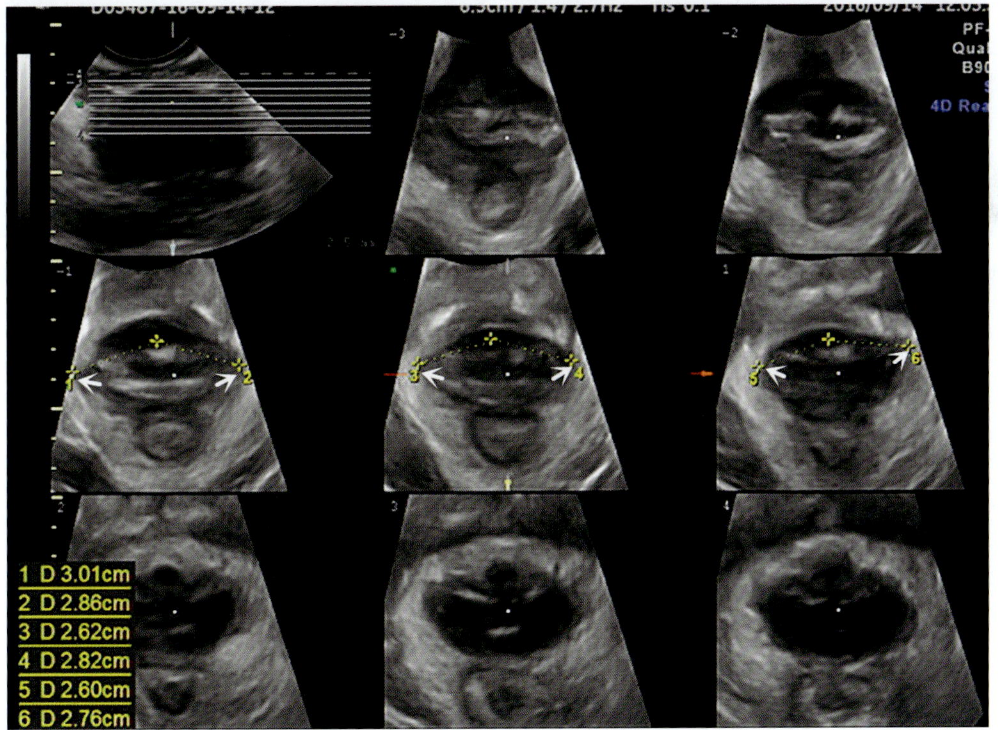

（上图 - 原始；下图 - 标记）盆底肌收缩状态，多平面断层成像模式，双侧肛提肌不对称，向两侧扩张，双侧肛提肌附着点处（箭头）回声不均匀，中间 3 幅图中双侧肛提肌尿道间隙（LUG）均 >2.36 cm，诊断双侧肛提肌损伤。

图 13-3　术前经会阴三维超声肛提肌裂孔多平面断层成像

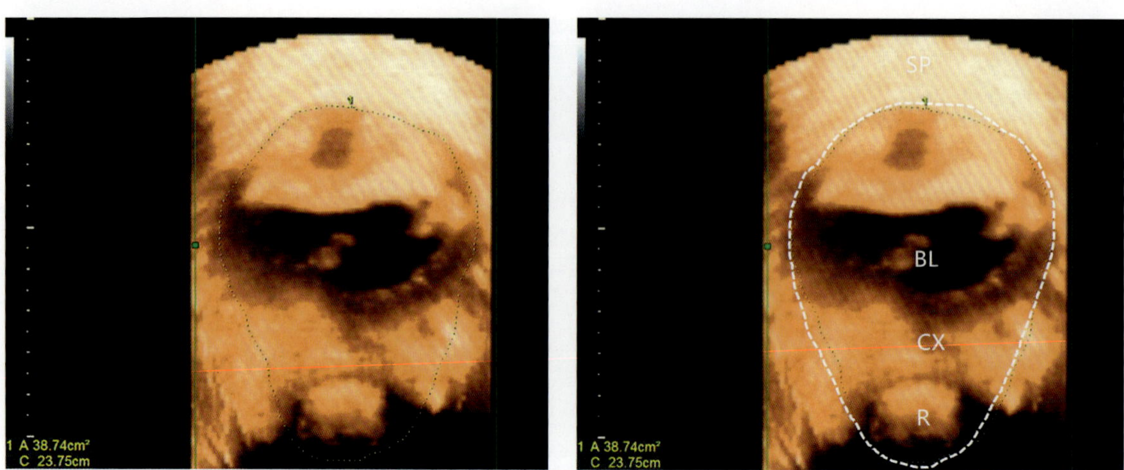

（左侧 – 原始图；右侧 – 标记图）Valsalva 状态，肛提肌裂孔明显增大，裂孔内可见脱垂的膀胱及宫颈，肛提肌裂孔面积（虚线圈）呈重度扩张。SP，耻骨联合；BL，膀胱；CX，宫颈；R，直肠。

图 13–4　术前经会阴三维超声肛提肌裂孔轴平面图像

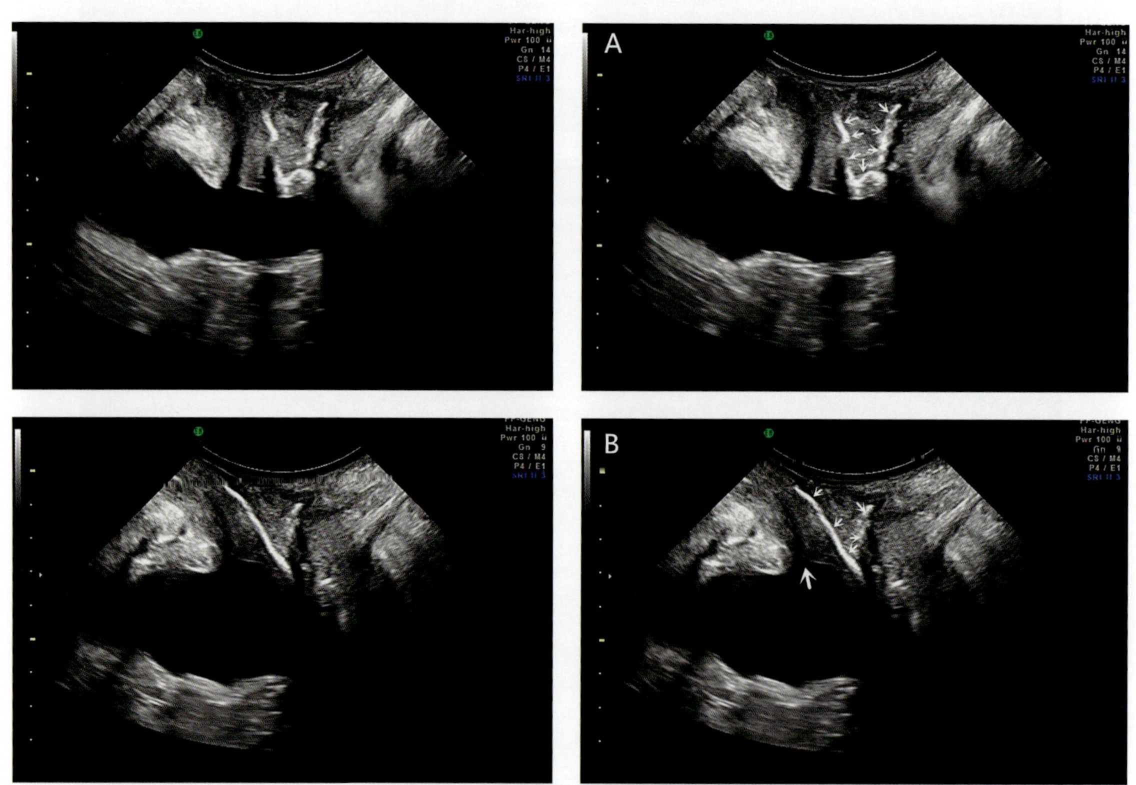

（左侧 – 原始图；右侧 – 标记图）A. 静息状态，阴道前壁网片位于阴道中下段至阴道顶端，呈线状高回声，阴道后壁网片位于肛管直肠连接处前方，呈线状高回声，前后壁网片（箭头）在阴道顶端汇合；B.Valsalva 状态，尿道及膀胱向后下转位不明显，尿道内口闭合（粗箭头），阴道前壁网片拉直变长支撑膀胱后基底，显示更清晰，阴道后壁网片略拉直支撑直肠壶腹部，直肠壶腹部形态无明显改变，阴道前后壁网片（箭头）在阴道顶端汇合，支撑阴道穹窿。

图 13–5　术后经会阴二维超声矢状切面

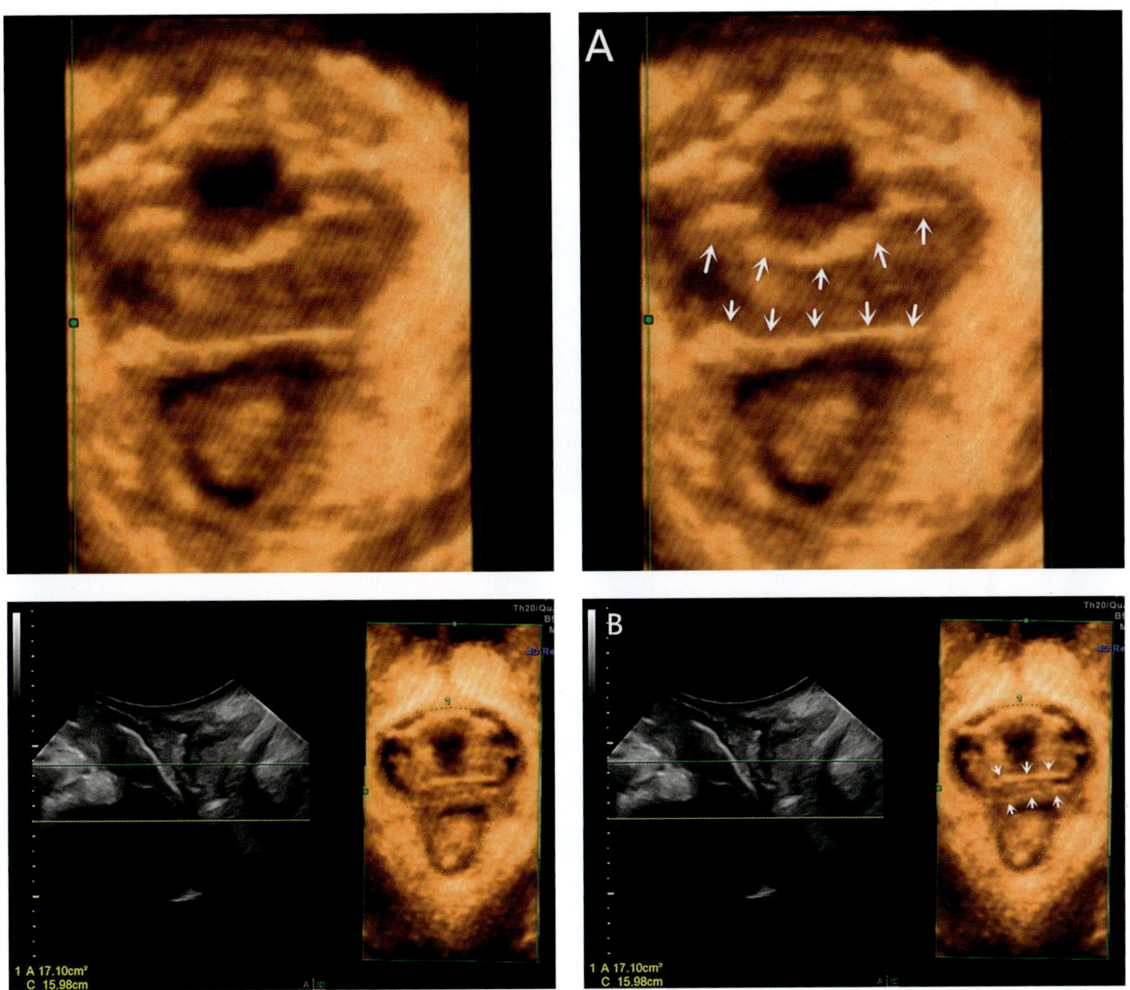

（左侧 - 原始图；右侧 - 标记图）A. 静息状态三维超声重建平面，尿道后方阴道前壁高回声网片（箭头），横向连接肛提肌间隙的前部，直肠前方阴道后壁高回声网片（箭头），横向连接肛提肌间隙的后部，网片与周围组织界限清；B.Valsalva 状态，三维超声容积渲染模式，感兴趣区内为肛提肌裂孔最小平面，阴道前后壁可见高回声网片（箭头），肛提肌裂孔面积正常。

图 13-6　术后经会阴三维超声肛提肌裂孔轴平面

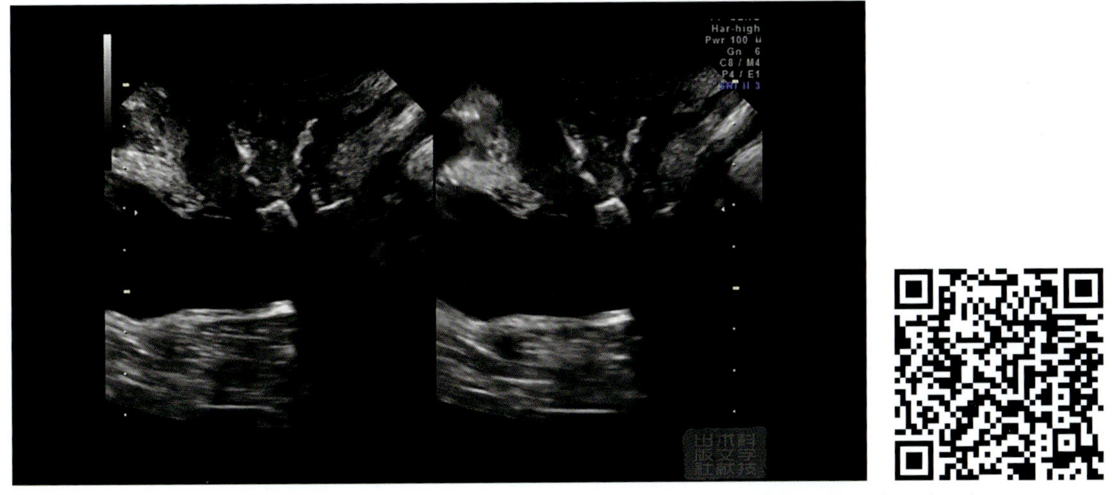

图 13-7　术后盆底二维超声矢状切面 Valsalva 动作显示阴道前后壁网片（动图）

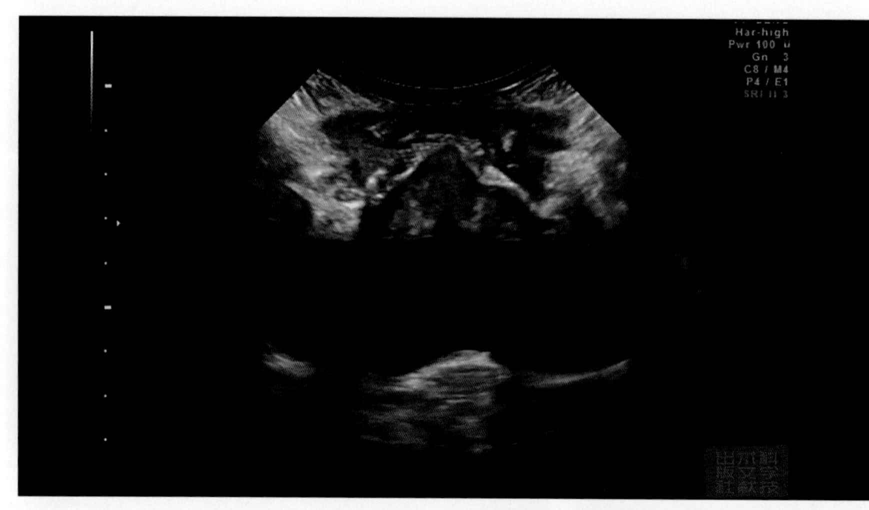

图 13-8 术后盆底二维超声冠状切面显示阴道前后壁网片（动图）

三、超声所见及诊断

1. 术前超声所见：因患者脱垂严重，检查前将阴道前壁、宫颈送回阴道内，再行超声检查，膀胱残余尿＜ 50 mL，逼尿肌厚度＜ 5 mm，通过静息期图像观察，可见尿道膀胱人为复位，宫颈位于阴道口，直肠壶腹部形态正常，张力期（最大 Valsalva 状态），尿道及膀胱向后下方旋转移位，尿道内口闭合，宫颈沿阴道向下方移位，直肠壶腹部形态正常，膀胱及宫颈最低点均下移至参考线下方。通过三维超声检查，在盆底肌收缩状态下可见，双侧肛提肌不对称，略向两侧扩张，双侧肛提肌与耻骨支附着点回声不均匀，连续欠佳似有回声中断及低回声，多平面断层成像，中间 3 个平面双侧 LUG 均＞ 2.36 cm，提示双侧肛提肌损伤；张力期，肛提肌裂孔明显增大，裂孔内可见脱垂的膀胱及宫颈，裂孔面积呈重度扩张（具体数据见表 13–2）。

术前超声提示：膀胱膨出Ⅲ型，子宫脱垂，双侧肛提肌损伤，肛提肌裂孔增大。

2. 术后超声所见：膀胱残余尿＜ 50 mL，阴道前壁网片位于阴道中下段至阴道顶端，呈带状高回声，长约 3.3 cm，与阴道前壁黏膜层距离平均约 0.62 cm，阴道前壁厚度约 0.6 cm，阴道后壁网片位于肛管直肠连接处前方，呈略弯曲带状高回声，长约 2.9 cm，与阴道后壁黏膜层距离平均约 0.56 cm，阴道后壁厚度约 0.6 cm，阴道前后壁网片在阴道顶端汇合；张力期，尿道、膀胱无明显移位，尿道内口闭合，子宫已切除，阴道穹窿无明显下移，直肠壶腹部形态无明显改变，阴道前壁网片变长拉直支撑膀胱后壁，阴道后壁网片略拉直支撑直肠壶腹部，阴道前后壁网片在顶端汇合，支撑阴道穹窿。通过三维超声检查，尿道后方阴道前壁带状高回声网片，较平直，横向连接肛提肌间隙的前部，与周围界限较清楚，直肠前方阴道后壁带状高回声网片，较平直，横向连接肛提肌间隙的后部，与周围界限较清楚；张力期，肛提肌裂孔形态正常，裂孔内可见阴道前后壁高回声网片，裂孔面积正常（具体数据见表 13–2）。

术后超声提示：盆腔器官脱垂修补术后，阴道前后壁网片植入术后，网片位置良好。

表 13-2　手术前后 Valsalva 状态下盆底超声测量指标

Valsalva	膀胱颈移动度	尿道旋转角度	膀胱尿道后角	膀胱最低点至参考线距离	宫颈或阴道穹窿最低点至参考线距离	裂孔面积
术前	4.69 cm	168°	92°	−4.65 cm	−4.83 cm	38.7 cm^2
术后	1.39 cm	15°	116°	+1.5 cm	+2.5 cm	17.1 cm^2

注：参考线上方（头侧）为“+”；参考线下方（足侧）为“−”。

四、超声分析

本例患者术前盆底超声表现为Ⅲ型膀胱膨出，明显子宫脱垂，双侧肛提肌损伤，肛提肌裂孔重度扩张，为重度 POP 表现。手术行阴式子宫切除 + 全盆重建术，术后复查患者恢复好。

术后盆底超声除了观察盆底解剖结构恢复情况，还要观察植入网片的位置、形态、有无并发症。本例患者术后超声检查，张力期前中后盆腔无脱垂表现，测量的相关参数较术前明显改善，肛提肌裂孔面积恢复正常，说明术后盆底解剖结构基本恢复正常。盆腔重建手术的网片，在超声下呈高回声，阴道前壁网片位于阴道中下段至阴道顶端，与阴道前壁黏膜层距离与阴道前壁厚度相当，阴道后壁网片位于肛直肠连接处至阴道后壁顶端，与阴道后壁黏膜层距离与阴道后壁厚度相当，说明前后壁网片位置及深浅适中，阴道前后壁网片在阴道顶端汇合，张力期阴道前后壁网片展开，以前壁网片展开最明显，支撑膀胱、阴道穹窿及直肠壶腹部，限制前中后盆腔器官向下方移位；通过三维超声观察，阴道前后壁网片横向连接肛提肌间隙的前后部，且与周围组织界限清楚，均未见折叠、局部增厚及向周围组织侵蚀表现。盆底超声检查与临床检查相符合。

五、分析讨论

应用网片的全盆底重建手术目的为纠正 POP 所引起的解剖缺陷，以维持正常的盆底功能包括排尿、排便以及性功能。最好的盆底重建手术应强调整体解剖和生理结构的恢复。通过固定在皮下以及盆腔筋膜的网片，提升并承托盆腔器官，使其恢复到接近正常的解剖位置，从而可以分别纠正盆底不同部位的缺陷，对整个薄弱的盆底进行修复，以达到整体化治疗目的。全盆重建的网片带有上、中、下路 6 根吊带，上路吊带的放置路径从耻骨降支上缘穿出，中路吊带的放置路径于前路穿刺点旁 1 cm 至下方 3 cm 处穿出，下路吊带放置路径约为肛门旁下 3 cm 处。前壁网片放置于膀胱颈水平至阴道顶端，后壁网片放置于肛直肠连接处至阴道顶端，阴道前后壁网片将盆腔器官及脱垂阴道托起，既加固薄弱组织，同时也对组织再生起到支撑作用，且修补部位的成纤维细胞可穿过网片微孔生长，形成“骨架”结构，使得盆底结构进一步稳固，降低了盆底修补术后的复发率。

术后盆底超声下阴道前壁网片上端应位于阴道顶端，下端位于近膀胱颈水平，网片放置于膀胱、尿道与阴道壁间隙，走行与阴道前壁一致；阴道后壁网片上端应位于阴道后壁顶端，下端位于会阴后联合内侧上方 1 cm，放置在肛直肠与阴道壁间隙；网片呈带状高回声，通过在不同状态下（静息期及张力期）观察网片的走行及对周围脏器的支撑来评估网片的作用，还可以通过测量网片与阴道壁黏膜的距离来评估网片的深浅，同时根据网片形态及与周围组织的关系，判断网片有无折叠、暴露、侵蚀等并发症表现。本例患者行全盆重建手术，术后 6 个月复查恢复好，临床检查无 POP 表现，盆底超声检查，盆腔各器官基本恢复其正常解剖位置，阴道前后壁网片形态正常，位置适中，放置深浅合适，支撑膀胱、阴道穹窿及直肠壶腹部，网片与周围界限清楚，无增厚、折叠、侵蚀等并发症出现，肛提肌裂孔面积恢复正常。此患者目前属于治愈型，但由于网片植入远期会出现暴露、侵蚀以及脱垂复发等并发症，因此还需定期复查。

六、思考题

1. 全盆重建手术的目的是什么？
2. 盆底重建术后正常的阴道后壁网片位置在哪里？

参考文献

1. 王佳，鲁永鲜. 经阴道网片盆底重建手术的历史及应用现状与争论 [J]. 中华妇产科杂志，2013, 48（7）: 554–556.

2. 杨琳，张金玲，邵茵，等. Prolift 盆底重建术治疗重度盆腔器官脱垂患者预后影响因素分析，中国计划生育和妇产科，2017, 9（2）: 46–50.

3. 王宇，杨俊芳，韩劲松，等. 重度盆腔器官脱垂患者选择手术治疗或子宫托治疗的影响因素 [J]. 中华妇产科杂志，2015, 7（2）: 112–115.

4. 赵英，鲁永鲜，王文英. 重度盆腔器官脱垂患者治疗方案选择的相关因素分析 [J]. 中国妇幼健康研究，2016, 27（3）: 354–356.

5. 易思捷，熊员焕. 3 种不同术式治疗重度盆腔器官脱垂的临床观察 [J]. 中国妇幼保健，2015, 30（16）: 2579–2582.

病例 14　盆腔器官脱垂骶前固定术

一、临床资料

病史： 患者，女性，53 岁，发现子宫脱垂 10 年，近半年加重，初有枣核大小，后逐渐增大，平躺后肿物可自行还纳；无咳嗽、打喷嚏后漏尿，无尿急、尿频，偶有尿不尽；无大便次数增多及排便困难；孕 2 产 2，顺产，BMI24.2 kg/m^2。

术前专科检查： 屏气用力可见宫颈脱出于阴道口，表面光滑，无破溃及出血，同时伴有阴道前后壁膨出。尿失禁诱发试验（–）。POP–Q 评分见表 14–1。

表 14–1　POP–Q 评分

单位 cm

Aa　0	Ba　1.5	C　4
gh　6	pb　3	TVL　8
Ap　3	Bp　2	D　2

注：① Aa、Ba，阴道前壁两点；② Ap、Bp，阴道后壁两点；③ C，宫颈最远端；④ D，阴道后穹窿最深点；⑤ gh，生殖道裂孔长；⑥ pb，会阴体长；⑦ TVL，阴道全长（详细含义见表 5–1 下注释）。

术前临床诊断： 阴道前壁膨出Ⅲ期，子宫脱垂Ⅲ期，阴道后壁膨出Ⅲ期。

手术方式： 经阴道子宫切除术 + 阴道前后壁修补术 + 腹腔镜下阴道穹窿骶骨固定术（Y 网）。

术后病史： 术后 6 个月复查，患者恢复好，无阴道出血及排液；大小便正常。

术后专科检查： 阴道前后壁黏膜光滑，用力屏气未见明显阴道前后壁膨出及阴道穹窿脱垂。

二、影像资料（图 14-1 ～图 14-9）

1. 骶前固定术“Y”网示意图

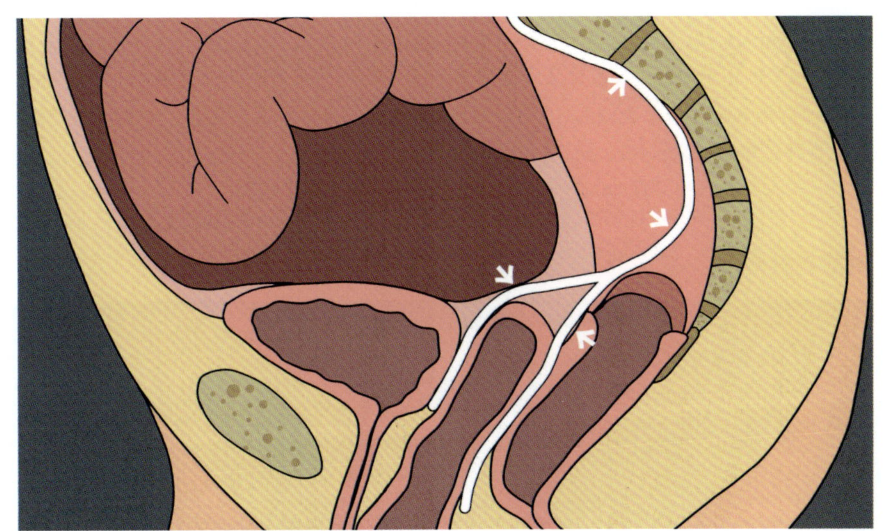

盆腔器官脱垂，阴道穹窿骶骨固定术使用的 Y 网（箭头），两个短臂固定在阴道断端前后壁，长臂固定在骶前。

图 14-1　骶前固定术“Y”网

2. 盆底超声

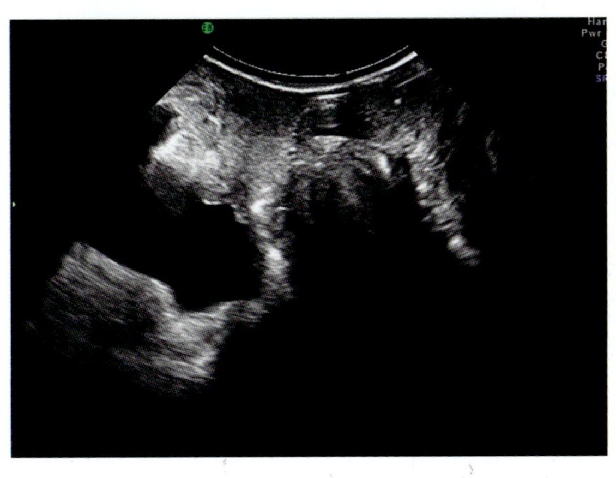

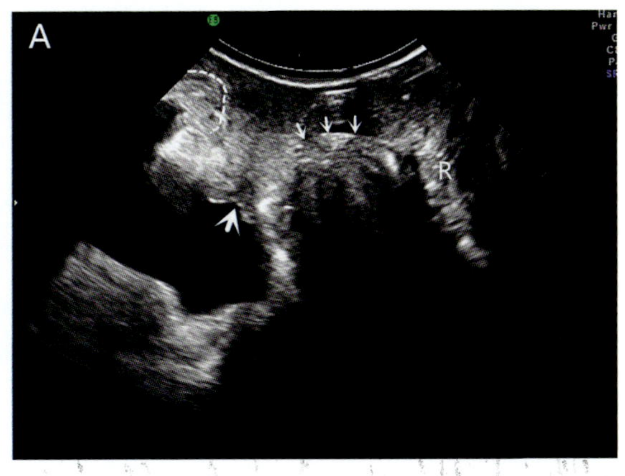

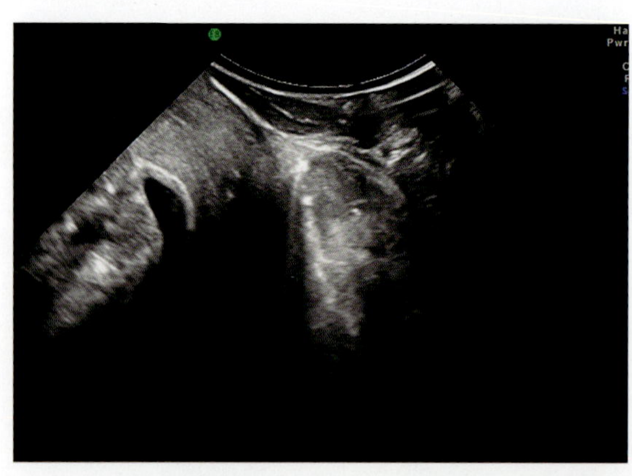

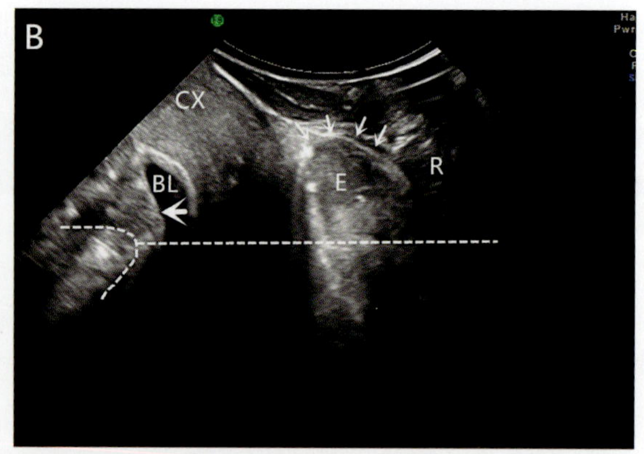

（左侧 - 原始图；右侧 - 标记图）A. 静息状态，宫颈最低点（箭头）位于阴道内近外口水平，膀胱及直肠壶腹部位置正常，尿道内口闭合（粗箭头）；B.Valsalva 状态，尿道及膀胱向后下方偏转移位，子宫沿阴道下降脱出至阴道外，子宫后方与直肠之间见肠管（细箭头）下移，直肠壶腹部形态无改变，膀胱最低点、宫颈最低点、肠管最低点均位于参考线（虚线）下方，尿道内口闭合（粗箭头）。弧虚线，耻骨联合；BL，膀胱；CX，宫颈；R，直肠；E，肠管。

图 14-2　术前经会阴二维超声矢状切面

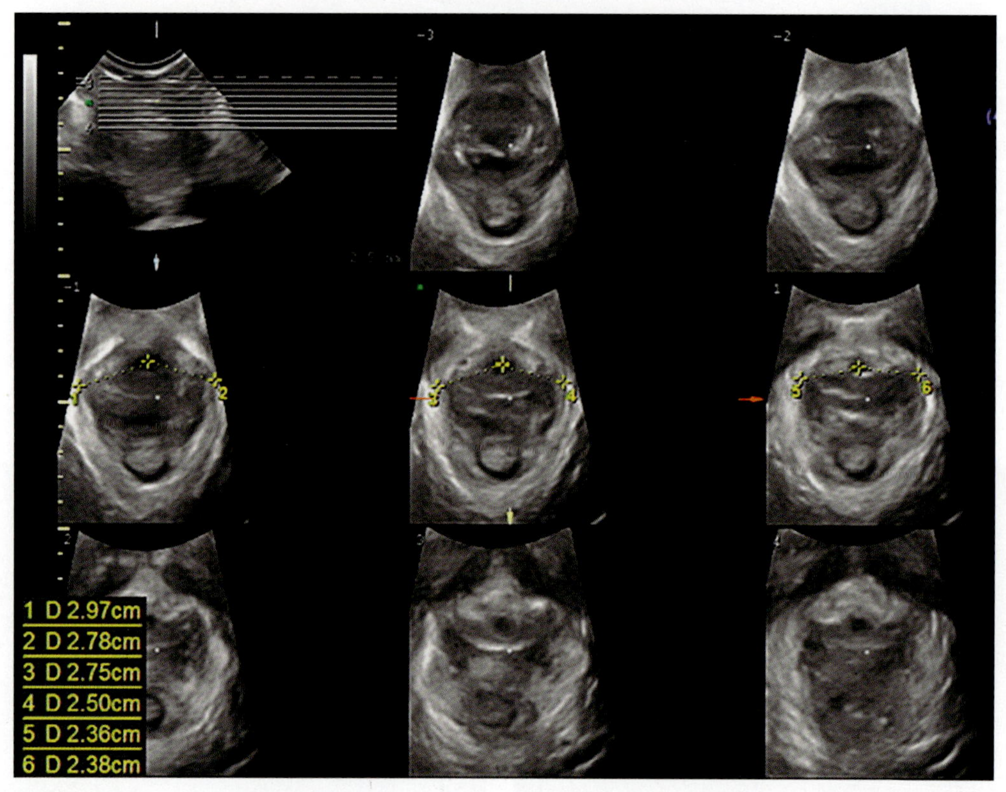

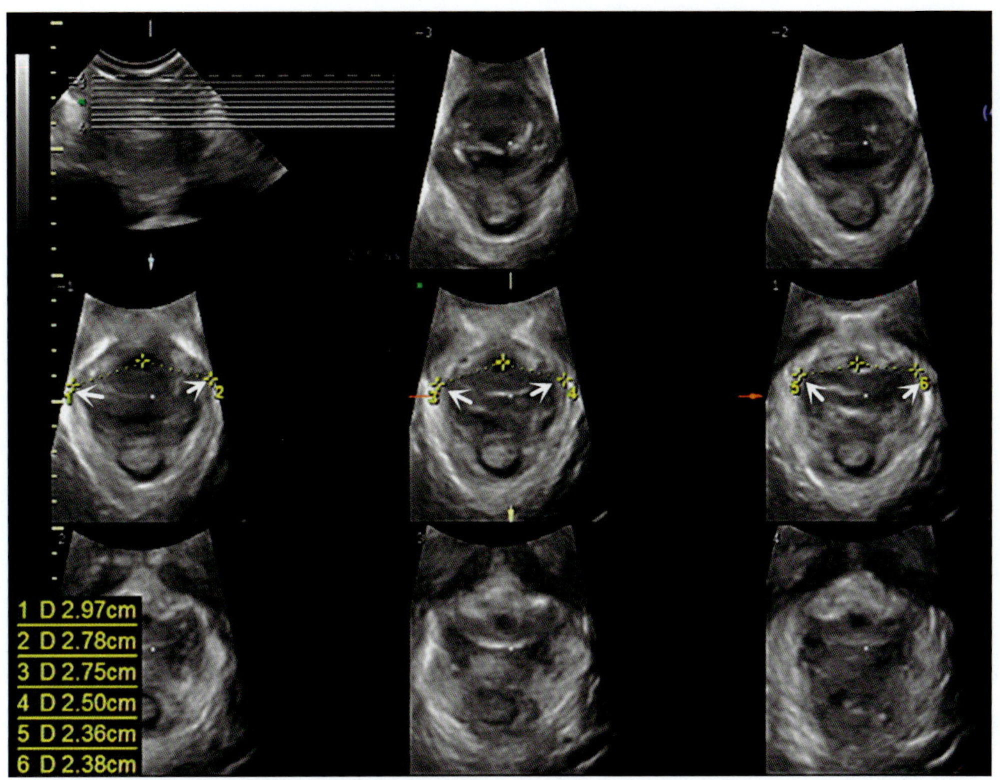

（前图－原始；后图－标记）盆底肌收缩状态下，多平面断层成像模式，肛提肌裂孔不对称，双侧肛提肌与耻骨支附着处（箭头）回声不均匀，中间三幅图双侧肛提肌尿道间隙（LUG）均 >2.36 cm，诊断双侧肛提肌损伤。

图 14–3　术前经会阴三维超声肛提肌裂孔多平面断层成像

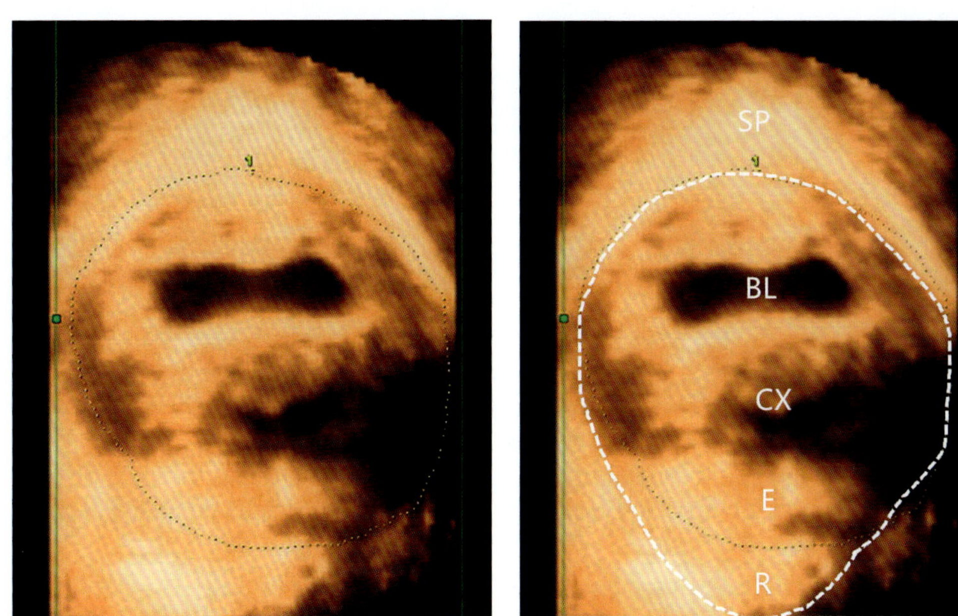

（左侧－原始图；右侧－标记图） Valsalva 状态，肛提肌裂孔内可见脱垂的膀胱、宫颈及肠管，肛提肌裂孔面积呈重度扩张（虚线圈）。SP，耻骨联合；BL，膀胱；CX，宫颈；E，肠管；R，直肠。

图 14–4　术前经会阴三维超声肛提肌裂孔轴平面

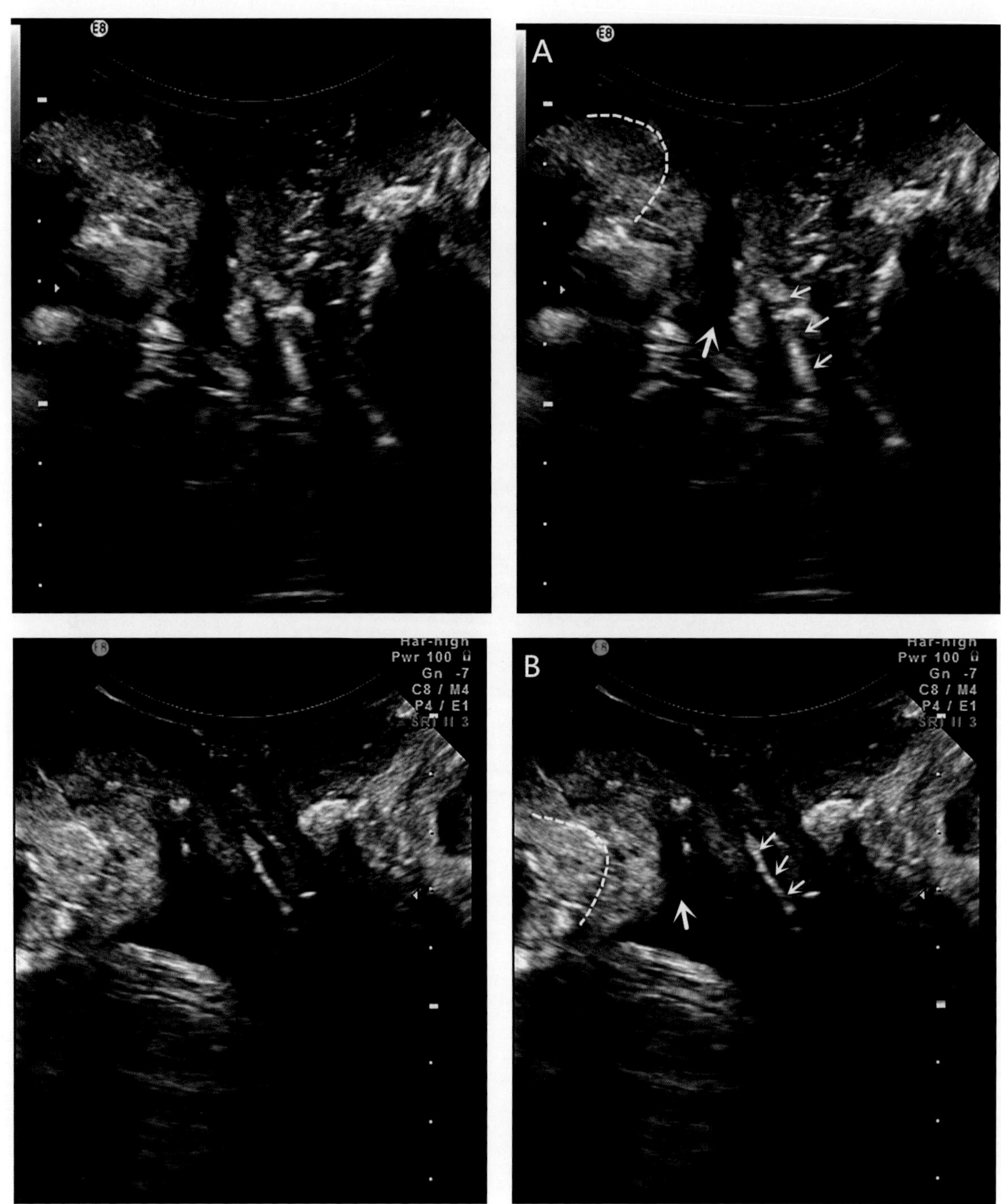

（左侧 - 原始图；右侧 - 标记图）A. 静息状态，尿道、膀胱、阴道及直肠壶腹部位置正常，尿道内口闭合（粗箭头），阴道前壁上段隐约可见高回声网片（细箭头）；B.Valsalva 状态，尿道及膀胱移位不明显，尿道内口闭合（粗箭头），阴道顶端无明显下移，直肠壶腹部形态正常，阴道与直肠之间无肠管膨出，阴道前壁上段可见高回声网片（细箭头）展开。弧虚线，耻骨联合。

图 14–5　术后经会阴二维超声矢状切面

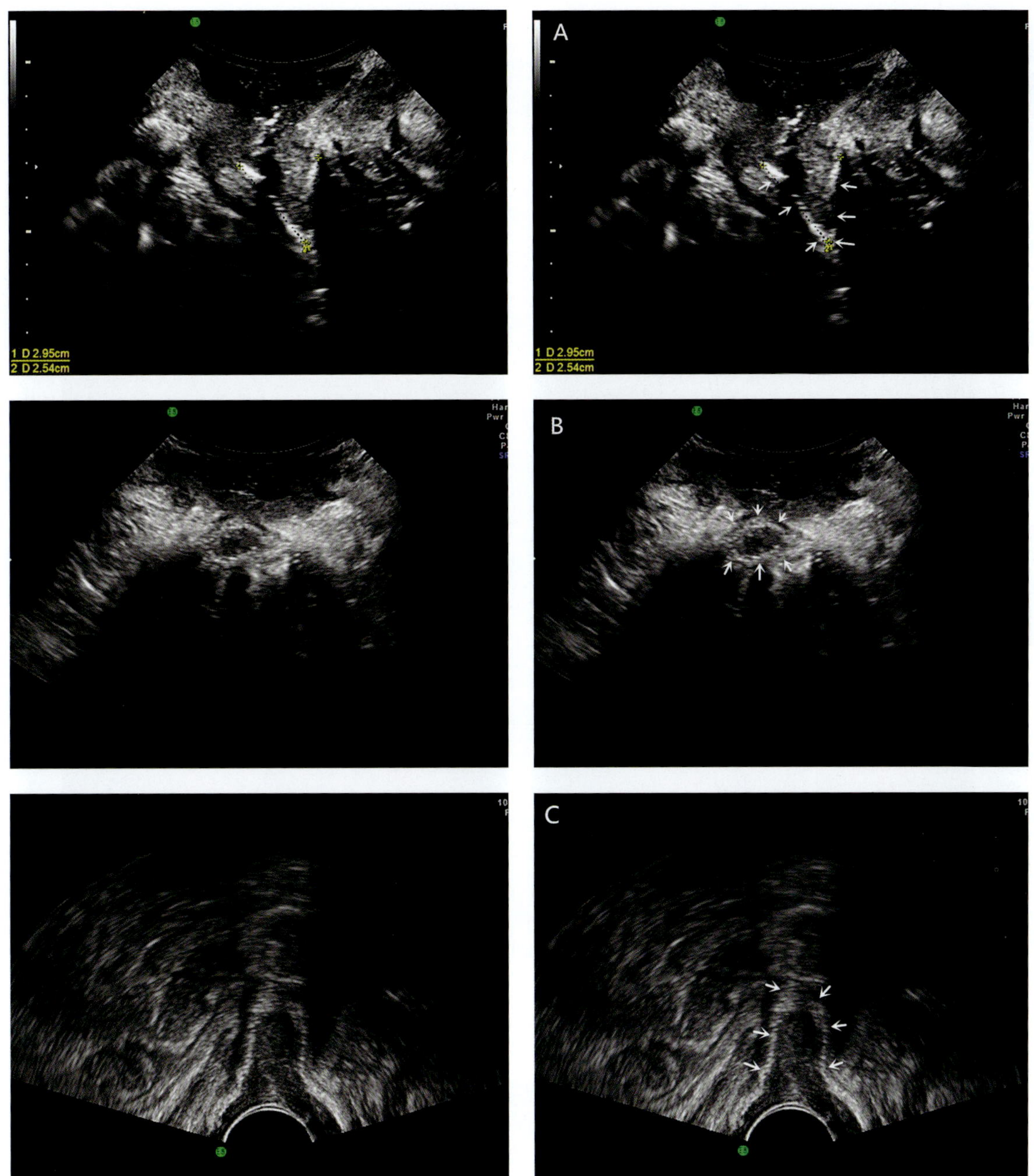

（左侧 - 原始图；右侧 - 标记图）A. 经会阴矢状切面，阴道前壁上段与膀胱后壁之间可见高回声网片，阴道后壁上段与直肠之间可见高回声网片，前后壁网片与阴道顶端呈“V”形（箭头），为“Y”网的短臂，边界清楚；B. 经会阴冠状切面，阴道断端呈低回声，其上下可见前后壁高回声网片（箭头）；C. 经阴道纵切面，阴道断端前后壁高回声倒“V”形网片（箭头），为“Y”网的短臂。

图 14–6　术后二维超声显示网片

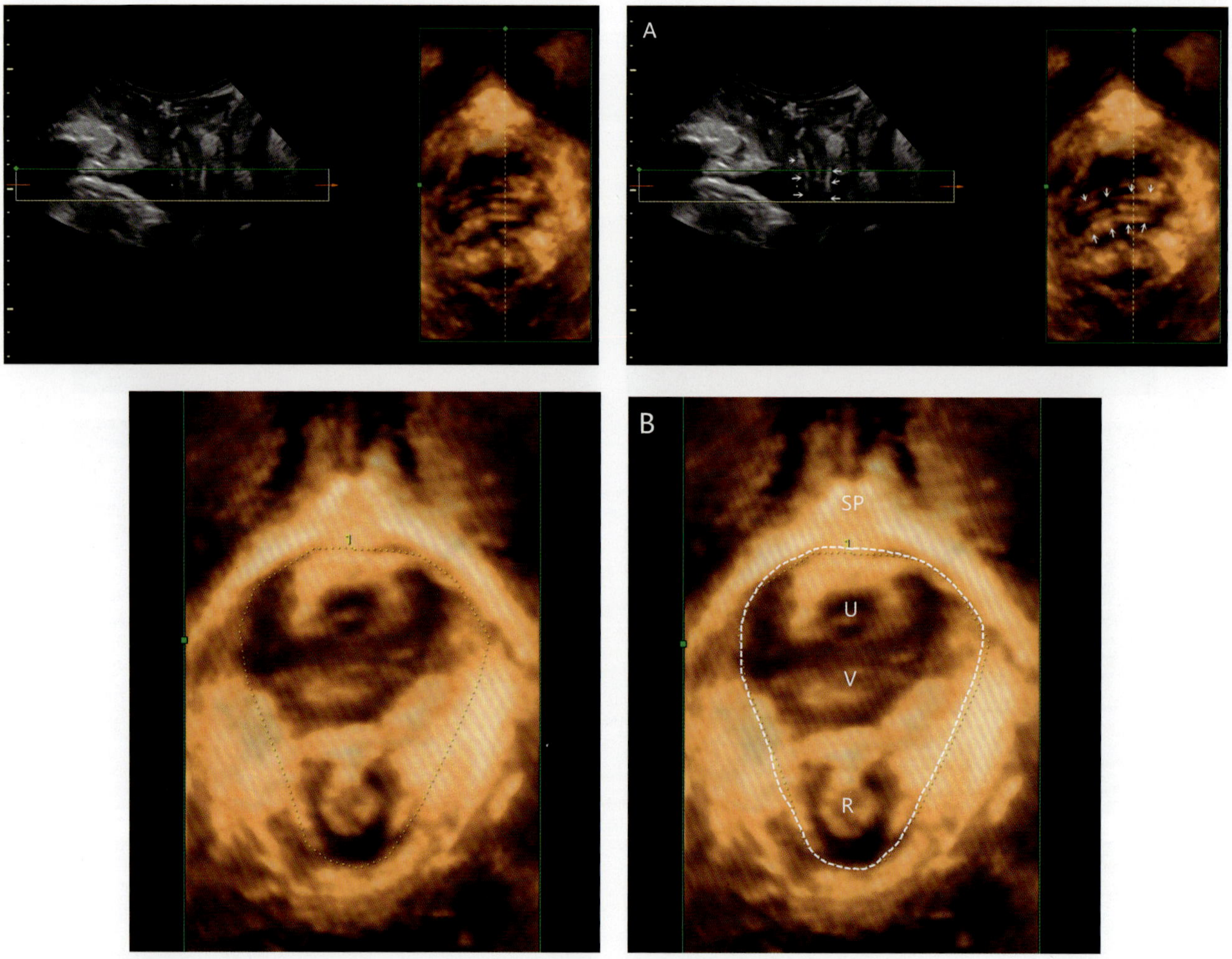

（左侧－原始图；右侧－标记图）A. 三维重建轴平面渲染模式，将阴道顶端及前后壁网片（箭头）放置在感兴趣区内，轴平面显示膀胱后方及直肠前方阴道内带状高回声（箭头），较平直，网片与周围组织界限清；B.Valsalva 状态下，肛提肌裂孔面积正常（虚线圈）。SP，耻骨联合；U，尿道；V，阴道；R，直肠。

图 14–7　术后三维超声显示网片

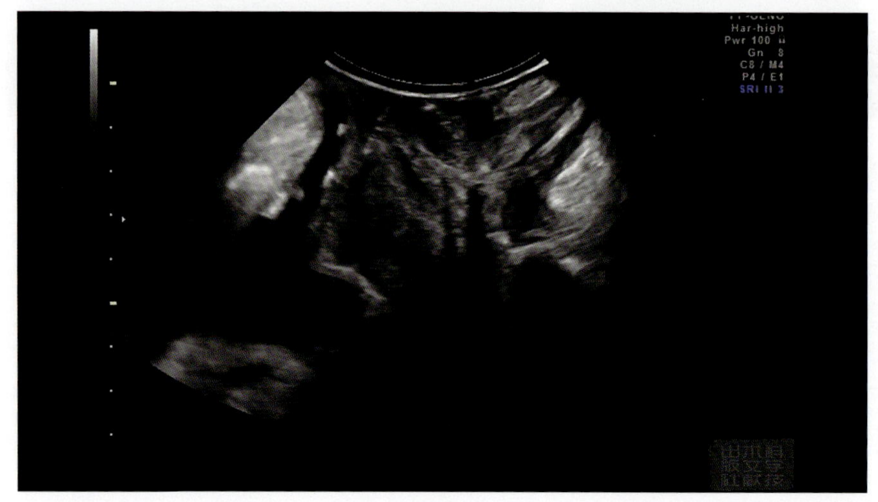

图 14–8　术前二维超声 Valsalva 动作显示盆腔器官脱垂（动图）

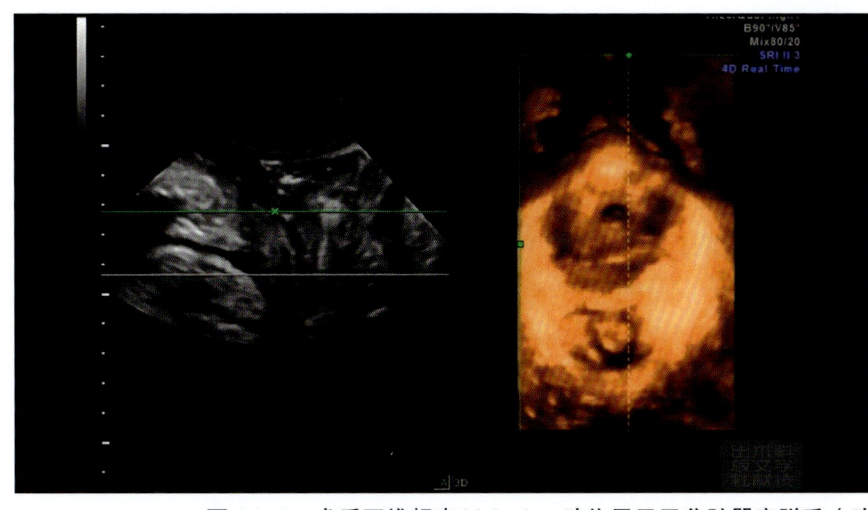

图 14–9　术后四维超声 Valsalva 动作显示无盆腔器官脱垂（动图）

三、超声所见及诊断

1. 术前超声所见：膀胱残余尿＜ 50 mL，逼尿肌厚度＜ 5 mm，静息期宫颈位于阴道内近外口水平，膀胱及直肠壶腹部位置正常，均位于参考线（耻骨联合后下缘水平线）上方，张力期（最大 Valsalva 状态），尿道及膀胱向后下方偏转移位，尿道内口闭合，宫颈及子宫沿阴道下降移位明显，膀胱最低点及宫颈最低点下移至参考线下方，子宫后方与直肠之间可见肠管自阴道直肠间隙下移膨出，肠管最低点位于参考线下方，直肠壶腹部形态正常。通过三维超声观察可见，盆底肌收缩状态下，肛提肌裂孔不对称，双侧肛提肌附着处回声不均匀，连续欠佳，双侧肛提肌尿道间隙（LUG），在肛提肌裂孔最小平面及其头侧两个平面均＞ 2.36 cm，考虑双侧肛提肌损伤；张力期，肛提肌裂孔内可见脱垂的膀胱、宫颈以及肠管，呈重度扩张（具体数据见表 14–2）。

术前超声提示：膀胱膨出，子宫脱垂，肠疝，双侧肛提肌损伤，肛提肌裂孔增大。

2. 术后超声所见：膀胱残余尿＜ 50 mL，前壁网片位于阴道前壁上段与膀胱之间，长约 3.0 cm，后壁网片位于阴道后壁上段与直肠之间，长约 2.5 cm，均呈带状高回声，前后壁网片呈“V”形将阴道顶端包裹。张力期，尿道及膀胱移位不明显，尿道内口闭合，子宫已切除，阴道顶端无明显下移，直肠壶腹部形态尚可，阴道与直肠之间无肠管膨出，盆腔各器官位置均位于参考线上方；经三维超声检查，在肛提肌裂孔轴平面，尿道后方与直肠前方阴道前后壁可见带状高回声网片，较平直，与周围组织界限清，张力期肛提肌裂孔面积无明显扩张（具体数据见表 14–2）。

术后超声提示：盆腔器官脱垂修补术后，“Y”网片植入术后。

表 14–2　手术前后 Valsalva 状态下盆底超声测量指标

Valsalva	膀胱颈移动度	尿道旋转角度	膀胱尿道后角	膀胱最低点至参考线距离	宫颈或阴道穹窿至参考线距离	肠管最低点至参考线距离	裂孔面积
术前	4.41 cm	110°	100°	–2.04 cm	–4.8 cm	–2.6 cm	38 cm^2
术后	1.76 cm	20°	127°	+1.5 cm	+2 cm	—	24 cm^2

注：参考线上方（头侧）为“+”；参考线下方（足侧）为“–”。

四、超声分析

本例患者术前盆底超声表现为以子宫脱垂为主的重度盆腔器官脱垂（POP），同时伴有膀胱膨出，肠疝，双侧肛提肌损伤，肛提肌裂孔重度扩张。手术行阴式子宫切除、阴道前后壁修补、腹腔镜下“Y”网骶前固定术。“Y”网有三个臂，盆底超声可看到“Y”网阴道内两个短臂，呈条状高回声，腹腔内长臂无法识别。本例患者术后超声检查阴道前后壁网片位于阴道上段近穹窿处，呈高回声，将阴道顶端包裹呈“V”形，为“Y”网的两个短臂，前壁网片下端近膀胱颈位置，后壁网片下端位于肛直肠连接处，Valsalva 动作时尿道膀胱无明显移位，阴道穹窿无明显下移，阴道直肠间隙内无肠管脱出，直肠壶腹部形态尚可；三维超声显示膀胱后方与阴道前壁之间形态较规则的带状高回声网片，直肠前方与阴道后壁之间形态较规则的带状高回声网片，横向连接肛提肌间隙的前后部，均与周围组织界限清楚，前后壁网片未见折叠及局部增厚向周围组织侵蚀表现，Valsalva 状态下肛提肌裂孔面积较术前明显缩小。说明网片将整个盆腔托起，限制了各盆腔器官的移动，起到了支撑的作用，盆底解剖结构得到了恢复。

五、分析讨论

腹腔镜阴道骶前固定术（laparoscopic sacrocolpopexy，LSC）为临床治疗以中盆腔缺陷为主的 POP 的标准术式，适应证：①子宫重度脱垂；②阴道穹窿中重度脱垂。手术时将人工合成聚丙烯网片剪为两片，间断固定缝合两片网片于分离后的阴道前、后壁上，在穹窿处剪去前壁固定后的多余的网片，把后壁固定后的多余游离网片放入腹腔，在穹窿处将前后壁网片间断固定缝合在一起，腹腔镜下将修剪至合适长度的网片另一端缝合固定于骶骨岬前纵韧带，形成了“Y”型网片。LSC 在纠正阴道顶端脱垂的同时，可通过阴道前后壁网片放置的位置和大小同时修复阴道前后壁，起到全盆重建的作用。LSC 成功率高，能达到 90% 左右，在松弛状态下保持阴道长度为 5 ～ 10 cm，由于阴道顺应性好，该术式能较好恢复阴道轴向和保持阴道长度，从而可以保留较好的性功能，对年轻的脱垂患者尤为适用。

本例患者术前虽以中盆腔缺陷 – 子宫脱垂为主，但超声下前盆腔表现为膀胱膨出，后盆腔表现为肠疝，同时还伴有双侧肛提肌损伤及肛提肌裂孔明显增大，如手术只修复中盆腔，术后会增加复发的风险。患者术后盆底超声检查，前壁网片上端位于阴道穹窿，下端近膀胱颈位置，长约 3 cm，对膀胱起到支撑作用，后壁网片上端位于阴道穹窿，下端位于肛直肠连接处，长约 2.5 cm，对阴道直肠间隙起到了封闭的作用同时支撑阴道后壁，在 Valsalva 动作时，盆腔各器官均无明显下降表现，阴道直肠间隙内无肠管膨出，说明“Y”网对盆底起到了整体支撑作用，同时通过三维超声检查显示网片平直，与周围组织界限清楚，无折叠、暴露、侵蚀等并发症的出现。虽然网片在腹腔内的长臂超声无法显示，但通过患者术后无腹痛，大小便正常等临床表现，再结合超声下盆底解剖结构和功能的恢复，可以评估此患者手术成功。

六、思考题

1. 中盆腔缺陷的手术治疗主要方式？
2. 超声下能否全面评估“Y”形网片？

参考文献

1. 朱兰 . 改良腹腔镜阴道骶前固定术治疗重度盆腔器官膨出及其并发症的处理和预防 [J/CD]. 中华腔镜外科杂志（电子版）, 2011, 4（3）: 160–162.

2. 朱兰 , 史宏晖 . 女性盆底障碍性疾病的腹腔镜手术 [J]. 中国实用妇科与产科杂志 , 2009, 25（1）: 29–31.

3. 张晓薇 , 许丽 , 黎燕霞 . 改良腹腔镜下阴道骶骨固定术临床疗效评价 [J], 2013, 48（3）: 140–149.

病例 15　盆腔器官脱垂前盆重建术后血肿及网片暴露

一、临床资料

病史：患者，女性，66 岁，主诉因阴道脱出物 41 年，伴排尿困难 1 年就诊。患者 41 年前阴道分娩后出现阴道脱出一肿物，约鸡蛋大小，休息、平卧后可回纳，久站、劳累、下蹲时明显，戴子宫托治疗 30 年，症状明显好转，劳累后无脱出。患者于 10 年前取出子宫托，近 1 年自觉阴道再次脱出肿物，初期似鸡蛋大小，逐渐加重，伴排尿困难，无咳后漏尿，大便正常；50 岁绝经；孕 5 产 3，均顺产；BMI 22.96 kg/m^2。

术前专科检查：屏气用力后阴道前壁膨出至阴道口外，宫颈脱出至阴道口内侧缘水平，阴道后壁位于阴道内。POP–Q 评分见表 15–1。

表 15–1　POP–Q 评分

单位：cm

Aa　1	Ba　2.5	C　–1
gh　6	pb　2.5	TVL　8
Ap　–2	Bp　–2	D　–3

注：① Aa、Ba，阴道前壁两点；② Ap、Bp，阴道后壁两点；③ C，宫颈最远端；④ D，阴道后穹窿最深点；⑤ gh，生殖道裂孔长；⑥ pb，会阴体长；⑦ TVL，阴道全长（详细含义见表 5–1 下注释）。

术前临床诊断：阴道前壁膨出Ⅲ期，子宫脱垂Ⅱ期，阴道后壁膨出Ⅰ期。

手术方式：经阴道子宫切除 + 前盆腔重建（阴道前壁修补 + 网片置入术）+ 阴道后壁桥式修补术。

术后病史：术后 5 天，自觉阴道不适，排尿不畅；术后 8 个月，自觉阴道分泌物多，偶有淡血性分泌物，同时伴有阴道疼痛不适，无排尿困难及尿不畅，无咳嗽、打喷嚏等腹压增加时漏尿，大便正常。

术后专科检查：阴道前壁黏膜不光滑，前壁中段可见暴露的网片，大小约 0.8 cm。

临床诊断：阴道前壁网片暴露。

二、影像资料（图 15-1 ～图 15-10）

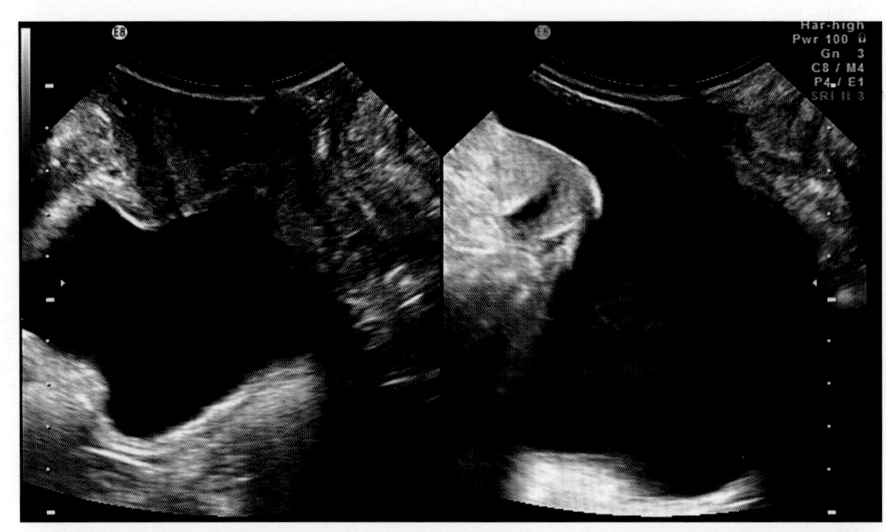

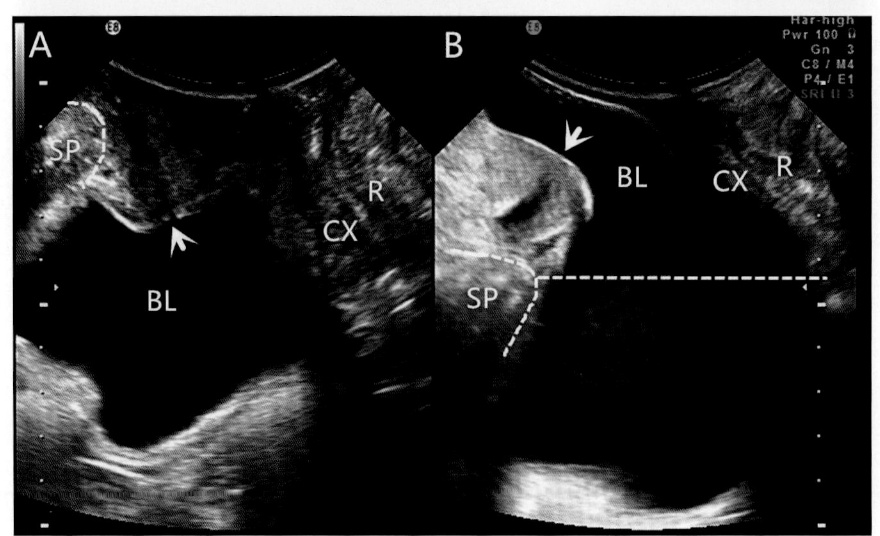

（上侧－原始；下侧－标记）A. 静息状态，膀胱颈、宫颈及直肠壶腹部均位于盆腔内，尿道内口闭合（箭头）。膀胱残余尿＞ 100 mL；B. 最大 Valsalva 状态，尿道、膀胱向后下方旋转移位，膀胱膨出压迫阴道，宫颈向后下移位紧贴直肠，膀胱及宫颈最低点均位于参考线（白直虚线）下方，直肠壶腹部形态无改变，尿道内口闭合（箭头）。SP（弧虚线），耻骨联合；BL，膀胱；CX，宫颈；R，直肠。

图 15-1　术前经会阴二维超声矢状切面

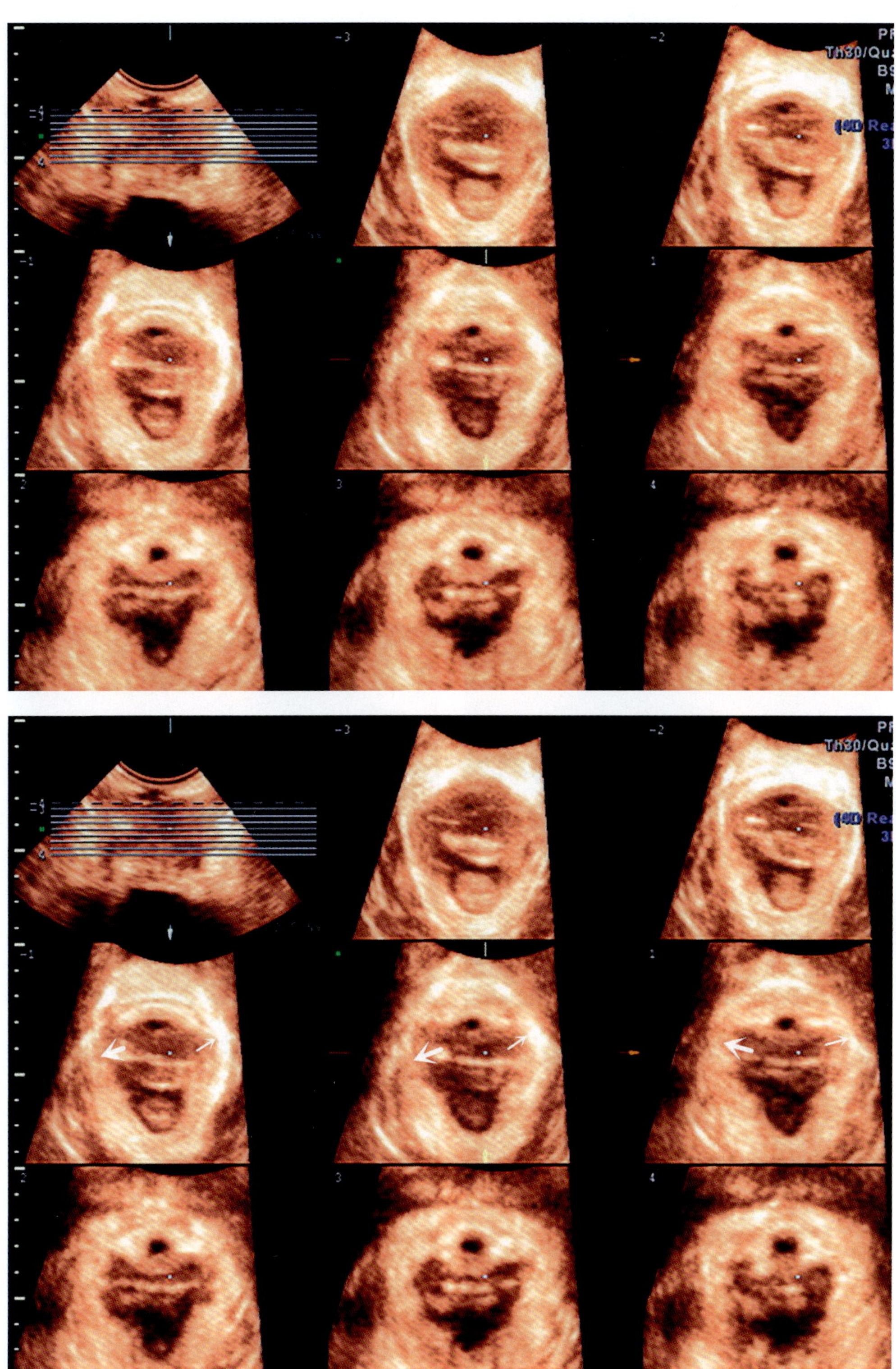

（上图 - 原始；下图 - 标记）盆底肌收缩状态，多平面断层成像模式，双侧肛提肌不对称，右侧肛提肌附着处（粗箭头）回声不均，连续差，左侧肛提肌连续好（细箭头），右侧肛提肌尿道间隙（LUG）增大，中间三幅图均 >2.36 cm，诊断右侧肛提肌损伤。

图 15-2　术前经会阴三维超声肛提肌裂孔多平面断层成像

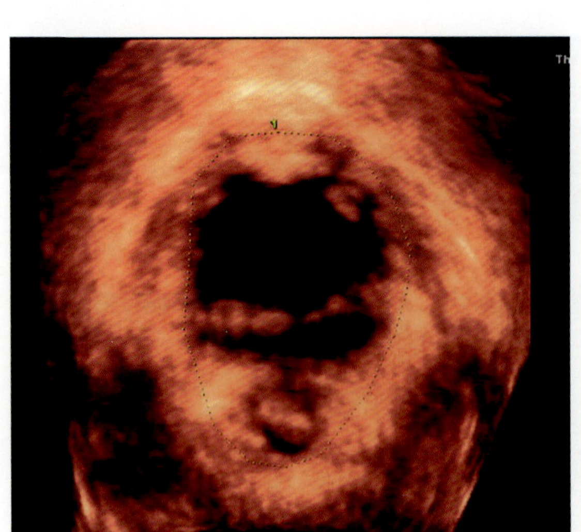

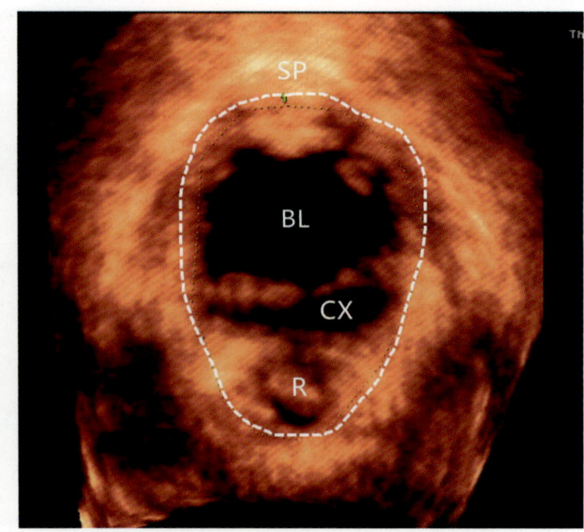

（左侧 - 原始图；右侧 - 标记图）Valsalva 状态，肛提肌裂孔内可见脱垂的膀胱，其后方为宫颈，肛提肌裂孔面积（虚线圈）无明显增大，SP，耻骨联合；BL，膀胱；CX，宫颈；R，直肠。

图 15-3　术前经会阴三维超声肛提肌裂孔轴平面成像

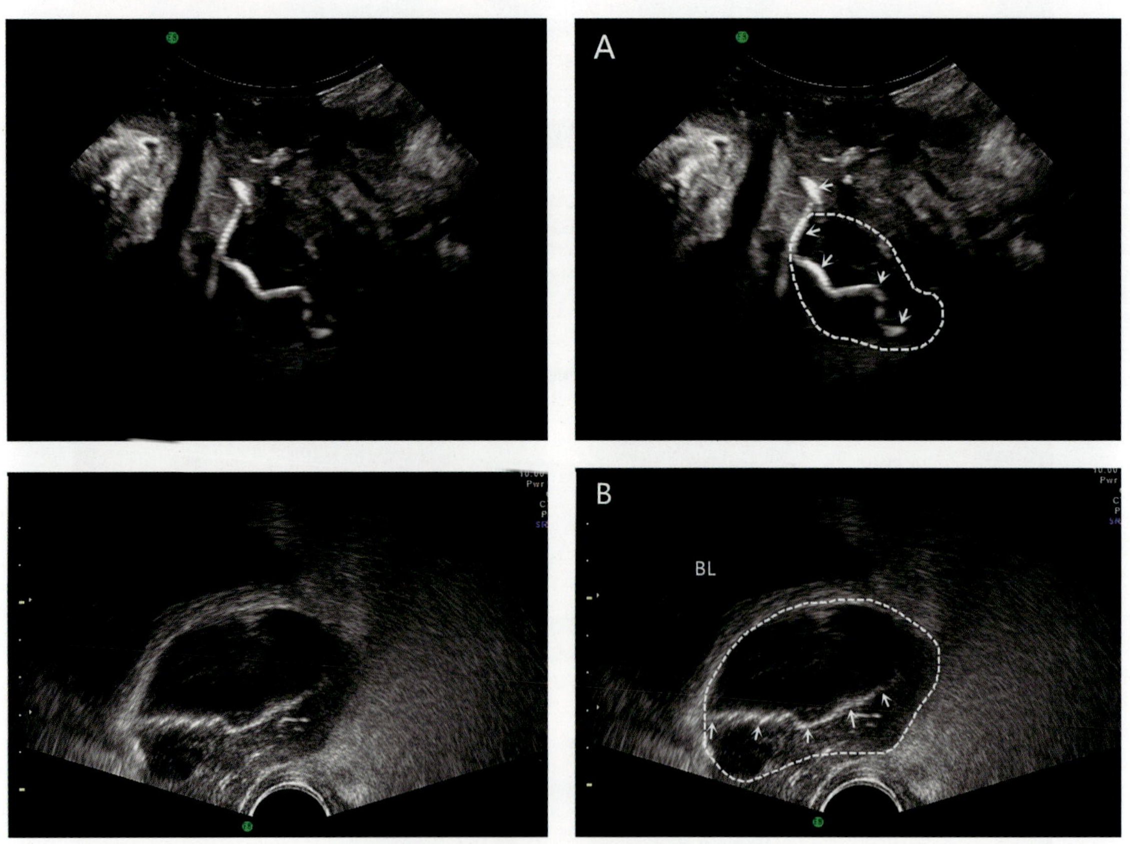

（左侧 - 原始图；右侧 - 标记图）A. 经会阴超声矢状切面，阴道前壁网片（箭头），位于阴道中下段至阴道顶端，呈形态不规则弯曲线状高回声，网片中上段外可见低回声包块（虚线圈）包绕；B. 经阴道超声冠状切面，膀胱后方阴道内低回声非纯囊性包块（虚线圈），内包裹高回声网片（箭头）。BL：膀胱。

图 15-4　术后 5 天盆底二维超声

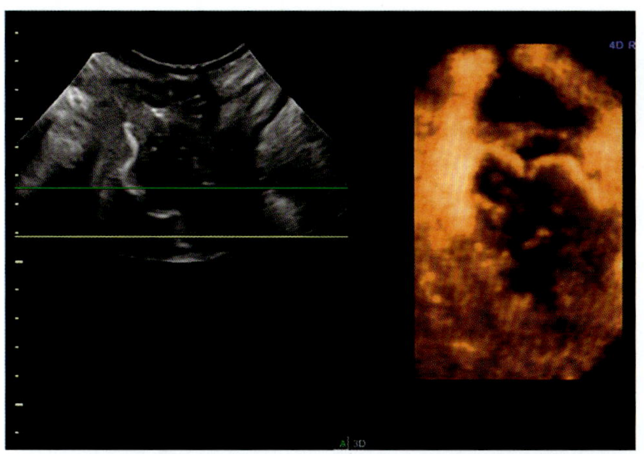

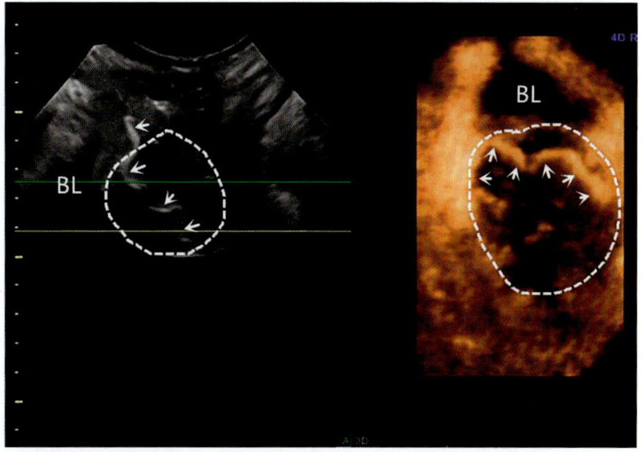

（左侧 – 原始图；右侧 – 标记图）三维容积渲染模式，阴道前壁低回声包块放置在感兴趣区内，重建轴平面显示膀胱后方阴道前壁弯曲状高回声网片（箭头），其外包裹不均低回声包块（虚线圈）。BL：膀胱。

图 15–5　术后 5 天盆底三维超声

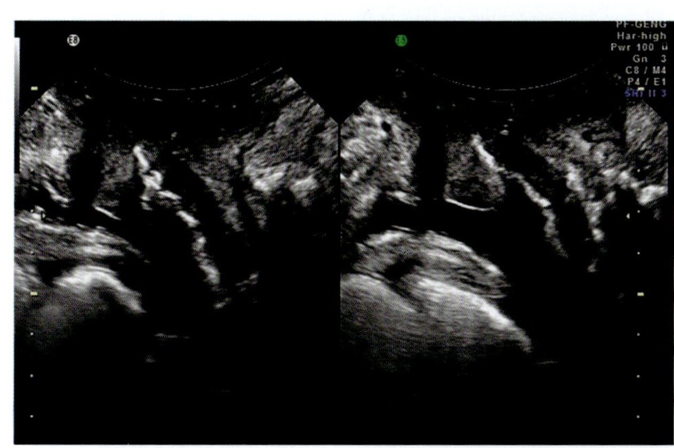

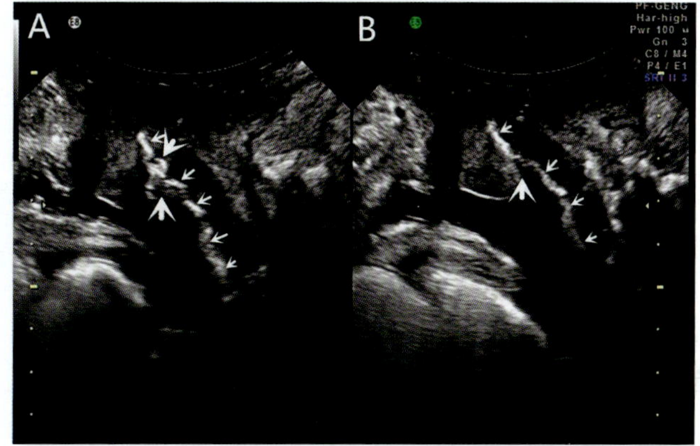

（左侧 – 原始图；右侧 – 标记图）A. 静息状态，阴道前壁网片（细箭头）位于阴道中下段至阴道顶端，呈带状高回声，网片中下段局部增厚（粗箭头），后方伴声影；B.Valsalva 状态，尿道及膀胱无明显移位，阴道前壁网片（细箭头）支撑膀胱后壁，网片回声连续性差，局部回声偏低（粗箭头）。

图 15–6　术后 8 个月经会阴二维超声矢状切面

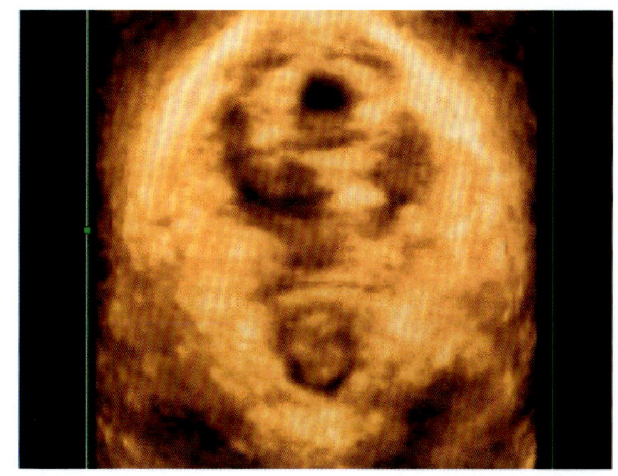

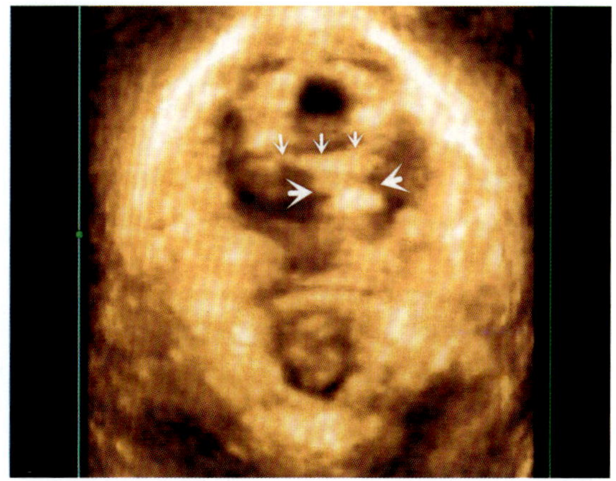

（左侧 – 原始图；右侧 – 标记图）三维重建肛提肌裂孔轴平面，尿道后方阴道前壁高回声网片（细箭头），网片中间局部明显增厚（粗箭头），侵蚀进入阴道。

图 15–7　术后 8 个月经会阴三维超声

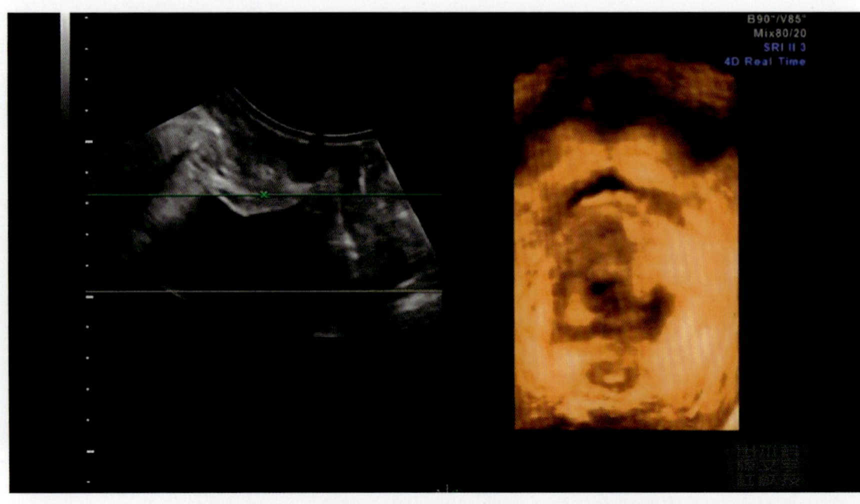

图 15–8　术前，四维 Valsalva 动作膀胱膨出 + 子宫脱垂（动图）

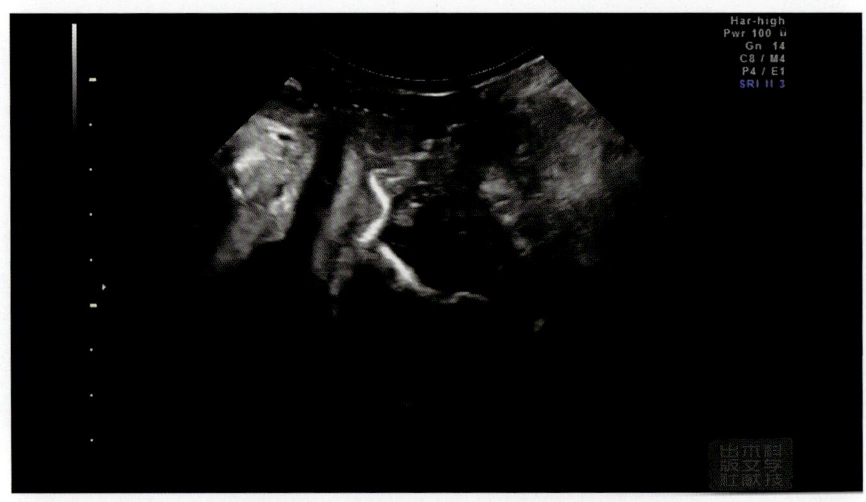

图 15–9　术后 5 天，二维显示阴道前壁网片及血肿（动图）

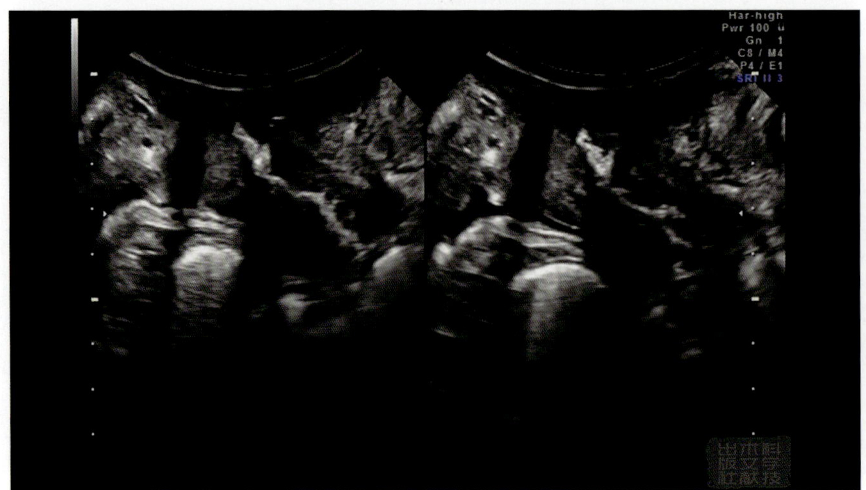

图 15–10　术后 8 个月，二维 Valsalva 显示阴道前壁网片暴露（动图）

三、超声所见及诊断

1. 术前超声所见：膀胱残余尿＞ 100 mL，逼尿肌厚度＜ 5 mm，尿道走行正常，静息期膀胱、宫颈及直肠壶腹部均位于盆腔内，张力期（最大 Valsalva 状态），尿道及膀胱向后下方翻转移位，尿道内口闭合，膀胱膨出压迫阴道，宫颈向后下移位紧贴直肠，膀胱及宫颈最低点均位于参考线下方，直肠壶腹部形态正常。通过三维超声检查显示，盆底肌收缩状态下，双侧肛提肌不对称，右侧附着点处连续差，回声偏低不均，左侧附着点连续好，多平面断层成像，肛提肌裂孔最小平面及头侧两个平面右侧 LUG 均＞ 2.36 cm，提示右侧肛提肌损伤。张力期，肛提肌裂孔无明显增大（具体数据见表 15–2）。

术前超声提示：膀胱膨出，子宫脱垂，右侧肛提肌损伤，尿潴留。

2. 术后 5 天超声所见：阴道前壁网片位于阴道中下段至阴道顶端，长约 4.3 cm，呈形态不规则弯曲带状高回声，网片中上段外包裹低回声包块，大小约 5.3 cm × 5.9 cm × 4.7 cm，边界毛糙。三维超声，膀胱后方阴道前壁弯曲状高回声网片，网片周边包裹低回声非纯囊性包块。

超声提示：阴道前壁网片术后，阴道前壁血肿。

3. 术后 8 个月超声所见：膀胱残余尿＜ 50 mL，阴道前壁网片位于阴道中下段至阴道顶端，呈带状高回声，长约 4.1 cm，网片中下段（外 1/3）局部增厚，长约 0.6 cm，边界毛糙，向阴道前壁突起，距阴道前壁黏膜层约 0.25 cm，后方伴声影，网片中上段（内 2/3）距阴道前壁黏膜层约 0.5 cm，阴道壁厚约 0.55 cm。张力期，尿道、膀胱无明显移位，尿道内口闭合，阴道穹窿无明显下移，直肠壶腹部形态无改变，膀胱最低点位于参考线水平上方，阴道前壁网片支撑膀胱后壁，网片回声连续性差，局部回声偏低。经三维超声检查显示，尿道后方与阴道前壁之间高回声网片局部明显增厚，与阴道界限不清。张力期肛提肌裂孔无明显增大（具体数据见表 15–2）。

超声提示：盆腔器官脱垂修补术后，阴道前壁网片植入术后，网片位置良好，网片局部侵蚀暴露。

表 15–2　手术前后 Valsalva 状态下盆底超声测量指标

张力期	膀胱颈移动度	尿道旋转角度	膀胱尿道后角	膀胱最低点至参考线距离	宫颈或穹窿最低点至参考线距离	裂孔面积
术前	5.33 cm	114°	87°	–4.85 cm	–0.5 cm	24 cm^2
术后	1.18 cm	3°	110°	+1.5 cm	+3 cm	23 cm^2

注：参考线上方（头侧）为“+”；参考线下方（足侧）为“–”。

四、超声分析

本例患者术前盆底超声表现为膀胱明显膨出，子宫脱垂，无直肠膨出，右侧肛提肌损伤，肛提肌裂孔无明显扩张，为中度 POP 表现。

手术行阴式子宫切除，前盆腔重建（阴道前壁修补并网片植入），阴道后壁修补。术后第 5 天因阴道不适行盆底超声检查发现阴道前壁网片中上段周围包裹低回声囊性包块，经三维超声检查显示网片在低回声包块内呈弯曲线状，考虑为阴道壁血肿，为阴道壁植入网片的近期并发症。

术后 8 个月患者出现阴道排液、出血、疼痛，专科检查发现阴道前壁网片暴露，再次行超声检查，阴道前壁网片中下段局部增厚，边界毛糙，向阴道前壁突起，距阴道前壁黏膜层约 0.25 cm，明显小于中上段网片距阴道壁黏膜层距离，经三维超声检查显示尿道后方与阴道前壁之间高回声网片局部明显增厚，与阴道界限不清，考虑为网片暴露，与临床检查相符合。同时患者动态超声检查显示，张力期尿道膀胱无明显移位，阴道前壁网片支撑膀胱，限制其向后下方移位，膀胱最低点位于参考线水平上方，中盆腔阴道穹窿无脱出，后盆腔直肠壶腹部形态正常；经三维超声检查显示，尿道后方与阴道前壁之间高回声网片，横向连接肛提肌间隙的前部，术后肛提肌裂孔面积略缩小，根据手术前后相关参数比较，盆底解剖结构恢复好，网片放置位置良好。术后盆底超声提示：盆腔器官脱垂修补术后，阴道前壁网片植入术后，网片位置良好，网片局部侵蚀暴露。

五、讨论

中－重度 POP 患者因病情影响生活质量而多数需要依靠手术治疗。传统手术方式复发率高，近年来，使用聚丙烯材料编织而成的人工合成网片行盆底重建手术越来越受到临床青睐，但是网片的并发症也一直是国内外关注的热点。网片的并发症主要包括出血及血肿，尿道、膀胱及肠道损伤，感染，疼痛，术后复发，术后新发尿路症状，网片暴露及侵蚀、网片挛缩等。术后超声检查对于阴道植入网片可观察其位置、大小、移动度、深浅以及有无血肿、折叠、侵蚀、暴露等并发症的出现。此患者术后 5 天盆底超声检查发现阴道前壁包裹网片的囊性包块，考虑为术后阴道壁血肿。阴道壁血肿形成是盆底重建手术后的近期并发症之一，其发生率约为 2.9%，主要原因为术中分离组织及穿刺时所致的少量隐匿性出血，术中未予有效止血而造成术后血肿形成，术中应通过轻柔分离组织并应用双极止血以减少此并发症，并可在术后将碘仿纱条填塞于阴道内 48 ～ 72 小时，以起到局部压迫止血的效果；若已形成血肿，可保守治疗等待自行吸收，保守治疗无效时需要手术行血肿切开引流术。

此患者术后 8 个月复查，妇科检查发现阴道前壁网片暴露。网片暴露指网片出现在阴道内，是盆底重建术植入网片后比较常见的并发症，一项 Meta 分析显示，110 篇文章中 11785 例患者的网片暴露率为 10.3%。网片暴露发生率的差异较大，可能和采取的手术方式及所使用网片类型不同有关。也有临床观察显示，多次、多处网片暴露患者的阴道壁菲薄，此外网片放置的层次也会影响网片暴露的发生。网片暴露的诊断主要依据临床检查，应用盆底超声可以对患者阴道壁的厚度及网片放置层次进行测量，协助评估其暴露位置及相关因素，指导临床医师采取相应措施。本例阴道前壁网片下端位于尿道中段水平，上端位于阴道顶端，网片中下段可见局部增厚区，边界毛糙，中上段网片呈线状无明显增厚，且距阴道前壁黏膜层距离合适，在三维超声检查下可见阴道前壁网片局部增厚明显，与阴道前壁界限不清，考虑网片局部暴露。本例患者的网片暴露原因可能与术后曾出现阴道血肿、网片局部放置位置偏浅，以及绝经时间长导致的阴道壁薄弱有关。对于小面积网片暴露，可通过保守治疗－局部涂抹雌激素软膏，对于范围较大的网片暴露或反复网片暴露，建议手术治疗－去除暴露网片修补阴道壁。

六、思考题

1. 盆底超声如何诊断植入网片暴露？
2. 植入网片术后血肿的超声表现有哪些？

参考文献

1. MILLER D, LUCENTE V, BABIN E, et al. Prospective clinical assessment of the transvaginal mesh technique for

treatment of pelvic organ prolapse –5 –year results [J]. Female Pelvic Med Reconstr Surg, 2011, 17（3）: 139–143.

2. ACHTARI C, HISCOCK R, et al. Risk factors formesh erosion after transvaginalsurgery using polypropylene（Atrium）orcomposite polypropylene/ polyglactin 910（Vypro Ⅱ）mesh[J]. Int Urogynecol J Pelvic Floor Dysfunct, 2005; 16（5）: 389–394.

3. MCDERMOTT C D, TERRY C L, WOODMAN P J, et al. Surgical outcomes following total Prolift: colpopexy versus hysteropexy [J]. Aust N Z J Obstet Gynaecol, 2011, 51（1）: 61–66.

4. VAIYAPURI G R, HAN H C, LEE L C, et al. Use of the Gynecare Prolift system in surgery for pelvic organ prolapse: 1–year outcome [J]. Int Urogynecol J, 2011, 22（7）: 869–877.

5. BAKO A, DHAR R. Review of synthetic mesh-related complications in pelvic floor reconstructive surger [J]. Int Urogynecol J Pelvic Floor Dysfunct, 2009, 20（1）: 103–111.

6. WITHAGEN M I, MILANI A L, DEN Boon J, et al. Trocar-guided mesh compared with conventional vaginal repair in recurrent prolapse: a randomized controlled trial[J]. Obstet Gynecol, 2011, 117（2 Pt 1）: 242–250.

病例 16　盆腔器官脱垂前盆重建术后网片侵蚀

一、临床资料

病史：患者，女性，64 岁，2 年前因阴道前壁膨出Ⅲ期，子宫脱垂Ⅲ期，阴道后壁膨出 I 期行阴式全子宫切除＋前盆腔重建（阴道前壁网片植入），术后恢复良好，大小便正常，半年前无明显诱因出现间断性阴道排液，量少，呈淡粉色，伴有下腹部疼痛不适，无排尿不适。

专科检查：阴道残端下方前壁偏右侧局部增厚约 1 cm，局部压痛，考虑网片侵蚀。

二、影像资料（图 16-1 ～图 16-3）

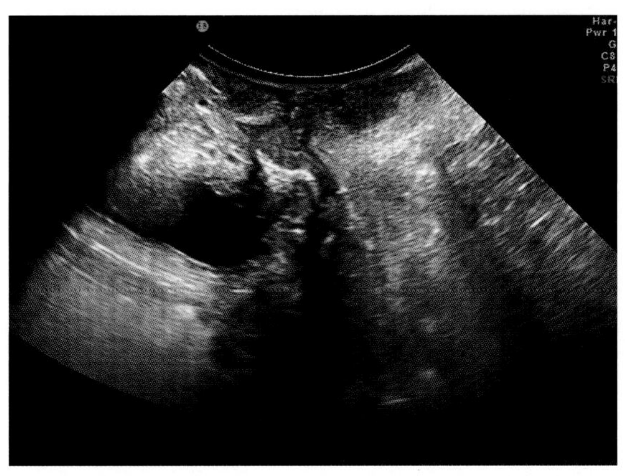

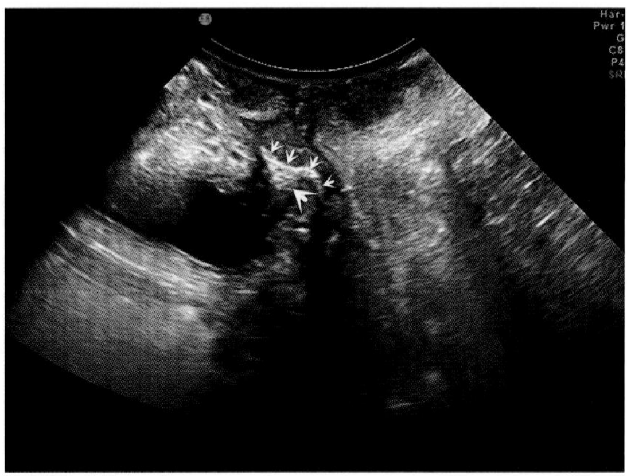

（左侧 – 原始图；右侧 – 标记图）矢状切面，阴道前壁上段见高回声网片（细箭头），网片局部增厚（粗箭头），向尿道后方与膀胱后壁方向突起，但未穿破尿道及膀胱。

图 16-1　经会阴二维超声

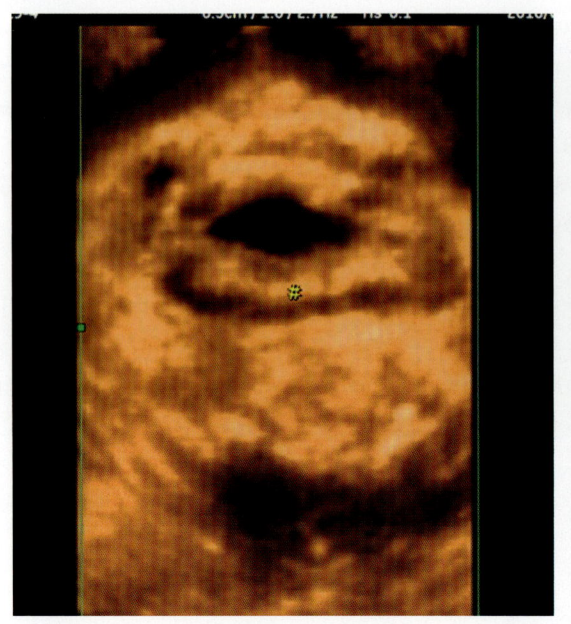
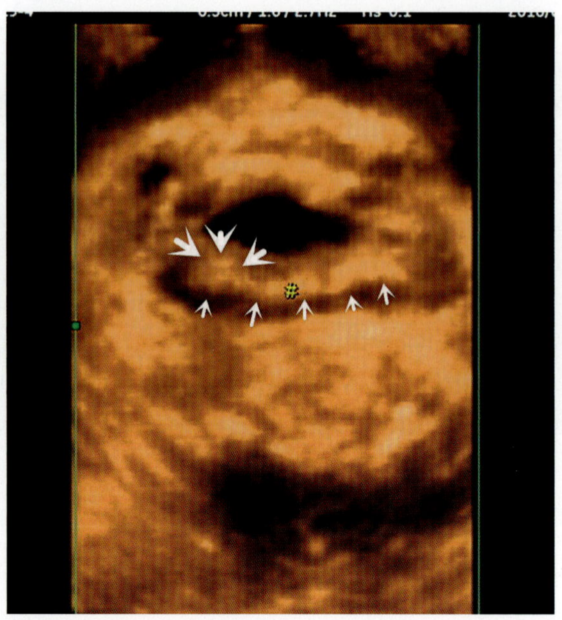

（左侧－原始图；右侧－标记图）重建轴平面显示尿道后方阴道前壁高回声网片（细箭头），网片右侧局部（粗箭头）边界毛糙，与尿道后壁界限不清，未穿破尿道。

图 16–2　经会阴三维超声

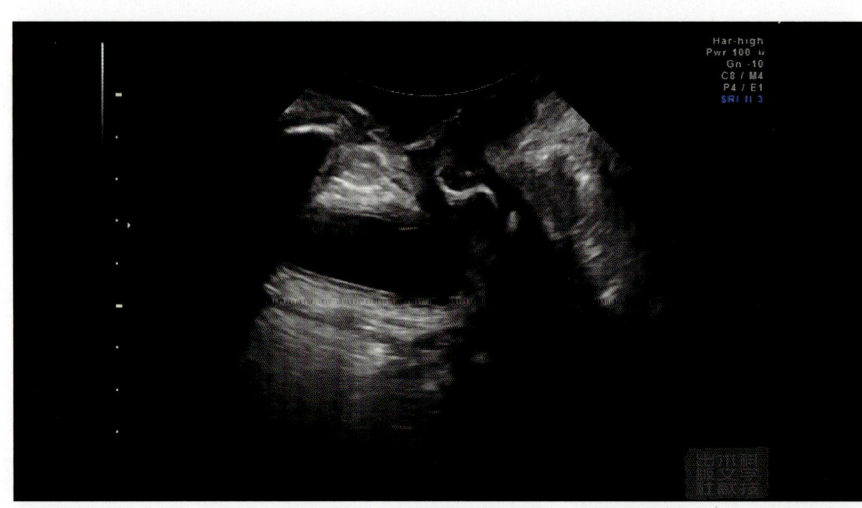

图 16–3　二维盆底超声显示前壁网片侵蚀（动图）

三、超声所见及诊断

1. **超声所见：**膀胱残余尿＜ 50 mL，阴道前壁网片位于阴道中下段至阴道顶端，呈弯曲带状高回声，网片下段局部增厚约 0.8 cm，向尿道后方与膀胱后壁方向突起，但未穿破尿道及膀胱。经三维超声肛提肌裂孔重建轴平面，可见尿道后方与阴道前壁之间有高回声网片，网片右侧局部增厚，与尿道后壁界限不清，未穿破尿道。

2. **超声提示：**阴道前壁网片植入术后，网片部分侵蚀。

四、超声分析

本例患者因 POP 行阴式子宫切除，前盆腔重建（阴道前壁网片植入）手术。术后 1 年多患者出现阴道排液、疼痛等，专科检查发现阴道前壁网片局部侵蚀。超声检查提示阴道前壁网片呈高回声，薄厚不均，下段局部增厚，边界毛糙，向尿道后壁及膀胱后壁突起，贴近尿道后壁但未穿破。经三维超声检查显示，肛提肌裂孔尿道后方阴道前壁高回声网片，横向连接肛提肌间隙的前部，网片的右侧局部回声不均增厚，与周围界限欠清，特别是与尿道后壁界限不清，但未侵犯尿道，网片中间及左侧呈带状高回声，与周围有界限，考虑网片右侧局部侵蚀，与临床检查相符合。

五、讨论

近年来，使用聚丙烯人工合成网片对重度 POP 患者行盆底重建手术越来越广泛，随之对网片的并发症逐渐受到关注。网片侵蚀是术后常见并发症之一，侵蚀部位一般位于阴道、膀胱、直肠等。网片侵蚀的发病率为 3% ～ 30%。关于网片侵蚀周围器官的病理和生理机制目前尚存在争论，网片移位理论是目前比较广泛被接受的，其机制：第一种为原发性移位，指术后网片向阻力小的方向移位，这种小的阻力是由于网片没有进行固定或固定不充分造成的，或由于外力的作用造成了相对阻力小的一方，而造成网片的移位；另一种是继发性移位，是由于网片引起异物反应进而造成对周围组织的侵蚀，向邻近的组织逐渐移位，甚至导致器官的损伤，是一个慢性的过程。另有研究显示，年龄大于 70 岁是网片侵蚀的独立危险因素，其原因可能是盆底组织的薄弱、激素缺乏、萎缩的阴道上皮组织修复能力差，不利于术后网片与机体的融合修复，进而增加了网片侵蚀的发生率。网片局部侵蚀会出现阴道排液，出血，局部疼痛等症状。有报道表明，网片侵蚀入膀胱导致膀胱结石，随之会出现膀胱穿孔、瘘管形成等较严重并发症。对于网片侵蚀，超声可帮助临床观察其位置，与周围器官关系，有没有潜在的严重并发症出现。本例患者术后 2 年临床检查前壁网片右侧局部增厚压痛，考虑局部侵蚀，超声检查前壁网片位置尚可，网片下段局部增厚，向尿道与膀胱后壁方向突起，界限不清，三维重建轴平面显示增厚位置位于网片右侧，与尿道后壁界限不清，但是在二维及三维超声下观察，均显示网片未穿破尿道和膀胱，并且与尿道和膀胱内侧壁有一定距离，超声提示为网片局部侵蚀，与临床相符合，为临床治疗提供依据。

六、思考题

1. 网片侵蚀的好发部位?
2. 网片侵蚀的超声表现?

参考文献

1. MAHER C M, FEINER B, BAESSLER K, et al. Surgical management of pelvic organ prolapse in women: the updated summary version Cochrane review[J]. Int Urogynecol J, 2011, 22（11）: 1445–1457.

2. 周颖，谢静燕 . 经阴道植入网片盆底重建术后网片侵蚀的诊疗进展 [J]. 现代妇产科进展，2017, 26（11）: 869–871.

3. 高桂香，王鲁文，刘冬霞，等 . 盆底重建术临床疗效及术后网片侵蚀暴露相关因素研究 [J]. 现代妇产科进展，2015, 24（11）: 844–847.

4. 赵菊芬，杨柳风，霍竹惠，等 . 盆底重建术后网片侵蚀致膀胱结石二例 [J]. 临床外科杂志，2019, 27（6）: 502–503.

5. WU J M, MATTHEWS C A, CONOVER M M, et al. Lifetime risk of stress urinary incontinence or pelvic organ prolapse surgery[J]. Obstet Gynecol，2014，123（6）: 1201–1206.

病例 17　盆腔器官脱垂全盆腔重建术后网片脱落

一、临床资料

病史：患者，女性，69 岁，3 年前出现腹压增加后阴道脱出物，初起如红枣大小，平卧后可自行还纳，半年前症状加重，脱出物增大如鸡蛋大小，伴下腹坠胀，伴尿频、尿不尽感，脱出严重时排尿困难，还纳后排尿顺畅，无咳嗽、打喷嚏后漏尿，便秘多年；绝经 19 年，孕 4 产 2，顺产，BMI 22.89 kg/ ㎡。

术前专科检查：屏气用力后阴道前壁全部脱出至阴道外，宫颈及部分宫体脱出至阴道外，宫颈肥大，中度糜烂，触血（+），阴道后壁部分脱出至阴道外。术前 POP–Q 评分见表 17–1。

表 17–1　术前 POP–Q 评分

单位：cm

Aa　3	Ba　5	C　6
gh　7	pb　2	TVL　7
Ap　1	Bp　4	D　4

注：① Aa、Ba，阴道前壁两点；② Ap、Bp，阴道后壁两点；③ C，宫颈最远端；④ D，阴道后穹窿最深点；⑤ gh，生殖道裂孔长；⑥ pb，会阴体长；⑦ TVL，阴道全长（详细含义见表 5–1 下注释）。

术前临床诊断：阴道前壁膨出Ⅳ期，子宫脱垂Ⅳ期，阴道后壁膨出Ⅳ期。

手术方式：经阴道子宫切除术 + 全盆腔重建术（阴道前后壁修补 + 网片置入术）。

术后病史：术后 5 个月，患者自觉阴道仍有脱出物但较术前明显好转，无阴道分泌物增多，无排尿困难及尿不畅，大便如术前。

术后专科检查：阴道前后壁黏膜光滑，屏气用力后阴道前壁膨出至阴道口外，阴道穹窿位于阴道口上方，阴道后壁无膨出。术后 POP–Q 评分见表 17–2。

表 17–2　术后 POP–Q 评分

单位：cm

Aa　0	Ba　1	C　–1
gh　7	pb　2	TVL　6
Ap　–3	Bp　–3	D　—

注：英文简写含义见表 17–1 下注释。

术后临床诊断：全盆重建术后，阴道前壁膨出Ⅱ期，阴道穹窿脱垂Ⅱ期。

二、影像资料（图 17-1 ～图 17-7）

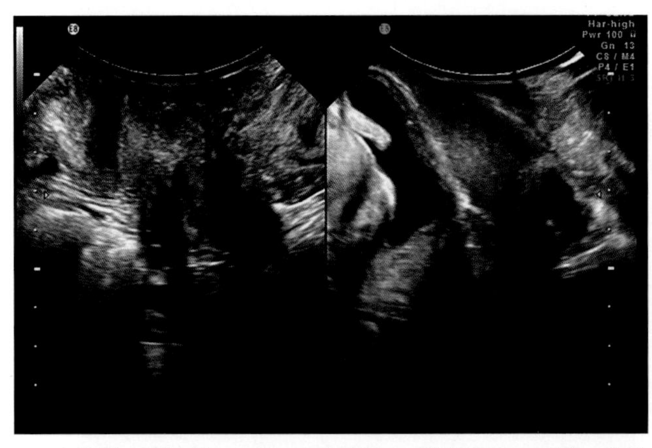

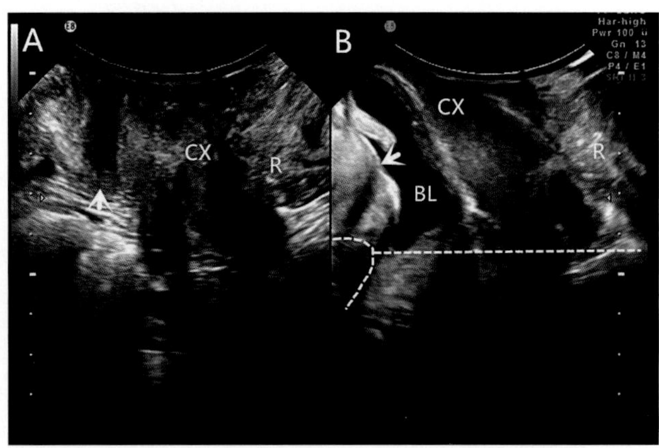

（左侧 – 原始图；右侧 – 标记图）A. 静息状态，尿道、膀胱、宫颈及直肠壶腹部均位于盆腔内，尿道内口闭合（箭头）；B. 最大 Valsalva 状态，尿道、膀胱向后下方翻转移位，宫颈沿阴道向下移位，均下移至参考线（虚线）下方，直肠壶腹部形态无改变，尿道内口闭合（箭头）。BL，膀胱；CX，宫颈；R，直肠；弧虚线，耻骨联合。

图 17-1　术前经会阴二维超声矢状切面

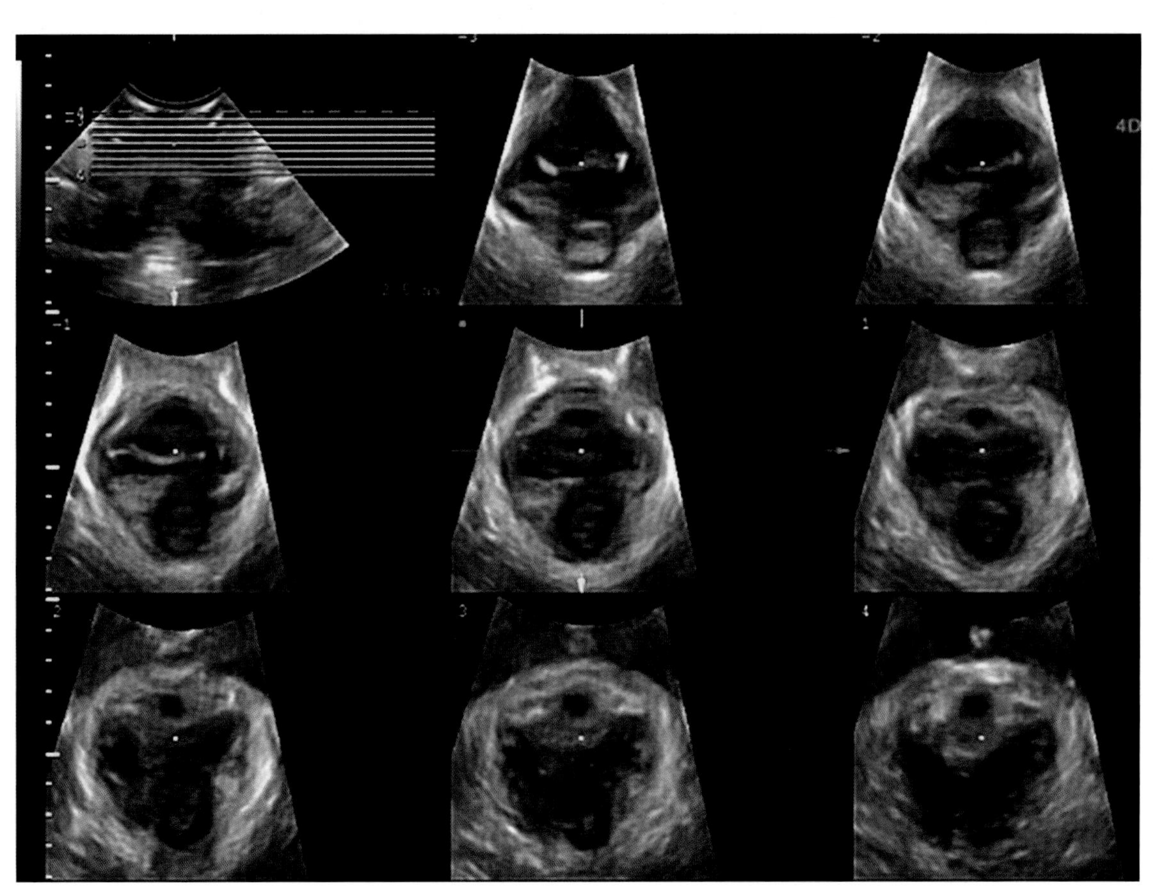

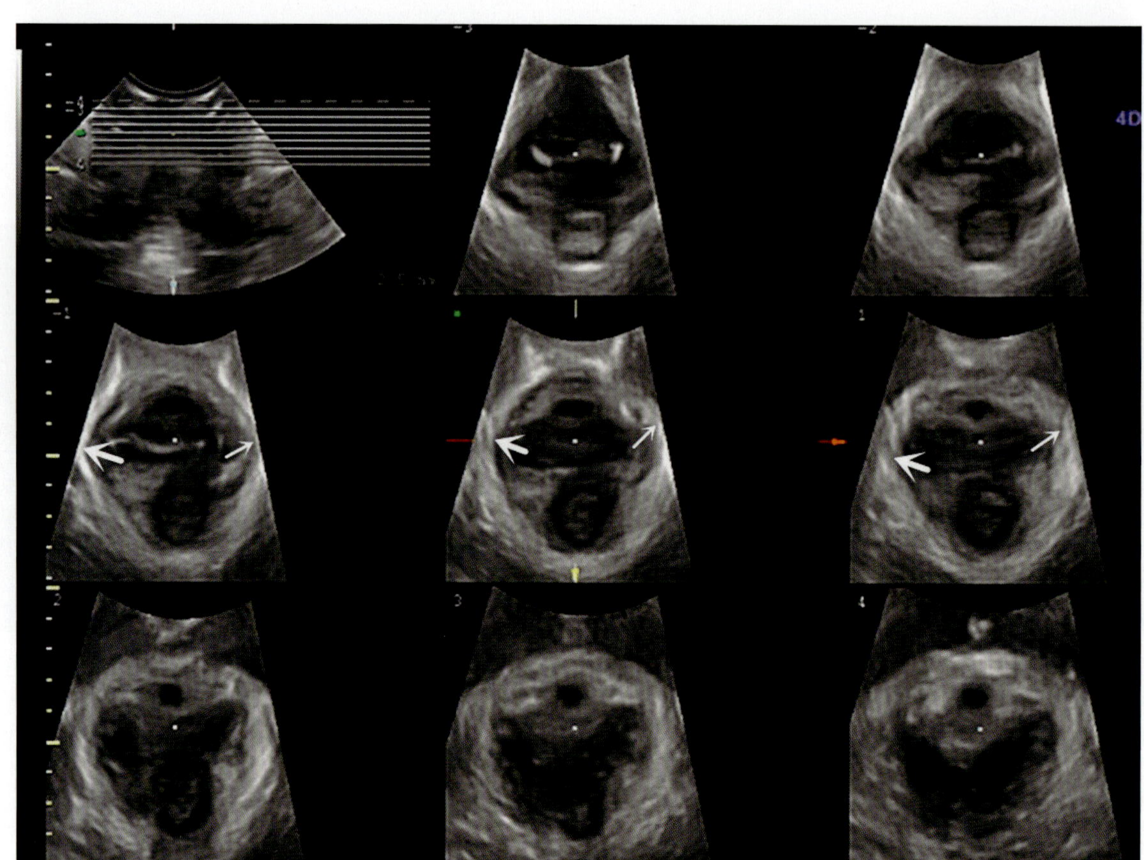

（前图 - 原始；后图 - 标记）盆底肌收缩状态，多平面断层成像模式，肛提肌裂孔不对称，略向右侧扩张，右侧肛提肌附着点处（粗箭头）连续欠佳，回声不均，左侧肛提肌附着点处（细箭头）连续可，回声不均匀，中间三幅图右侧肛提肌尿道间隙（LUG）均 >2.36 cm，左侧 LUG 部分 <2.36 cm，诊断右侧肛提肌损伤。

图 17–2 术前经会阴三维超声肛提肌裂孔多平面断层成像

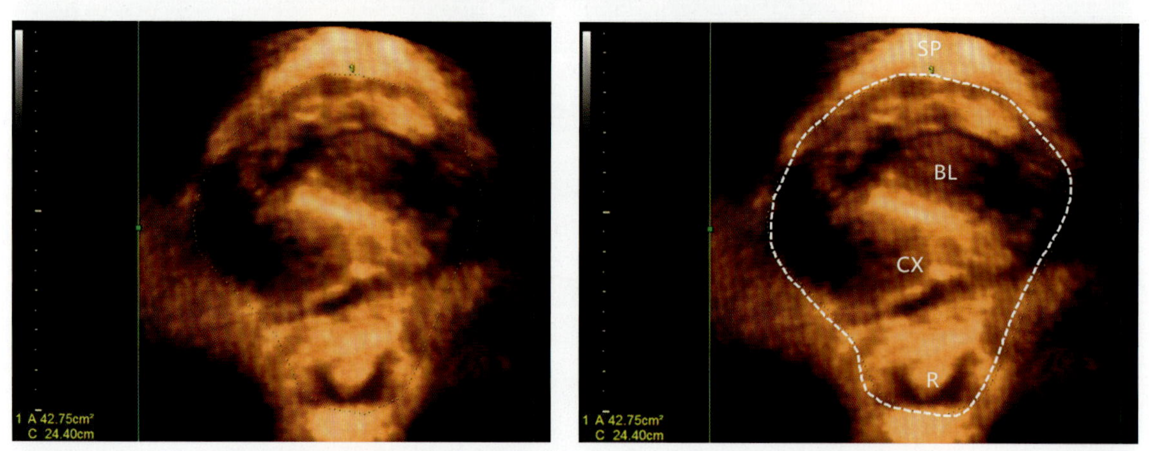

（左侧 - 原始图；右侧 - 标记图）Valsalva 状态，肛提肌裂孔不对称，偏于右侧，明显增大，裂孔内可见脱垂的膀胱及宫颈，肛提肌裂孔面积（虚线圈）呈重度扩张。SP，耻骨联合；BL，膀胱；CX，宫颈；R，直肠。

图 17–3 术前经会阴三维超声肛提肌裂孔轴平面图像

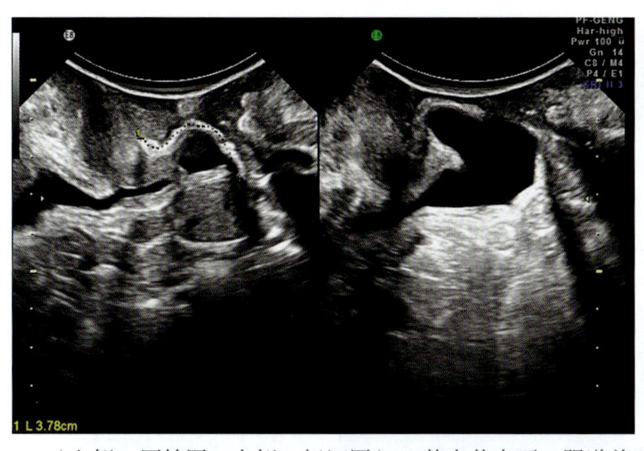

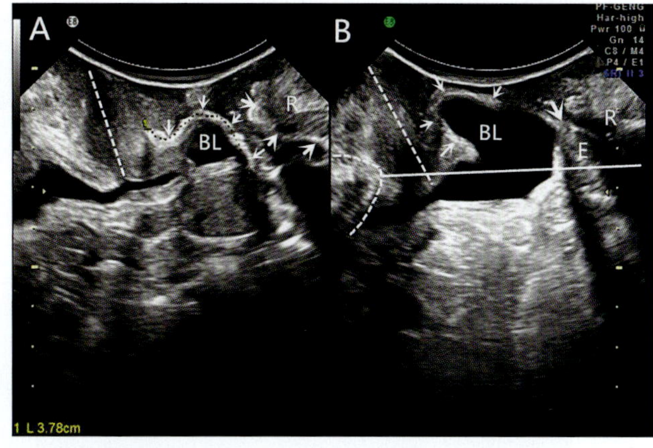

（左侧 - 原始图；右侧 - 标记图）A. 静息状态下，阴道前壁网片轴位旋转近 90 度，呈弯曲带状高回声（细箭头），膀胱位于其下方，阴道后壁网片位于肛管直肠连接部前方，呈带状高回声（粗箭头），较平直，直肠壶腹部形态正常；B.Valsalva 状态，尿道移位不明显，膀胱向后下旋转移位，阴道前壁网片随膀胱一起移位，部分轴位旋转近 180 度，呈弯曲带状高回声（箭头），网片位于膀胱与尿道之间，阴道顶端（粗箭头）穹窿沿阴道下移，其上方可见肠管随之下移，膀胱、阴道穹窿及肠管均位于参考线（白实线）下方，阴道后壁网片显示欠清。BL，膀胱；R，直肠；E，肠管；直虚线，尿道；弧虚线，耻骨联合。

图 17–4　术后经会阴二维超声矢状切面

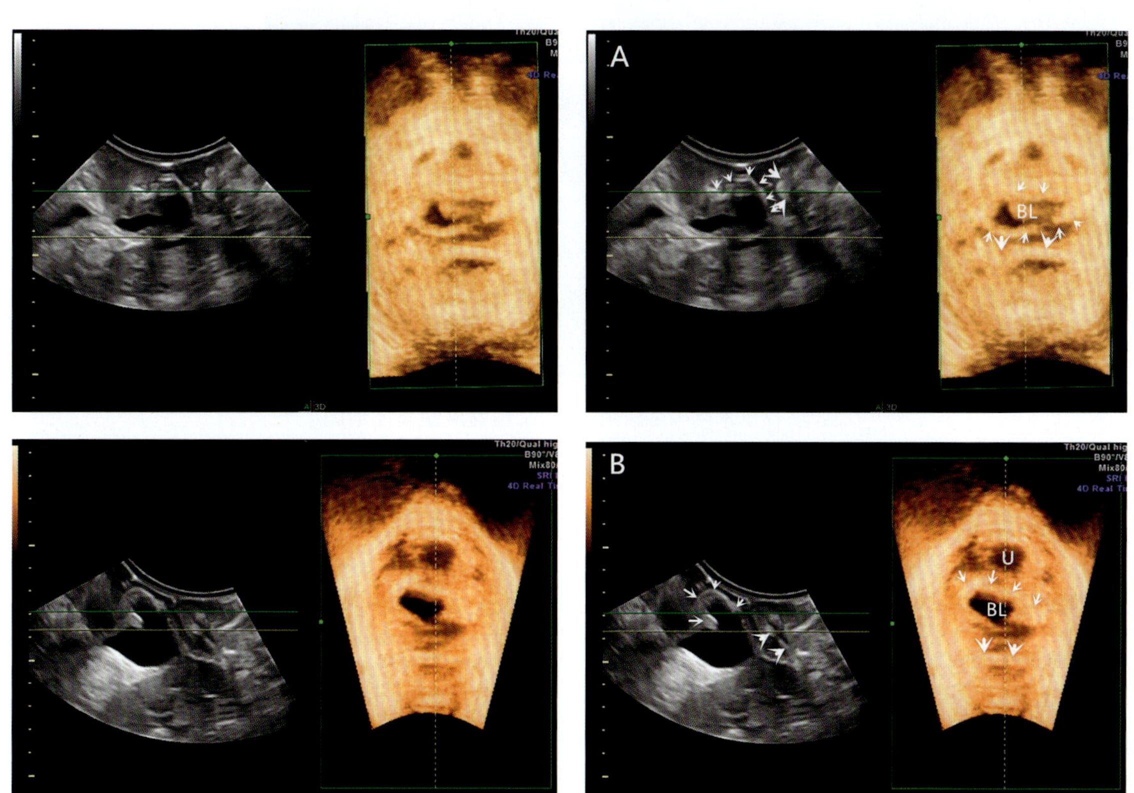

（左侧 - 原始图；右侧 - 标记图）A. 静息状态容积渲染模式，阴道前后壁网片（箭头）放置在感兴趣区，三维重建平面显示尿道后方阴道内可见脱出的膀胱，膀胱前后均可见高回声网片（细箭头），部分位于膀胱与尿道之间，阴道后壁网片位于直肠前方呈高回声（粗箭头），较平直，与周围组织界限清；B.Valsalva 状态容积渲染模式，阴道内脱出的膀胱更加明显，阴道前壁网片随膀胱旋转移位，呈弯曲状高回声（细箭头），位于尿道与膀胱之间，阴道后壁网片呈高回声（粗箭头），较平直。U，尿道；BL，膀胱。

图 17–5　术后三维超声

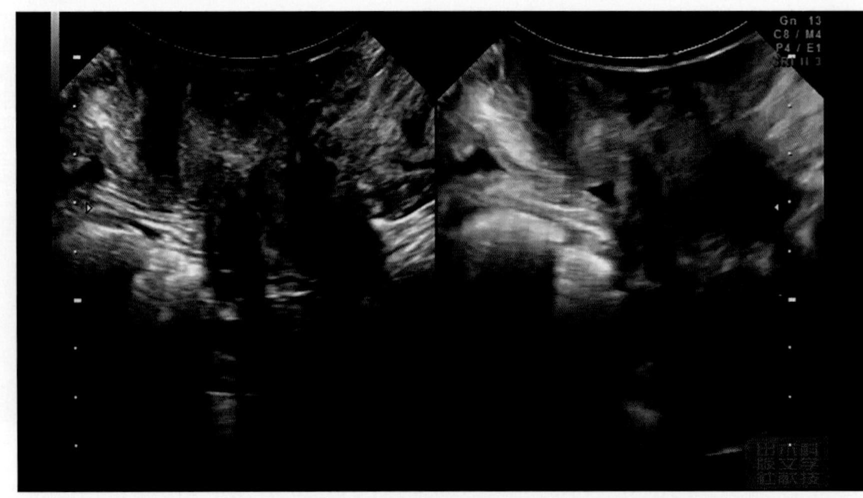

图 17–6　术前 Valsalva 动作二维盆底超声（动图）

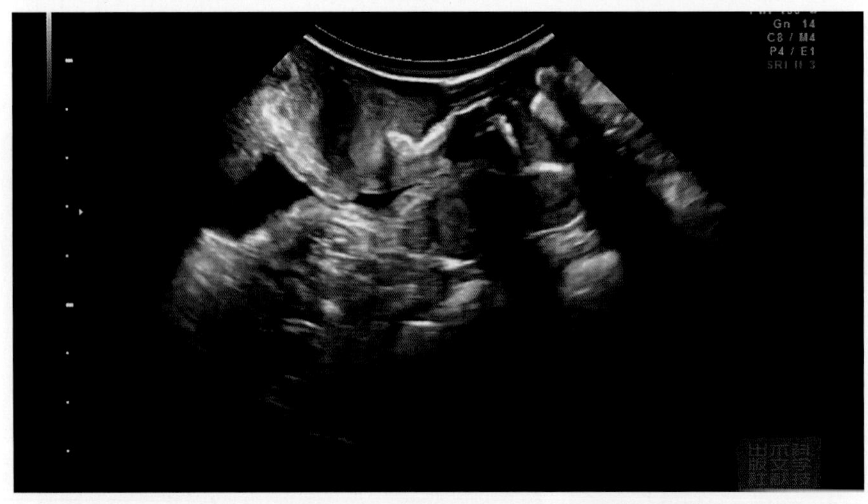

图 17–7　术后 Valsalva 动作二维盆底超声（动图）

三、超声所见及诊断

1. 术前超声所见： 因患者脱垂严重，检查前将阴道前壁、宫颈及阴道后壁送回阴道内，再行超声检查。膀胱残余尿＜ 50 mL，逼尿肌厚度＜ 5 mm，静息期（人为）图像显示膀胱颈、宫颈及直肠壶腹部位于参考线上方，张力期（最大 Valsalva 状态），尿道及膀胱向后下方旋转移位，尿道内口闭合，宫颈沿阴道向下方移位，直肠壶腹部形态正常，膀胱最低点及宫颈最低点均下移至参考线下方。通过三维超声观察显示，在盆底肌收缩状态下，双侧肛提肌不对称，右侧肛提肌附着点连续欠佳，回声不均匀，左侧肛提肌附着点连续可，回声尚均匀；在多平面断层成像中，肛提肌裂孔最小平面及头侧 2 个平面，右侧 LUG 均＞ 2.36 cm，左侧 LUG 部分＜ 2.36 cm，提示右侧肛提肌损伤。张力期，肛提肌裂孔内见脱垂的膀胱及宫颈，裂孔面积呈极重度扩张（具体数据见表 17–3）。

术前超声提示： 膀胱膨出Ⅲ型，子宫脱垂，右侧肛提肌损伤，肛提肌裂孔增大。

2. 术后超声所见： 膀胱残余尿＜ 50 mL，尿道走行正常，静息期膀胱后壁突向阴道并向下方移位，阴道前壁网片位于膀胱后壁上方，轴位旋转近 90 度，呈弯曲带状高回声，长约 2.9 cm，阴道后壁网片位于直肠壶腹部前方，呈带状高回声，较平直，长约 2.2 cm，膀胱最低点及阴道穹窿最低点均位于参考线上方，直肠壶腹部形态正常。张力期，尿道旋转移位不明显，尿道内口闭合，膀胱伴随阴道前壁网片向后下旋转移位，阴道前壁网片部分轴位旋转近 180 度，呈弯曲带状高回声，移位至尿道与膀胱之间，子宫已切除，阴道顶端穹窿沿阴道向下方移位，其上方可见肠管伴随阴道穹窿一起沿阴道向下方移位，膀胱最低点、阴道穹窿最低点以及肠管最低点均位于参考线下方，肛管直肠连接部形态正常，阴道后壁网片位于其前方。在三维超声下观察，阴道内可见脱出的膀胱，膀胱前后可见高回声网片，部分位于膀胱与尿道之间，阴道后壁网片位于直肠前方呈高回声，较平直，与周围组织界限清，横向连接肛提肌间隙的后部；张力期，膀胱突出于阴道内更加明显，阴道前壁网片大部分位于尿道后方与膀胱之间，直肠壶腹部形态正常，肛提肌裂孔面积较术前略缩小（具体数据见表 17–3）。

术后超声提示：盆腔器官脱垂修补术后，阴道前后壁网片置入术后，前壁网片上端悬吊异常，后壁网片位置良好，膀胱膨出，阴道穹窿脱垂，肠疝，肛提肌裂孔增大。

表 17–3　手术前后 Valsalva 状态下盆底超声测量指标

Valsalva	膀胱颈移动度	尿道旋转角度	膀胱尿道后角	膀胱最低点至参考线距离	宫颈或阴道穹窿至参考线距离	肠管最低点至参考线距离	裂孔面积
术前	4.49 cm	153°	107°	–4.65 cm	–4.47 cm	—	44 cm^2
术后	2.28 cm	13°	95°	–2.49 cm	–1.58 cm	–1.5	37 cm^2

注：参考线上方（头侧）为“+”；参考线下方（足侧）为“–”。

四、超声分析

本例患者术前临床表现为前中后盆腔器官重度脱垂，而盆底超声以膀胱膨出和子宫脱垂为主要表现，无直肠膨出，同时有右侧肛提肌损伤及肛提肌裂孔明显扩张。患者行阴式子宫切除 + 全盆重建术（阴道前后壁修补并网片置入）。术后患者症状改善但仍有盆腔器官脱垂（POP）表现，临床诊断阴道前壁膨出Ⅱ期，阴道穹窿脱垂Ⅱ期。

术后盆底超声除了观察盆底解剖结构恢复情况，还要观察植入网片的位置、形态、有无并发症。本例患者术后超声检查，静息期膀胱突向阴道前壁，其内下方可见阴道前壁网片，网片轴位旋转近 90 度，张力期尿道无明显移位，膀胱伴随阴道前壁网片向后下方旋转移位明显，网片部分轴位旋转近 180 度，位于膀胱和尿道之间，膀胱位于其后下方，膀胱最低点位于参考线下方，中盆腔阴道穹窿上方可见蠕动的肠管，并随阴道穹窿一起下移至参考线下方，后盆腔直肠壶腹部静息期和张力期形态正常，其前方可见线状高回声网片，在三维超声下显示，张力期阴道前壁网片位置异常，位于脱垂的膀胱与尿道之间，呈带状高回声，网片围绕膀胱，直肠壶腹部前方可见阴道后壁网片，横向连接肛提肌间隙的后部，与周围组织界限清楚，阴道前后壁网片均未见局部增厚向周围组织侵蚀，张力期肛提肌裂孔面积较术前略缩小。该超声表现提示阴道前壁网片失败，未对膀胱及阴道穹窿起到支撑作用，导致术后 POP 仍存在，同时因子宫切除，阴道顶端薄弱导致肠管自阴道顶端随穹窿下移至阴道内，引起中盆腔肠疝，阴道后壁网片位置及形态正常。

五、讨论

重度 POP 主要依靠手术治疗，手术治疗的目的是尽可能恢复盆腔器官解剖位置及功能，改善患者临床症状。为降低传统手术复发率，对于重度 POP 患者多采用盆底重建手术，这是基于盆底整体理论开展的手术，前盆重建的阴道前壁网片下端悬挂在尿道旁，上端悬挂在宫颈或阴道穹窿旁，后盆重建的阴道后壁网片下端悬挂在直肠壶腹部前方，上端悬挂在阴道穹窿旁，阴道前后壁网片将盆腔器官及脱垂阴道托起，既加固薄弱组织，同时也对组织再生起到支撑作用，且修补部位的成纤维细胞可穿过聚丙烯网片微孔生长，形成"骨架"结构，使得盆底结构进一步稳固，降低了盆底修补术后的复发率，文献报道应用网片的盆底重建手术治疗Ⅲ～Ⅳ度脱垂患者的客观治愈率达 75% ～ 94%。

网片能否起到支撑盆腔器官的作用，需要影像学检查帮助评估。放置在阴道前后壁的网片应与阴道轴向相符，随着阴道轴向的变化而变化，当超声下网片轴的旋转角度过大，可能提示网片的悬挂点位置错误或不充分，这是导致盆底重建手术失败及术后复发的重要因素。本例患者术后仍有 POP 垂表现，盆底超声检查发现静息期阴道前壁网片轴向旋转近 90 度，而张力期其轴向旋转近 180 度，静息及张力期尿道无明显移位，膀胱顶着网片移位明显，网片部分位于尿道和膀胱之间，说明阴道前壁网片下端近尿道旁位置相对固定，托住了尿道，而上端悬吊点脱落或悬挂不充分，网片对膀胱未起到支撑作用而出现了膀胱膨出；由于阴道前壁网片上端悬挂不充分，对顶端也未起到支撑作用，出现了阴道穹窿的脱垂，由于此处的薄弱，盆腔内肠管伴随着阴道顶端一起下移，至参考线下方，考虑为中盆腔肠疝；阴道后壁网片位置及形态正常，且术后临床检查无阴道后壁膨出。由于阴道前壁网片放置失败，术后短期内出现了阴道前壁膨出及阴道穹窿脱垂，同时患者右侧肛提肌损伤，肛提肌裂孔面积术前及术后均为重度扩张，应给予患者相应的生活指导及定期复查，必要时再次手术治疗。

六、思考题

1. 盆底重建术阴道前壁网片放置在什么位置？
2. 网片悬吊点位置异常或不充分的超声表现是什么？

参考文献

1. 高霞，张红宇．全盆底重建术与传统阴式修补术治疗重度盆腔器官脱垂的近期疗效观察 [J]. 河北医学，2014, 7(10): 1625-1628.

2. 王佳，鲁永鲜．经阴道网片盆底重建手术的历史及应用现状与争论 [J]. 中华妇产科杂志，2013, 48（7）: 554-556.

3. IGLESIA C B, FENNER D E, BRUBAKER L. The use of mesh in gynecologic surgery[J]. Int Urogynecol J, 1997; 8（2）: 105-115.

4. DAMIANI G R, RIVA D, PELLEGRINO A, et al. Conventional fascial technique versus mesh repair for advanced pelvic organ prolapse: Analysis of recurrences in treated and untreated compartments[J]. Journal of Obstetrics and Gynaecology: the Journal of the Institute of Obstetrics and Gynaecology, 2016, 36（3）: 410-415.

5. KRISSIH, AVIRAM A, EITAN R, et al. Risk factors for recurrence after Le Fortcolpocleisis for severe pelvic organ prolapseinelderlywomen [J]. International Journal of Surgery（London, England）, 2015, 20（4）: 75-79.

病例 18　盆腔器官脱垂前盆重建术后压力性尿失禁

一、临床资料

病史：患者女性，70 岁，8 个月前开始站立、提重物后自觉阴道脱出物，鸡蛋大小，排便用力后肿物脱出增大，卧位后可自行还纳，无阴道壁破溃及出血，无排尿困难，无尿频尿急，偶有咳嗽打喷嚏时漏尿，无便秘及排便困难；绝经 20 年，孕 3 产 2，顺产，BMI 23.56 kg/m^2。

术前专科检查：屏气用力后阴道前壁膨出至阴道口外，宫颈脱垂至阴道口水平，阴道后壁膨出达阴道口水平；尿失禁诱发试验（–），尿道抬举试验（–）；1 小时尿垫试验 0；术前 POP–Q 评分见表 18–1。

表 18–1　术前 POP–Q 评分

单位：cm

Aa　0	Ba　4	C　0
gh　5	pb　2	TVL　7
Ap　0	Bp　0	D　–3

注：① Aa、Ba，阴道前壁两点；② Ap、Bp，阴道后壁两点；③ C，宫颈最远端；④ D，阴道后穹窿最深点；⑤ gh，生殖道裂孔长；⑥ pb，会阴体长；⑦ TVL，阴道全长。

术前临床诊断：阴道前壁膨出Ⅲ期，子宫脱垂Ⅱ期，阴道后壁膨出Ⅱ期。

手术方式：经阴道子宫切除术 + 前盆重建（阴道前壁修补并网片置入术）+ 阴道后壁修补术。

术后病史：术后 1 年复查。患者自诉术后即出现咳嗽、快走时漏尿，平卧时症状消失，凯格尔盆底肌训练 3 个月症状无明显缓解，近半年症状逐渐加重，排尿顺畅，无尿频、尿急、尿痛、无尿不尽感，无夜尿增多，大便正常。

术后专科检查：阴道前后壁黏膜光滑，屏气用力后未见明显阴道前后壁膨出；尿失禁诱发试验（+），尿道抬举试验（+）；1 小时尿垫试验 16 g；术后 POP–Q 评分见表 18–2。

表 18–2　术后 POP–Q 评分

单位：cm

Aa　–1.5	Ba　–1.5	C　–2.5
gh　5	pb　2	TVL　7
Ap　–2	Bp　–2	D

注：① Aa、Ba，阴道前壁两点；② Ap、Bp，阴道后壁两点；③ C，宫颈最远端；④ D，阴道后穹窿最深点；⑤ gh，生殖道裂孔长；⑥ pb，会阴体长；⑦ TVL，阴道全长（详细含义见表 5–1 下注释）。

术后临床诊断：前盆腔重建术后，压力性尿失禁（SUI）。

二、影像资料（图 18-1 ～图 18-8）

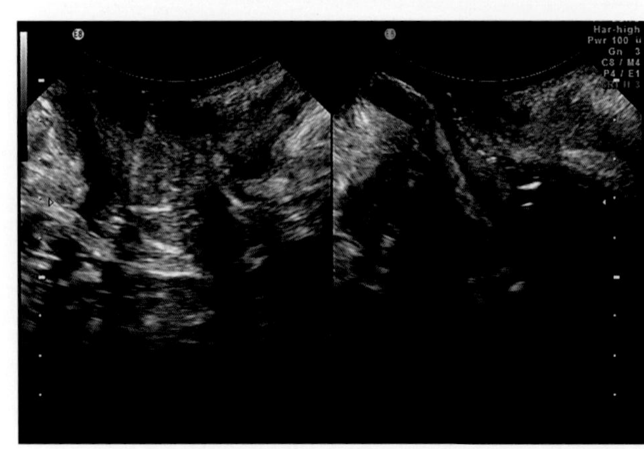

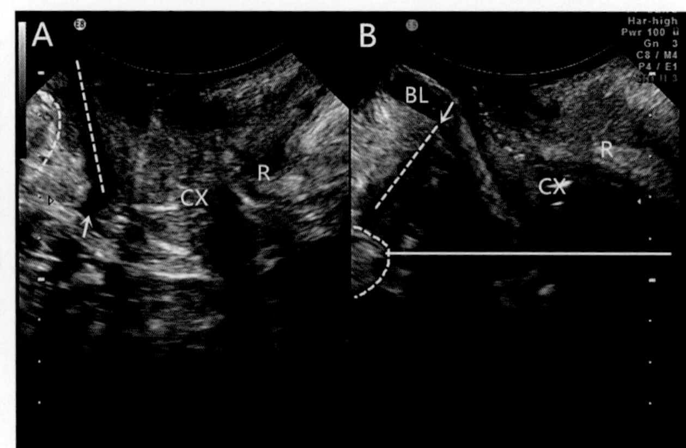

（左侧 - 原始图；右侧 - 标记图）A. 静息状态，尿道（直虚线）、膀胱、宫颈及直肠壶腹部位于盆腔内，尿道内口闭合（箭头）；B.Valsalva 状态，尿道（直虚线）、膀胱颈向后下方旋转移位，尿道内口闭合（箭头），宫颈沿阴道略向下移位，膀胱及宫颈最低点下移至参考线（直线）下方，直肠壶腹部形态无改变。弧虚线，耻骨联合；BL，膀胱；CX，宫颈；R，直肠。

图 18-1　术前经会阴二维超声矢状切面

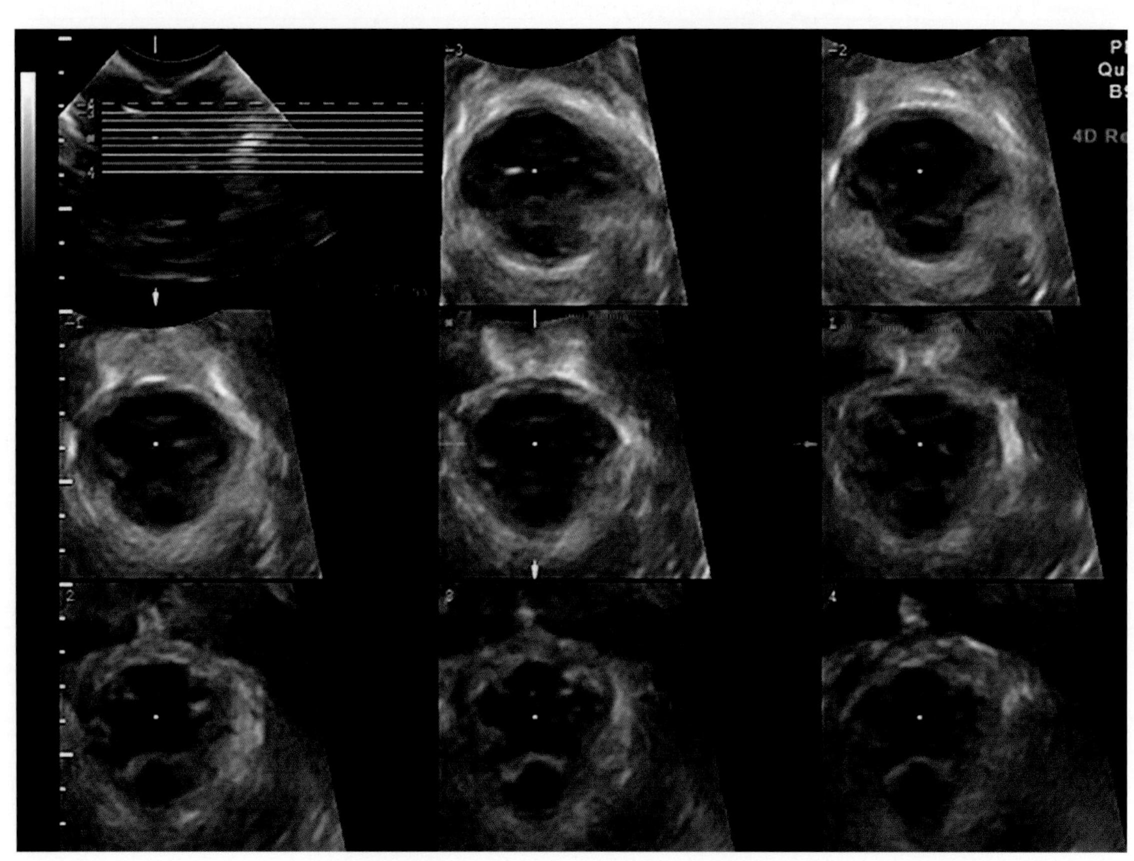

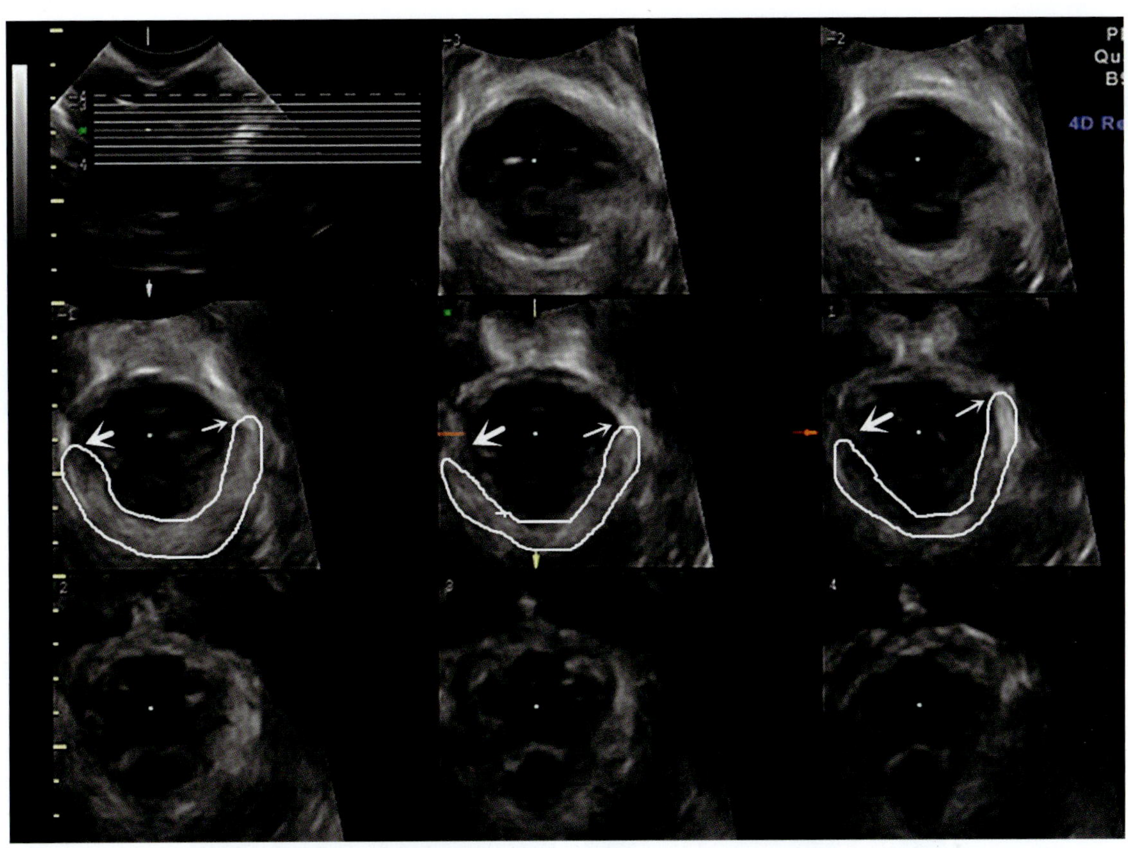

（前图 – 原始；后图 – 标记）盆底肌收缩状态，双侧肛提肌不对称（实线圈），右侧肛提肌回声欠均，附着点处连续性差，局部回声偏低（粗箭头），中间三幅图肛提肌尿道间隙（LUG）均 >2.36 cm；左侧肛提肌回声较均匀，附着点处连续性尚可（细箭头），中间三幅图肛提肌尿道间隙（LUG）部分 <2.36 cm，诊断右侧肛提肌损伤。

图 18–2　术前经会阴三维超声肛提肌裂孔多平面断层成像

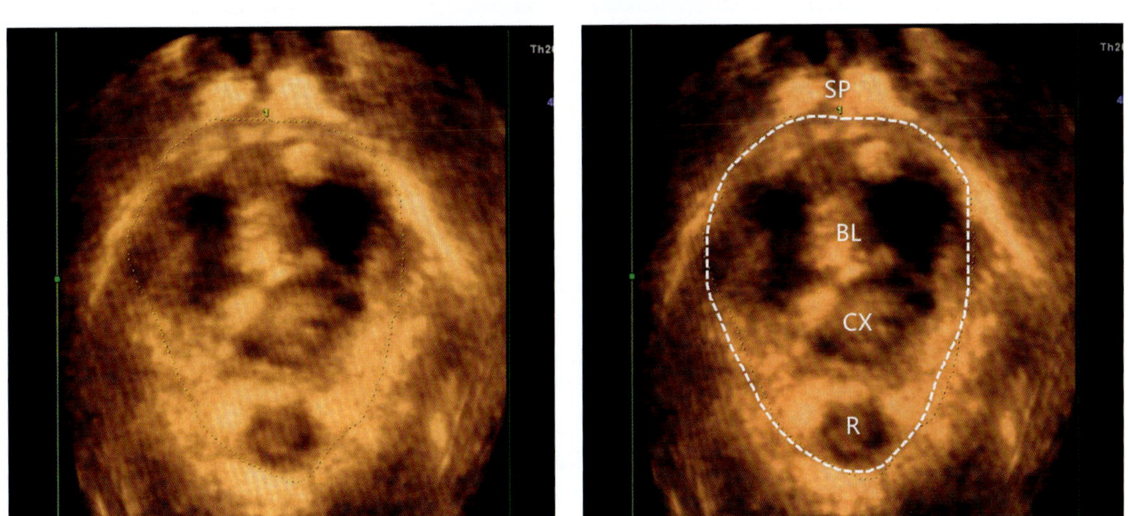

（左侧 – 原始图；右侧 – 标记图）Valsalva 状态，肛提肌裂孔明显增大，裂孔内可见脱垂的膀胱及宫颈，肛提肌裂孔面积（虚线圈）呈中度扩张。SP，耻骨联合；BL，膀胱；CX，宫颈；R，直肠。

图 18–3　术前经会阴三维超声肛提肌裂孔轴平面成像

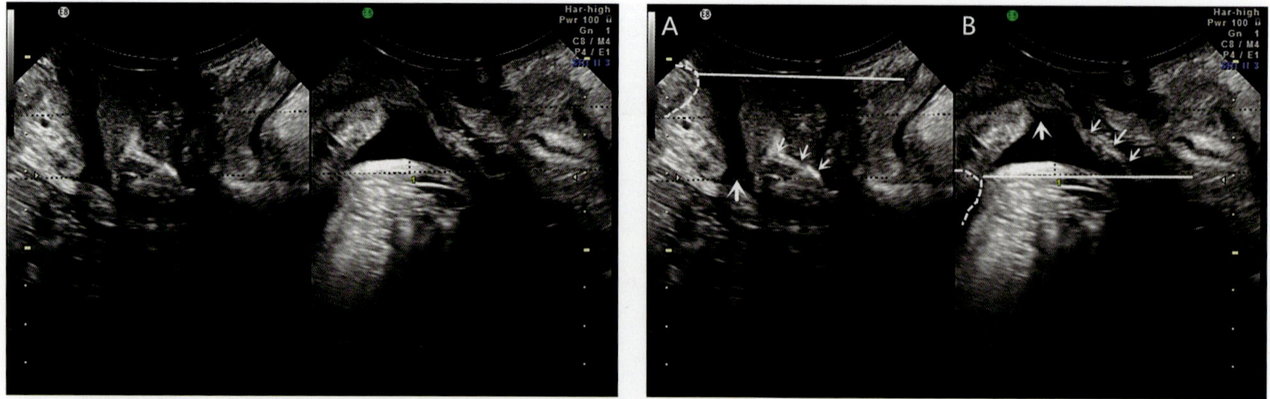

（左侧 - 原始图；右侧 - 标记图）A. 静息状态，阴道前壁网片位于膀胱颈至阴道顶端（细箭头），呈线状高回声，尿道内口闭合（粗箭头）；B. 最大 Valsalva 状态，尿道向后下方旋转移位，膀胱后基底部向下移位，膀胱最低点位于耻骨联合后下缘水平参考线下方，尿道内口开大呈漏斗形（粗箭头），阴道前壁网片（细箭头）位置上移，位于膀胱后底部至阴道顶端。白实线，耻骨联合后下缘水平参考线；弧虚线，耻骨联合。

图 18-4　术后经会阴二维超声矢状切面

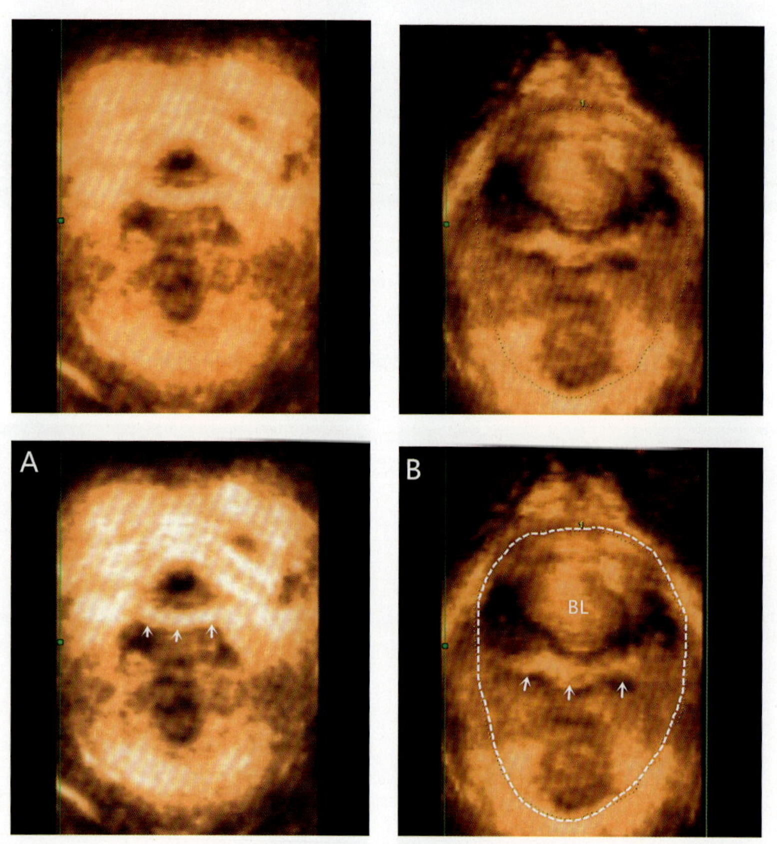

（上图 - 原始；下图 - 标记）A. 静息状态，尿道后方阴道前壁高回声网片（箭头），横向连接肛提肌间隙的前部，网片较平直，与周围组织界限清；B.Valsalva 状态下，膀胱自阴道前壁网片（箭头）前方脱出至裂孔内，肛提肌裂孔面积（虚线圈）中度扩张。BL：膀胱。

图 18-5　术后三维超声

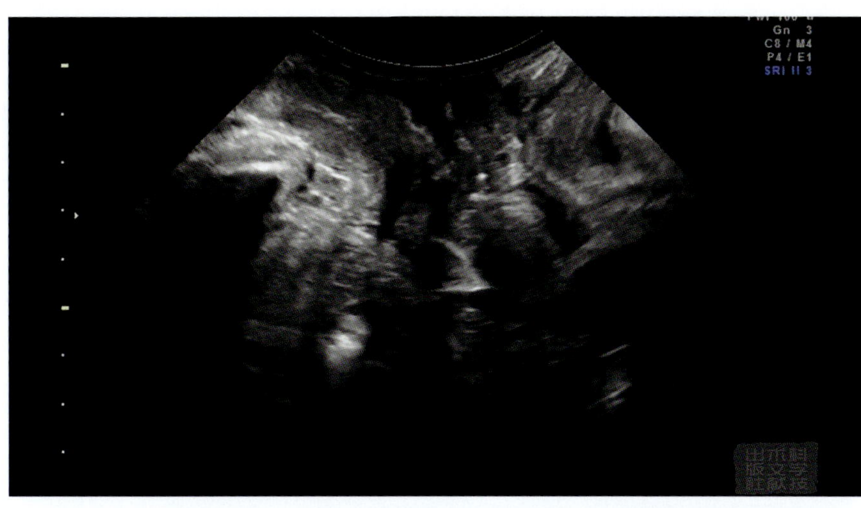

图 18-6　术前二维盆底超声 Valsalva 动作显示盆腔器官脱垂（动图）

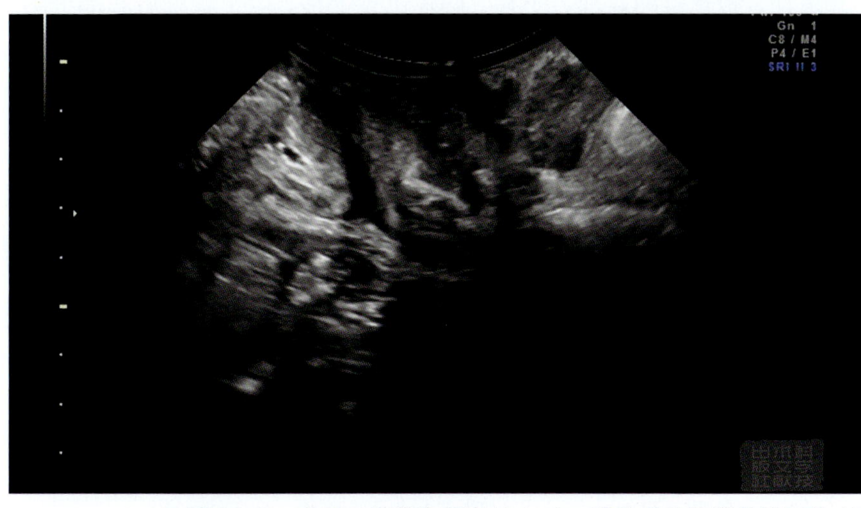

图 18-7　术后二维盆底超声 Valsalva 动作显示阴道前壁网片（动图）

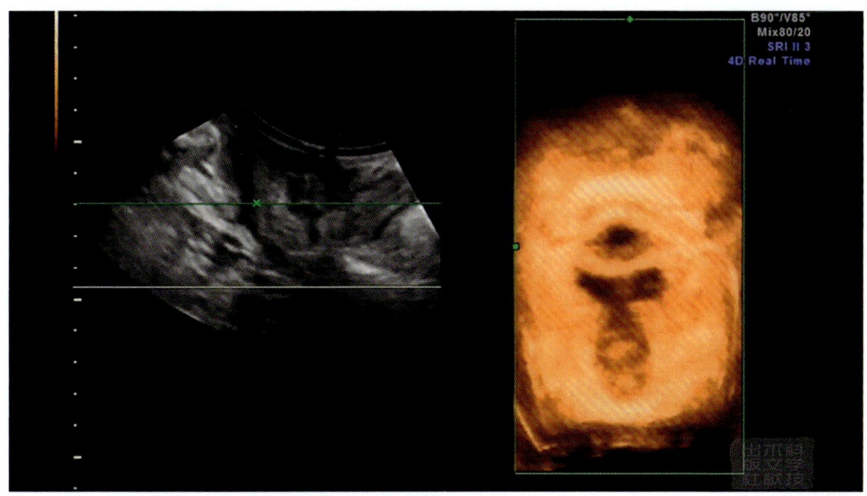

图 18-8　术后四维盆底超声 Valsalva 动作显示肛提肌裂孔及前壁网片（动图）

三、超声所见及诊断

1. **术前超声所见**：膀胱残余尿＜ 50 mL，逼尿肌厚度＜ 5 mm，尿道走行正常，静息期膀胱颈、宫颈及直肠壶腹部均位于盆腔内，张力期（最大 Valsalva 状态），尿道及膀胱颈向后下方偏转移位，尿道内口闭合，宫颈沿阴道向下方移位，直肠壶腹部形态正常，膀胱及宫颈最低点均下移至参考线下方。经三维超声检查显示，在盆底肌收缩状态下，双侧肛提肌不对称，右侧肛提肌回声欠均匀，附着点处回声不均连续性差，左侧肛提肌回声较均匀，附着点处部分连续性好，多平面断层成像，肛提肌裂孔最小平面及头侧两个平面右侧 LUG 均＞ 2.36 cm，左侧 LUG 部分＜ 2.36 cm；张力期，肛提肌裂孔内可见脱垂的膀胱及宫颈，裂孔面积明显增大（具体数据见表 18–3）。

术前超声提示：膀胱膨出Ⅲ型，子宫脱垂，右侧肛提肌损伤，肛提肌裂孔增大。

2. **术后超声所见**：膀胱残余尿＜ 50 mL，阴道前壁网片位于阴道中段至阴道顶端，呈线状高回声，长约 2.9 cm。张力期，尿道向后下方旋转移位、膀胱基底部向下方移位，尿道内口开大呈漏斗形，阴道前壁网片与膀胱后基底部错开运动，膀胱自网片前方下移，网片位置上移，位于膀胱后底部至阴道顶端，膀胱最低点位于参考线下方，子宫已切除，阴道穹窿无明显下移，直肠壶腹部形态无明显改变。经三维超声检查显示，静息期尿道后方阴道前壁带状高回声网片，横向连接肛提肌间隙的前部，与周围界限较清楚，无暴露、侵蚀、折叠，张力期膀胱自网片前方膨出至阴道内，肛提肌裂孔面积较术前无变化（具体数据见表 18–3）。

术后超声提示：盆腔器官脱垂修补术后，阴道前壁网片置入术后，网片下端悬吊异常，膀胱膨出Ⅱ型，符合压力性尿失禁表现。

表 18–3　手术前后 Valsalva 状态下盆底超声测量指标

Valsalva	膀胱颈移动度	尿道旋转角度	膀胱尿道后角	膀胱最低点至参考线距离	宫颈或阴道穹窿最低点至参考线距离	裂孔面积
术前	5.48 cm	122°	97°	–4.54 cm	–2.27 cm	31 cm^2
术后	4.17 cm	73°	153°	–1.65 cm	+1.0 cm	30 cm^2

注：参考线上方（头侧）为“+”；参考线下方（足侧）为“–”。

四、超声分析

本例患者术前盆底超声表现为膀胱膨出Ⅲ型伴子宫脱垂，右侧肛提肌损伤，肛提肌裂孔中度扩张，无压力性尿失禁表现，为中重度盆腔器官脱垂（POP）。手术行经阴道子宫切除术、前盆重建及阴道后壁修补术。术后患者出现了明显压力性尿失禁表现。

术后盆底超声检查显示，张力期膀胱颈移动度＞ 2.5 cm，尿道旋转角度＞ 45°，膀胱尿道后角＞ 140°，尿道内口开大呈漏斗形，以上超声参数为压力性尿失禁（SUI）表现。超声下可见阴道前壁网片呈线状高回声，静息期网片位于膀胱颈至阴道顶端，张力期网片与膀胱后壁错开运动，尿道及膀胱后壁下段在网片前方向下方移位，网片未能全面支撑膀胱后基底部，仅支撑了部分膀胱后壁顶部；通过三维超声观察显示，静息期可见尿道后方与阴道前壁之间，有形态较规则的带状高回声网片，横向连接肛提肌间隙的前部，与周围组织界限清楚，无折叠、侵蚀、暴露等并发症，但在张力期可见膀胱自网片前方脱垂至阴道内，肛提肌裂孔增大，其面积较术前无明显改变，考虑网片下端锚定松弛或失败，上端正常，因而术后仍有膀胱膨出表现，且伴有 SUI。

五、讨论

本例患者术前临床表现为阴道脱出物，曾出现过轻微咳后漏尿，术前 SUI 相关检查均为正常，术前盆底超声以Ⅲ型膀胱膨出为主要表现，伴有子宫脱垂，无直肠膨出，肛提肌裂孔中度扩张。行阴式子宫切除，前盆重建及阴道后壁修补术，术后患者出现了 SUI 症状，这是为什么呢?

临床上尿失禁的发生与 POP 有密切联系，许多 POP 患者术前合并有 SUI，也有患者在 POP 术后出现新发 SUI。有学者称，盆底手术后新发尿失禁的概率为 11% ～ 40%。中重度 POP 手术治疗的目的是尽可能恢复盆腔器官解剖位置及功能，改善患者临床症状。为降低传统手术复发率，对于重度 POP 患者多采用盆底重建手术，综合评估患者年龄、病史及超声检查，本例患者采用了前盆重建手术。前盆重建的阴道前壁网片下端悬挂在尿道旁，上端悬挂在宫颈或阴道穹窿旁，对前盆腔的尿道及膀胱起到支撑作用，限制其过度运动，网片的松紧以及悬挂位置是否充分固定，是术后复发和新发盆底功能障碍性疾病（PFD）的重要因素。本例患者术后出现 SUI 表现，盆底超声静息期阴道前壁网片位置适当，张力期阴道前壁网片在膀胱后方与膀胱错开运动，尿道及膀胱基底部在网片前方向下移位，网片部分支撑膀胱底部，限制膀胱底部向下方移位，尿道、膀胱颈及膀胱后壁下段无网片支撑，出现尿道旋转移位明显，尿道旋转角度明显增大，膀胱无旋转只是随着膀胱颈向下方移位，与尿道之间形成的膀胱尿道后角明显增大，同时尿道内口开大呈漏斗形，形成了 SUI 的超声表现，以上情况说明阴道前壁网片下端悬吊点脱落、松弛或悬挂不充分，导致网片对尿道及膀胱基底部未起到支撑作用。纵观本例患者，其术前曾有咳嗽漏尿的症状，虽然无相关检查证实为 SUI，考虑到术前超声显示重度Ⅲ型膀胱膨出、尿道与膀胱之间形成角度而掩盖了漏尿的事实，该患者有可能为隐匿性尿失禁，术后随着盆腔各器官解剖位置的恢复，膀胱膨出的程度减轻反而出现了新发 SUI；另一方面，患者术后阴道前壁网片下端悬吊松弛或不充分，未对尿道及膀胱基底部起到支撑的作用，网片上端支撑膀胱底部及阴道顶端，张力期尿道向后下方旋转移位，膀胱未随之旋转只是下移，以致膀胱与尿道之间角度增大，膀胱颈开放，尿道内口开大呈漏斗形，考虑手术网片下端锚定松弛也可能是新发 SUI 的因素。目前，临床普遍认为隐匿性尿失禁是发生新发 SUI 的主要因素。关于新发 SUI 处理方式的探讨主要有两种观点，一个是纠正脱垂的同时行预防性 SUI 手术；另一个是先纠正脱垂，术后再进行风险评估。因此，在进行 POP 手术前，医师有必要向患者交代术后可能发生 SUI，并尽量在术前判断术后新发 SUI 的可能概率，以便选择合适的手术方式。

六、思考题

1. POP 术后新发 SUI 的原因?
2. 阴道前壁网片下端悬吊点位置异常的超声表现?

参考文献

1. RAMANAH R, BALLESTER M, CHEREAU E, et al. Effects of Pelvic Organ Prolapse Repair on Urinary Symptoms: A Comparative Study Between the Laparoscopic and Vaginal Approach[J]. Neurourol Urodyn, 2012, 31（1）: 126-131.

2. SVENNINGSEN R, BORSTAD E, Spydslaug A E, et al. Occult incontinence as predictor for postoperative stress urinary

incontinence following pelvic organ prolapsed surgery[J]. Int Urogynecol J, 2012, 23（7）: 843–849.

3. 马聪，徐礼江，王刚 . 盆底修复手术中行 TVT 术后压力性尿失禁的效果分析 [J]. 当代医学，2014，20（25）: 29–30.

4. 杨翔，李怀芳 . 盆底重建术后压力性尿失禁的临床决策 [J]. 现代妇产科进展，2011，20（2）：149–152.

病例 19　盆腔器官脱垂前盆重建术后肠疝

一、临床资料

病史：患者，女性，48 岁，4 年前因子宫脱垂Ⅱ度、阴道前壁膨出Ⅱ度在外院行阴式子宫切除 + 前盆重建（阴道前壁网片置入）+ 肠粘连松解术。术后半年开始自觉阴道口脱出肿物，逐渐变大，近半年症状明显加重，站立时间久后阴道口有脱出物，约鸡蛋大小，平卧能自行还纳一部分；无尿频、尿急、尿失禁、便秘、便不净等其他不适；孕 2 产 2，均顺产，BMI 24.2 kg/m^2。

专科检查：阴道前壁黏膜光滑，阴道穹窿光滑，用力屏气后阴道后壁部分脱出至阴道外，阴道前壁及阴道顶端无脱垂。POP–Q 评分见表 19–1。

表 19–1　POP–Q 评分

单位：cm

Aa　–3	Ba　–3	C　–4
gh　4.5	pb　4	TVL　7
Ap　2	Bp　2	D　—

注：① Aa、Ba，阴道前壁两点；② Ap、Bp，阴道后壁两点；③ C，宫颈最远端；④ D，阴道后穹窿最深点；⑤ gh，生殖道裂孔长；⑥ pb，会阴体长；⑦ TVL，阴道全长（详细含义见表 5–1 下注释）。

临床诊断：子宫切除，阴道后壁膨出Ⅲ期。

二、影像资料（图 19–1 ～图 19–4）

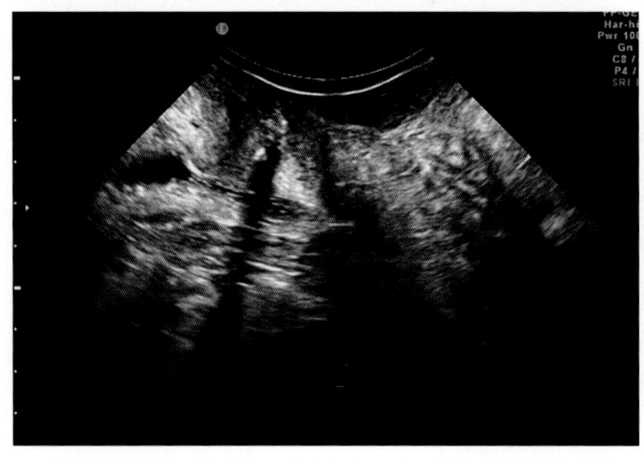

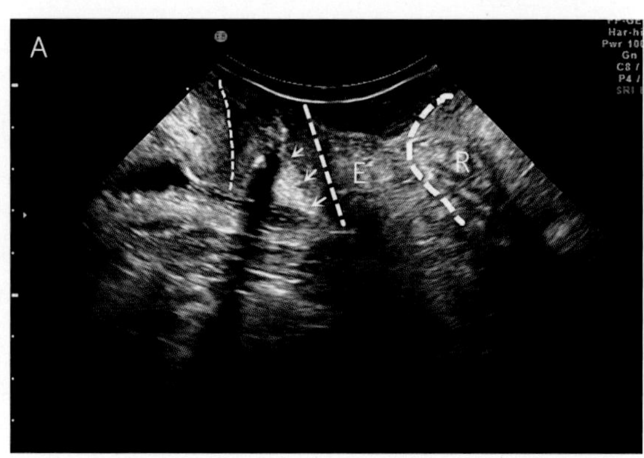

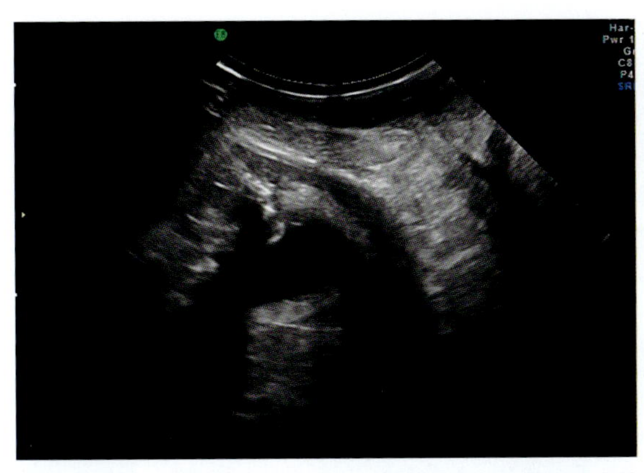

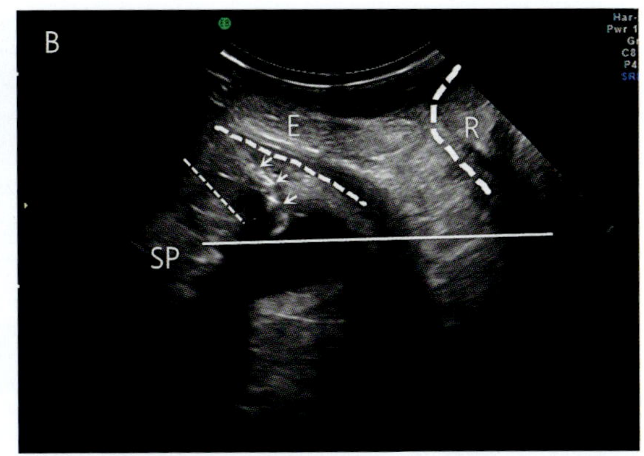

（左侧 - 原始图；右侧 - 标记图）A. 静息状态，尿道（细虚线）及膀胱位置正常，阴道前壁可见断续强回声（箭头），后伴声影，阴道（中虚线）与直肠之间可见肠管回声，肛直肠连接处（粗虚线）形态正常；B.Valsalva 状态，尿道（细虚线）及膀胱稍向后下方移位，膀胱最低点位于参考线（实线）水平，阴道前壁网片（箭头）略展开呈断续高回声，部分后伴声影，阴道（中虚线）后方与直肠之间可见稍高回声肠管明显下移，肠管脱出最低点位于参考线（实线）下方，肛直肠连接处（粗虚线）形态正常。SP，耻骨联合；E，肠管；R，直肠壶腹。

图 19–1　经会阴二维超声矢状切面

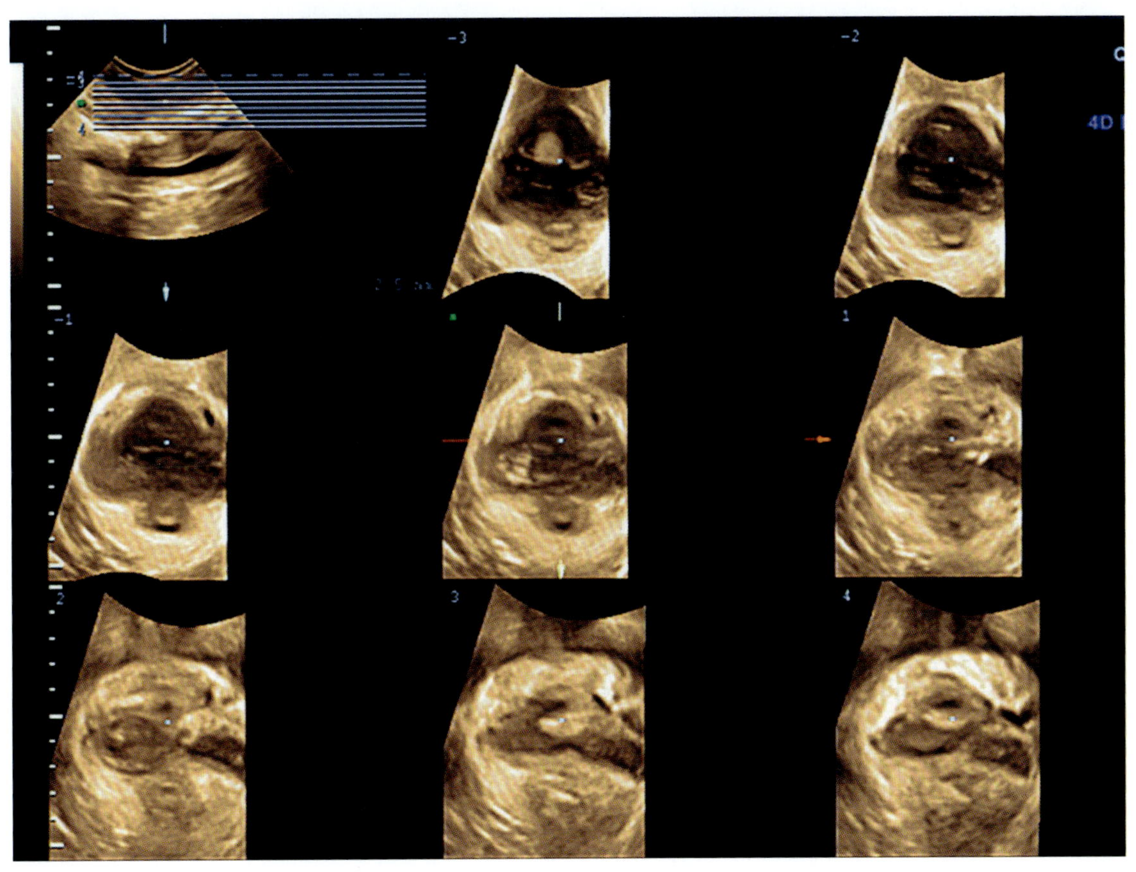

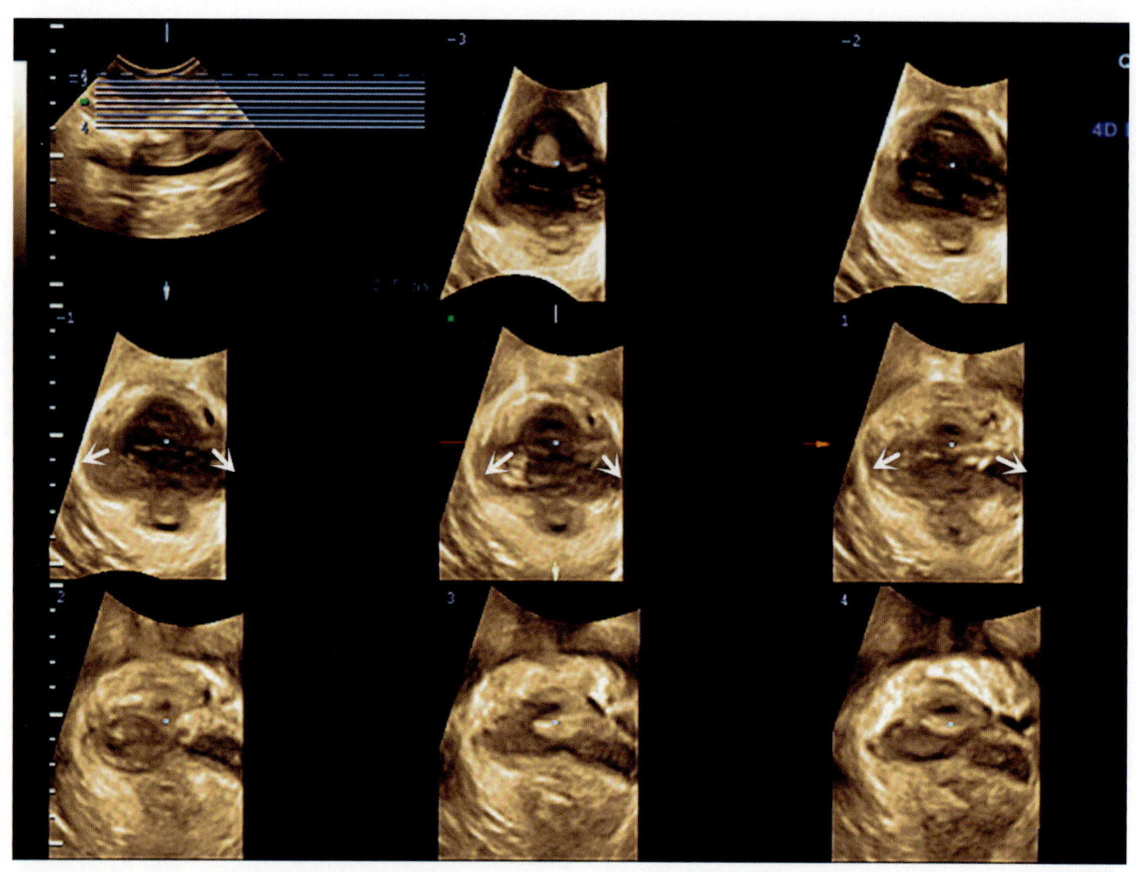

（前图 – 原始；后图 – 标记）盆底肌收缩状态，双侧肛提肌不对称，向两侧扩张，双侧肛提肌附着处（箭头）回声不均匀且连续中断，诊断为双侧肛提肌损伤。

图 19–2　经会阴三维超声肛提肌裂孔多平面断层成像

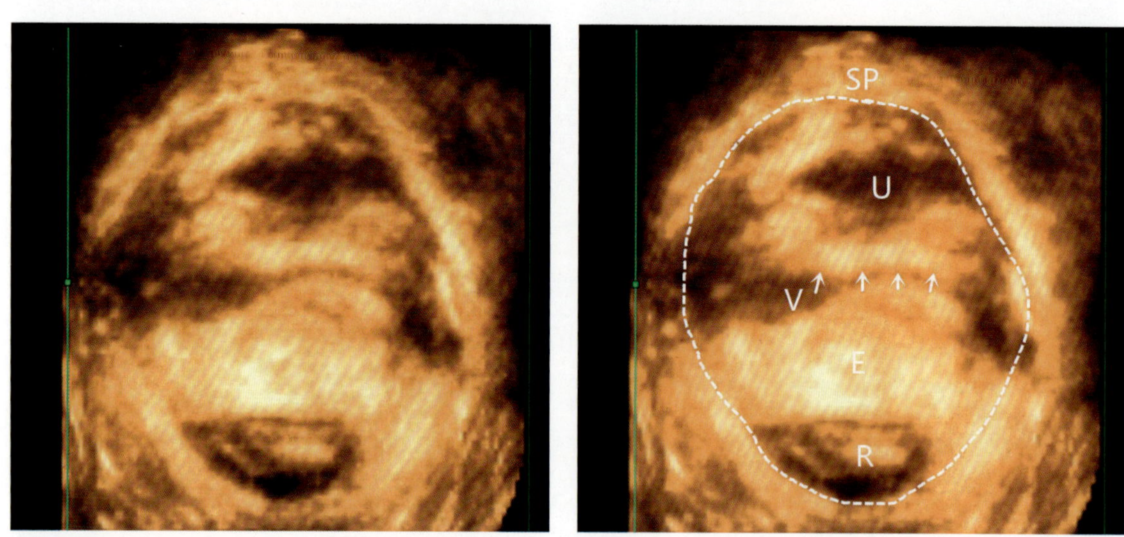

（左侧 – 原始图；右侧 – 标记图）Valsalva 状态，肛提肌裂孔明显增大，尿道后方与阴道前壁之间可见线状高回声（箭头）为网片，直肠前方可见脱垂的肠管呈中高回声，肛提肌裂孔面积（虚线圈）呈重度扩张。SP，耻骨联合；U，尿道；V，阴道；E，肠管；R，直肠。

图 19–3　经会阴三维超声肛提肌裂孔轴平面成像

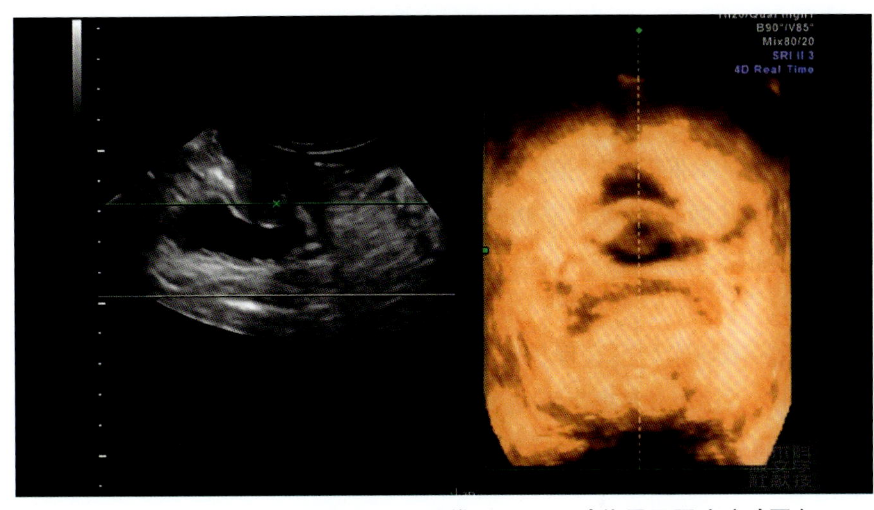

图 19-4　四维 Valsalva 动作显示肠疝（动图）

三、超声所见及诊断

1. 超声所见：膀胱残余尿＜ 50 mL，逼尿肌厚度＜ 5 mm，尿道显示正常，膀胱后壁与阴道之间可见断续强回声大小约 2.42 cm × 0.18 cm，后部分伴声影，阴道与直肠之间可见中高回声肠管，肛直肠连接处形态正常。张力期（最大 Valsalva 状态），阴道前壁网片略展开呈断续高回声，支撑膀胱后壁，尿道、膀胱稍向后下方移位，尿道内口闭合，膀胱最低点位于参考线水平，子宫已切除，阴道直肠间隙见中高回声肠管下移膨出，肠管最低点位于参考线下方。经三维超声观察可见，尿道后方阴道前壁带状高回声网片，较平直，与周围界限较清楚；在盆底肌收缩状态下，通过多平面断层成像模式可见，双侧肛提肌不对称，向两侧扩张，与耻骨支附着处回声不均连续性差，呈偏低回声，张力期肛提肌裂孔明显增大，直肠前方可见膨出的高回声肠管，裂孔面积重度扩张（具体数据见表 19-2）。

表 19-2　Valsalva 状态下盆底超声测量指标

Valsalva	膀胱颈移动度	尿道旋转角度	膀胱尿道后角	膀胱最低点至参考线距离	肠管最低点至参考线距离	裂孔面积
术后	2.48 cm	39.4°	91°	0 cm	–4.85 cm	45.84 cm^2

注：参考线下方（足侧）为“–”。

2. 超声提示：阴道前壁网片置入术后，肠疝，双侧肛提肌损伤，肛提肌裂孔重度扩张。

四、超声分析及鉴别诊断

1. 超声分析

本例患者因子宫脱垂Ⅱ度、阴道前壁膨出Ⅱ度行阴式子宫切除 + 阴道前壁网片修补 + 肠粘连松解术。术后半年再次出现盆腔器官脱垂（POP），且逐渐加重，临床检查发现阴道后壁膨出，但不能确定是否有直肠膨出或肠疝，需要影像学协助诊断。术后盆底超声检查的目的是了解盆底解剖结构的恢复、置入网片的信息，以及有无新发和复发的盆底功能障碍性疾病（PFD）。此患者超声检查，阴道前壁网片呈高回声，位于膀胱后壁与阴道之间，张力期网片略展开支撑膀胱后壁及阴道顶端，膀胱及阴道顶端脱垂不明显；但静息期发现阴道与直肠之间中高回声肠管，张力期肠管沿阴道直肠间隙下移明显，脱垂至参考线下方，而直肠壶腹部形态无改变，考虑为肠疝。经三维超声观察可见，肛提肌裂孔形态不规则，双侧肛提肌附着点处连续中断，有双侧肛提肌损伤，张力期肛提肌裂孔内直肠前方可见膨出的肠管，裂孔面积呈极重度扩张。肛提肌损伤及裂孔面积的增大是 POP 术后复发及新发的危险因素。此患者盆底术后再次出现 POP，考虑为新发的肠疝。

2. 鉴别诊断

直肠膨出：后盆腔肠疝与直肠膨出临床均可表现为阴道后壁膨出，有时两者可同时存在。超声可协助鉴别直肠膨出及肠疝。直肠膨出（图 19-5）超声下主要表现为直肠壶腹部形态改变，呈囊袋状突向阴道后壁，与肛管呈近乎直角。而肠疝超声下无直肠壶腹部形态变化，而是小肠自阴道直肠间隙下降，因此可鉴别诊断。

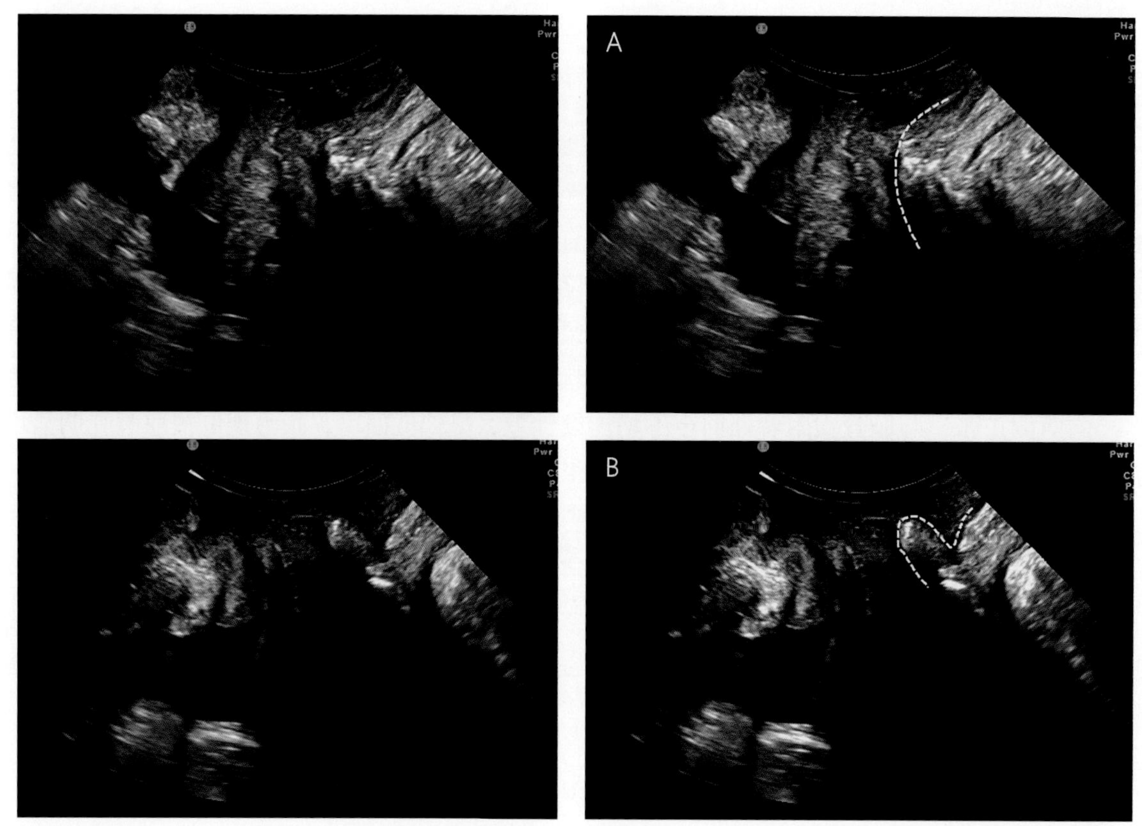

（左侧 - 原始图；右侧 - 标记图）A. 静息状态，后盆腔肛直肠连接处（虚线）形态正常；B.Valsalva 状态，直肠壶腹部囊袋状（虚线）凸向阴道后壁，突出部分与肛管呈近乎直角，为直肠膨出。

图 19-5　经会阴二维超声矢状切面

五、讨论

盆底术后肠疝通常指肠管或肠内容物离开正常解剖部位，下降到下盆腔，并通过盆底薄弱点、异常扩大的间隙突出到直肠阴道之间形成的疝。术后肠疝最常见的部位是阴道直肠陷窝。

盆底术后患者，尤其是子宫切除术后患者，由于盆腔内空虚，同时手术造成的盆底肌群损伤，可使盆底支持结构更加薄弱，小肠、乙状结肠等器官更容易脱垂形成疝。部分治疗后盆腔异常的手术（如直肠膨出）中，需要打开阴道直肠间隔修补直肠前壁，这会增加阴道直肠间隔的损伤，使其薄弱从而增加肠疝的风险。肠疝还与腹腔内压力升高存在明显关联，如咳嗽、打喷嚏、便秘等。诱因不同，肠疝的种类也不尽相同。直肠阴道筋膜的缺陷会导致直肠疝；阴道后壁顶端缺陷可能表现为小肠疝或肠膨出；阴道后壁下段缺陷多导致会阴体缺陷或低位直肠疝。

目前肠疝的诊断主要依赖于影像学检查。超声、消化道造影及 CT 检查可诊断盆底术后的肠疝。消化道造影需要患者服造影剂，CT 检查需接受 X 线辐射。结合无创、花费较低、无辐射的优点，盆底超声是最佳的检查手段。盆底超声在经会阴正中矢状切面，最大 Valsalva 动作时，可以发现等回声至高回声的腹腔内容物在阴道直肠间隙向下运动，三维重建超声图像能够对盆底术后所致肠疝提供更多的影像学信息。

六、参考题

1. 盆底术后肠疝的发病原因？
2. 超声下肠疝的表现？

参考文献

1. FELT-BERSMA R J, TIERSMA E S, CVESTA M A. Rectal prolapse, rectalintussusception, rectocele, solitary rectal ulcer syndrome, and enterocele[J]. Gastroenterol. Clin North Am. 2008, 37（3）: 645–668.

2. FARRELL S A, DEMPSEY T, GELDENHUYS L.Histologic examination of “fascia” used in colporrhaphy[J].Obstet Gynecol, 2001, 98（5Pt 1）: 794–798.

3. DELANCEY J O.Structural anatomy of the posterior pelvic compart-ment as it relates to rectocele[J].Am J Obstet Gynecol, 1999, 180（4）: 815–823.

4. FRITSCH H, LIENEMANN A, BRENNER E, et al.Clinical anatomy of the pelvic floor [J].Adv Anat Embryol Cell Biol, 2004, 175（3）: 1–64.

5. 夏志军 , 宋悦 . 女性泌尿盆底疾病临床诊治［M］. 北京 : 人民卫生出版社 , 2016: 185–187.

6. 徐婉婉 , 赖雨程 , 王瑞 , 等 .CY Liu 式腹腔镜下非网片盆底修复术治疗盆腔器官脱垂的疗效分析 [J]. 中国实用妇科与产科杂志 , 2019, 35（5）: 579–583.

第 3 章

压力性尿失禁及术后

病例 20　压力性尿失禁

一、临床资料

病史：患者，女性，27 岁，孕 2 产 1，经阴道分娩，会阴 I 度撕裂，新生儿体重 3800 g。患者于孕晚期在咳嗽、打喷嚏、大笑等腹压增加的情况下有漏尿的现象，产后症状无缓解，无尿频、尿急、排尿困难、便秘、便不净、便失禁等其他不适；产后 42 天复查行盆底超声检查。BMI 20.6 kg/m^2。

专科检查：阴道松弛，用力屏气后阴道前壁轻度膨出，子宫及阴道后壁无膨出表现，尿失禁诱发试验（+）。POP-Q 评分见表 20-1。

表 20-1　POP-Q 评分

单位：cm

Aa　-1.0	Ba　-1.0	C　-6
gh　3.5	pb　4	TVL　8
Ap　-3	Bp　-3	D　-7

注：①阴道前壁 Aa 点，阴道前壁中线距处女膜 3 cm 处；②阴道前壁 Ba 点，阴道顶端或前穹隆到 Aa 点之间阴道前壁上段中的最远点；③阴道后壁 Ap 点，阴道后壁中线距处女膜 3 cm 处；④阴道后壁 Bp 点，阴道顶端或后穹隆到 Ap 点之间阴道后壁上段中的最远点；⑤子宫颈或阴道顶端 C 点，宫颈或子宫切除后阴道顶端所处的最远端；⑥子宫颈 D 点，有子宫颈时的后穹窿的位置，子宫切除后无子宫颈者，无 D 点；⑦生殖道裂孔（genitalhiatus，gh），尿道外口中点至阴唇后联合之间的距离；⑧会阴体（perinealbody，pb），阴唇后联合至肛门中点的距离；⑨阴道总长度（totalvaginallength，TVL）：将阴道顶端复位后的阴道深度。

临床诊断：阴道前壁膨出 II 期，压力性尿失禁（SUI）。

二、影像资料（图 20-1 ~图 20-4）

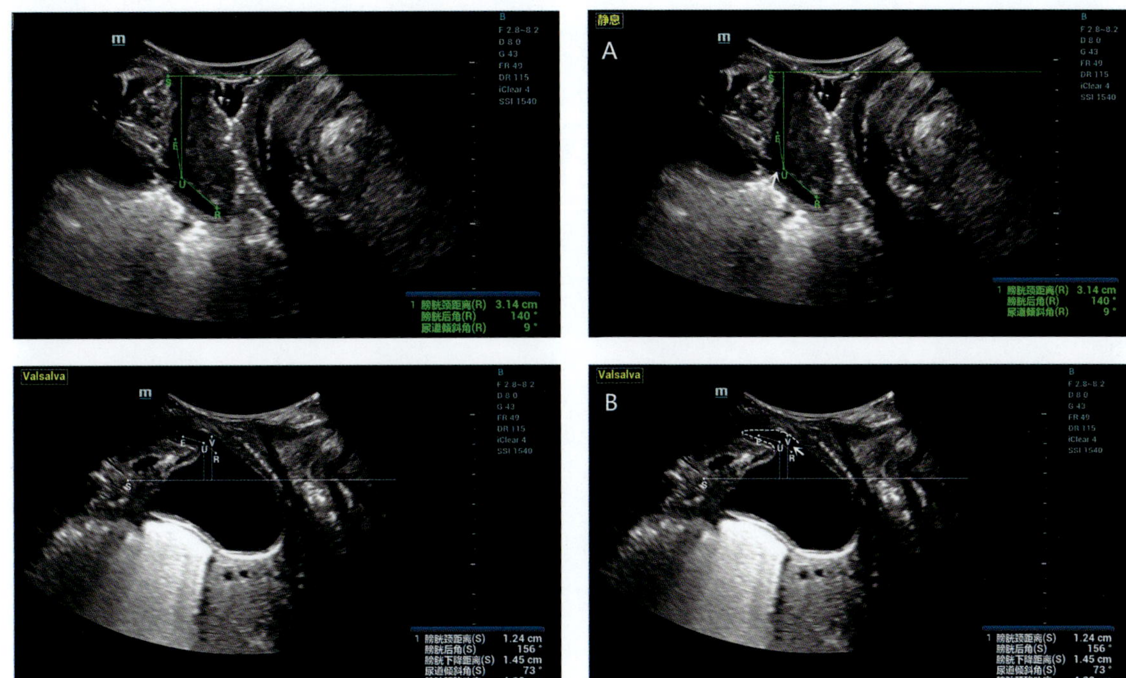

（左侧 - 原始图；右侧 - 标记图）A. 静息状态，尿道、膀胱、宫颈及直肠壶腹部均位于盆腔内，尿道内口闭合（箭头）；B.Valsalva 状态，尿道、膀胱颈明显向后下方偏转移位，尿道内口至近段尿道开放（虚线）呈漏斗形（箭头），膀胱尿道后角大于 140° ，膀胱最低点下移至参考线下方。

图 20-1　经会阴二维超声矢状切面

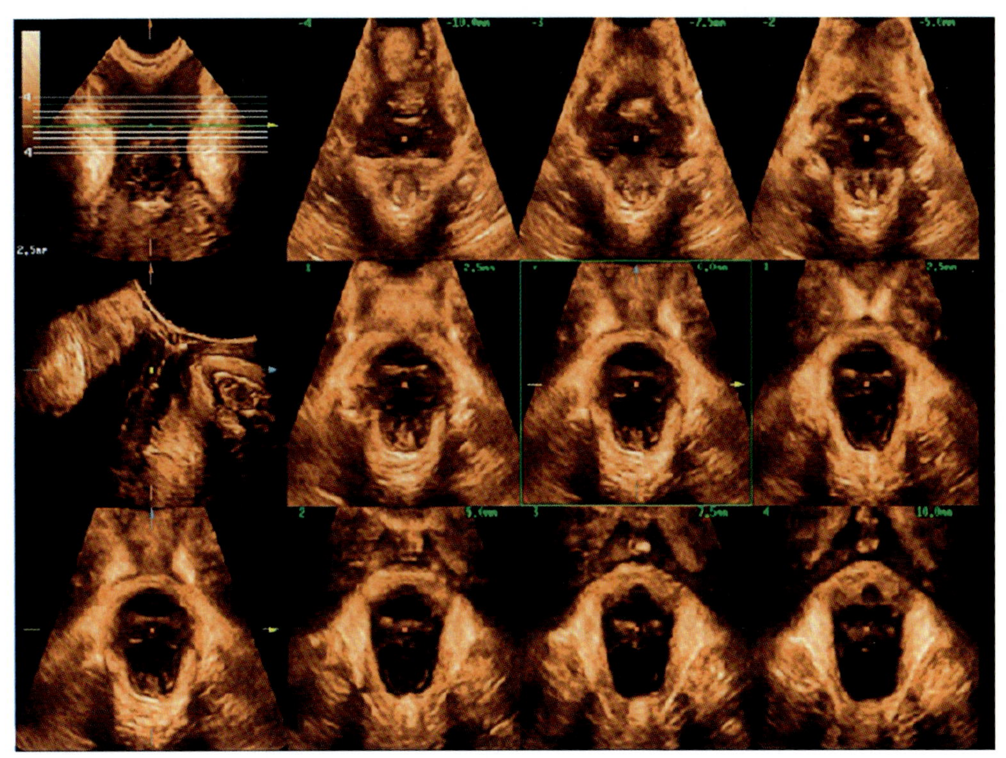

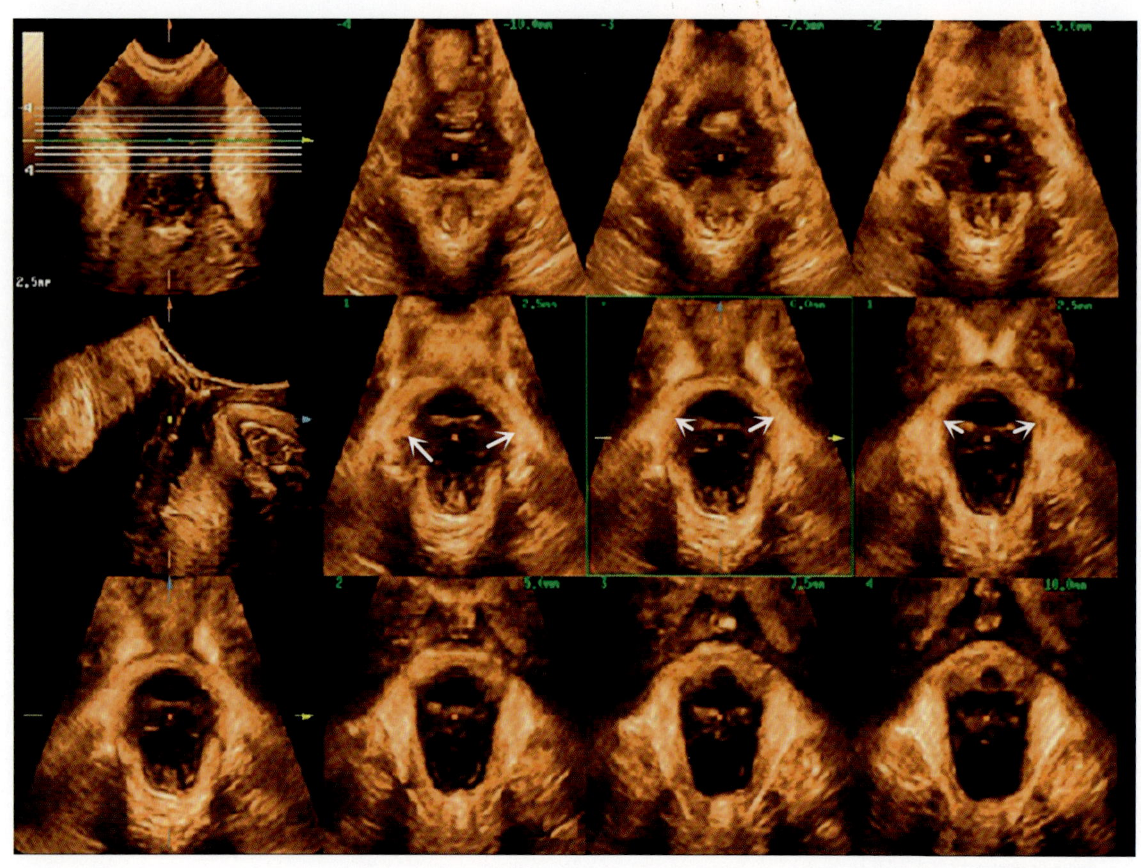

（前图 - 原始；后图 - 标记）盆底肌收缩状态，肛提肌裂孔对称，双侧肛提肌附着点（箭头）在中间 3 幅图中有 2 幅图连续性完整。

图 20-2 经会阴三维超声肛提肌裂孔多平面断层成像模式图像

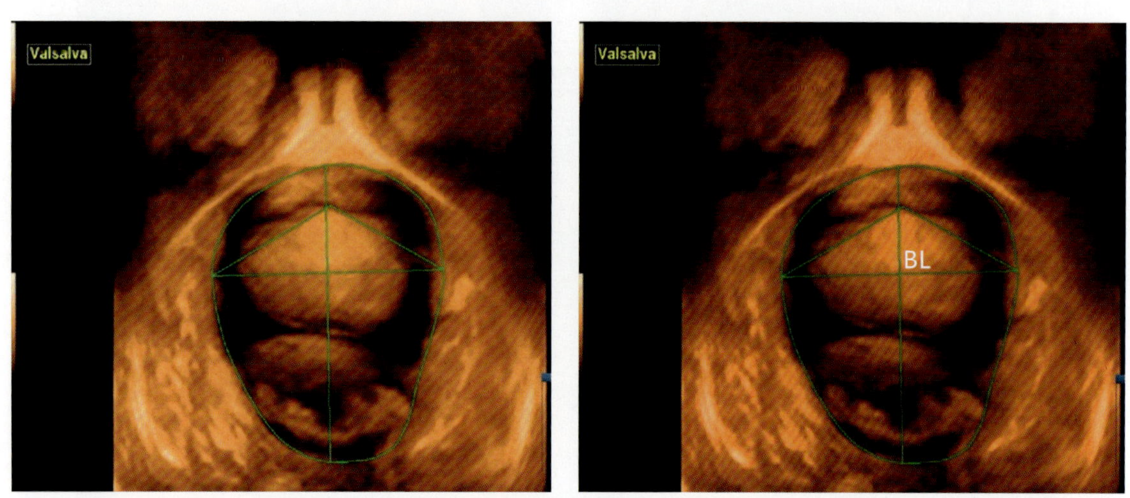

（左侧 - 原始图；右侧 - 标记图）Valsalva 状态，肛提肌裂孔增大，裂孔内可见脱垂膀胱，肛提肌裂孔面积呈轻度扩张。BL：膀胱。

图 20-3 经会阴三维超声肛提肌裂孔轴平面

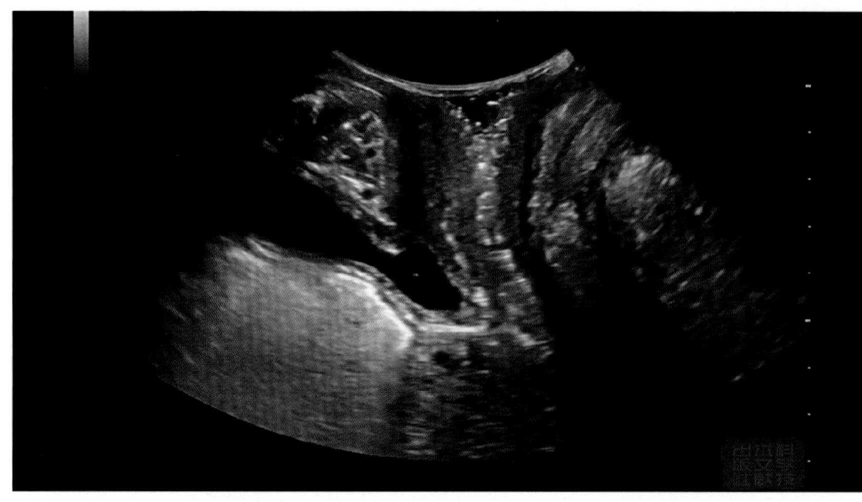

图 20-4　二维盆底超声 Valsalva 动作显示尿道及膀胱颈变化（动图）

三、超声所见及诊断

1. 超声所见：膀胱残余尿＜ 50 mL，逼尿肌厚度＜ 5 mm，静息期，尿道走行正常，尿道内口闭合，膀胱颈、宫颈及直肠壶腹部均位于参考线上方。张力期（最大 Valsalva 状态），尿道及膀胱颈明显向后下方旋转移位，膀胱最低点下移至参考线下方，尿道内口及近段尿道扩张开放呈漏斗形，宫颈无明显移位，直肠壶腹部形态正常。通过三维超声检查显示，在盆底肌收缩状态下，肛提肌裂孔尚对称，在评估双侧肛提肌附着点的 3 幅图中，有 2 幅图双侧肛提肌连续性完整（图 12-2）。三维超声张力期，肛提肌裂孔内可见脱垂的膀胱，裂孔面积呈轻度扩张（具体数据见表 20-2）。

2. 超声提示：符合 SUI 超声表现，膀胱膨出，肛提肌裂孔增大。

表 20-2　Valsalva 状态下盆底超声测量指标

Valsalva	膀胱颈移动度	尿道旋转角度	膀胱尿道后角	膀胱最低点至参考线距离	裂孔面积
产后	4.5 cm	64°	156°	–1.5 cm	29.4 cm^2

注：参考线下方（足侧）为“–”。

四、超声分析

本例患者阴道分娩后 42 天，自述孕晚期及产后在咳嗽、打喷嚏、大笑等腹压增加的情况下有漏尿的现象。POP–Q 评分诊断为阴道前壁膨出Ⅱ期，尿失禁诱发试验（+），临床诊断为 SUI 及阴道前壁膨出。经会阴盆底超声，SUI 主要观察及测量指标包括：膀胱颈的移动距离，尿道旋转角度，膀胱尿道后角，膀胱位置，尿道内口形态是否呈漏斗形等。本例患者盆底超声检查 Valsalva 动作时，尿道及膀胱向后下方移位明显，膀胱颈移动度 4.5 cm，膀胱最低点位于参考线下方＞ 1 cm，尿道旋转角度＞ 45°，膀胱尿道后角＞ 140°，尿道近段至内口开放，开大呈漏斗形；经四维超声检查显示，在 Valsalva 状态下见膀胱膨出至阴道内，肛提肌裂孔扩张，裂孔面积增大，超声提示为伴有膀胱膨出的 SUI，肛提肌裂孔增大，与患者临床症状相符。

五、讨论

国际尿控协会（ICS）将SUI定义为正常情况下无漏尿，而在腹压增加时（如咳嗽、打喷嚏、大笑或运动等）尿液不自主流出的现象。其发病率各家报道不一，其中中国成年女性流行病学调查SUI发病率约为18.9%，以50～59岁年龄段患病率最高，约为28.2%，严重影响了女性的健康和生活质量。

SUI有两种类型，其中90%以上是尿道的高活动型，这是由于骨盆底支撑结构的松弛引起的，另有大约10%是尿道固有括约肌缺陷型，可能与先天性缺陷有关。目前，其发病机制主要有两种假说："压力传导理论"和"吊床理论"。女性SUI主要诱因包括妊娠、经阴道分娩、雌激素水平下降、肥胖和慢性便秘等。其中妊娠、经阴道分娩被认为是引起盆底功能障碍性疾病的独立危险因素，是导致产后女性出现SUI的主要原因。正常女性未孕时，腹腔压力和盆腔器官的重力轴指向骶尾骨方向；妊娠时，重力轴线前移指向骨盆底肌肉，加上日益增加重量的子宫、胎儿，使盆底肌肉处在长期持续受压状态而逐渐变得松弛。同时，妊娠期间激素水平及胶原代谢发生变化，导致盆底支撑结构的减弱。分娩过程中，肛提肌过度拉伸，阴部神经被拉伸、挤压和去神经化，导致盆底肌收缩力减弱，尿道周围支持结构损伤，使得膀胱颈和近端尿道后壁逐渐向下移动，导致膀胱颈部和尿道的角度发生变化，同时尿道关闭压力降低，当腹压突然增加时，膀胱内压力大于尿道压力，导致尿液外漏，引起SUI的发生。分娩方式、流产次数、新生儿体重≥4000 g等都是产后SUI的独立危险因素。此外，阴道分娩过程中第二产程延长、使用负压吸引器等助产设备，以及产后腹压增加等因素也是产后SUI的主要病因。

SUI的诊断主要依据临床表现，尿失禁相关的问卷，辅助检查如压力试验、棉签试验、尿垫试验、尿动力学检测等。盆底超声检查可作为辅助诊断方法。经会阴盆底超声诊断SUI的主要参数包括膀胱颈移动度、尿道旋转角度、膀胱尿道后角等。①膀胱颈移动度：Dietz等认为膀胱颈的下降与SUI的相关性最强，并随着SUI的严重程度而增加。②尿道旋转角度：可以反映静息状态及Valsalva状态下尿道的活动性。③膀胱尿道后角：SUI患者由于膀胱尿道复合体的支撑作用减弱，膀胱尿道后角通常增大。④尿道内口"漏斗"化形成：即在Valsalva动作下尿道内口开放呈"漏斗"状，提示尿道周围结构支撑作用的减弱。上述参数对诊断SUI均有较高价值。

女性产后SUI主要是由于妊娠和分娩后盆底肌肉的松弛及损伤所致。应普及教育孕期盆底肌锻炼，产后及早进行盆底肌训练以及盆底肌功能筛查、尽早接受康复治疗，对减少产后尿失禁的发生、提升女性生活质量尤为重要。临床上多采用生活方式干预、盆底肌肉锻炼、 盆底肌肉电刺激、生物反馈等方法治疗产后SUI。

六、思考题

1. 产后SUI发生的病因？
2. 经会阴盆底超声诊断产后SUI的主要参数有哪些？

参考文献

1. 朱兰，郎景和. 女性盆底学[M]. 北京：人民卫生出版社，2014: 55.

2. 孙智晶 , 朱兰 , 郎景和 , 等 . 产后盆底康复锻炼对女性盆底功能障碍性疾病的预防作用 [J]. 中华妇产科杂志 , 2015, 50（6）: 420–427.

3. DIETZ H P, CLARKE B . The Urethral Pressure Profile and Ultrasound Imaging of the Lower Urinary Tract[J]. International Urogynecology Journal, 2001, 12（1）: 38–41.

4. DIETZ, HOYTE L J, STEENSMA A, et al. 盆底超声学图谱 [M]. 王慧芳 , 谢红宁 , 译 . 北京 : 人民卫生出版社 , 2011: 38–58.

5. HUIZINK A C, DELFORTERIE M J, SCHEININ N M, et al. Adaption of pregnancy anxiety questionnaire-revised for all pregnant women regardless of parity: PRAQ-R2[J]. Archives of Women's Mental Health, 2016, 19（1）: 125–132.

病例 21　压力性尿失禁 TVT 术

一、临床资料

病史：患者，女性，52 岁，20 余年前出现跑步等剧烈活动时漏尿，逐渐加重，后出现咳嗽、打喷嚏、大笑时漏尿；2 年来正常走路时漏尿并逐渐加重，无尿急及排尿困难，无便秘、便不净等不适；绝经 2 年，孕 3 产 1，阴道分娩，BMI 26.4 kg/m^2。

术前专科检查：尿失禁诱发试验（+），尿道抬举试验（+）；1 小时尿垫试验 19 g；POP–Q 评分见表 21–1。

表 21–1　POP–Q 评分

单位：cm

Aa　–1.5	Ba　–1.5	C　–2.5
gh　5	pb　2	TVL　7
Ap　–2	Bp　–2	D　–5

注：① Aa、Ba，阴道前壁两点；② Ap、Bp，阴道后壁两点；③ C，宫颈最远端；④ D，阴道后穹窿最深点；⑤ gh，生殖道裂孔长；⑥ pb，会阴体长；⑦ TVL，阴道全长。

尿动力学检查：①膀胱容量、感觉、顺应性正常；②排尿期　Qmax 为 15.6 mL/s，排尿期最大逼尿肌压力为 18.0 cmH_2O，最大尿流时逼尿肌压力为 15.8 cmH_2O，共排尿 460 mL；③尿道闭合压正常，功能尿道长度正常；④诊断　压力性尿失禁（SUI）。

临床诊断：压力性尿失禁（SUI）。

手术方式：耻骨后路径阴道无张力尿道中段悬吊带（tension free vaginal tape，TVT）。

术后病史：术后 6 个月，患者症状明显改善。

术后专科检查：阴道前壁黏膜光滑，尿失禁诱发试验（–）。

二、影像资料（图 21-1 ～图 21-6）

1. TVT 吊带示意图

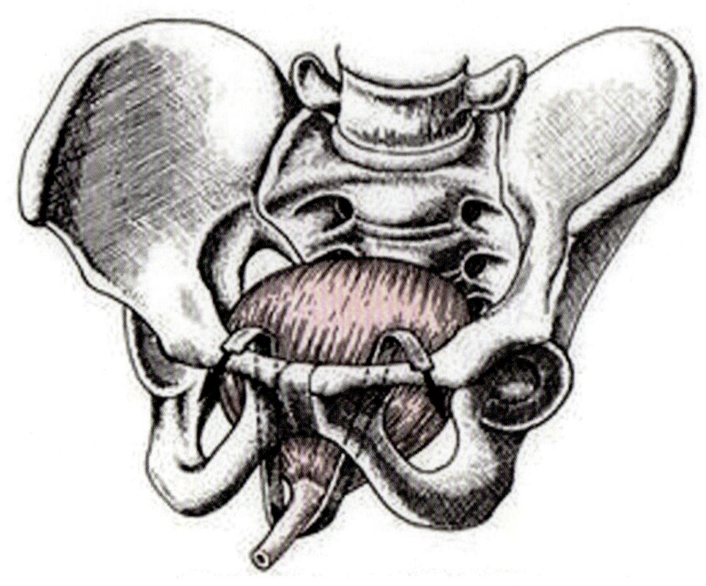

图 21-1　TVT 吊带示意图，吊带两侧臂自耻骨后穿出

2. 盆底超声

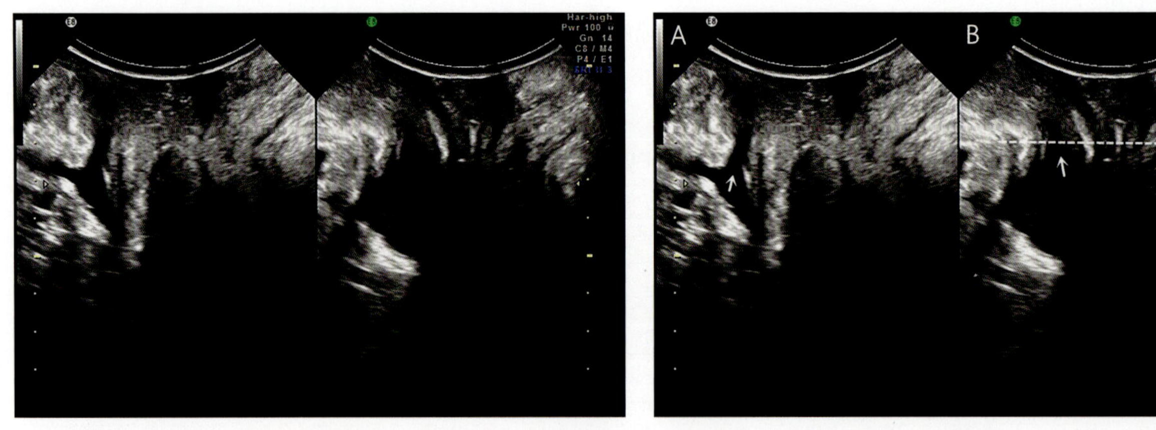

（左侧 - 原始图；右侧 - 标记图）A. 静息状态，尿道及膀胱颈位置正常，尿道内口闭合（粗箭头）；B. 最大 Valsalva 状态，尿道及膀胱颈稍向后方移位，膀胱最低点位于参考线（虚线）上方，尿道内口开大呈漏斗形（粗箭头）。

图 21-2　术前经会阴二维超声矢状切面

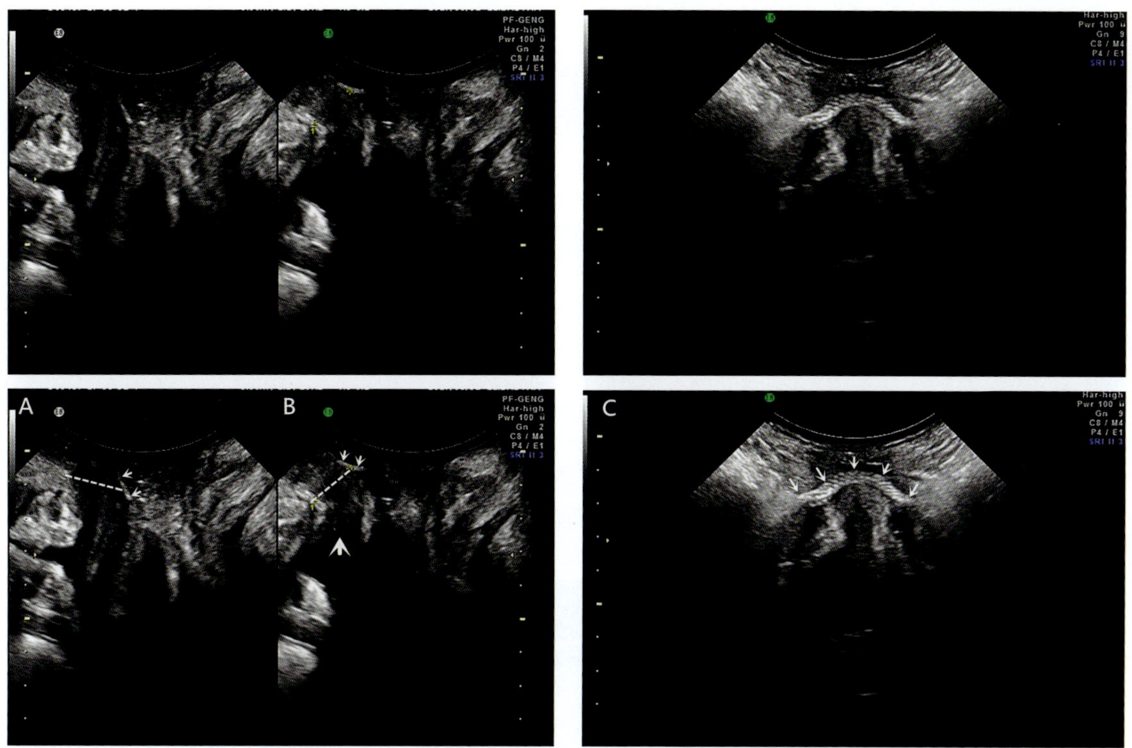

（上图 - 原始；下图 - 标记）A. 静息状态下矢状切面，尿道后方条状高回声为吊带（细箭头），吊带中点距耻骨联合后下缘距离（虚线）；B.Valsalva 状态下矢状切面，尿道旋转不明显，尿道内口略开大（粗箭头），吊带距耻骨联合后下缘距离（虚线）；C. 静息状态下冠状切面，尿道中段弧形高回声吊带（箭头），两侧臂对称。

图 21-3　术后经会阴二维超声

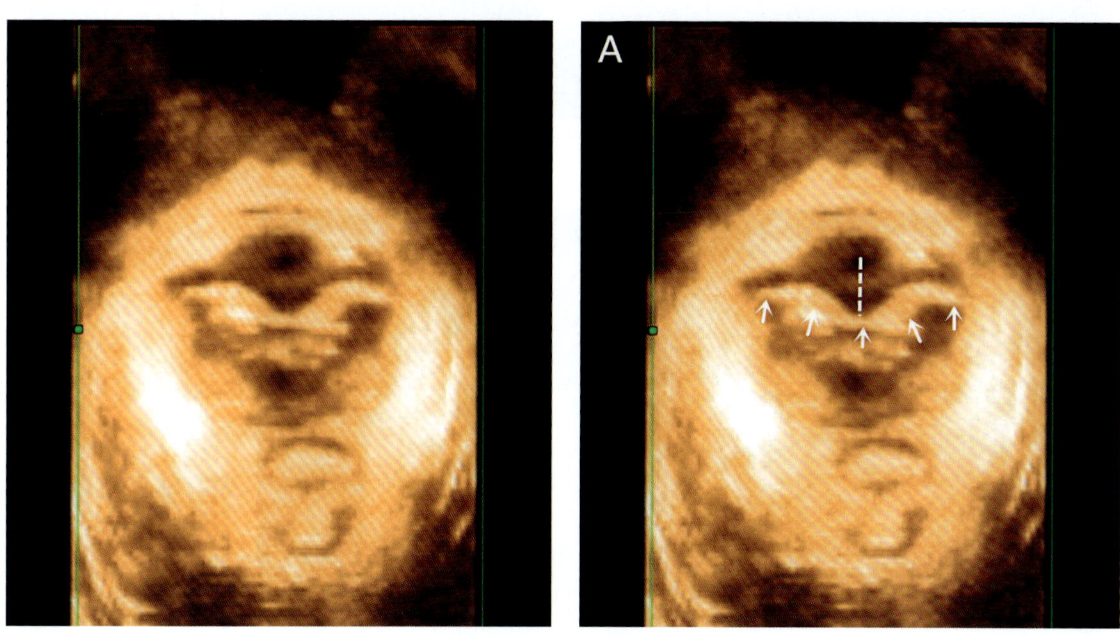

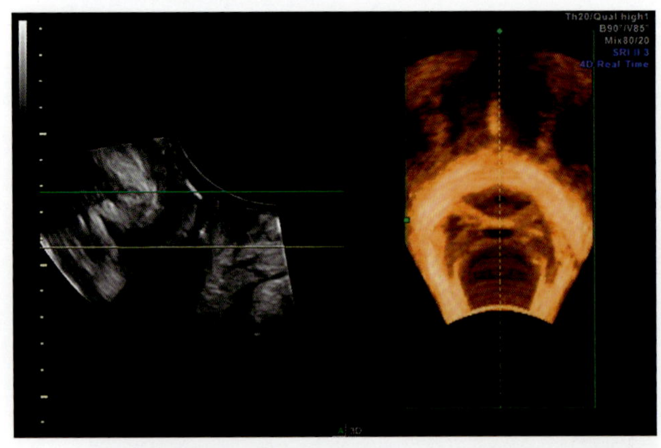

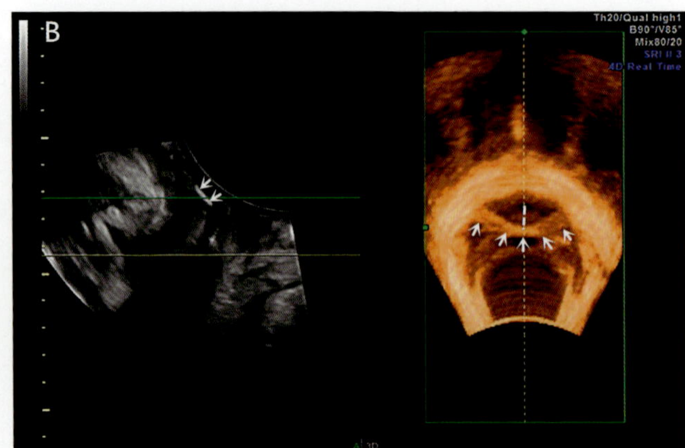

（左侧 - 原始图；右侧 - 标记图）A. 静息状态下，尿道后方弧形吊带（箭头）两侧臂较对称，尿道中点距吊带最低点距离（虚线）；B.Valsalva 状态下，吊带（箭头）将尿道托起，吊带距尿道中点距离（虚线）缩短。

图 21-4　术后三维超声显示吊带

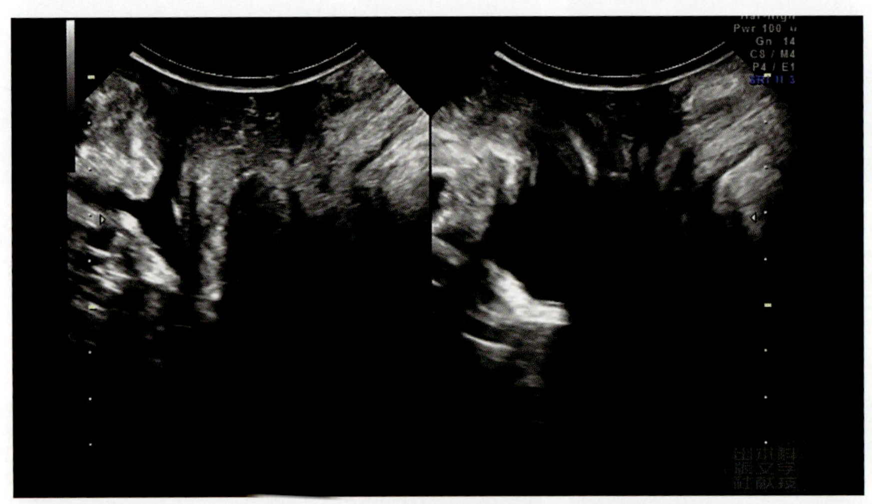

图 21-5　术前盆底二维超声 Valsalva 动作显示 SUI（动图）

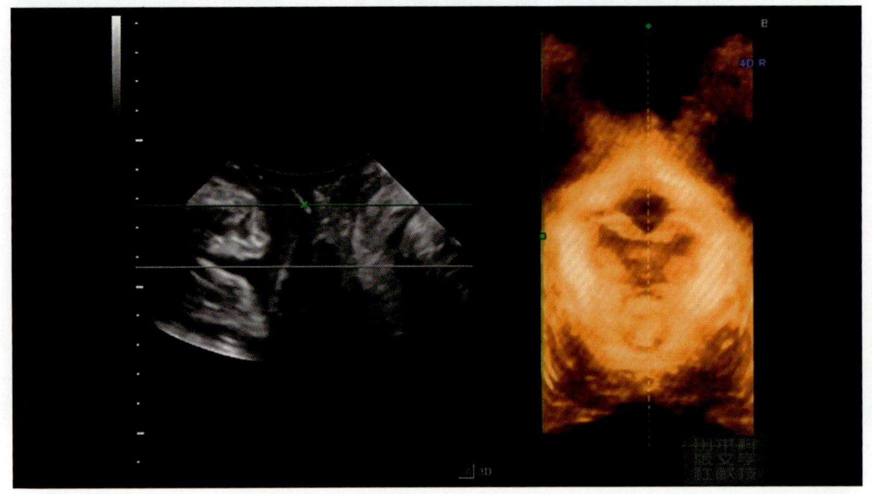

图 21-6　术后盆底四维超声 Valsalva 动作显示吊带（动图）

三、超声所见及诊断

1. 术前超声所见：膀胱残余尿量＜ 50 mL，逼尿肌厚度＜ 5 mm，尿道走行正常，尿道全长 3.1 cm，静息期尿道内口闭合良好。张力期（最大 Valsalva）尿道及膀胱颈稍向后方移位，膀胱尿道后角增大，尿道内口开大呈漏斗形。三维超声，肛提肌裂孔对称，双侧肛提肌无明显损伤，裂孔面积正常（具体测量数据见表 21–2）。

超声提示：符合 SUI 声像图表现。

2. 术后超声所见：膀胱残余尿量＜ 50 mL，尿道中下段水平，尿道后壁与阴道前壁之间见吊带呈带状高回声，吊带中点距尿道内口 1.9 cm，张力期尿道膀胱颈稍向后方移位，尿道内口略开大呈漏斗形，吊带距耻骨联合后下缘距离较静息期缩短。通过三维超声观察可见，尿道后壁与阴道前壁之间见弧形吊带，吊带左右两侧臂对称、平滑，无折叠，向耻骨后方延伸，张力期尿道中点距吊带中点距离较静息期缩短，吊带成角增大（具体测量数据见表 21–2，表 21–3）。

超声诊断：TVT 吊带术后，吊带位置及形态良好。

表 21–2　手术前后 Valsalva 状态下盆底超声测量指标

Valsalva	膀胱颈移动度	尿道旋转角度	膀胱尿道后角	膀胱最低点至参考线距离	裂孔面积
术前	1.84 cm	37°	178°	0 cm	18 cm^2
术后	1.2 cm	19°	155°	+1 cm	16 cm^2

注：参考线上方（头侧）为“+”。

表 21–3　吊带位置测量指标

吊带位置	吊带至耻骨联合后下缘距离	吊带至尿道中点距离	吊带成角
静息期	1.86 cm	0.8 cm	120°
张力期	1.56 cm	0.6 cm	134°

四、超声分析

SUI 盆底超声表现有多种，包括膀胱颈移动度增加、尿道旋转角度增大、膀胱尿道后角增大、尿道内口开放呈漏斗形、尿道部分或全程扩张，以及膀胱膨出等，在一个病例上会有一种或者多种表现。本例 SUI 患者术前超声主要表现为张力期膀胱尿道后角明显增大，尿道内口开放。

行 TVT 手术后，患者的漏尿症状明显改善。对于术后患者超声检查可通过测量膀胱、尿道及吊带的相关参数，为评估其 SUI 的改善程度提供客观、定量的影像学依据。本例患者术后盆底超声显示，吊带位于中段尿道（1.9/3.1=0.61）；吊带左右两侧臂对称、平滑，无折叠，向耻骨后方延伸，这与经耻骨后吊带术式相符合，同时无明显并发症出现；根据张力期吊带中点距耻骨联合后下缘距离较静息期适当缩短，距尿道中点距离较静息期适当缩短，以及吊带成角较静息期适当增大，说明吊带松紧适度；吊带位于尿道后壁与阴道前壁之间，与周边组织界限清楚，无明显局部增厚，无向阴道壁及尿道后壁侵入表现，说明吊带无侵蚀及暴露等并发症。

五、讨论

SUI是女性盆底功能障碍性疾病（PFD）中最常见的病种之一，其诊断主要依据临床表现，压力试验、棉签试验、尿垫试验等临床检查以及尿动力学检测。对于SUI患者行盆底超声检查测量膀胱内残余尿量评估有无尿潴留表现，根据逼尿肌厚度（正常＜5 mm）评估有无逼尿肌过度活动导致的尿失禁发生，在不同状态（静息及张力期）下观察测量尿道及膀胱的形态和位置，通过测量膀胱颈移动度、尿道旋转角度、膀胱尿道后角、膀胱最低点位置，以及尿道内口是否开大呈漏斗形等指标，来协助评估膀胱及尿道的功能状况及位置情况。

1996年Ulmsten等首次提出了耻骨后路径阴道无张力尿道中段悬吊带（TVT）手术，因其微创、有效的优点，成为SUI的一线治疗方法，是国内外开展比较广泛的手术方式。TVT手术就是在阴道中部水平将一特制的聚丙烯吊带放置在尿道中段后方，吊带两侧臂顺导针通过尿道旁筋膜，进入耻骨后间隙，从腹部切口穿出，吊带着重加强对中段尿道的支持，阻止腹压增加时尿道过度下移并能够在腹压增加时紧闭中段尿道，以增加尿道闭合压，防止尿液溢出，达到控尿的目的，恢复盆底解剖的“吊床样”支持结构。该手术对于SUI有稳定的疗效，多篇文献报道成功率＞90%。但是术中所置入的TVT聚丙烯吊带在X线、MRI等许多的影像学检查中都不能显影，以往临床对于吊带的术后疗效评估，多取决于患者自觉症状的改善程度，而缺乏客观的影像学资料，随着盆底超声技术的开展及应用，发现TVT吊带能在超声图像上显示出清晰的高回声带，并且在三维超声上吊带的形状以及走行显示更加清晰，还可以动态观察吊带对尿道的支撑情况。通过盆底超声主要观察指标包括：①吊带位置，即通过测量吊带距尿道内口距离与尿道全长的比值来评估其位置；②静息及张力期，通过吊带距耻骨联合后下缘距离的改变，评估吊带运行轨迹及作用；③三维超声观察吊带的形状有无折叠、侵蚀等并发症，测量尿道中点到吊带中点的距离，以及通过吊带的成角评估吊带位置及松紧。文献报道，SUI治愈型患者吊带位于尿道中段，张力期吊带距耻骨联合后下缘距离缩短，距尿道中点距离适当缩短，以及吊带在尿道后方的成角增大。本例患者盆底超声显示吊带位置、形态以及运行轨迹均良好，且无折叠、侵蚀、暴露等并发症的出现，盆底解剖结构较术前有改善，患者自觉症状明显缓解且对手术的满意度较高。因此，对于SUI术后患者的疗效评估除了以自觉症状改善程度为主，还可应用超声检查评估吊带位置、形态以及有无并发症的出现。

六、思考题

1. SUI术前盆底超声表现包括哪几方面？
2. 盆底超声对SUI术后评估主要有哪几方面？

参考文献

1. ULMSTEN U, FALCONE R C, JOHNSON P, et al. A multicenter study of tension-free vaginal tape（TVT）for surgical treatment of stress urinary incontinence [J]. Int Urogynecol J Pelvic Floor Dysfunct, 1998, 9（4）: 210-213.

2. 曹韵清，黄伟俊，温影红，等，经会阴四维超声对女性行经耻骨后路径阴道无张力尿道中段悬吊术后的观察及疗效评估 [J]. 广东医学，2018, 39（4），566-572.

3. 曾海燕，朱兰 . 耻骨后路径阴道无张力尿道中段悬吊术治疗女性压力性尿失禁研究进展 [J]. 实用妇产科杂志，2017,

33（7）: 498–501.

4. LI YAN QING, GENG JING, TAN CHENG, et al. Diagnosis and classification of female stress urinary incontinence by transperineal two-dimensional ultrasound[J]. Technology and Health Care, 2017: 858–866.

5. GENG JING, TAN CHENG, TANG JUN, et al. Assessment of tape position in postoperative women with stress urinary incontinence by pelvic floor ultrasonography[J]. Int J Clin Exp Med 2019, 12（3）: 2182–2189.

病例 22　压力性尿失禁 TVT–O 术

一、临床资料

病史：患者，女，53 岁，咳嗽、提重物等腹压增加时不自主漏尿 8 年，加重 3 个月，不伴尿频、尿急、尿痛、下腹部不适等，大便正常；围绝经期，孕 1 产 1，顺产，BMI 23.8 kg/m^2。

术前专科检查：膀胱颈抬高试验（+），诱发试验（+）。1 小时尿垫试验：15 g。POP–Q 评分见表 22–1。

尿动力学检查：①膀胱容量、感觉、顺应性正常；②排尿期 Qmax 为 20.7 mL/s，排尿期最大逼尿肌压力为 16 cm H_2O，最大尿流时逼尿肌压力为 9.8 cm H_2O；③尿道闭合压正常，功能尿道长度缩短。

表 22–1　POP–Q 评分

单位：cm

Aa　0	Ba　1	C　–2
gh　5	pb　2.5	TVL　7
Ap　–3	Bp　–3	D　–4

注：① Aa、Ba，阴道前壁两点；② Ap、Bp，阴道后壁两点；③ C，宫颈最远端；④ D，阴道后穹窿最深点；⑤ gh，生殖道裂孔长；⑥ pb，会阴体长；⑦ TVL，阴道全长（详细含义见表 20–1 下注释）。

术前诊断：压力性尿失禁（SUI），阴道前壁膨出Ⅱ期。

手术：经闭孔阴道无张力尿道中段悬吊带术（tension free vaginal tape–obturator，TVT–O）。

术后病史：术后 6 个月，患者无腹压增加漏尿症状，无尿频、尿急、尿不尽；无阴道出血及排液；无便秘、便失禁及便不净。

术后专科检查：阴道前壁黏膜光滑，尿失禁诱发试验（–）。

二、影像资料（图 22-1 ～图 22-7）

1.TVT-O 吊带示意图

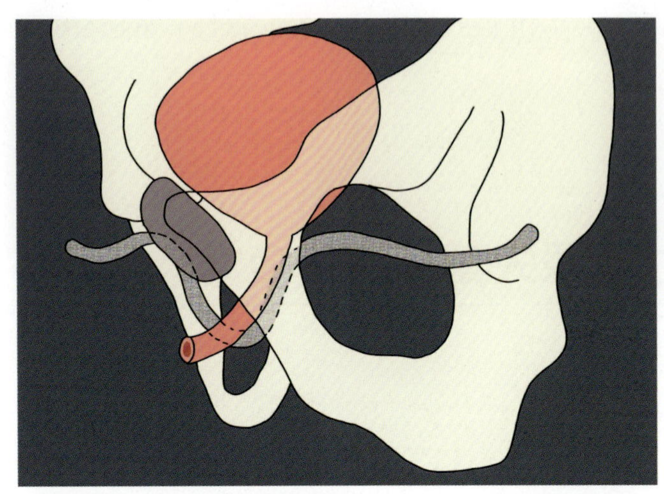

图 22-1　TVT-O 吊带示意图，吊带两侧臂自闭孔穿出

2. 盆底超声

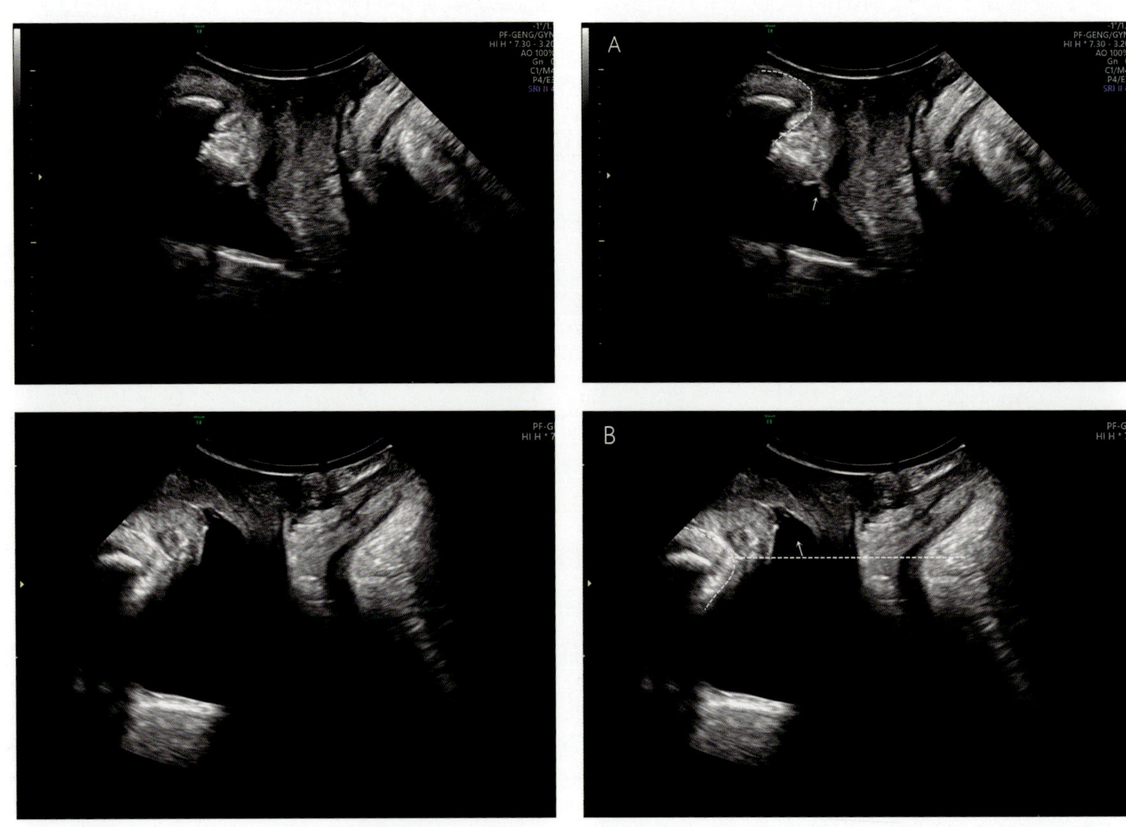

（左侧 - 原始图；右侧 - 标记图）A. 静息状态，尿道及膀胱颈位置正常，尿道内口闭合（箭头）；B. 最大 Valsalva 状态，尿道及膀胱颈向后下方偏转移位，膀胱最低点位于参考线（虚线）下方，尿道内口开大呈漏斗形（箭头）。弧虚线：耻骨联合。

图 22-2　术前经会阴二维超声矢状切面

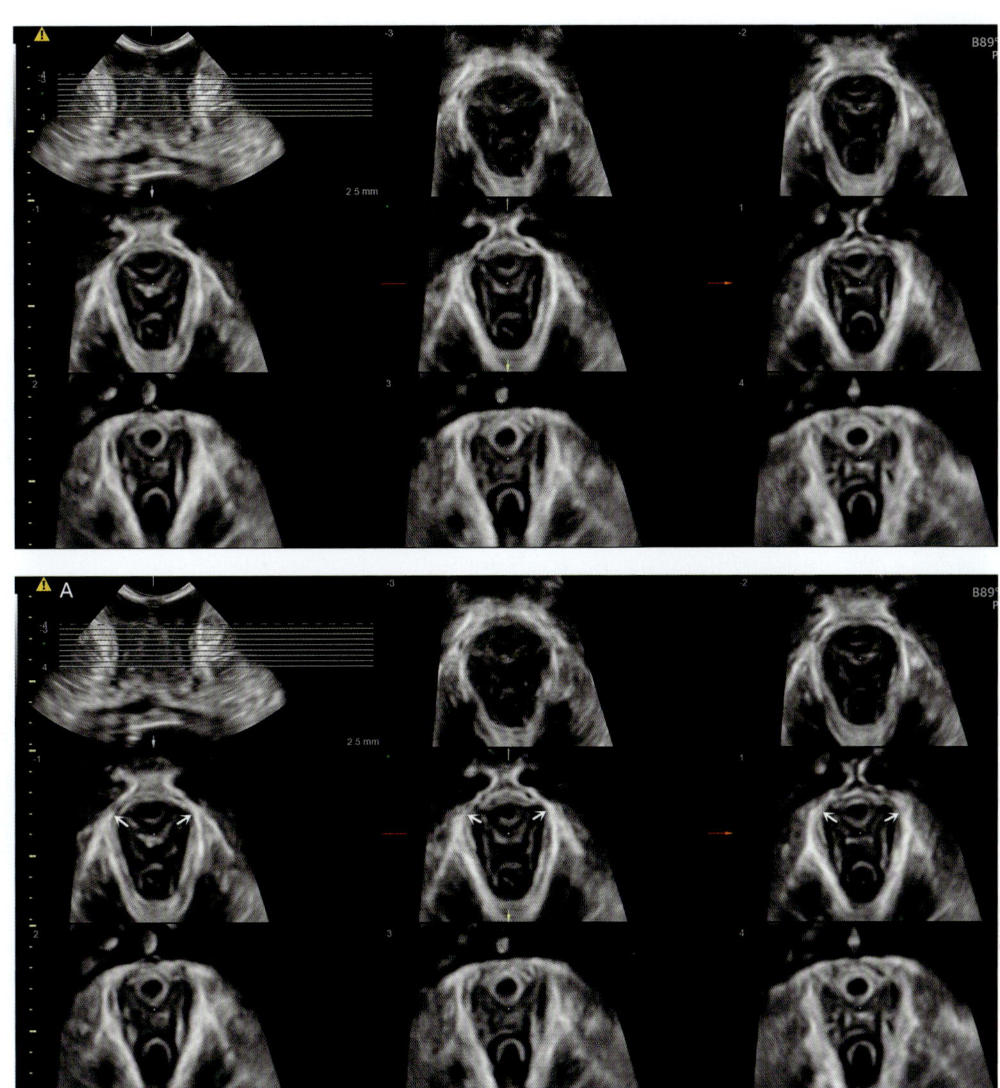

（上图 – 原始；下图 – 标记）多平面断层成像模式，双侧肛提肌对称，附着点连续好（箭头）。

图 22–3　术前三维超声显示肛提肌裂孔

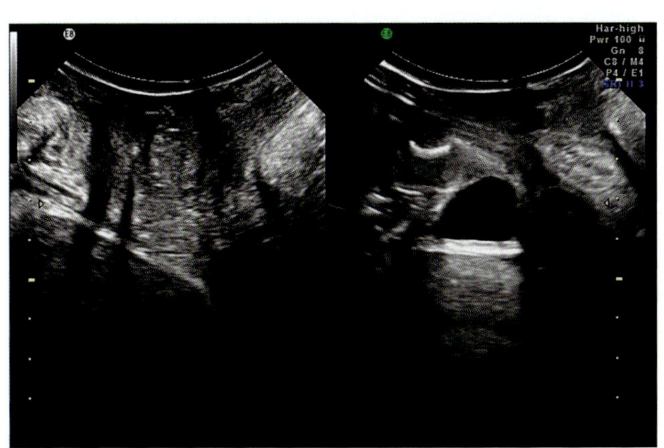

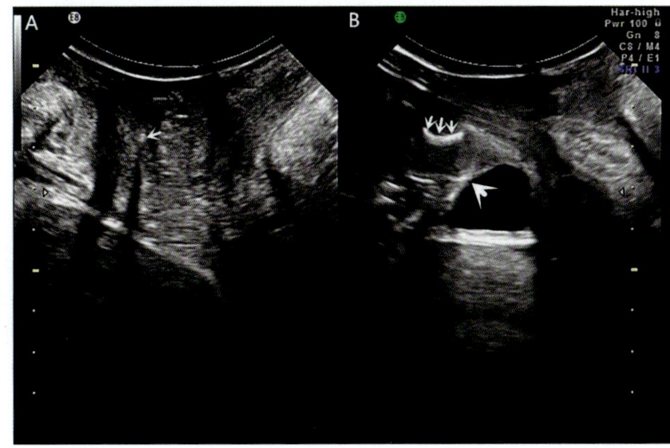

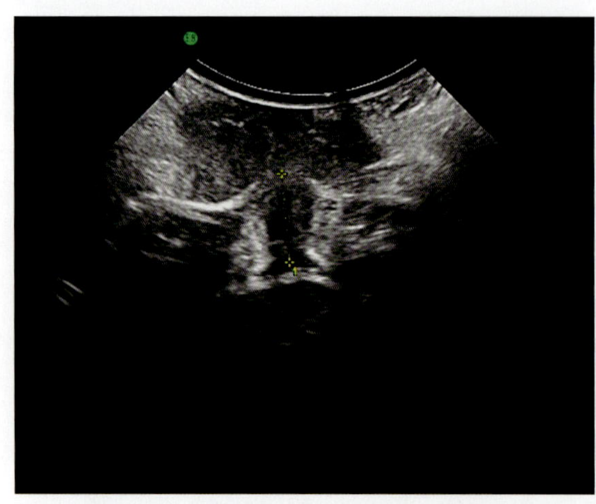
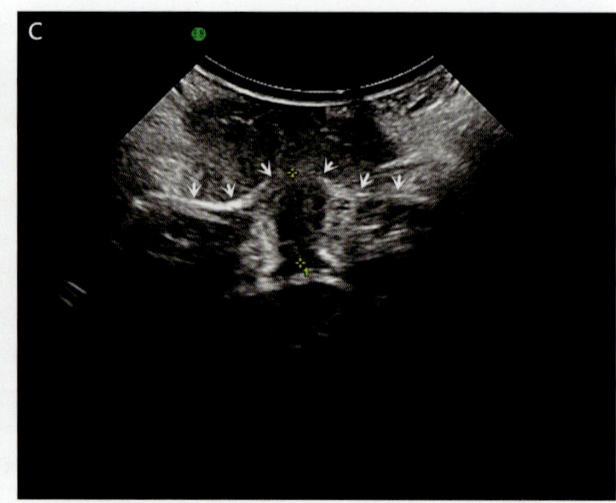

（左侧 – 原始图；右侧 – 标记图）A. 静息状态矢状切面，尿道中段后方点状高回声吊带（细箭头）；B.Valsalva 状态矢状切面，尿道及膀胱颈向后下方偏转移位，尿道后方吊带呈段状高回声（细箭头），尿道内口闭合（粗箭头）；C. 静息状态冠状切面，尿道中段吊床样高回声为吊带，其两侧臂对称向闭孔方向延伸（细箭头）。

图 22–4 术后经会阴二维超声

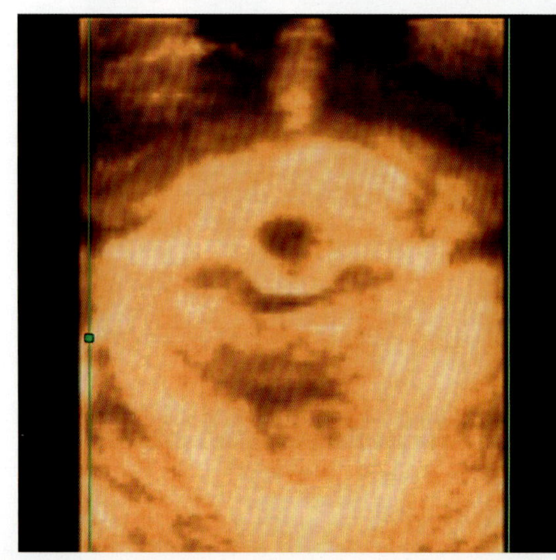
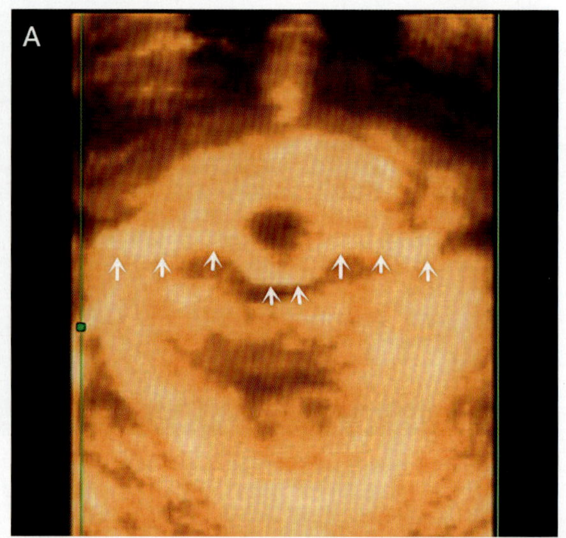

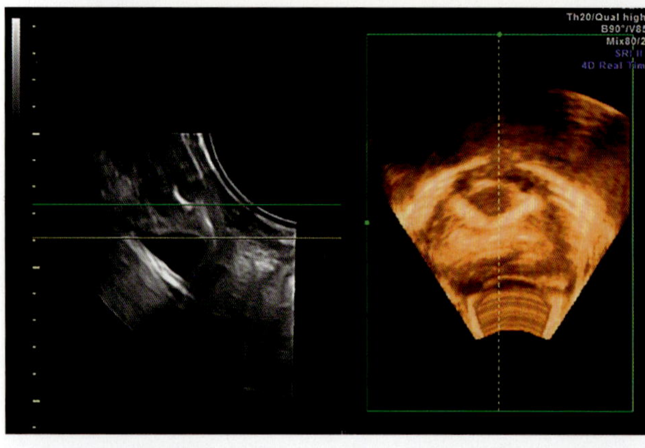
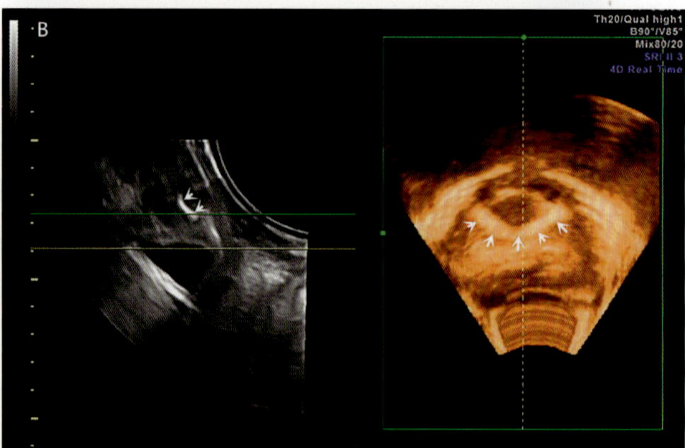

（左侧 – 原始图；右侧 – 标记图）A. 静息状态下，尿道后方吊床型吊带（箭头），两侧臂对称，向双侧闭孔延伸；B.Valsalva 状态下，吊带（箭头）将尿道托起，吊带距尿道中点距离缩短，吊带成角增大。

图 22–5 术后三维超声

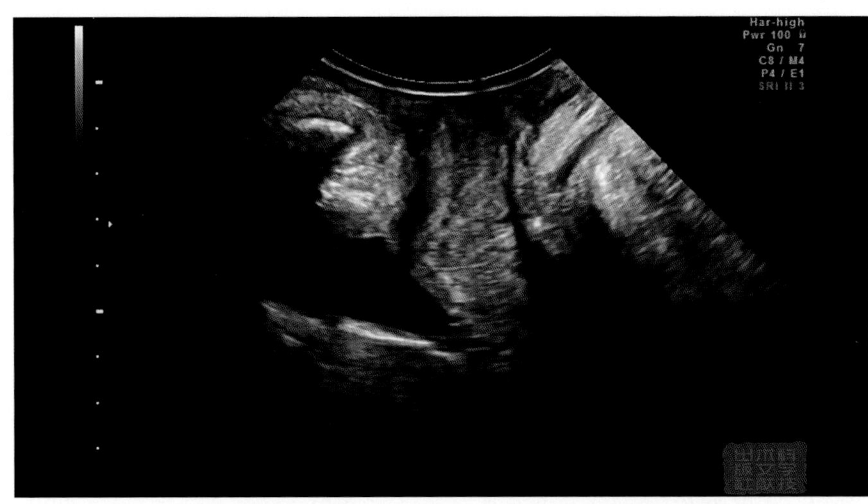

图 22-6 术前 Valsalva 二维超声显示尿道及膀胱颈变化（动图）

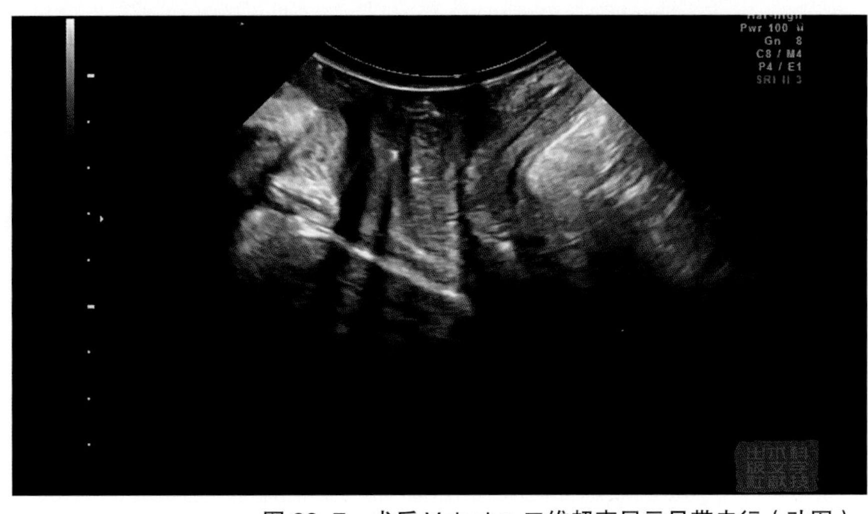

图 22-7 术后 Valsalva 二维超声显示吊带走行（动图）

三、超声所见及诊断

1. 术前超声所见： 膀胱残余尿量＜ 50 mL，逼尿肌厚度＜ 5 mm，尿道走行正常，尿道全长 3.3 cm，静息期膀胱颈位于参考线上方，尿道内口闭合良好；张力期（最大 Valsalva）尿道及膀胱颈向后下方偏转移位，膀胱最低点位于参考线下方，尿道内口开大呈漏斗形，膀胱尿道后角增大。通过三维超声观察可见，双侧肛提肌对称，无损伤，肛提肌裂孔面积无明显增大（具体测量数据见表 22-2）。

超声提示： 符合 SUI 合并膀胱膨出声像图表现。

2. 术后超声所见： 膀胱残余尿量＜ 50 mL，在尿道中段水平尿道后壁与阴道前壁之间见高回声吊带，吊带中点距尿道内口 1.81 cm，张力期膀胱及尿道向后下方偏转移位，尿道内口闭合，吊带距耻骨联合后下缘距离较静息状态缩短。通过三维超声观察可见，尿道后壁与阴道前壁之间见“吊床型”吊带，吊带左右两侧臂对称、平滑，无折叠，向双侧闭孔方向延伸，张力期尿道中点距吊带中点距离缩短，吊带成角增大，肛提肌裂孔面积无增大（具体测量数据见表 22-2，表 22-3）。

超声提示：TVT–O 吊带术后，吊带位置及形态良好。

表 22–2 手术前后 Valsalva状态下盆底超声测量指标

Valsalva	膀胱颈移动度	尿道旋转角度	膀胱尿道后角	膀胱最低点至参考线距离	裂孔面积
术前	4.21 cm	105°	161°	–1.5 cm	23 cm^2
术后	2.94 cm	88°	123°	–0.7 cm	21 cm^2

注：参考线下方（足侧）为“–”。

表 22–3 吊带位置测量指标

	吊带至耻骨联合后下缘距离	吊带至尿道中点距离	吊带成角
静息期	1.87 cm	0.75 cm	145°
张力期	1.29 cm	0.68 cm	150°

四、超声分析

本例患者术前根据临床表现、POP–Q 评分及尿动力学检查，临床诊断为 SUI 及阴道前壁膨出。经会阴盆底超声检查，SUI 可表现为伴或不伴有膀胱膨出，主要观察及测量指标包括：膀胱颈的移动距离，尿道旋转角度，膀胱尿道后角，膀胱位置，尿道内口形态是否呈漏斗形等。本例患者术前经超声检查可见，尿道及膀胱向后下方移位明显，膀胱颈移动度 4.21 cm，膀胱最低点位于参考线下方＞ 1 cm，尿道旋转角度＞ 45° ，膀胱尿道后角＞ 140° ，尿道内口开大呈漏斗形，结合其临床诊断，超声提示为伴有膀胱膨出的 SUI。

患者行 TVT–O 手术，术后自觉漏尿症状消失。术后盆底超声检查所测量的相关参数与术前比较，均明显改善，特别是膀胱尿道后角明显减小至正常，张力期尿道内口闭合，说明吊带抑制了尿道及膀胱颈的活动度，SUI 治疗有效。TVT–O 吊带在超声图像上显示为清晰的带状高回声，冠状位及轴平面上吊带呈“吊床样”，向两侧闭孔方向水平延伸，通过最大 Valsalva 动作可以观察吊带的运动情况以及与尿道的关系。本例患者 TVT–O 吊带位于尿道中段（1.81/3.3=0.55），在 Valsalva 状态下吊带距耻骨联合后下缘距离明显缩短（1.87 ～ 1.29 cm），Valsalva 时吊带距尿道中点距离较静息状态下缩短（0.75 ～ 0.68 cm），且吊带成角增大（145° ～ 150° ），以上参数说明吊带位置合适，在 Valsalva 状态下吊带将尿道托住起到了控制排尿的作用，这与患者的术后症状消失相符合。同时盆底超声下未见膀胱内尿潴留，吊带折叠、暴露、侵蚀等并发症表现 。

五、讨论

SUI 的诊断主要依据临床表现，尿失禁相关的问卷，临床检查如压力试验、棉签试验、尿垫试验、尿动力学检测等。盆底超声检查可作为辅助诊断方法，在不同状态（静息及张力期）下观察测量尿道及膀胱的形态和位置、膀胱颈移动距离、尿道旋转角度、膀胱尿道后角、膀胱最低点位置，以及尿道内口形态等指标，来协助评估 SUI 类型，判断是否伴有膀胱膨出，本例患者为伴有膀胱膨出的 SUI。

阴道无张力尿道中段悬吊带术是 SUI 的一线治疗方法，主要分为经耻骨后路径（TVT）和经闭孔路径（TVT–O）两种方式。TVT 穿刺针轨迹贴近膀胱和尿道，易发生膀胱、尿道损伤及耻骨后血肿，而 TVT–O 为经闭孔路径未进入盆腔，故不会损伤盆腔内的膀胱、血管及神经，虽可能会出现闭孔神经的损伤及血肿，但与 TVT 相比并发症减少，临床疗效基本相当。有文献报道 TVT–O 用于治疗尿道高活动型 SUI 和以 SUI 为主的混合性尿失禁，具有较高的长期治愈率（81% ～ 95%）。术后吊带的位置、运行轨迹以及吊带的松紧对于 SUI 的预后有很大影响。如何评估吊带是否有效，一方面要根据患者的主观症状，一方面还需要影像学的帮助，MRI 及 X 线检查对于吊带的显影有局限性，而盆底超声检查可以显示吊带并实时动态观察吊带形状、位置以及走行，是吊带术后首选的评估方式。术后经会阴盆底超声检查，通过测量吊带距尿道内口距离与尿道长度的比值显示吊带的位置；在静息和 Valsalva 状态下，通过测量吊带距耻骨联合后下缘距离、吊带距尿道中点的距离，以及其在尿道后方的成角来评估吊带运行轨迹及有无吊带松弛或过紧；同时测量观察膀胱颈移动度、尿道旋转角度、膀胱尿道后角，以及尿道内口形态与术前盆底超声数据比较，来评估术后吊带对盆底解剖结构的改变；还要观察吊带有无折叠、暴露或侵蚀等并发症的出现。有研究表明，TVT–O 术后治愈组与改善组在吊带位置、吊带距尿道中点距离、吊带成角，以及吊带距耻骨联合后下缘距离两组之间比较均有统计学差异。本例患者吊带位于尿道中段（0.55），Valsalva 状态下吊带将尿道托起，其距耻骨联合后下缘的距离明显缩短，三维重建轴平面吊带在尿道后方呈“吊床型”，两侧臂对称向双侧闭孔方向延伸，吊带距尿道中点距离适中，Valsalva 状态下距离缩短，吊带在尿道后方成角略增大，且未出现吊带折叠、侵蚀等并发症的表现；另外，根据手术前后盆底超声测量的前盆腔相关数据的变化，术后盆底解剖结构较术前有明显改善。根据患者主观症状以及盆底超声表现说明本例患者吊带位置良好，吊带运行的轨迹正常，吊带松紧适中，也无尿潴留、吊带折叠或侵蚀等并发症的出现。因此，本例患者属于 SUI 的治愈型。

六、思考题

1. 如何判断吊带位置？
2. 吊带松紧通过哪几个测量指标评估？

参考文献

1. LEONE ROBERTI MAGGIORE U, FINAZZI AGRO E, SOLIGO M, et a1. Long-term outcomes of TOT and TVT procedures for the treatment of female stress urinary incontinence: a systematic review and meta-analysis[J]. Int Urogynecol J, 2017, 28（8）: 1119–1130.

2. 曹韵清, 黄伟俊, 温影红. 盆底实时三维超声对压力性尿失禁患者行经闭孔阴道无张力尿道中段悬吊术后的观察[J]. 中国超声医学杂志 , 2017, 8（33–8）: 728–730.

3. GENG JING, TAN CHENG, TANG JUN, et al. Assessment of tape position in postoperative women with stress urinary incontinence by pelvic floor ultrasonography[J]. Int J Clin Exp Med 2019, 12（3）: 2182–2189.

病例 23　压力性尿失禁 TVT 术后吊带过紧

一、临床资料

病史：患者，女，33 岁，因顺产后出现咳嗽及走路漏尿且逐渐加重，临床诊断为压力性尿失禁（SUI），行经耻骨后尿道中段吊带术（TVT），术后排尿变细、偶有排尿困难、尿不净感，需改变体位排尿，无咳嗽、走路漏尿，大便正常；孕 2 产 1，顺产，既往无相关病史；BMI 22.3 kg/m^2。

专科检查：阴道前壁黏膜光滑；尿失禁诱发试验（－）。

二、影像资料（图 23-1 ～图 23-4）

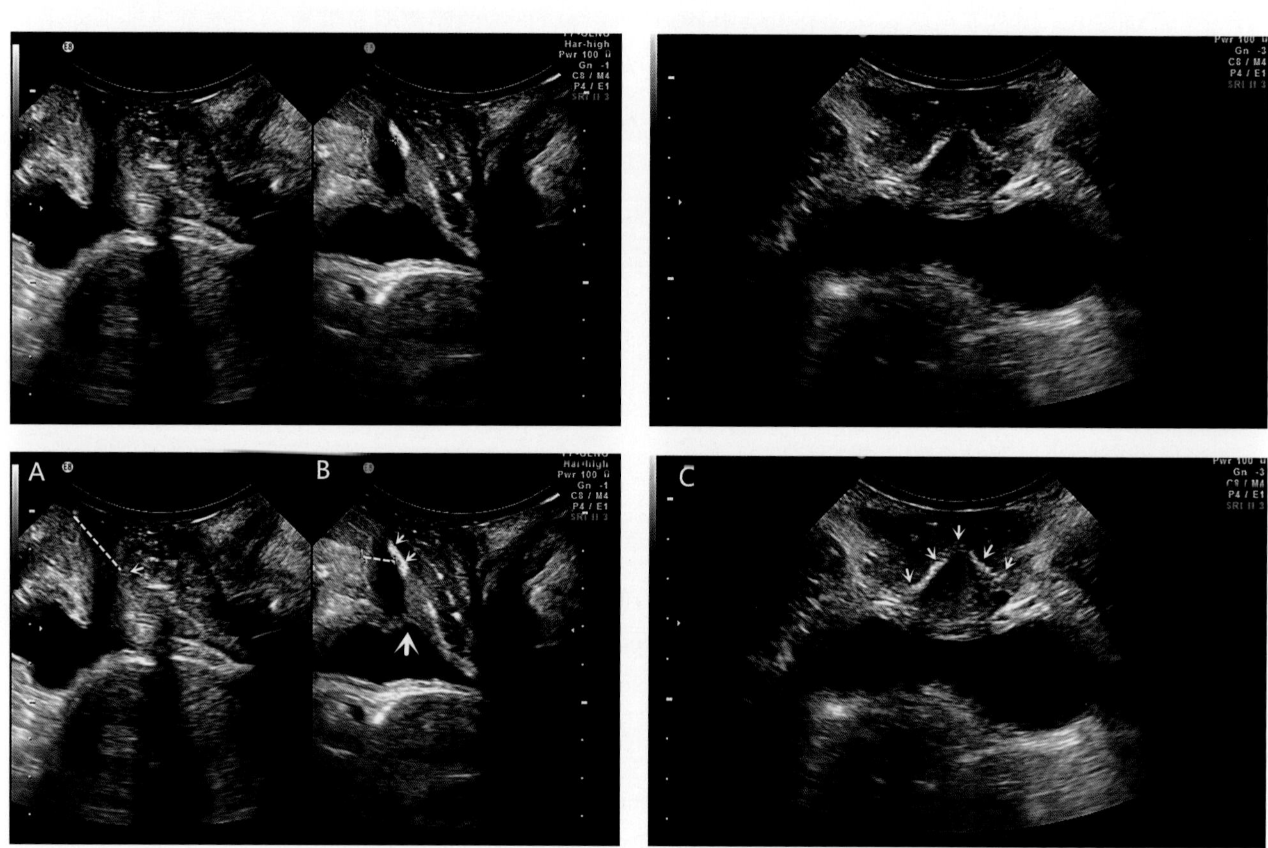

（上图－原始；下图－标记）A. 静息状态下矢状切面，吊带位于尿道中段后方，紧贴尿道，隐约可见呈点状偏高回声（箭头），吊带距耻骨联合后下缘距离（虚线）；B.Valsalva 状态下矢状切面，尿道旋转不明显，尿道内口闭合（粗箭头），吊带紧贴尿道后壁，呈带状高回声（箭头），吊带距耻骨联合后下缘距离（虚线）；C. 静息状态下冠状切面，吊带位于尿道中段，呈 V 型高回声（箭头），吊带两侧臂稍不对称，左侧臂略高于右侧臂。

图 23-1　术后经会阴二维超声

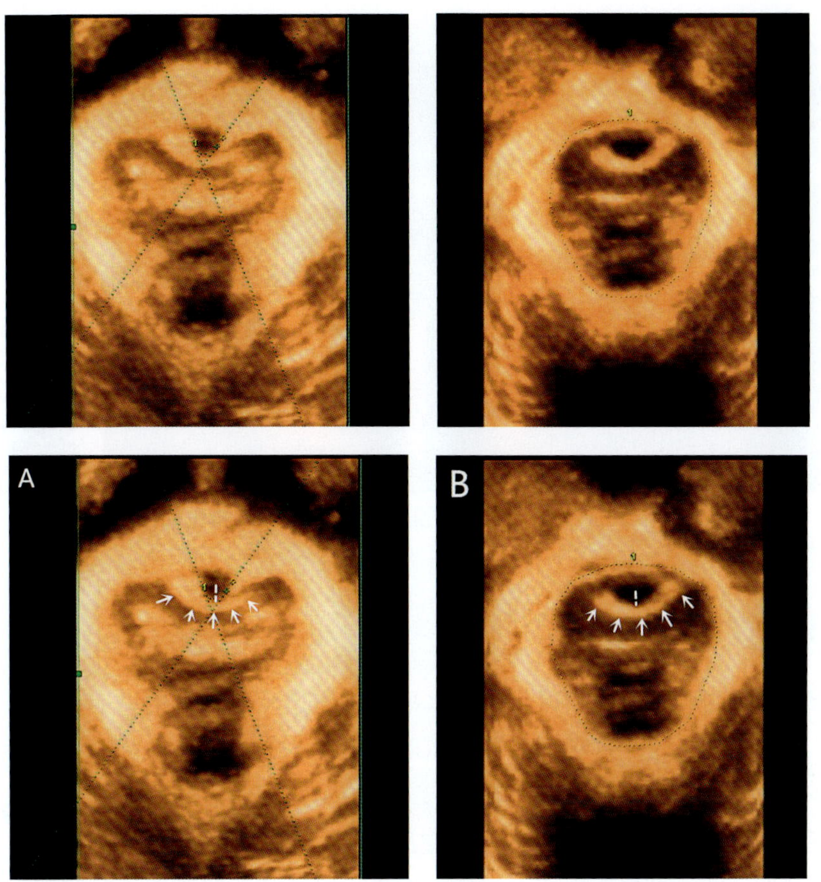

（上图－原始；下图－标记）A. 静息状态下，尿道后方紧贴弧形吊带（箭头），吊带距尿道中点距离（虚线）；B.Valsalva 状态下，吊带（箭头）紧贴尿道，吊带距尿道中点距离缩短（虚线），吊带在尿道后方成角略增大。

图 23-2　三维超声显示吊带

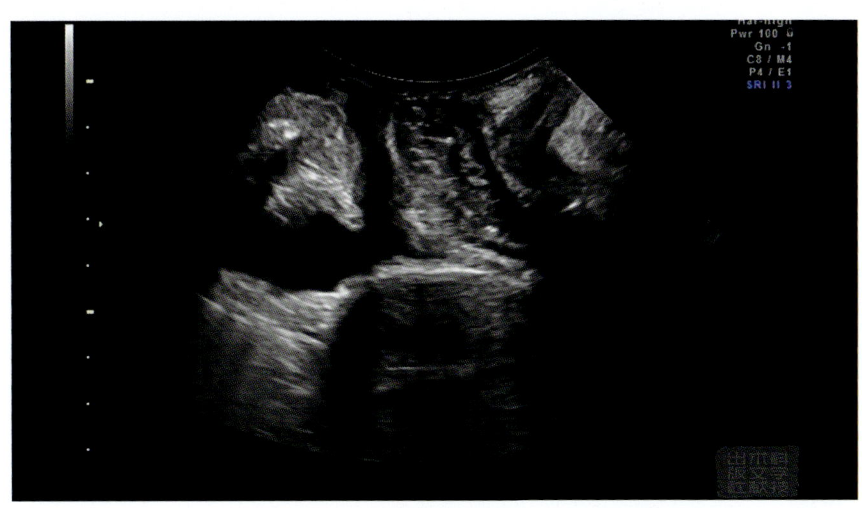

图 23-3　二维盆底超声 Valsalva 动态显示吊带（动图）

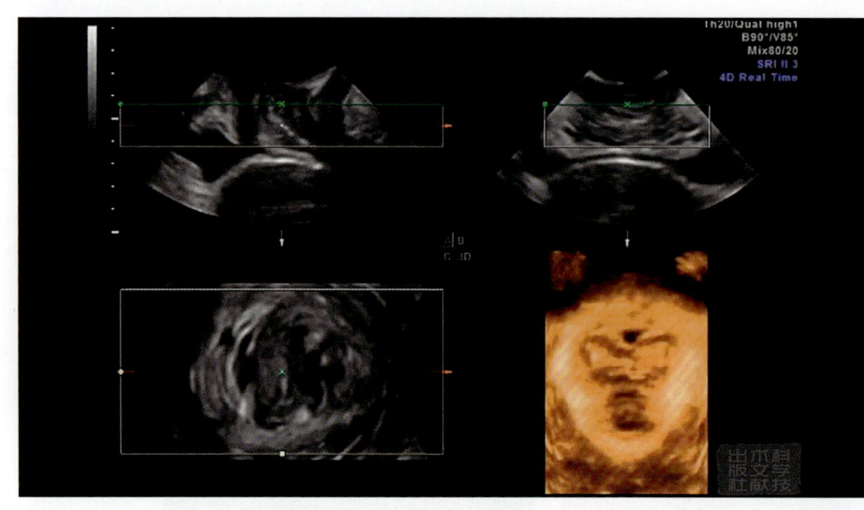

图 23-4　四维盆底超声 Valsalva 动态显示吊带（动图）

三、超声所见及诊断

1. **超声所见**：残余尿量＜ 50 mL，尿道中段水平紧贴尿道后壁见吊带呈带状高回声，吊带距尿道内口 2.2 cm，尿道全长 3.4 cm，两侧臂稍不对称，左侧臂略高于右侧臂，张力期（最大 Valsalva 状态），膀胱颈及尿道稍向后方移位，尿道内口呈闭合状态，吊带紧贴尿道后壁，吊带中点距耻骨联合后下缘距离较静息状态缩短。经三维超声检查可见，吊带在尿道后方呈"V"形，紧贴尿道，角度近乎直角，两侧臂平滑，无打折，张力期吊带挤压尿道，尿道略变形，吊带成角略增大，双侧肛提肌对称，肛提肌裂孔面积正常（具体测量数据见表 23-1，表 23-2）。

2. **超声诊断**： TVT 术后，吊带位置异常，吊带过紧。

表 23-1　术后 Valsalva 状态下盆底超声测量指标

Valsalva	膀胱颈移动度	尿道旋转角度	膀胱尿道后角	膀胱最低点至参考线距离	裂孔面积
术后	0.97 cm	20°	131°	+2 cm	14 cm^2

注：参考线上方（头侧）为"+"。

表 23-2　吊带位置测量指标

	吊带至耻骨联合后下缘距离	吊带至尿道中点距离	吊带成角
静息期	1.36 cm	0.34 cm	98°
张力期	0.81 cm	0.3 cm	114°

四、超声分析

SUI TVT 吊带术后超声检查，通过测量膀胱、尿道及吊带的相关参数，评估 SUI 的改善程度及吊带的位置、形态、松紧，以及有无打折侵蚀等并发症的表现。本例患者术后经会阴盆底超声检查，可见膀胱颈移动度、尿道旋转角度、膀胱尿道后角均正常，同时张力期尿道内口呈闭合状态，说明吊带在 Valsalva 状态下支撑尿道起到了控尿作用。但患者出现了排尿困难，尿不净及改变体位排尿等不适，应首先考虑吊带是否过紧。TVT 吊带松紧的评估主要根据盆底超声下吊带位置，距耻骨联合后下缘距离，以及在三维重建轴平面中静息及 Valsalva 运动下，尿道中点至吊带中点距离、吊带成角的变化等指标。文献报道，吊带术后治愈组吊带至尿道中点距离在静息状态下为 0.7 ~ 0.8 cm，Valsalva 状态下为 0.6 ~ 0.7 cm，治愈组患者吊带成角约为 125° 。本例患者吊带位于尿道中下段（2.22 cm/3.4 cm ≈ 0.65），吊带紧贴尿道后壁，在 Valsalva 状态下，吊带至耻骨联合后下缘的距离约 0.81 cm；经三维超声检查可见，吊带距尿道中点距离仅为 0.34 cm，成角近乎直角（约 98° ），在 Valsalva 状态下，吊带挤压尿道，导致尿道轻微变形，其最低点距尿道中点距离仅为 0.30 cm，成角略有增大（约 114° ），这些参数表明吊带与尿道距离过近，并且造成了患者术后出现排尿不畅、尿变细等临床表现，因此盆底超声提示吊带过紧。

五、讨论

TVT 是临床对 SUI 治疗应用比较广泛的手术方法之一，手术成功的一个关键环节是吊带悬吊的松紧度：①吊带张力过小、松弛，则腹压增加时不能支撑尿道，尿失禁症状无改善；②吊带张力过大、过紧，可引起排尿困难、尿排空障碍以及尿潴留等而影响患者生活质量。盆底超声检查通过测量患者的残余尿量，评估其有无尿潴留；通过观察吊带与尿道的关系，吊带位置，运动过程中吊带的运行轨迹，同时测量尿道至耻骨联合后下缘距离，吊带中点至尿道中点距离以及吊带在尿道后方的成角，来协助评估吊带悬吊的松紧度。有研究显示，SUI 行 TVT 术后的患者分为尿失禁改善组、排尿困难组及尿失禁组，其中尿失禁组病例的吊带成角均较其他两组大，而排尿困难组的吊带成角则较其他两组明显减少，这提示前者吊带过于松弛，后者吊带张力过大、甚至有尿道受压可能。但文献中均因病例数较少而没有明确的诊断标准。本例患者经盆底超声检查显示，吊带紧贴于尿道后壁，距尿道中点约 0.3 cm，成角约 98° ，明显小于文献中治愈组患者的指标，属于吊带张力大，尿道受压表现，考虑为吊带过紧，这与患者术后出现的排尿变细、排尿困难、尿不净等尿排空障碍症状相符合。盆底超声检查对于抗 SUI 吊带术后的患者，不仅能够评估其盆底解剖结构的变化，还可以通过分析不同疗效间的参数差异，推断出疗效欠佳的原因（如吊带放置过低过高、悬吊过紧过松或吊带扭曲、折叠等），并为后续处理（如是否需行吊带松懈术、功能锻炼等）提供指导意见，为临床提供了重要的信息。

六、参考题

1. 盆底超声如何评估吊带的松紧度？
2. TVT 术后吊带过紧的超声图像特征是什么？

参考文献

1. SERATI M, SORICE P, BOKNAI G, et al. TVT for the treatment of urodynamic stress incontinence: Efficacy and adverse effects at 13–year follow-up [J]. Neurourology and Urodynamics, 2017, 36（1）: 192–197.

2. SVENNINGSEN R, STAFF A C, SCHIOTZ H A, et al. Long-term follow-up of the retropubic tension-free vaginal tape procedure [J]. Int Urogynecol J, 2013, 24（8）: 1271–1278.

3. 曹韵清，黄伟俊，温影红，等．经会阴四维超声对女性行经耻骨后路径阴道无张力尿道中段悬吊术后的观察及疗效评估，广东医学，2018, 39（4）：566-572.

4. 曾海燕，朱兰．耻骨后路径阴道无张力尿道中段悬吊术治疗女性压力性尿失禁研究进展，实用妇产科杂志，2017, 33（7）：498-501.

病例 24　压力性尿失禁吊带术后吊带松弛

一、临床资料

病史：患者，女性，65 岁，1 年前无明显诱因出现漏尿，常于运动、咳嗽、打喷嚏后出现，近 3 个月症状加重，无尿频、尿急及排尿困难；无便秘、便不净等不适；绝经 17 年，孕 3 产 2，阴道分娩，BMI 25.3 kg/m^2。

术前专科检查：屏气用力后阴道前壁黏膜膨出至近阴道口水平，阴道后壁黏膜膨出达阴道口水平，宫颈无脱垂。尿失禁诱发试验（+），尿道抬举试验（+）。1 小时尿垫试验：42.7 g。POP-Q 评分见表 24-1。

尿动力学检查：①膀胱感觉稍迟钝，容量增大，顺应性正常；②尿道闭合压正常，功能尿道长度缩短（长度 2.3 cm）。

表 24-1　POP-Q 评分

单位：cm

Aa　-1	Ba　-1	C　-5
gh　5	pb　2	TVL　7
Ap　0	Bp　0	D　-6

注：① Aa、Ba，阴道前壁两点；② Ap、Bp，阴道后壁两点；③ C，宫颈最远端；④ D，阴道后穹隆最深点；⑤ gh，生殖道裂孔长；⑥ Pb，会阴体长；⑦ TVL，阴道全长。

术前诊断：压力性尿失禁（SUI），阴道前壁膨出Ⅱ期，阴道后壁膨出Ⅱ期。

手术方式：耻骨后路径阴道无张力尿道中段悬吊带（TVT），阴道前后壁修补术。

术后病史：术后 2 个月，患者症状无改善，腹压增加时漏尿。

术后专科检查：阴道前壁黏膜光滑，尿失禁诱发试验（+）。

二、影像资料（图 24-1 ~图 24-5）

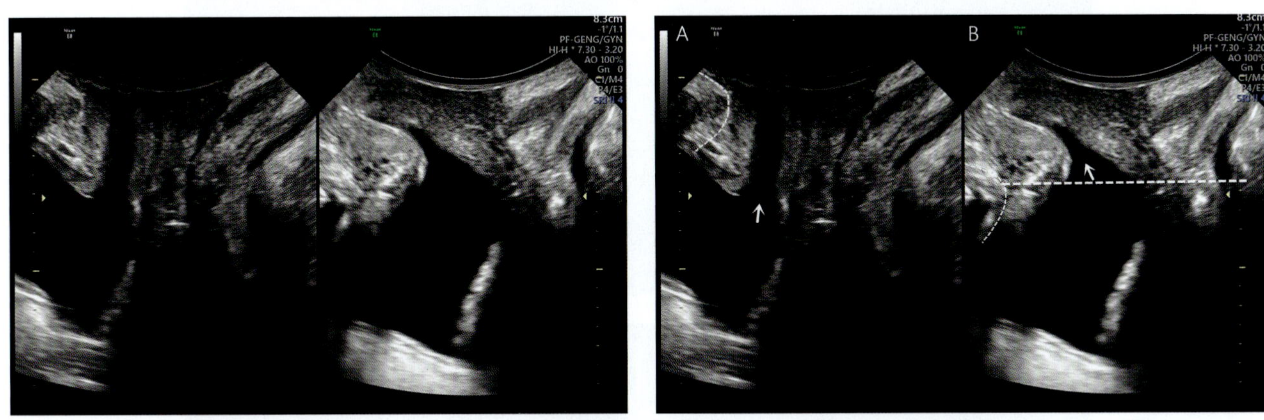

（左侧 - 原始图；右侧 - 标记图）A. 静息状态，尿道及膀胱颈位置正常，尿道内口闭合（粗箭头）；B. 最大 Valsalva 状态，尿道及膀胱颈向后下方偏转移位，膀胱最低点位于参考线（虚直线）下方，尿道内口开大呈漏斗形（粗箭头）。弧虚线：耻骨联合。

图 24-1　术前经会阴二维超声矢状切面

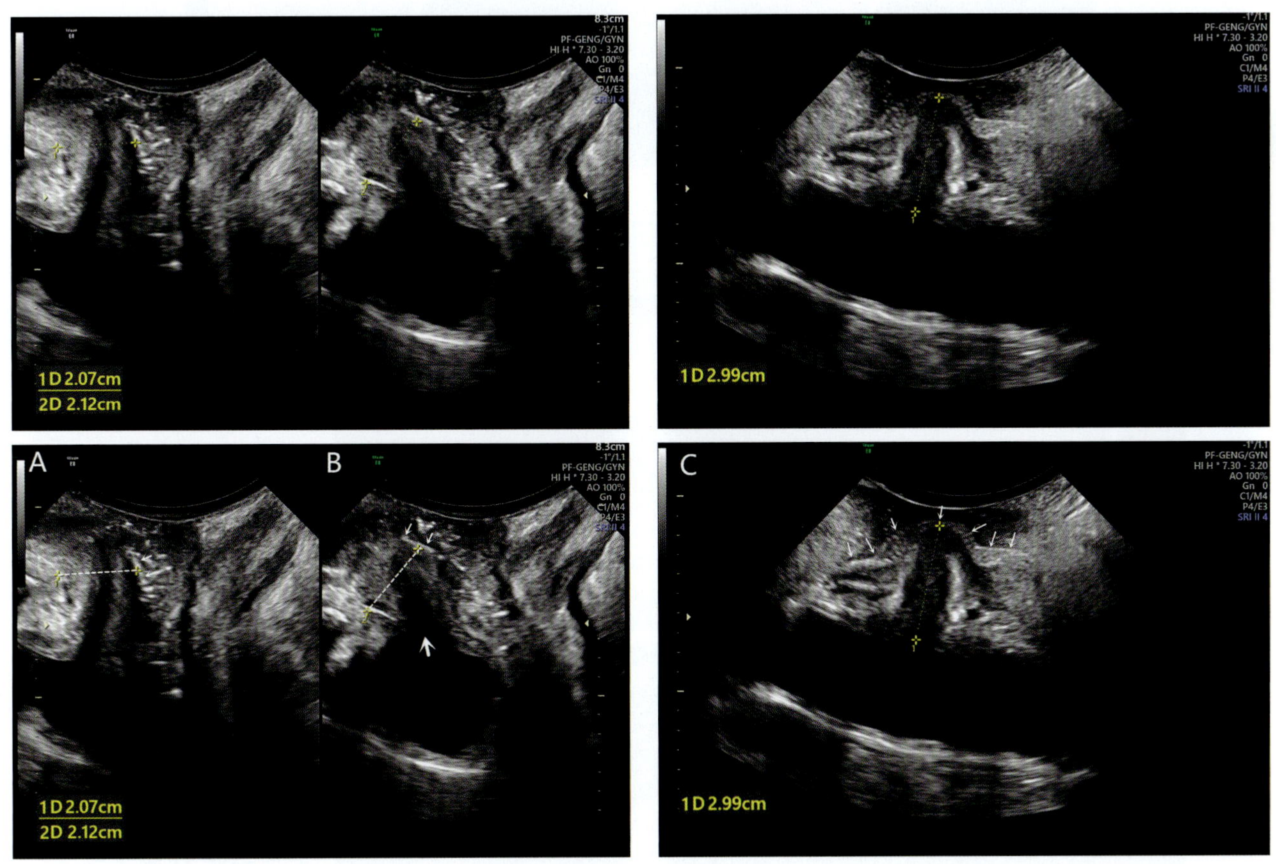

（上图 - 原始；下图 - 标记）A. 静息状态矢状切面，吊带位于尿道中远段后方，呈条状高回声（细箭头），吊带距耻骨联合后下缘距离（虚线）；B.Valsalva 状态矢状切面，尿道稍向后偏转，尿道内口呈漏斗形（粗箭头），尿道后方吊带呈段状高回声（细箭头），吊带距耻骨联合后下缘距离（虚线）较静息状态延长；C. 静息状态冠状切面，吊带（箭头）位于近尿道外口水平，呈弧形高回声，两侧臂尚平滑，向耻骨下方延伸。

图 24-2　术后经会阴二维超声

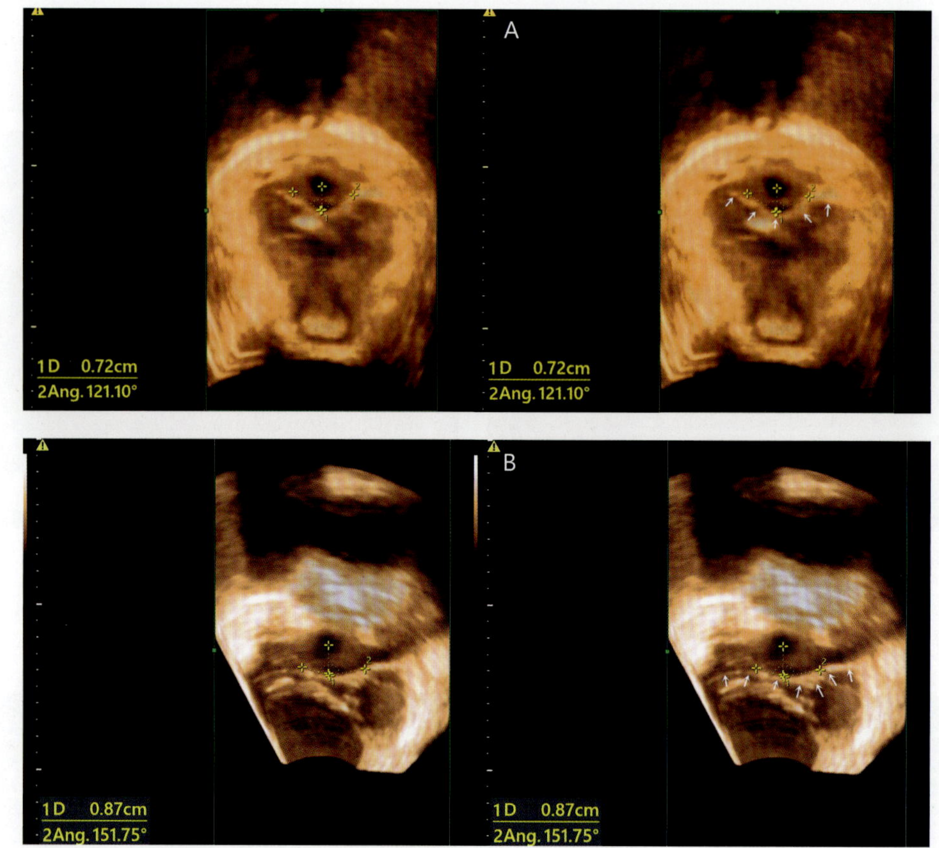

（左侧 – 原始图；右侧 – 标记图）A. 静息状态，尿道后方“V”形吊带（箭头），两侧臂较对称，距尿道中点 0.72 cm，吊带成角 121.1°；B.Valsalva 状态下，吊带（箭头）呈浅弧形，两侧臂不对称，左侧臂较右侧臂长，吊带最低点距尿道中点距离 0.87 cm，较静息状态延长，吊带成角 151.75°。

图 24–3　术后三维重建轴平面显示吊带

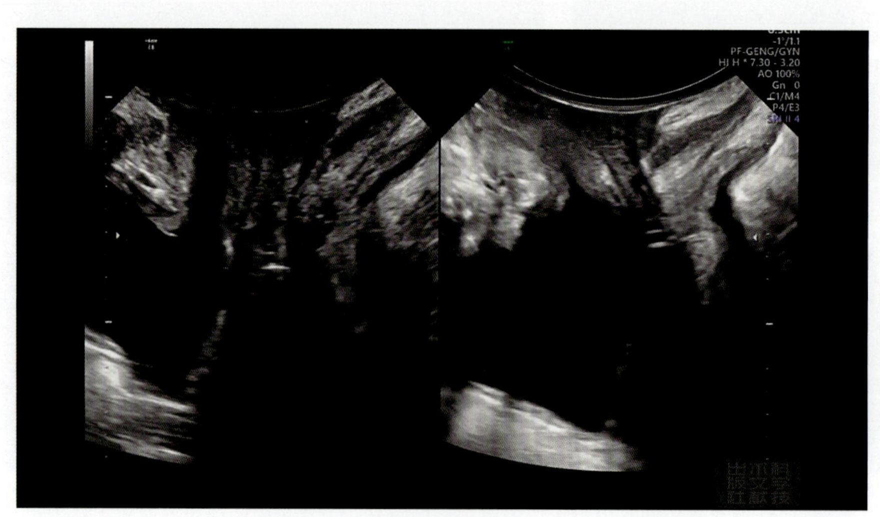

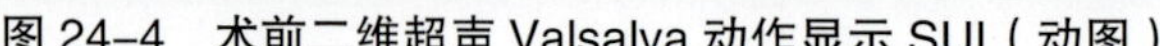

图 24–4　术前二维超声 Valsalva 动作显示 SUI（动图）

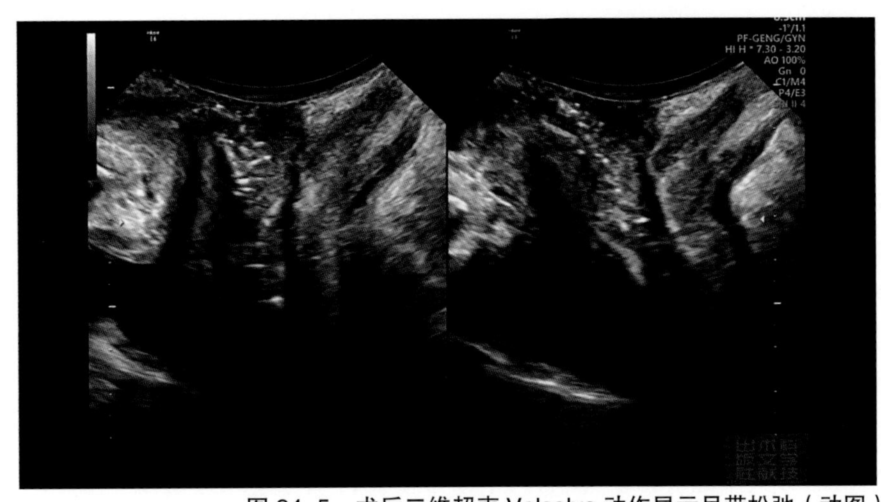

图 24-5　术后二维超声 Valsalva 动作显示吊带松弛（动图）

三、超声所见及诊断

1. 术前超声所见：膀胱残余尿量＜ 50 mL，逼尿肌厚度＜ 5 mm，尿道走行正常，尿道全长 3.4 cm，静息期尿道及膀胱颈位置正常，尿道内口闭合良好。张力期（最大 Valsalva）尿道及膀胱颈向后下方偏转移位，尿道旋转角度及膀胱尿道后角增大，尿道内口开大呈漏斗形，膀胱最低点位于参考线水平下方，宫颈及直肠壶腹部无明显脱垂。经三维超声观察可见，肛提肌裂孔对称，双侧肛提肌无损伤，裂孔面积轻度扩张（具体测量数据见表 24-2）。

超声诊断：符合 SUI 声像图表现，膀胱膨出。

2. 术后超声所见：膀胱残余尿量＜ 50 mL，在近尿道外口水平后壁与阴道前壁之间见吊带呈带状高回声，吊带距尿道内口 3.0 cm，张力期尿道及膀胱颈移位不明显，尿道内口略开大呈漏斗形，吊带距耻骨联合后下缘距离较静息期增大。经三维超声检查可见，静息期尿道后方见“V”形吊带，吊带左右两侧臂较对称、无折叠，向耻骨后方延伸，张力期吊带呈浅弧形，两侧臂不对称，偏于左侧，尿道中点距吊带最低点距离较静息期增大，吊带成角较静息期增大且平直，肛提肌裂孔面积正常（具体测量数据见表 24-2，表 24-3）。

超声诊断：TVT 吊带术后，吊带位置偏低，吊带松弛。

表 24-2　手术前后 Valsalva 状态下盆底超声测量指标

Valsalva	膀胱颈移动度	尿道旋转角度	膀胱尿道后角	膀胱最低点与参考线距离	裂孔面积
术前	3.39 cm	51°	162°	-1 cm	29 cm²
术后	1.78 cm	38°	148°	+1 cm	23 cm²

注：参考线上方（头侧）为“+”，参考线下方（足侧）为“-”。

表 24-3　吊带位置测量指标

测量指标	吊带至耻骨联合后下缘距离	吊带距尿道中点	吊带成角
静息期	2.07 cm	0.72 cm	121°
张力期	2.12 cm	0.84 cm	158°

四、超声分析

本例患者术前临床诊断为 SUI 及阴道前后壁膨出，盆底超声表现符合 SUI 及膀胱膨出，行 TVT+阴道前后壁修补手术，术后漏尿症状无缓解。

吊带术后经超声检查通过测量膀胱、尿道及吊带的相关参数，评估 SUI 的改善程度。吊带松紧对术后患者症状的改善影响很大，评估主要根据盆底超声下吊带位置、距耻骨联合后下缘距离、三维重建轴平面下，静息及 Valsalva 状态下尿道中点至吊带距离、吊带成角的变化。文献报道吊带术后改善患者，吊带多位于尿道中段，吊带距耻骨联合后下缘距离张力期较静息期缩短，在三维超声下观察可见，张力期吊带至尿道中点的距离较静息期缩短，吊带在尿道后方成角约为 125°，且张力期较静息期角度增大。本例患者由于进行了阴道前壁修补，在 Valsalva 状态下尿道及膀胱颈移位较术前明显改善，但膀胱尿道后角仍大于正常且尿道内口开大呈漏斗形。分析 TVT 吊带位置，其位于尿道远段（近尿道外口）（3.0 cm/3.4 cm ≈ 0.88），张力期吊带距耻骨联合后下缘距离变大，吊带距尿道中点距离变大，吊带形态由“V”形变为浅弧形，其两侧臂松弛不对称，吊带成角平直。结合上述参数及患者术后尿失禁症状无缓解，考虑吊带未支撑尿道起到控制排尿的作用，因此超声提示吊带松弛。

五、讨论

TVT 是临床对 SUI 治疗应用比较广泛的手术方法之一。TVT 手术成功的一个关键环节是吊带悬吊的松紧度，吊带张力过小、松弛，则腹压增加时不能支撑尿道，尿失禁症状无改善；吊带张力过大、过紧，可引起排尿困难、尿排空障碍以及尿潴留等而影响患者生活质量。有研究显示，TVT 术后尿失禁无改善患者较尿失禁改善患者吊带成角更大，这提示吊带成角过大是吊带松弛的一个表现；另有文献报道，TVT 术后治愈组与缓解组吊带至耻骨联合后下缘距离静息期无明显差异，张力期距离缩短有差异，治愈组静息期与张力期之间的差值约为 0.56 cm，缓解组约为 0.33 cm，两组之间有明显差异；另有研究显示，TVT 治愈患者吊带距尿道中点距离张力期较静息期缩短 0.1 ～ 0.2 cm，吊带成角约为 125°。由于文献中例数较少目前没有明确的诊断标准。本例患者盆底超声显示吊带位置偏低，张力期吊带距耻骨联合后下缘距离无缩短，吊带距尿道中点距离无缩短，吊带形态变钝，成角变大约 154°，明显大于文献中治愈组患者的指标，结合患者术后尿失禁症状无改善，考虑吊带未对尿道起到支撑作用而控制漏尿，吊带松弛。因此，对于术后疗效不好及出现新发临床症状的患者，行盆底超声检查可以协助临床发现疗效欠佳，以及临床症状的原因（如吊带放置过低过高、悬吊过紧过松或吊带扭曲、折叠等），并为后续处理提供指导意见。

六、思考题

1. 抗 SUI 吊带术后如何应用超声评估吊带松弛？
2. 抗 SUI 术后评估疗效的超声指标有哪些？

参考文献

1. 曾海燕，朱兰，耻骨后路径阴道无张力尿道中段悬吊术治疗女性压力性尿失禁研究进展，实用妇产科杂志，2017,

33（7）: 498-501.

2. 曹韵清，黄伟俊，温影红，等. 经会阴四维超声对女性行经耻骨后路径阴道无张力尿道中段悬吊术后的观察及疗效评估，广东医学，2018, 39（4）: 566-572.

3. GENG JING, TAN CHENG, TANG JUN, et al.Assessment of tape position in postoperative women with stress incontinence by pelvic floor ultrasonography[J].Int J Clin Exp Med 2019; 12（3）: 2182-2189.

病例 25　压力性尿失禁 TVT 术后吊带折叠伴侵蚀

一、临床资料

病史： 患者，女，37 岁，因压力性尿失禁（SUI）行经耻骨后阴道无张力尿道中段悬吊带术（TVT），术后自觉 SUI 症状明显改善，但会阴部左侧疼痛不适。术后 1 年复查盆底超声提示尿道后方吊带左侧臂折叠，术后 2 年开始出现偶有肉眼血尿，不伴尿频、尿急、尿痛，无咳嗽走路漏尿，在外院就诊，行盆腔 MRI 提示为膀胱结石（尿道内口处可见结节状低信号影，大小约 1.3 cm × 1.3 cm × 1.5 cm），考虑结石可能与抗尿失禁吊带相关。患者再次复查盆底超声提示，吊带折叠，膀胱内强回声，考虑抗尿失禁吊带侵入尿道及膀胱。

专科检查： 阴道前壁黏膜光滑，压力试验（-），指压试验（-）。

二、影像资料（图 25-1 ～图 25-8）

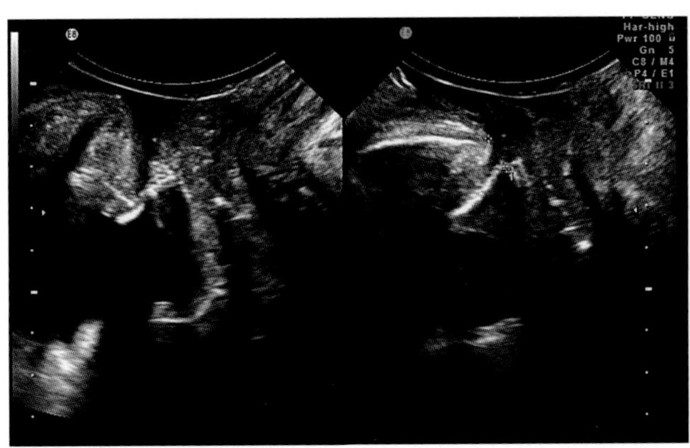

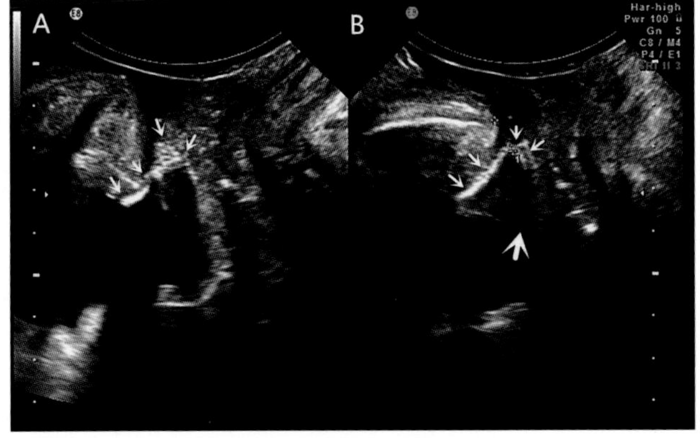

（左侧 - 原始图；右侧 - 标记图）A. 静息状态，尿道近段，近尿道内口形态不规则带状高回声吊带（箭头），似一侧臂穿过尿道前方至耻骨联合与尿道之间；B.Valsalva 状态，尿道略向下方移位，吊带（箭头）一侧臂打折穿过尿道前方至耻骨联合下方，尿道内口呈闭合状态（粗箭头）。

图 25-1　术后 1 年，经会阴盆底超声矢状切面

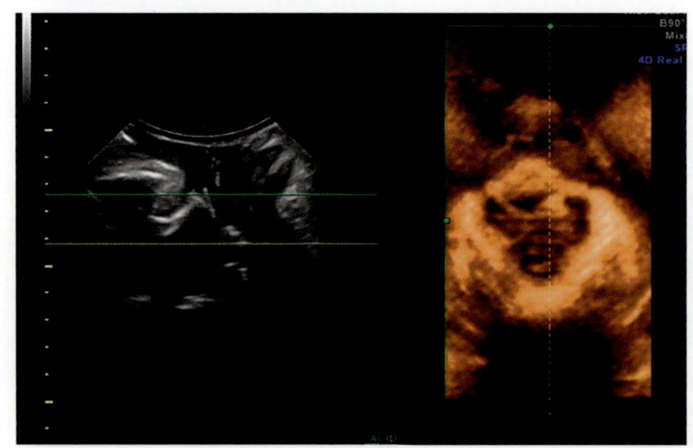
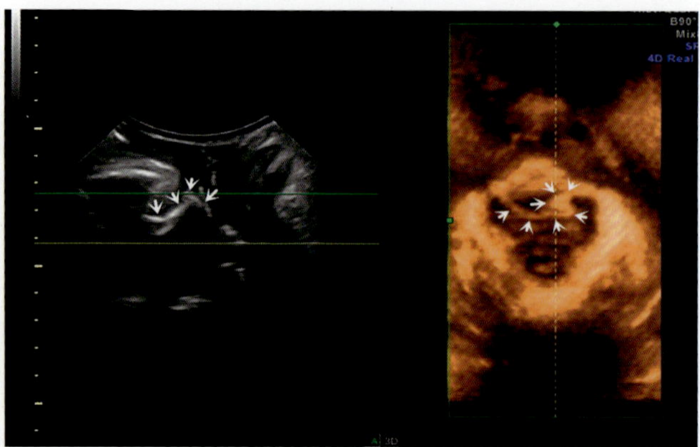

（左侧－原始图；右侧－标记图）容积渲染模式，将吊带（箭头）放置在感兴趣区内，三维重建轴平面，尿道后方不规则弧形高回声吊带（箭头），双侧臂不对称，右侧臂顺滑向耻骨后方延伸，左侧臂打折，折叠处紧贴尿道。

图 25-2　术后 1 年经会阴三维超声

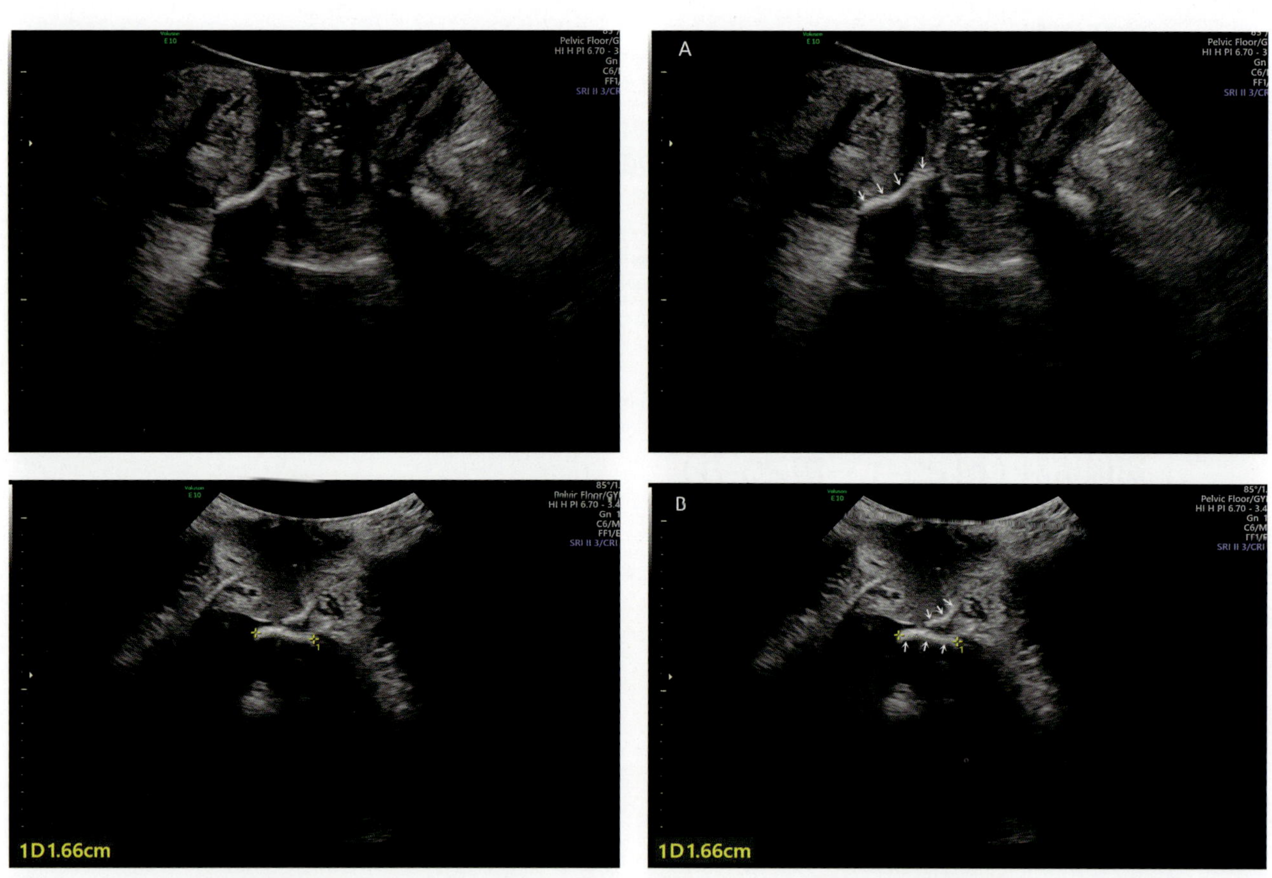

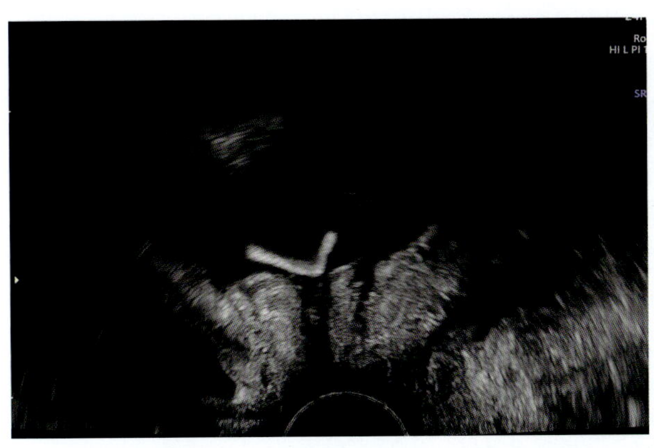

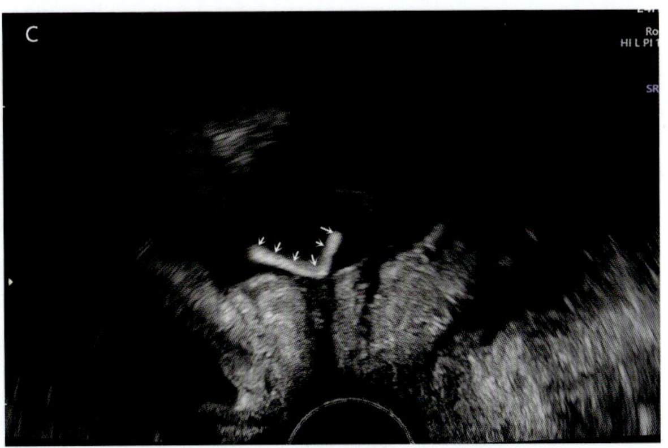

（左侧 – 原始图；右侧 – 标记图）A. 经会阴矢状切面，吊带呈高回声（箭头）自尿道近段穿过尿道从膀胱颈位置进入膀胱，膀胱内近膀胱颈可见高回声，并后伴声影；B. 经会阴冠状切面，吊带呈折叠断续状强回声（箭头），部分位于尿道近段，部分位于膀胱内紧贴膀胱颈，大小约 1.7 cm；C. 经阴道矢状切面，膀胱内近膀胱颈可见两段高回声（箭头），并后伴声影。

图 25–3　术后 2+ 年盆底二维超声

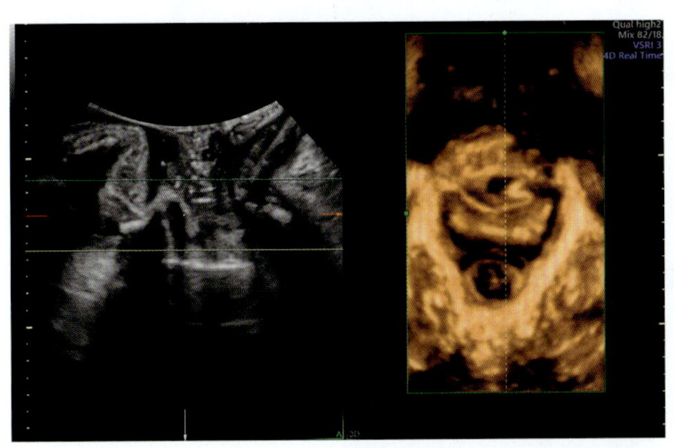

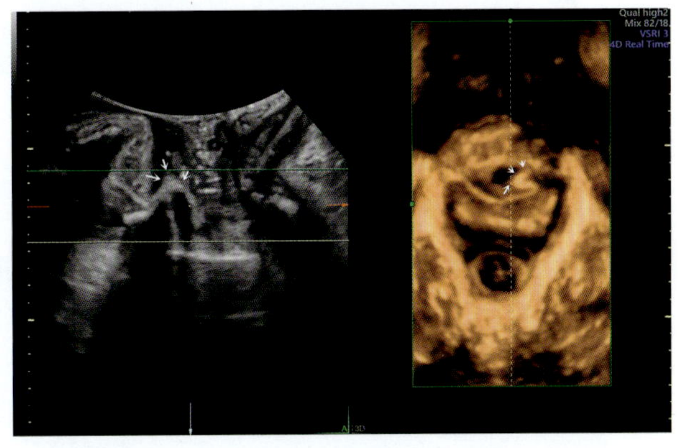

（左侧 – 原始图；右侧 – 标记图）三维重建容积渲染模式，尿道后方高回声吊带，左侧臂打折且已穿入尿道（箭头）。

图 25–4　术后 2+ 年经会阴三维超声

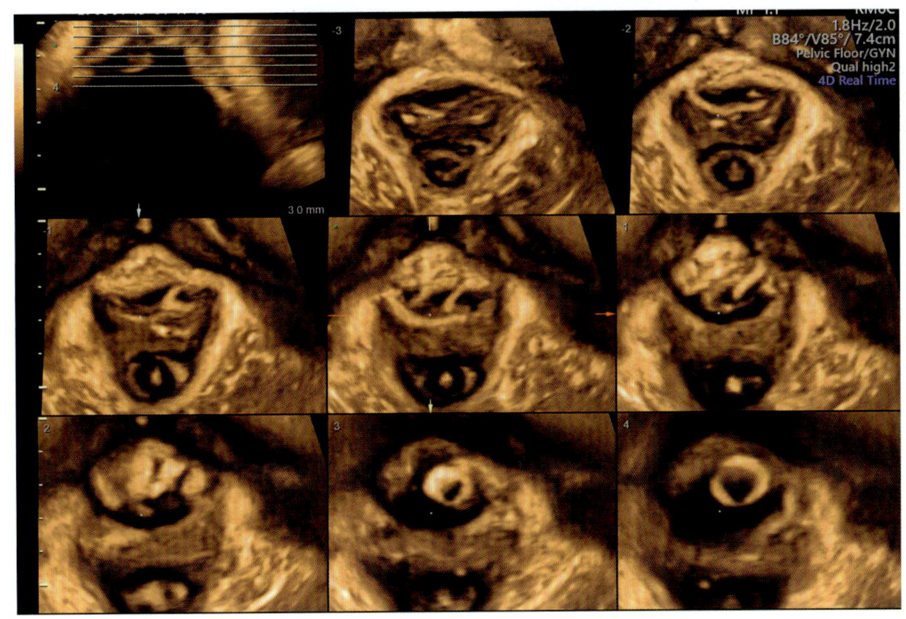

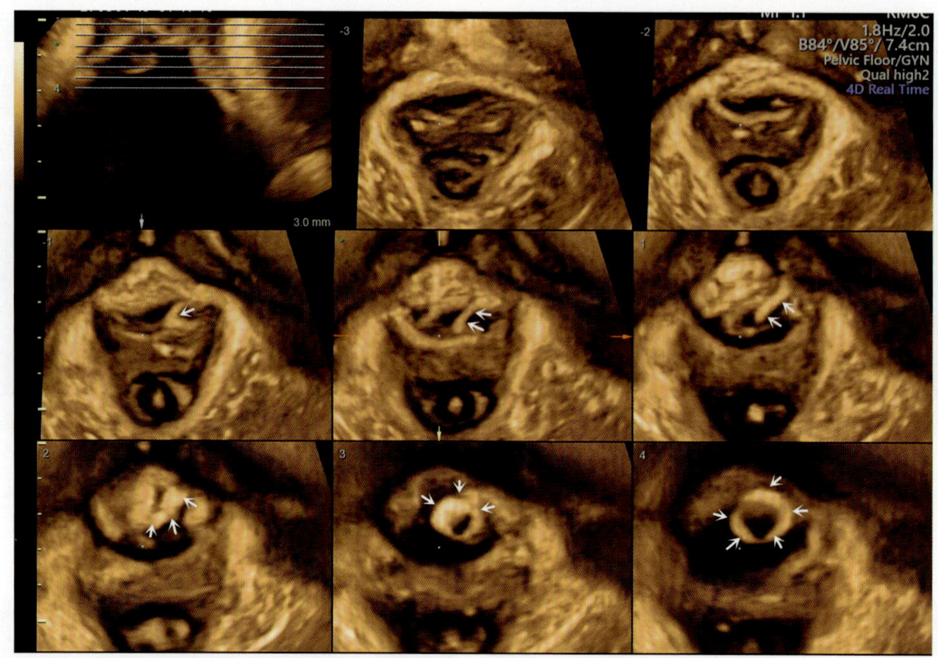

（前图－原始；后图－标记）尿道后方吊带为不规则高回声，左侧臂由打折至进入膀胱（箭头），逐层显示为左侧臂打折，吊带部分穿入尿道及膀胱，尿道内见高回声及膀胱内见高回声。

图 25-5 术后 2+ 年经会阴三维超声肛提肌裂孔多平面断层成像

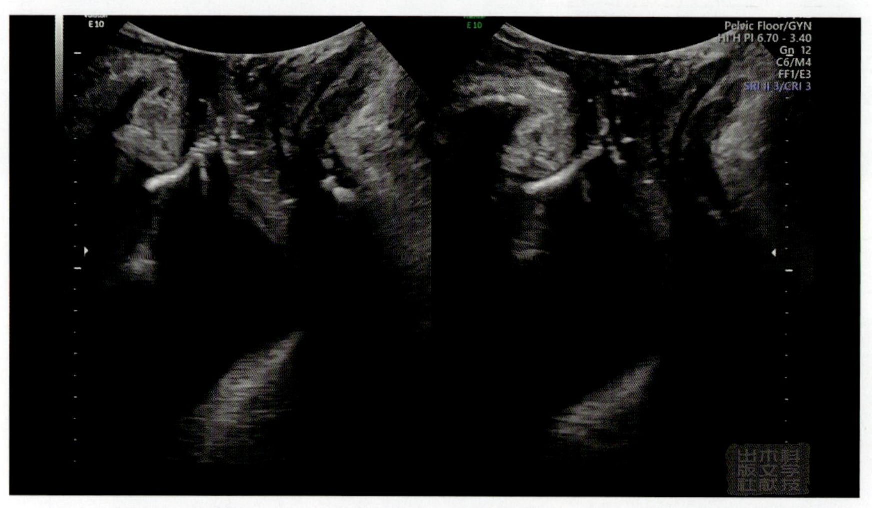

图 25-6 术后 1 年二维盆底超声显示尿道旁折叠的吊带（动图）

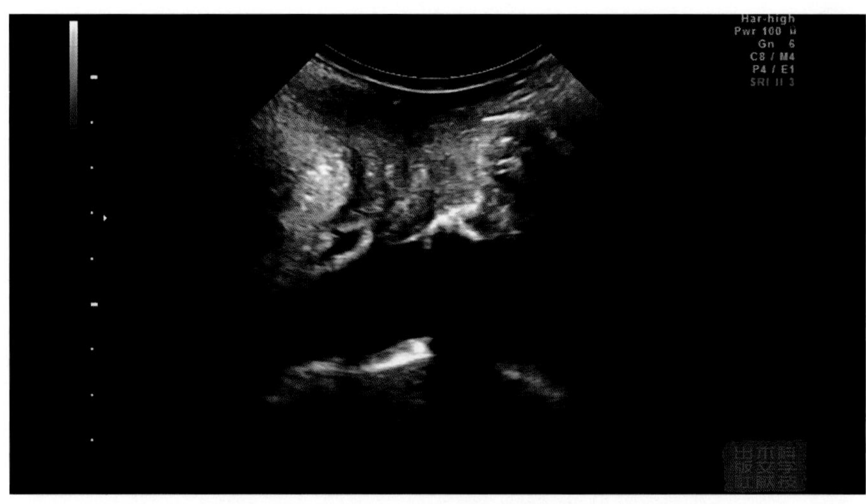

图 25-7　术后 2 年二维盆底超声显示折叠及侵蚀的吊带（动图）

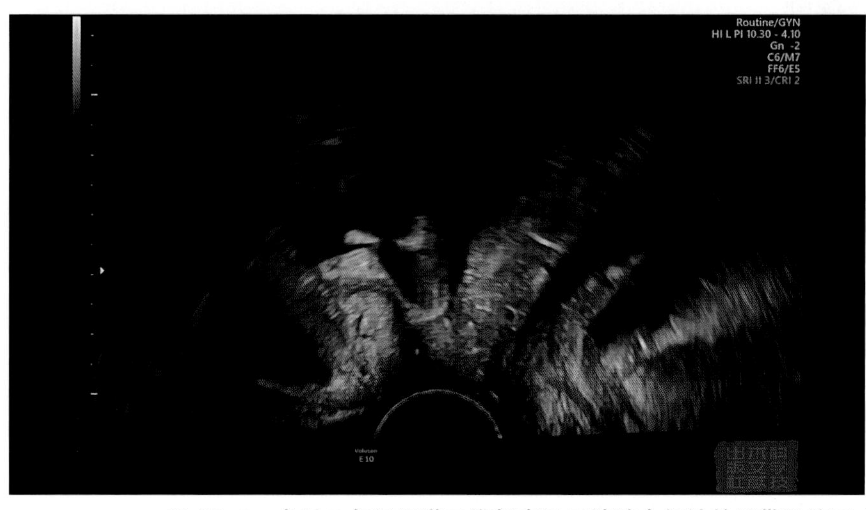

图 25-8　术后 2 年经阴道二维超声显示膀胱内侵蚀的吊带及结石（动图）

三、超声所见及诊断

1. 超声所见：术后 1 年经会阴盆底超声，膀胱残余尿＜ 50 mL，吊带位于尿道近段至尿道内口，呈形态不规则带状高回声，一侧臂似穿过尿道前方至耻骨联合与尿道之间，近膀胱颈位置尿道旁可见高回声，但未进入膀胱，吊带距尿道内口约 0.9 cm，尿道全长 3.02 cm，张力期（最大 Valsalva），膀胱颈及尿道稍向后下偏转移位，尿道内口呈闭合状态，吊带距耻骨联合后下缘距离较静息期缩短。经三维超声检查显示，尿道后方不规则弧形高回声吊带，双侧臂不对称，右侧臂顺滑向耻骨后方延伸，左侧臂打折，自尿道左前方伸向左侧耻骨后方，折叠处紧贴尿道，张力期，尿道中点距吊带距离缩短，吊带成角稍增大，肛提肌裂孔对称，无明显增大（具体测量数据见表 25-1，表 25-2）。

术后 2+ 年经会阴盆底超声，高回声吊带自尿道近段穿过尿道从膀胱颈位置进入膀胱，膀胱内近膀胱颈可见两段高回声，最大直径 1.7 cm，并后伴声影。经三维超声检查，在多平面断层成像下显示，尿道后方吊带左侧臂打折，已侵入尿道，并自尿道延续从膀胱颈穿入膀胱，膀胱内可见段状高回声。

2. 超声提示： TVT 术后，吊带左侧臂折叠、侵蚀尿道及膀胱，膀胱内结石不除外。

表 25-1　手术后 Valsalva 状态下盆底超声测量指标

Valsalva	膀胱颈移动度	尿道旋转角度	膀胱尿道后角	膀胱最低点至参考线距离	裂孔面积
术后	0.55 cm	2°	136°	+2 cm	16 cm^2

注：参考线上方（头侧）为“+”。

表 25-2　吊带位置测量指标

	吊带至耻骨联合后下缘距离	吊带至尿道中点距离	吊带成角
静息期	1.23 cm	0.67 cm	108°
张力期	0.85 cm	0.59 cm	126°

四、手术所见及最终诊断

膀胱镜检查： 膀胱四壁光滑，紧贴膀胱颈外侧尿道近端的左侧壁，可见抗尿失禁吊带侵入尿道黏膜，面积约 $1.7 \times 0.5\ cm^2$，表面可见最大直径 2 cm 结石，进一步行经尿道膀胱结石碎石术 + 膀胱镜下尿道内吊带清除术。

最终诊断： 抗尿失禁吊带侵蚀尿道，膀胱内结石。

五、超声分析

吊带术后超声可观察到吊带的位置、形态、有无折叠侵蚀等并发症的表现。本例患者 TVT 吊带术后，术后 1 年盆底超声显示，吊带位于近段尿道（$0.9/3.02 \approx 0.3$），形态不规则，矢状切面上吊带一侧臂似穿过尿道前方至耻骨联合与尿道之间，冠状切面显示右侧臂顺滑，左侧臂弯曲打折，与尿道关系密切；经三维重建轴平面发现，尿道后方吊带呈不规则弧形，右侧臂顺滑向上，左侧臂打折、折叠部位紧贴尿道，但未侵蚀入尿道和膀胱，这与患者术后短期出现的左侧会阴部疼痛相符。后继续随访，患者出现了肉眼血尿，术后 2+ 年再次盆底超声检查，发现既往吊带左侧臂打折位置已经侵入尿道，并通过膀胱颈进入膀胱，膀胱内自膀胱颈伸出两条状高回声，最大直径 1.7 cm，并后伴声影，考虑抗尿失禁吊带侵蚀尿道及膀胱，膀胱内结石不除外，这与膀胱镜手术结果一致。

六、讨论

TVT 是治疗 SUI 的主要手段，因其微创、有效已成为 SUI 治疗的一线方法，其术后远期主观满意度及客观治愈率达到 82% ～ 85%。术后并发症有尿潴留 / 尿排空障碍、膀胱过度活动症、吊带侵蚀、尿道感染、疼痛等。2013 年英国国家医疗卫生与临床优化研究所（NICE）指南提出，术后 2 年、3 年、7 年吊带侵蚀发生率分别是 4%、0 ～ 1%、1%。另有文献报道，阴道无张力吊带悬吊术后发生尿道、阴道及膀胱吊带侵蚀的比例为 1.67% ～ 6%，吊带侵蚀发生的时间平均为 10.9 个月。吊带发生侵蚀后，多数患者将出现相应部位的症状，如阴道分泌物多、阴道异物感、阴道疼痛及泌尿系感染症状。考虑吊带发生侵蚀的原因可能有：切口对合不良、伤口感染、吊带发生排异反应、阴道黏膜营养状况不佳等。另外，吊带的材料、手术路径也可能造成吊带的侵蚀，如吊带放置位置过高、吊带出现打折或者拉的过紧等。为了解吊带的形状、位置及有无侵蚀等并发症的出现，需要影像学检查的帮助。该患者术后出现左侧会阴部疼痛，盆底超声提示吊带左侧臂打折，且紧贴尿道，随后出现了肉眼血尿，再次盆底超声检查，可见吊带打折处侵蚀尿道及膀胱，膀胱内出现强回声，经膀胱镜证实吊带侵蚀尿道并形成膀胱内结石。该患者吊带侵蚀的原因考虑：①吊带位置偏高近尿道内口；②穿刺过程中出现了左侧臂打折，折叠处紧贴尿道并逐渐侵蚀入尿道；③侵蚀部位近膀胱颈水平，随后在膀胱内逐渐形成了高回声结石。超声所见与患者的临床表现相符合。术后吊带形状及位置是临床检查很难判定的，盆底超声检查对于抗 SUI 吊带术后不仅能够评估盆底解剖结构的变化，还可以观察吊带位置、形状以及有无并发症的出现，为临床提供了重要的信息。

七、思考题

1. 超声如何评估抗压力性尿失禁吊带侵蚀？
2. 超声如何评估抗压力性尿失禁吊带形态？

参考文献

1. National Institute of Clinical Excellence guidelines. Urinary incontinence in women: The management of urinary incontinence in women[J]. [2013–09]. https: //www.nice.org.uk/guidance/CG171.

2. TSIVIAN A, KESSLER 0, MGUTIN B, et al.Tape related complications of the tension-free vaginal tape procedure[J]. Journal of Urology, 2004, 171（2）: 762–764.

3. 史宏晖，朱兰，郎景和．阴道无张力吊带悬吊术后网带侵蚀 8 例分析 [J]. 实用妇产科杂志，2010, 26（12）: 909–911.

第 4 章

尿道及尿道周围病变

病例 26　耻骨联合病变压迫尿道

一、临床资料

病史：患者，女，72 岁，下腹部疼痛伴排尿困难 1 年余，于当地医院行常规泌尿系统超声检查未见明显异常，为进一步明确诊断，来笔者所在医院就诊。

体格检查：双肾区未及明显叩击痛，双输尿管行径未及明显压痛或叩击痛，膀胱区无压痛。尿道旁触及肿块，大小约 2 cm × 2 cm，质硬，活动度差，有轻度压痛。

实验室检查：尿常规无殊。

二、影像资料（图 26-1）

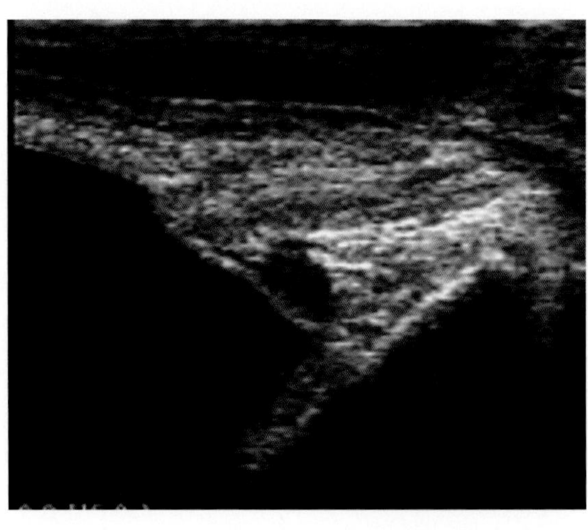

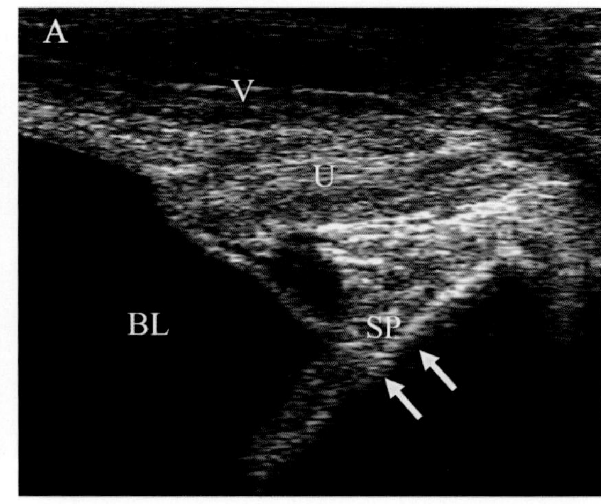

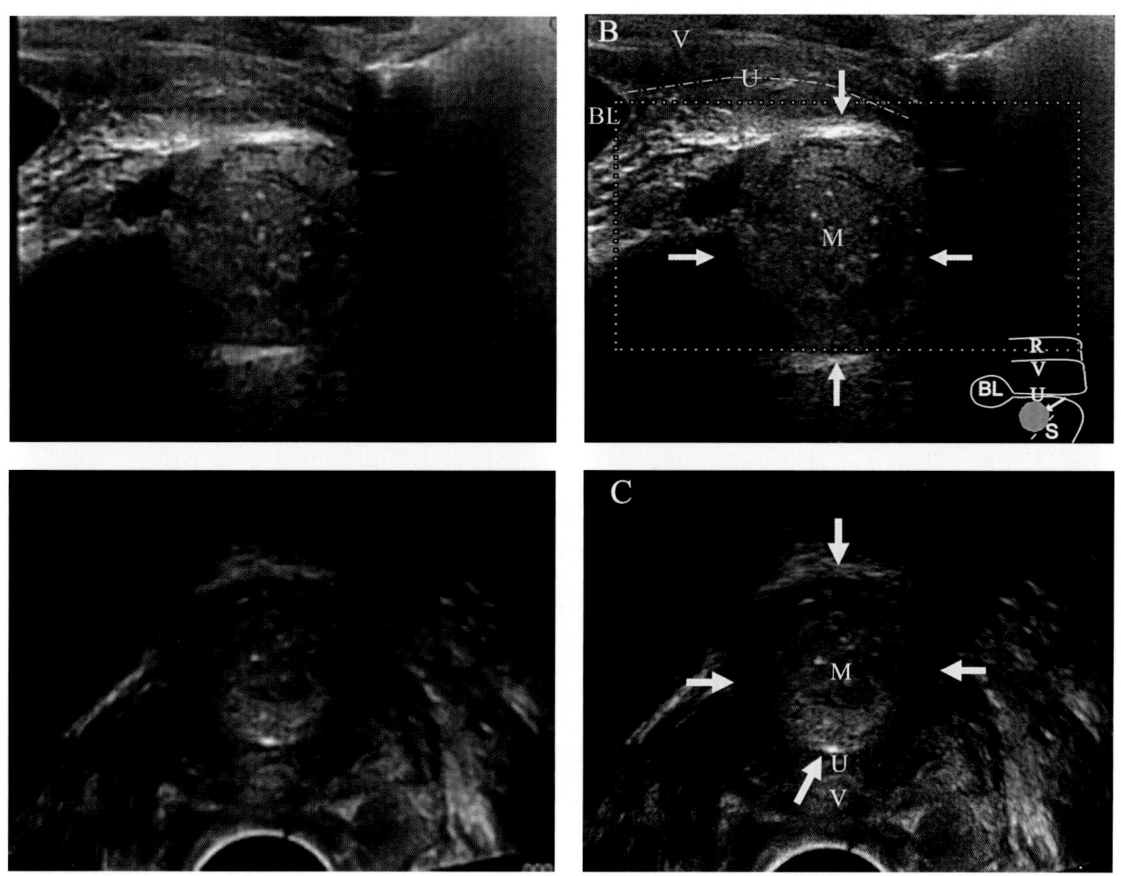

（左侧－原始图；右侧－标记图）A. 一般人群的经直肠超声矢状面，可见尿道腹侧的耻骨联合呈带状强回声，回声平滑连续（箭头所指处）；B. 经直肠超声矢状面，耻骨联合部位和尿道前壁之间探及实质性肿块（箭头所指处），耻骨联合显示不清；C. 经直肠超声横断面，可见横断面呈圆形的肿块，内见散在点状强回声（箭头所指处）。SP，耻骨联合；BL，膀胱；U，尿道；V，阴道；R，直肠；M，肿块。

图 26–1　尿道旁肿块二维超声

三、超声所见及诊断

1. 超声所见：尿道左右径 12 mm，前后径 12 mm，尿道回声均匀。耻骨联合和尿道前壁之间探及实质性包块，包块上下径 28 mm，前后径 25 mm，左右径 28 mm，包块断面呈类圆形，边界尚清，背侧缘与尿道前壁紧贴，压迫尿道向背侧移位，包块内部见散在点状强回声，未见明显血流信号。包块和尿道之间分界尚清晰，正常的耻骨联合显示不清（图 26–1）。

2. 超声诊断：耻骨联合和尿道前壁之间实性肿块，肿块压迫尿道向背侧移位。

四、手术及最后诊断

手术方式：行尿道旁肿块切除术。

术中所见：置入 F16 导尿管，在导尿管上方取纵行切口，依次打开各层组织，完整暴露肿瘤组织。将肿瘤组织两侧游离后汇合至耻骨下缘，发现肿瘤自耻骨下缘延伸长出，予以骨凿将肿块基底部凿断，完整切除肿瘤组织。

病理结果：耻骨联合关节软骨坏死伴反应性软骨及骨增生。

最终诊断：关节软骨坏死伴反应性软骨及骨增生。

五、超声分析和鉴别诊断

1. 超声分析

本例患者为老年女性，因下腹部疼痛伴排尿困难 1 年余，故来医院就诊。经直肠超声观察耻骨联合和尿道前壁之间实性占位，尿道受压向背侧移位。此时需要鉴别该肿块是否来源于尿道。正常情况下，受检者经直肠正中矢状位超声检查时，尿道的腹侧可探及耻骨联合的后下缘，呈弧形的带状强回声，边界清晰。本例患者尿道虽然受压，但是尿道前后壁回声均匀，肿块和尿道之间分界尚清晰，而耻骨联合后下缘毛糙不光滑，失去了正常耻骨联合的光滑和连续，因而考虑肿块并非来源于尿道。超声检查提示耻骨联合与尿道前壁之间实性肿块，尿道受压向背侧移位。术中发现肿瘤自耻骨下缘延伸长出，术后病理显示为耻骨联合关节软骨坏死伴反应性软骨及骨增生。临床在诊断尿道周围肿块时，鉴别其来源于尿道还是尿道旁是非常重要的，观察耻骨联合的后下缘的带状强回声是否完整光滑，以及尿道和肿块的关系是重要的鉴别点。

2. 鉴别诊断

（1）耻骨来源肿瘤：耻骨来源肿瘤表现为耻骨部位占位，良性肿瘤形态可规则、边界尚清，内部回声尚均匀，彩色多普勒可见血流信号；恶性肿瘤多表现为形态欠规则，内部回声不均匀，彩色多普勒可见肿块内部血流信号丰富，可对周围组织产生压迫。本例患者超声所见中亦为耻骨区域实性占位，占位内部未见血流，可做初步鉴别，但肿瘤坏死也可表现为无血流信号，因此，最终鉴别仍需依靠病理结果。

（2）尿道占位性病变：尿道占位性病变表现为尿道部位的囊性或实性占位，如尿道憩室、尿道肿瘤等，与尿道关系密切，本例中的实性占位虽然压迫尿道，但与尿道分界清晰，尿道走行正常，内部回声均匀，因此，不考虑尿道来源占位，可参考鉴别。

六、讨论

耻骨联合由两侧的耻骨联合面经纤维软骨连接而成。上、下面及前面都有韧带加强，上方的叫耻骨上韧带，下方的叫耻骨弓状韧带。纤维软骨中间有一纵裂隙，叫作耻骨联合腔，但无滑膜覆盖。女性的耻骨联合有一定的可动性，在妊娠或分娩过程中，耻骨联合可出现轻度的分离，使骨盆发生暂时性的扩大。妊娠晚期易发耻骨联合分离，如不及时治疗，症状可延续 8 周以上，极易造成耻骨不连、耻骨骨炎、出血或感染等。另外，经常骑车者由于耻骨联合周围组织经常与坐垫摩擦受压或意外撞击等原因，会导致耻骨联合骨软骨病，又称耻骨联合骨炎或耻骨联合关节炎或非化脓性耻骨炎，临床表现往往为耻骨联合和耻骨支处疼痛，病情可延续数年，轻者多可自愈，重者局部形成肿块，亦会压迫周围脏器，如压迫尿道和阴道等，可酌情行耻骨联合融合手术。

七、思考题

1. 耻骨联合骨软骨病的发病原因是什么？
2. 关节软骨坏死伴反应性软骨及骨增生的声像图特点？

参考文献

1. TAKAO M, UCHIO Y, NAITO K, et al. Diagnosis and treatment of combined intra-articular disorders in acute distal fibular fractures[J]. J Trauma, 2004, 57（6）: 1303–1307.

2. BAZAZ R, FERKEL R D. Tatment of steochondral lesions of the talus with autologous chondrocyte implantation[J]. Techniques in Foot & Ankle Surgery, 2004, 3（1）: 45–52.

3. GROSS A E, AGNIDIS Z, HUTCHISON C R. Osteochondral defects of the talus treated with fresh osteochondral allograft transplantation[J]. Foot Ankle Int, 2001, 22（5）: 385–391.

4. 张晓雍，胡贵峰，冯少仁，等. 耻骨联合部骨软骨炎的影像学表现 [J]. 当代医学，2013, 19（35）: 67–69.

病例 27　尿道周围血肿

一、临床资料

病史：患者，女，53 岁，外伤致会阴部疼痛伴排尿困难 4 小时。患者不慎从两米高处摔下坐在地上，会阴部疼痛伴排尿困难；无尿频尿急，会阴部无出血。

体格检查：膀胱区有压痛，导尿管留置中。骨盆有压痛，活动下肢及坐位时加重，会阴部肿胀，尿道外口无异常。

实验室检查：尿常规结果显示　①尿液浅黄色，微混；②红细胞计数（RBC）295/μL；③白细胞计数（WBC）633/μL；④尿白细胞酯酶 +++；⑤蛋白 +；⑥隐血 ++。

二、影像资料（图 27-1）

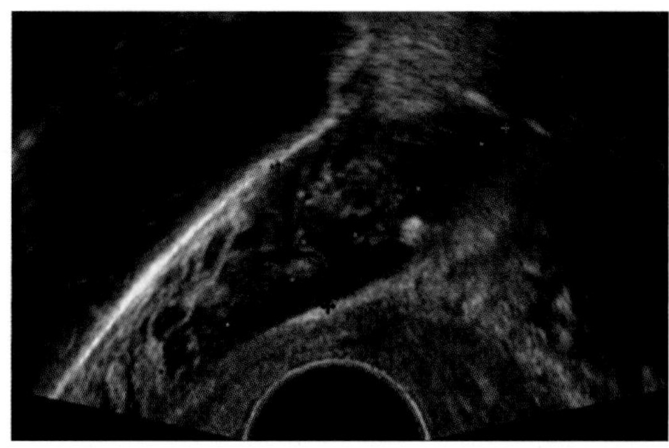

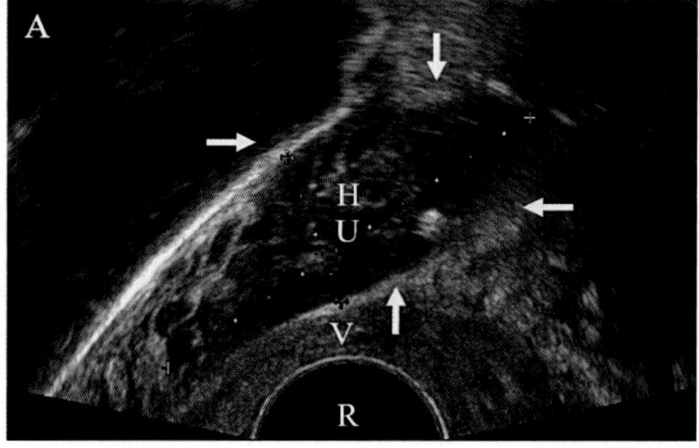

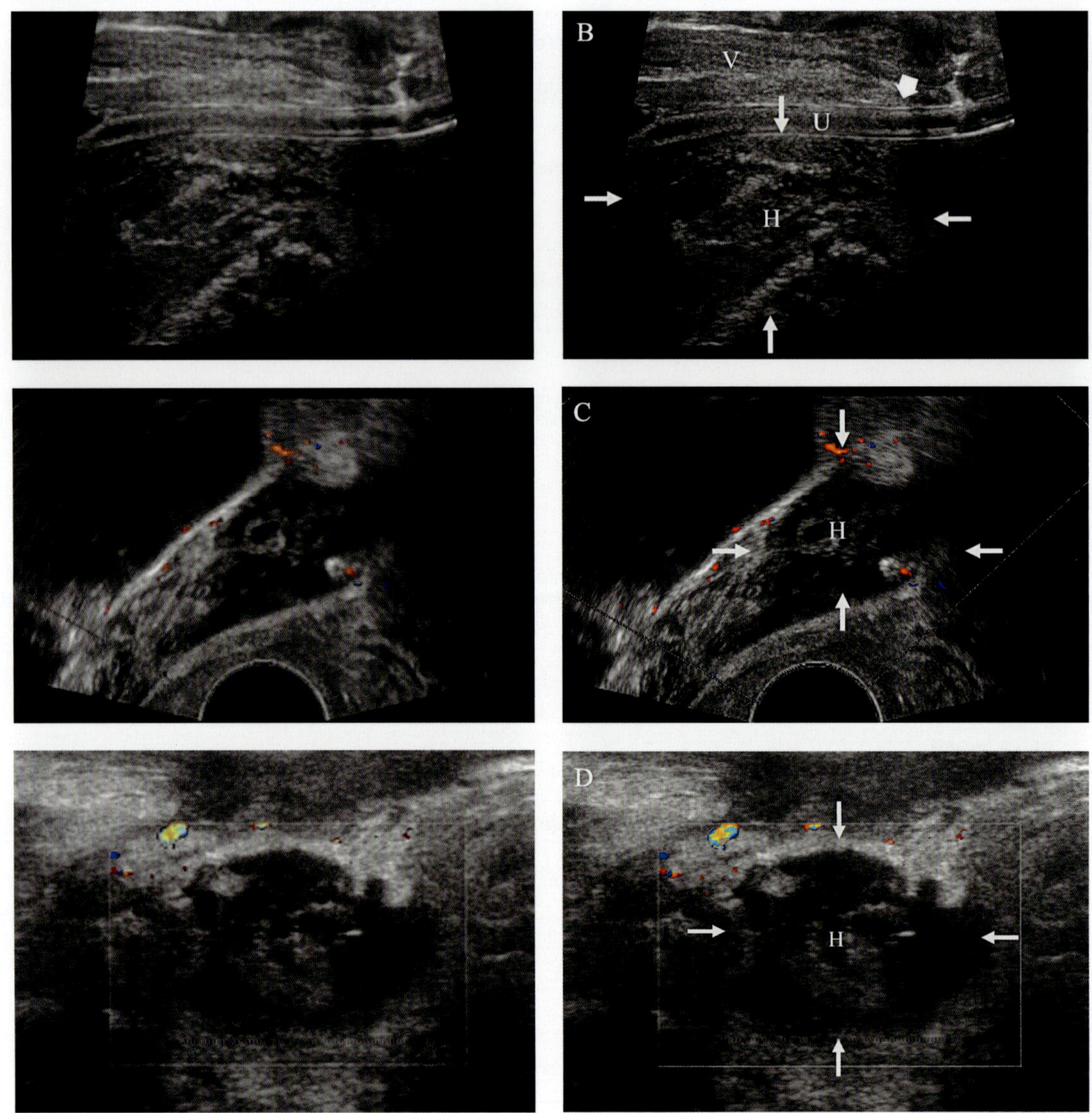

（左侧 - 原始图；右侧 - 标记图）A. 经直肠超声横断面，尿道中段前壁腹侧探及混合回声团块，内见细密点状回声（箭头所指处）；B. 经直肠超声矢状面，尿道中段前壁腹侧混合回声团块（箭头所指处），导尿管留置中（粗箭头所指处）；C. 经直肠超声横断面，混合回声团块内未见明显血流信号（箭头所指处）；D. 经会阴部探测，混合回声团块内未见明显血流信号（箭头所指处）；H，血肿；U，尿道；V，阴道；R，直肠。

图 27-1　尿道血肿超声表现

三、超声所见及诊断

1. 超声所见：经直肠超声检查，尿道阴道走行正常，尿道后壁回声均匀，尿道中段前壁腹侧回声不均匀，见不规则混合回声区，范围约 59 mm × 19 mm × 35 mm（图 27-1A、B），形态不规则，边界不清，内部回声杂乱不均，彩色多普勒血流显像（CDFI）提示，该回声区：内未见明显血流信号（图 27-1C、D），肿块与尿道前壁关系密切。尿道腔的连续性正常。两个月后患者复查尿道超声，尿道前壁腹侧混合回声团块已消失，尿道前后壁回声均匀，未见异常。

2. 超声诊断：尿道中段前壁腹侧混合回声区，考虑尿道周围血肿可能。

四、超声分析和鉴别诊断

1. 超声分析

本例患者为中年女性，因“外伤致会阴部疼痛伴排尿困难 4 小时”来院就诊。考虑其从高处跌落病史，尿常规中红细胞为 295 个 /μL，不排除来源于泌尿系统的出血可能。在进行肾脏、输尿管、膀胱超声检查时，并未发现上尿路异常及膀胱异常，因此对尿道进行超声检查。

超声检查观察到尿道中段前壁腹侧有较大混合回声杂乱肿块，尿道腔连续性好，阴道壁及尿道后壁回声均匀，与肿块无关联。尿道前壁隐约可见，与肿块分界不清，尿道腹侧的耻骨联合回声正常，因此首先考虑肿块来源于尿道前壁周围。该肿块呈混合回声，肿块内布满细密点状回声，肿块内未见明显血流信号，结合其外伤病史及实验室检查结果，考虑诊断其为尿道周围血肿。

2. 鉴别诊断

（1）阴道壁血肿：当分娩发生异常，处理不当时，软产道易发生损伤，深部血管发生破裂，阴道黏膜尚保持完整，血淤积于局部形成阴道壁血肿。超声探查可见宫颈下方阴道壁内有椭圆形囊性包块，形态尚规则，边界尚清，内见絮状回声，横切可见阴道受压变形。当血肿体积较大时，会引起排尿不畅。阴道壁血肿来源于阴道壁，和尿道分界清晰，不难同尿道血肿相鉴别。

（2）尿道周围肿瘤：尿道周围肿瘤不多见，有来源于耻骨联合、阴道壁、尿道阴道膈等处的肿瘤。超声鉴别肿瘤和血肿并不困难，肿块的形态、边界是否清晰，内部回声，内部的血流信号是两者主要鉴别点，肿瘤一般有血流信号，血肿无血流信号。此外，有无外伤史也是尿道肿瘤及血肿的重要鉴别点，血肿一般有外伤史，肿瘤一般无外伤史。

五、讨论

女性尿道位于耻骨联合之后，且短而直，和男性尿道损伤相比，女性尿道损伤发病率相对较低。当并发骨盆骨折，骨折碎片刺穿尿道时容易引起尿道断裂。当有钝性损伤而不合并骨盆骨折损伤时，女性尿道肌层之外具有丰富静脉网络组织的海绵体则容易出现血肿。本例患者为高处跌落后血尿伴排尿困难，医师在进行超声检查时，不仅要观察患者肾脏、输尿管、膀胱的情况，还应考虑尿道损伤的可能。该患者尿道前壁较大混合回声团块，内部无血流信号，尿道腔的连续性正常。两个月保守治疗后团块消失，支持该团块为尿道周围血肿的诊断。

目前，有多种影像学检查用于女性尿道血肿的诊断，包括尿道造影、超声、CT 及 MRI 等。超声是一种经济、便捷的检查手段，包括经阴道、经会阴、经直肠及经尿道等多种途径。因尿道及周围血肿继发于外伤，使用超声进行检查诊断具有明显优势。

目前，对尿道及周围血肿的治疗一般为对症治疗，若血肿较大，造成患者排尿不畅、性交障碍等，则采取手术去除血肿。判断血肿发生的部位，结合病史，对尿道血肿进行准确诊断，有助于临床进一步采取相应的治疗方式。

六、思考题

1. 尿道损伤性疾病有哪些？
2. 尿道血肿需要与哪些疾病进行鉴别？请举例（至少三种）。

参考文献

1. 范斯萍，刘树慧，王桂芳 .B 超诊断产后宫颈巨大血肿 1 例 [J]. 中国超声诊断杂志，2002, 3（9）: 712–712.

2. 雷进，王峰，赵霞 . 超声诊断盆腔血肿 1 例 [J]. 中国医学影像学杂志，2010, 18（05）: 469.

3. ULUDAG N, TÖTTERMAN A, BECKMAN M O, et al. Anatomic distribution of hematoma following pelvic fracture[J]. Br J Radiol, 2018, 91（1085）: 20170840. doi: 10.1259/bjr.20170840.

4. BROWN C V, KASOTAKIS G, WILCOX A, et al. Does pelvic hematoma on admission computed tomography predict active bleeding at angiography for pelvic fracture[J]. Am Surg, 2005, 71（9）: 759–762.

病例 28　尿道结石

一、临床资料

病史：患者，女，32 岁，因排尿困难伴血尿来笔者所在医院就诊。患者一天前无明显诱因出现排尿困难，伴有尿痛、肉眼血尿，呈淡红茶色，无尿急、尿频，无肾区痛。

体格检查：双侧肾区叩击痛阴性，双侧输尿管行径无压痛，膀胱区未及压痛或包块，膀胱无造瘘，未留置导尿管。阴道指检时尿道可及质硬肿块，伴压痛。

实验室检查：尿常规结果显示　①尿液淡红色，轻度浑浊；②白细胞计数（WBC）139/μL；③红细胞计数（RBC）3286 个 /μL；④黏液 200/μL；⑤蛋白质 +；⑥隐血 +++。

二、影像资料（图 28-1）

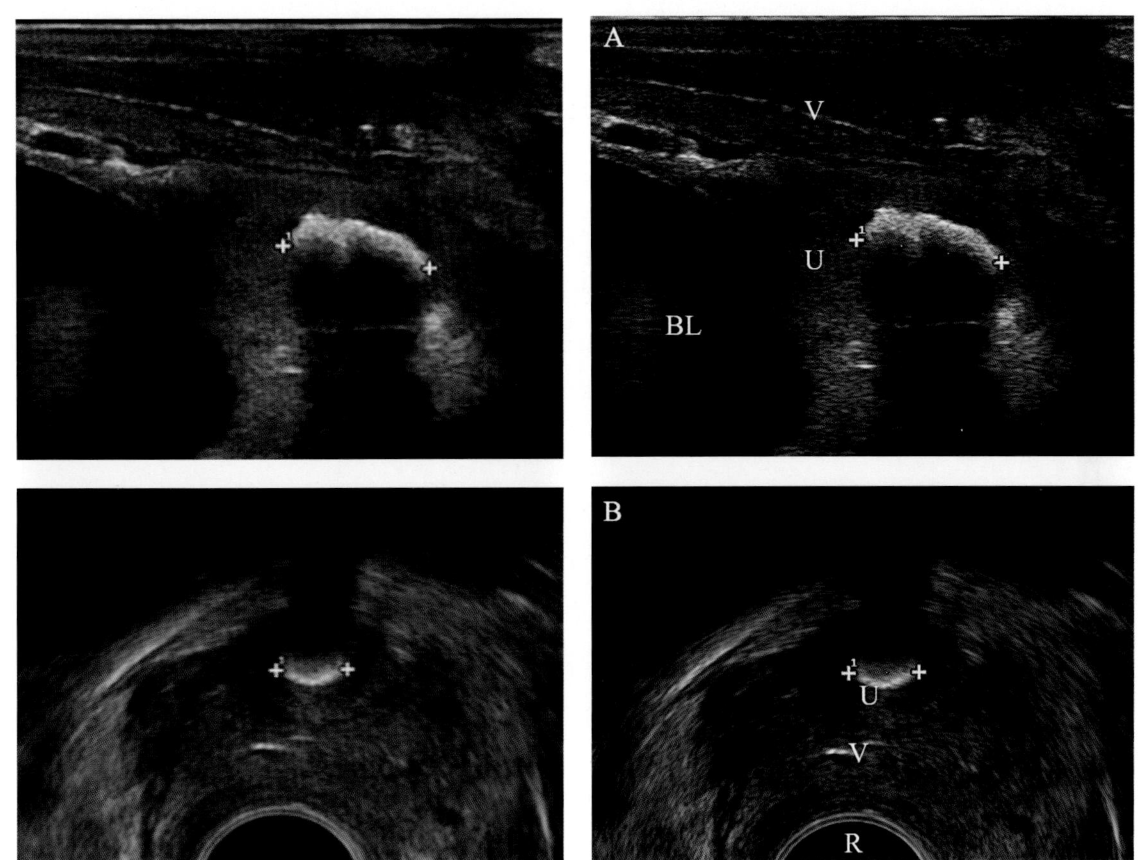

（左侧 – 原始图；右侧 – 标记图）A. 经直肠超声矢状面，中段尿道腔见条状强回声，后方伴声影（游标所指处）；B. 经直肠超声横断面，尿道腔内见条状强回声（游标所指处）。BL，膀胱；U，尿道；V，阴道；R，直肠。

图 28-1　经直肠尿道二维超声

三、超声所见及诊断

1. 超声所见：经直肠超声检查，尿道上下径 42 mm，左右径 15 mm，前后径 15 mm，中段尿道腔内见条状强回声，长度 16 mm，宽 8 mm，后方伴声影，余尿道回声尚均匀，未见明显肿块（图 28-1）。

2. 超声诊断：尿道结石。

四、手术及最后诊断

手术方式：行钬激光碎石术，术后超声表现见图 28-2。

病理结果：尿道结石。

最终诊断：尿道结石。

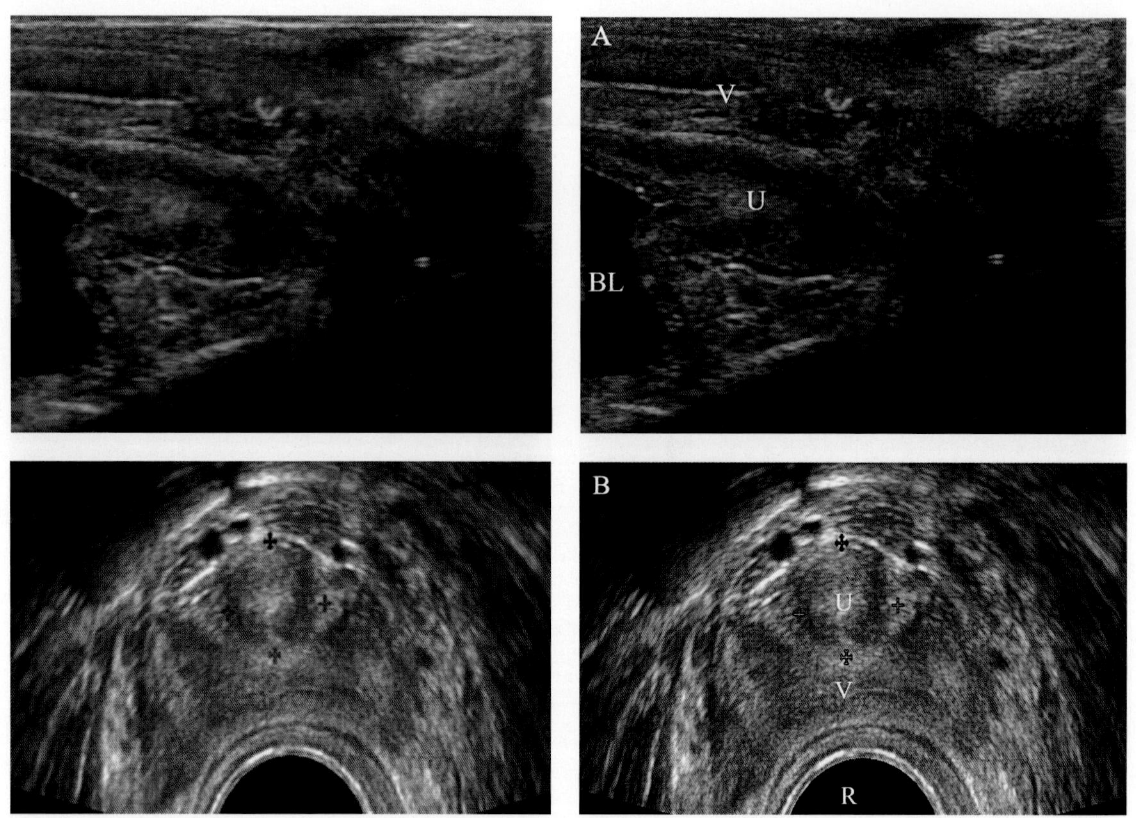

（左侧－原始图；右侧－标记图）A. 经直肠超声矢状面，尿道回声均匀，中段尿道未见结石回声；B. 经直肠超声横断面，尿道内未见结石回声。U，尿道；V，阴道；R，直肠。

图 28–2 同一患者尿道结石术后声像图

五、超声分析和鉴别诊断

1. 超声分析

本例患者为青年女性，因“排尿困难伴血尿一天”来我院就诊。排除上尿路病变和膀胱肿块及结石后，对尿道进行检查。经直肠超声检查，在矢状面和横断面均可观察到位于中段尿道腔的长条状强回声，该强回声后方伴明确声影，符合结石的典型声像图表现，考虑为尿道结石可能。

2. 鉴别诊断

（1）女性尿道憩室伴钙化：该病变也可表现为尿道周围探及强回声，但患者通常都有尿道憩室病史，结石外常包绕一圈囊性组织，可以鉴别；当囊液较少、钙化较大时，较难与尿道腔结石鉴别，此时可在超声监控下使探杠进入尿道，观察其是否能触及病灶，尿道结石可以被触及，憩室伴钙化则不会；或者借助 MRI、超声造影检查帮助诊断，观察有无憩室颈、憩室开口。

（2）尿道肿块：女性尿道肿块表现为尿道实质性肿块，内部可呈低回声、等回声或者高回声，形态偏圆，且尿道肿块内部通常有血流信号；而尿道结石常呈强回声，后方伴声影，形态常表现为条形、弧形，其内通常表现为闪烁彩色血流信号。因此，可以在形态、回声上将两者进行鉴别，此外，也可以借助排尿期检查，观察尿液流出的情况来鉴别尿道的肿块与结石。

（3）尿道黏膜下结晶：尿道黏膜下结晶通常表现为点状强回声，大小不超过 3 mm，位于尿道黏膜下，后方声影常不明显，而尿道结石通常位于尿道腔内，后方常伴明显声影；较大的尿道结石在阴道指检触诊时，尿道常可触及质硬的肿块，而尿道黏膜下结晶通常不会有阳性发现。较大的尿道黏膜下结晶和较小的尿道结石有时会难鉴别，可以通过超声监控下探杠进入尿道，观察其是否触及病灶；或者在超声监控下对排尿期进行观察，小结石会被尿液包绕，而黏膜下结晶则不会。

六、讨论

尿道结石主要临床表现为会阴部剧烈疼痛后出现急性排尿困难，不能完全排空膀胱内尿液，甚至发生急性尿潴留，有时表现为点滴状排尿伴尿痛和血尿。患者常能指明尿流受阻的部位。尿道结石分为原发性和继发性两种，继发性尿道结石是肾、膀胱结石排经尿道或嵌于尿道所致，原发性尿道结石一般在尿道已有病变基础上发生，如尿道狭窄、憩室及异物等。原发性尿道结石较少见，在泌尿系结石中发病率为 0.3%，绝大部分为男性患者，女性更少见，女性尿道短而直，尿液不断冲刷，尿道腔内的结石不易留存。

目前诊断尿道结石的主要方法包括 X 线、逆行尿路造影、超声等。X 线是尿道结石的主要诊断方法，可直接显示尿道结石，但却无法检出阴性结石。逆行尿路造影可显示 X 线阴性的尿道结石。超声检查安全、方便、准确率高，也可以观察尿道结石的位置、大小、形态，为最终诊断提供可靠的信息。

尿道结石的治疗主要包括经尿道直接取出、结石推入膀胱后取出、原位处理尿道结石等。随着腔内泌尿外科技术的发展，内窥镜手术逐渐成为一种安全有效的方法。尿道结石手术效果好，预后佳，手术方式依据具体情况而定，术前、术后须控制好感染。

七、思考题

1. 尿道结石的声像图特点？
2. 尿道结石的产生机制？

参考文献

1. SUNGUR M, BAYKAM M, CALIŞKAN S, et al. Urethral calculi: A rare cause of acute urinary retention in women[J]. Turk J Emerg Med, 2018, 18（4）: 170–171.

2. KIMURA S, KAWAGUCHI Y, MOMOZONO K, et al. Female urethral diverticulum containing large calculi[J]. Urol Case Rep, 2018, 22（18）: 14–15.

3. 李琦 . 女性尿道结石超声所见 [J]. 中国超声诊断杂志 , 2006, 7（12）: 954–954.

4. 崔曙 , 杨建昆 , 阿里木 , 等 . 尿道结石的处理与预后的探讨（附 46 例报告）[J]. 中国实用妇科与产科杂志 , 2001, 16（6）: 263–264.

5. 张春丽 , 王洁 , 宋新荣 .B 超诊断女性尿道结石 1 例 [J]. 中国超声医学杂志 , 2001, 17（1）: 63–63.

病例 29　尿道黏膜下结晶

一、临床资料

病史：患者，女，47 岁，反复尿路感染 1 年余，主要症状为尿频、尿急、无排尿困难、性交不适、排尿后漏尿，无肾区痛；既往无肾脏、输尿管、膀胱病史。

体格检查：双侧肾区叩击痛阴性，双侧输尿管行径无压痛，膀胱区未及压痛或包块。外生殖器正常。

实验室检查：尿常规结果显示　①尿液呈淡黄色；②白细胞计数（WBC）75/μL；③隐血 ++。

二、影像资料（图 29-1）

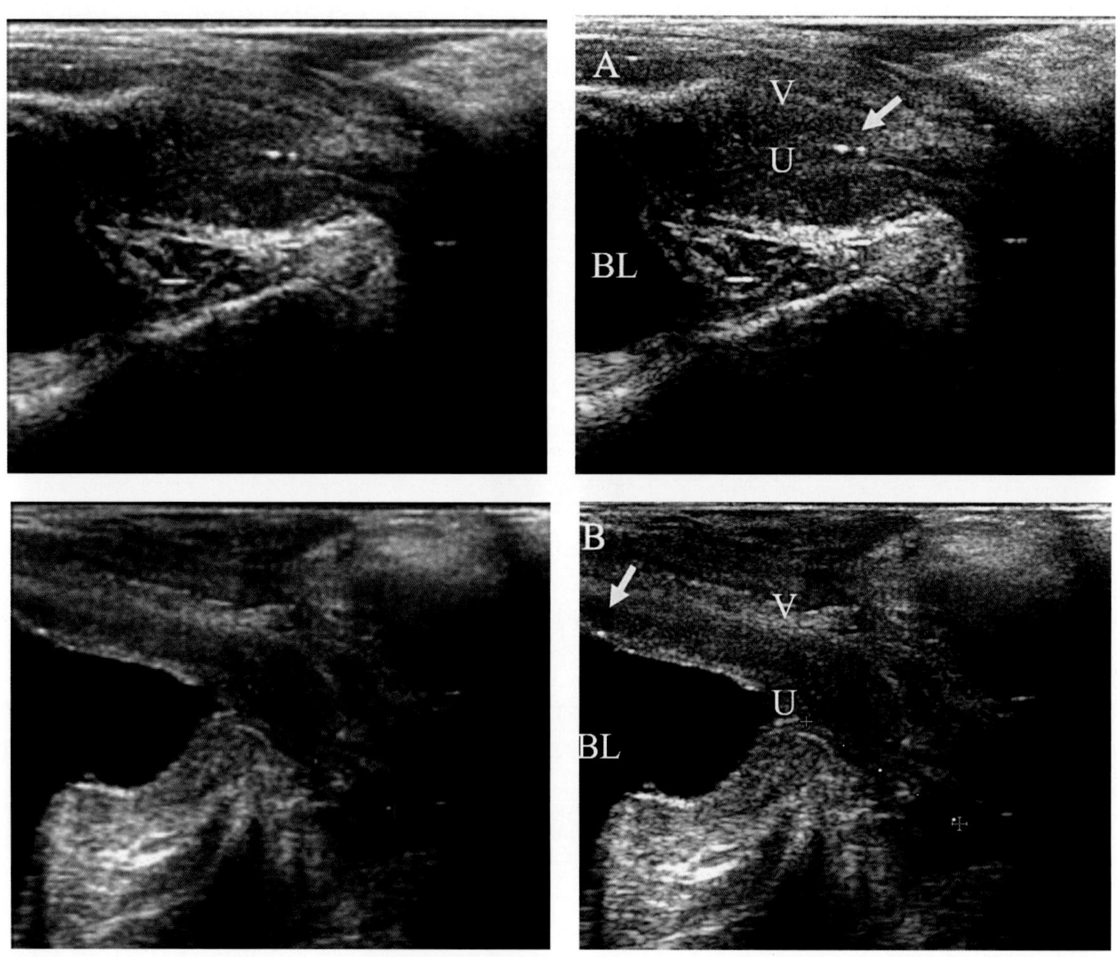

（左侧 – 原始图；右侧 – 标记图）A. 经直肠超声矢状面，尿道中远段可见数个点状强回声，部分后方伴声影，大者大小约 2 mm（箭头所指处）；B. 经直肠超声矢状面，排尿期尿道内口见另一点状强回声（箭头所指处）。BL，膀胱；U，尿道；V，阴道。

图 29–1　尿道黏膜下结晶超声成像

三、超声所见及诊断

1. 超声所见：经直肠超声检查，尿道左右径为 14 mm，前后径为 12 mm，尿道中远段探及数个点状强回声，部分后方伴声影，大者直径约 2 mm。排尿期尿道内口另见一点状强回声，直径约 1 mm（图 29–1）。

2. 超声诊断：尿道黏膜下多发点状强回声，考虑尿道黏膜下结晶可能。

四、超声分析和鉴别诊断

1. 超声分析

本例患者尿道中远段见数个点状强回声稳定存在，排尿后复查，其位置形态未发生任何变化，排尿期尿道内口另见一点状强回声。仔细观察这些点状强回声，可见其并不在尿道腔内，而是位于尿道一侧壁的黏膜下，其周围尿道实质回声均匀，不存在囊性肿块，故排除尿道结石和尿道憩室伴钙化可能，最终考虑尿道黏膜下结晶可能。文献报道，尿道结晶一般数量较多，常位于尿道黏膜下，其直径较小，一般不超过 3 mm。

2. 鉴别诊断

（1）尿道结石：女性尿道短而宽，尿道结石常不能稳定存在，可因尿液不断冲刷而排出体外。发生尿道结石时，女性患者一般表现出疼痛、排尿困难、血尿、伴有脓性或黏液性分泌物、尿道压痛及硬结等。女性尿道结石超声一般表现为单个强回声团，后方常伴明显声影，超声引导下应用探杠可以推动结石。

（2）尿道憩室伴钙化：女性尿道憩室是女性最常见的尿道旁囊性病变。尿道憩室内尿液长期淤滞时可导致钙盐沉积，形成钙化。当尿道憩室出现钙化时，钙化可出现在憩室壁或憩室内，通过超声检查多可观察到存在于囊性肿块的钙化，超声造影时造影剂可进入憩室中，以此可与尿道黏膜下结晶进行鉴别。

五、讨论

女性尿道黏膜下结晶多见于老年女性。大多数假说认为其发病是由于反复尿路感染，造成尿道黏膜下腺体局部组织中的钙盐沉积。患者主要表现为反复尿路感染症状，其症状不具有特异性，对这类患者行超声检查时，不仅要观察肾脏、输尿管、膀胱的情况，还应考虑尿道疾病，观察到尿道强回声时，需鉴别尿道黏膜下结晶、尿道憩室伴钙化还是尿道结石。

对尿道黏膜下结晶的临床处理为对症治疗。因其临床表现不具备特异性，超声检查需将其同尿道结石、尿道憩室壁伴钙化等相互鉴别，以便临床上能够及时采取相应的治疗措施，如尿道镜取石、囊肿切除术。超声检查时，可以通过超声引导下插入细径导管看能否推移结石来鉴别，或者经阴道触诊尿道感知有无明显结石，还可以通过排尿期尿道超声观察结晶与尿道腔的关系进行鉴别诊断。

六、思考题

1. 尿道黏膜下结晶如何和尿道结石鉴别？
2. 尿道黏膜下结晶的声像图有什么特点？

参考文献

1. Sun Y, Tang C, Bai Y J, et al. Urethral diverticular with broadly squamous metaplasia in a patient with urethral diverticular calculi: A case report[J]. Medicine（Baltimore）, 2019, 98（34）: e16923.

2. ATI N, CHAKROUN M, BOUSSAFFA H, et al. Female urethral diverticulum containing calculi: A rare and tricky condition[J]. Urol Case Rep, 2018, 20（21）: 101–103.

3. DIETS H.Why pelvic floor surgeons should utilize ultrasound imaging[J]. ultrasound Obstet Gynecol, 2006, 28（5）: 629–634.

4. 张春丽 , 王洁 , 宋新荣 , 等 .B 超诊断女性尿道结石 1 例 [J]. 中国超声医学杂志 , 2001, 17（1）: 63.

5. 李琦 . 女性尿道结石超声所见 [J]. 中国超声诊断杂志 , 2006, 7（12）: 954.

病例 30　尿道狭窄

一、临床资料

病史：患者，女，42 岁，排尿困难 2 年。患者于 2 年前反复下尿路感染，随后出现排尿困难，排尿时费力，尿滴沥，排尿时间长，无尿频、尿急、尿痛。

体格检查：双侧肾区叩击痛阴性，双侧输尿管行径无压痛，膀胱区未及压痛或包块。尿道外口无红肿，无肿块。

实验室检查：尿常规结果显示　①尿液黄色，浑浊；②红细胞计数（RBC）12/μL；③白细胞计数（WBC）45/μL；④鳞状上皮细胞 125/μL；⑤草酸钙结晶 781/μL；⑥蛋白质（+）。

二、影像资料（图 30-1）

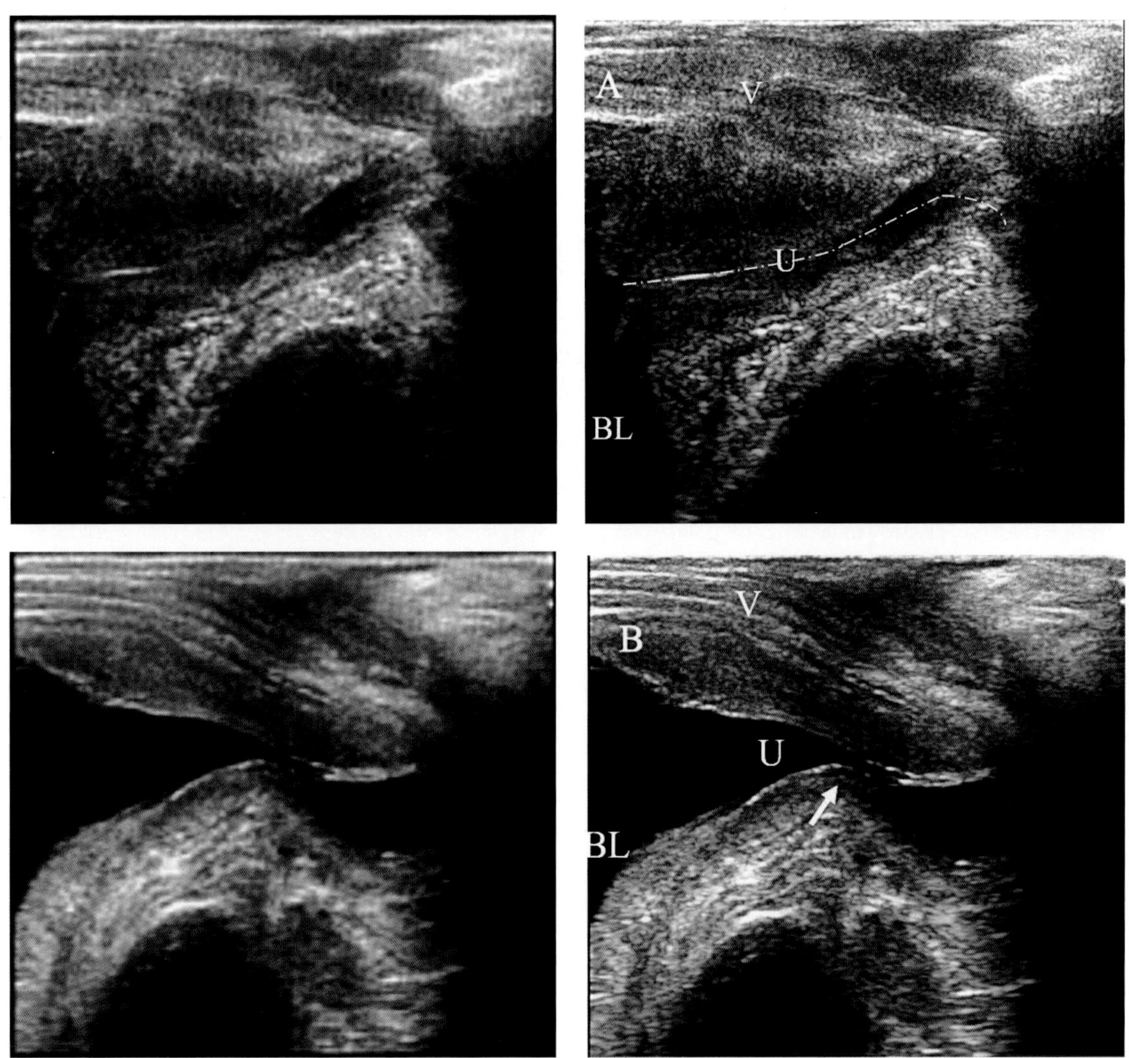

（左侧 - 原始图；右侧 - 标记图）A. 静止期见尿道（虚线）走行稍迂曲，未见明显占位；B. 排尿期中段尿道开放受限，内径明显缩窄（箭头所指处），附近的尿道壁黏膜线增厚毛糙，尿道内口、近段尿道及远段尿道开放未受限。BL，膀胱；U，尿道；V，阴道。

图 30-1　尿道狭窄超声成像

三、超声所见及诊断

1. **超声所见**：膀胱充盈正常，膀胱壁厚 2 mm。经直肠超声检查，静止期尿道左右径为 13 mm，前后径为 11 mm，尿道长约 45 mm，走行稍迂曲。嘱患者自行排尿，排尿费力，排尿期见中段尿道开放受限，狭窄区域长度约 8 mm，最窄处内径达 1 mm，狭窄处距离尿道内口约 23 mm，尿道近段扩张。狭窄附近的尿道壁黏膜增厚毛糙，尿道内口、近段尿道及远段尿道开放未受限，尿道腔内未见明显占位与结石。残余尿 80 mL。

2. **超声诊断**：排尿期尿道中段开放受限，考虑尿道炎性狭窄可能。

四、超声分析和鉴别诊断

1. 超声分析

本例患者为中年女性，因“反复下尿路感染，排尿困难 2 年”来院就诊。患者的临床表现为排尿困难，在进行肾脏、输尿管、膀胱超声检查时，排除了肾结石、肾肿瘤、输尿管结石、膀胱结石、膀胱肿瘤等异常。考虑患者症状可能与尿道疾患有关，遂进行尿道超声检查。

对于表现排尿困难的患者，尿道的检查重点在于识别尿道壁是否存在占位、尿道周围是否有占位、尿道腔内是否有新生物、尿道腔是否有狭窄。静息期超声检查未见尿道及尿道周围有明显占位，因此有必要进行排尿期检查。该患者成功进行了自主排尿，在其排尿期观察到中段尿道开放受限，局部尿道腔打不开，明显缩窄，尿道近段明显扩张，腔内无占位和结石，腔外无肿块压迫，狭窄处附近的尿道前壁黏膜线增厚毛糙，结合患者有反复尿路感染病史，因此考虑其有炎症所致尿道局部狭窄可能。

2. 鉴别诊断

（1）尿道阴道瘘：尿道阴道瘘患者往往会有明确的外伤史，临床表现为排尿时，尿液部分或全部通过阴道排出体外。在超声探查时，静止期可以发现尿道后壁和阴道前壁的连续性中断，排尿期观察图像会更加明显，可见尿液自尿道通过瘘管流向阴道腔。

（2）膀胱阴道瘘：膀胱阴道瘘患者表现为排尿时，尿液部分或全部通过阴道排出体外。根据超声图像，判断瘘口位置。对膀胱阴道瘘患者可行阴道插管，注入等渗盐水，可见等渗盐水由阴道经瘘管进入膀胱。

五、讨论

引起女性尿道狭窄的原因有外伤、炎症、肿瘤、先天性等多种因素，从病变的复杂性分类可以分为简单型和复杂型。女性外伤所致尿道狭窄主要原因为交通伤、手术损伤，损伤部位会发生多种病理变化，如伤口纤维化、瘢痕形成、狭窄、尿瘘甚至闭锁，这种创伤性尿道狭窄声像图比较复杂，会有多种异常改变，属于复杂型尿道狭窄，临床治疗比较困难。随着抗生素的使用和人们对性传播疾病的进一步认识，炎症感染引起的尿道狭窄较早年减少，但其仍是尿道狭窄的重要原因之一。研究表明，菌尿的程度与尿道狭窄程度相关，尿道狭窄患者术前存在高风险感染源时，需进行有效的术前抗菌预防。病毒感染、尿道湿疣复发也可引起尿道狭窄。硬化苔藓及软化斑可引起尿道的慢性炎症、反复尿路感染，从而引起尿道狭窄，相对来说，炎性狭窄病变比较简单，往往表现为尿道腔的局部狭窄，有时伴有尿道壁增厚毛糙。因此术前对狭窄位置、狭窄长度、狭窄程度、残余近段尿道长度、有无合并泌尿生殖瘘，以及周围瘢痕范围的评估是制定治疗方案及评估预后的重要依据。

目前，临床对于尿道狭窄的评估主要依靠尿道造影、尿道镜、尿道探杠、尿道超声等检查进行诊断。因解剖结构上女性尿道、阴道和直肠走行几乎平行，应用经直肠超声检查时，声束由探头的侧方发出，与尿道垂直，能清晰显示尿道、阴道、膀胱和耻骨联合下缘及尿道周围的结构改变。尿道充盈时还能清晰显示尿道腔及尿道开放的情况。因此超声容易对尿道狭窄做出定位，并获得尿道狭窄相关的其他解剖信息。检查过程中建议鼓励患者进行自主排尿，以便狭窄显示更清晰。对于无法排尿的患者，通过超声引导下经细径导管注入生理盐水，可以进一步观察排尿通道。尿道超声可以作为女性创伤性尿道狭窄常规的检查方法，而尿道造影检查对瘘管、骨盆畸形等显像仍具有较强的诊断价值。这两种影像学方法应当互相补充、合理应用，可以更全面地了解女性尿道狭窄病变及其有关信息。

六、思考题

1. 引起尿道狭窄的病因有哪些?
2. 尿道狭窄的声像图特点有哪些?

参考文献

1. YING T, LI Q, SHAO C J, et al. Value of Transrectal ultrasonography in Female Traumatic Urethral Injuries[J]. Urology, 2010, 76（2）: 319–322.

2. WATERLOOS M, VERLA W. Female Urethroplasty: A Practical Guide Emphasizing Diagnosis and Surgical Treatment of Female Urethral Stricture Disease[J].Biomed Res Int, 2019, 2019: 6715257.doi: 10.1155/2019/6715257.

3. SUSSMAN R D, KOZIROVSKY M, TELEGRAFI S, et al. Gel-Infused Translabial ultrasound in the Evaluation of Female Urethral Stricture[J]. Female Pelvic Med Reconstr Surg, 2019, doi: 10.1097/SPV.0000000000000699.

4. 赵亚伟 , 刘园园 , 马龙 , 等 . 超声在尿道狭窄诊治中的诊断价值 [J]. 中国超声医学杂志 , 2018, 36（12）: 1126–1128.

病例 31　女性尿道憩室

一、临床资料

病史：患者，女，47 岁，反复尿路感染、会阴部疼痛 1 年余。无排尿困难、性交不适、排尿后漏尿。既往无肾脏、输尿管、膀胱病史。

体格检查：双侧肾区叩击痛阴性，双侧输尿管行径无压痛，膀胱区未及压痛或包块。

实验室检查：尿常规结果显示，白细胞计数（WBC）为 30 个 / HP；CA125、CA199（–）。

二、影像资料（图 31–1，图 31–2）

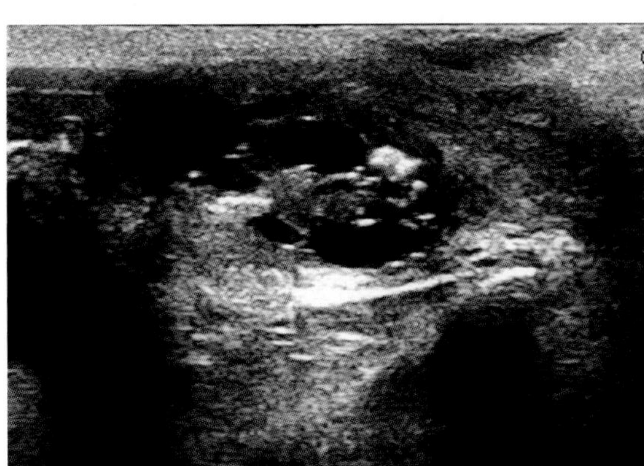

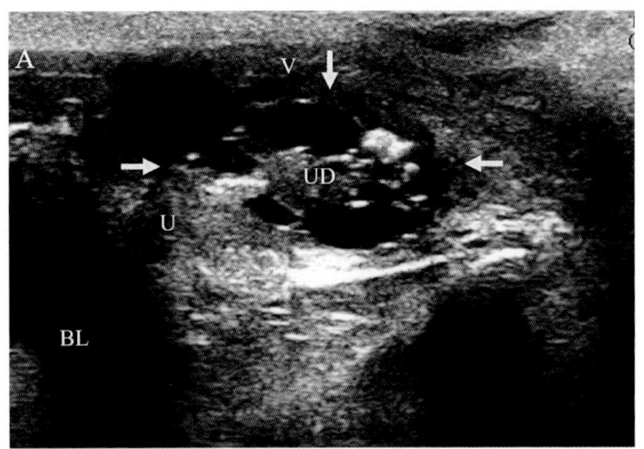

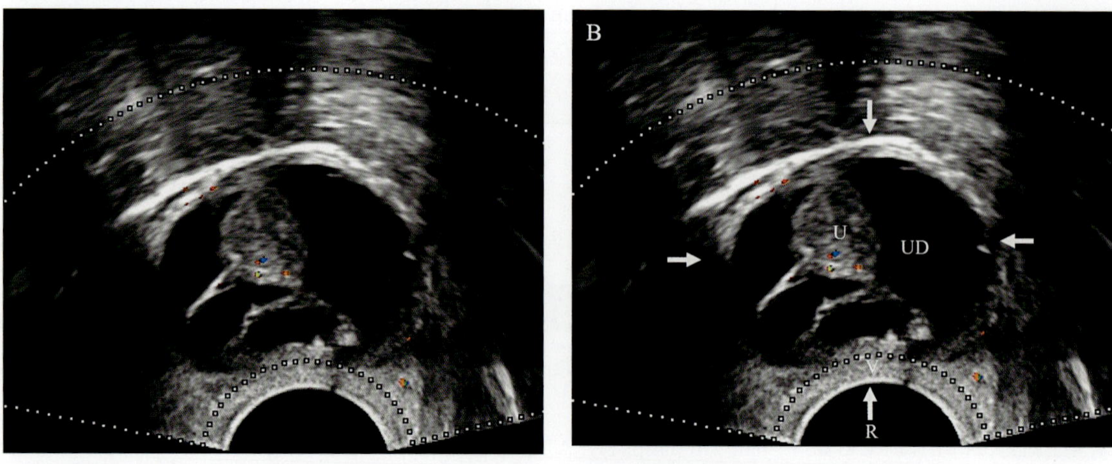

（左侧 - 原始图；右侧 - 标记图）A. 经直肠超声矢状面，尿道中段探及囊性肿块，肿块内见分隔及钙化（箭头所指处）；B. 经直肠超声横断面，囊性肿块呈同心圆状包绕尿道，囊壁及分隔见少许血流信号，囊内未见明显血流信号（箭头所指处）。

图 31–1　尿道憩室二维超声成像

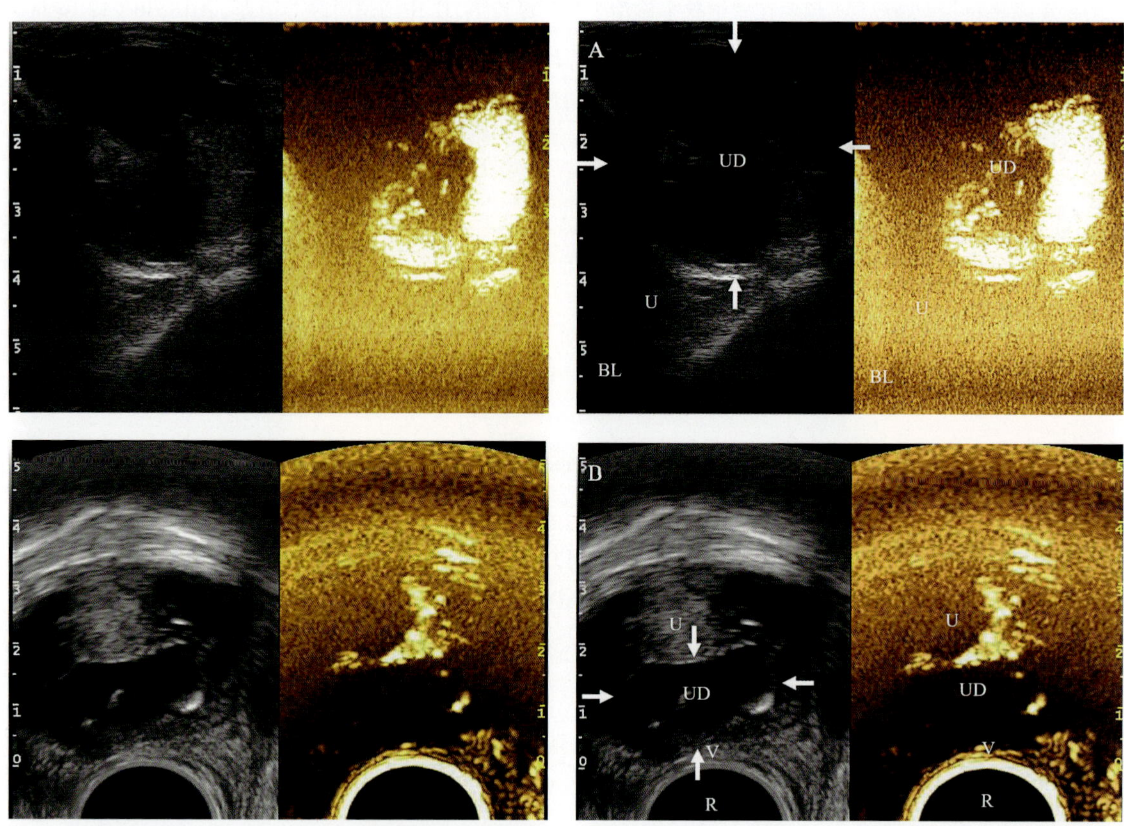

（左侧 - 原始图；右侧 - 标记图）A. 经直肠超声造影矢状面，可见造影剂由尿道腔进入上述囊性肿块内（箭头所指处）；B. 经直肠超声造影横断面，可见造影剂由尿道腔进入上述囊性肿块内（箭头所指处），入口位于 8 点钟方向。BL，膀胱；U，尿道；V，阴道；R，直肠；UD，尿道憩室。

图 31–2　尿道憩室超声造影成像

三、超声所见及诊断

1. 超声所见

（1）经直肠超声检查：尿道中段探及一囊性肿块，上下径为 24.4 mm，前后径为 11.1 mm，内见多个分隔及钙化，肿块近端距尿道内口约 13.9 mm，可见囊壁，厚约 2 mm。横断面显示该囊性肿块呈同心圆状完全包绕尿道，左右径为 35.4 mm，囊内亦见多个分隔及钙化，分隔及囊壁探及血流信号，囊内未及明显血流信号（图 31–1）。

（2）经尿道超声造影：将 8F 导尿管插入尿道，由尿道外口沿导尿管注入超声造影剂，观察造影剂进入情况。①超声造影矢状面，可见造影剂进入上述囊性肿块内，入口距离尿道内口约 20 mm；②超声造影横断面，可见造影剂进入上述囊性肿块内，入口位于 8 点钟方向（图 31–2）。

2. 超声诊断： 尿道中段探及囊性肿块，与尿道相通，考虑尿道憩室可能。

四、术中所见及最后诊断

术中所见： 麻醉消毒后，置入导尿管，沿阴道前壁纵向切开，沿尿道分离，阴道前壁分离后距尿道内口 1.5 cm 处可探及明显囊样结构，继续分离，囊性结构直径约 3 cm，充分游离囊性组织，于基底部分步切除，检查内部与尿道相通，相通处位于 8 点钟方向（图 31–3），缝合尿道壁缺损口，检查创面无出血，分层关闭阴道壁，留置碘伏纱布。切除标本送病理检查。术后恢复好。

最后诊断： 女性尿道憩室。

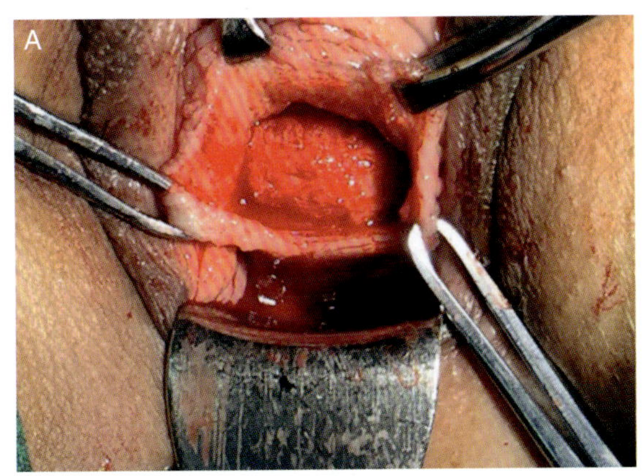

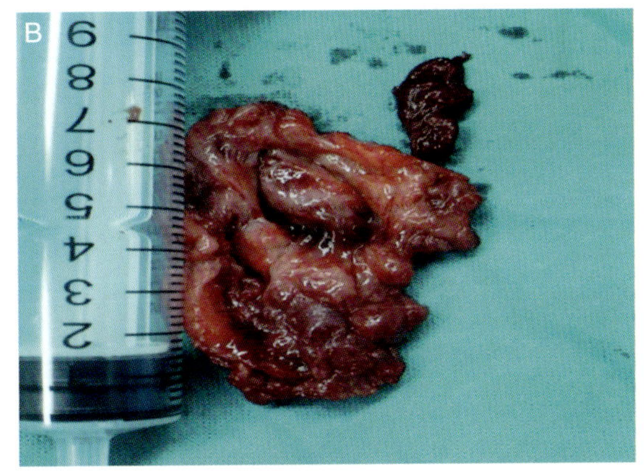

A. 沿阴道前壁纵向切开，沿尿道分离；B. 将手术切除的囊性组织剖开铺平，长径约 8 cm。

图 31–3　尿道憩室切除术中所见

五、超声分析和鉴别诊断

1. 超声分析

本例患者为中年女性，因“反复尿路感染、会阴部疼痛 1 年余”来院就诊。首先考虑其有泌尿系统疾患可能，在进行肾脏、输尿管、膀胱超声检查时，并未发现肾结石、肾肿瘤、输尿管结石、膀胱结石、膀胱肿瘤等异常，因此考虑患者可能是尿道存在疾患，遂进行经直肠尿道超声检查。

行经直肠超声检查时观察到肿块的位置邻近尿道，位于尿道中段，横断面呈同心圆状完全包绕尿道，考虑来源于尿道。该肿块内部为无回声，伴有多个分隔及钙化，外周探及血流信号，内部未及明显血流信号，排除实质性肿块，考虑是囊性肿块。尿道来源的囊性肿块常见于尿道旁腺囊肿和尿道憩室，尿道旁腺囊肿常见的声像图表现有尿道旁无回声区，内常不伴分隔、钙化，经尿道注入造影剂时，造影剂无法进入肿块内。本例患者行超声造影检查时，可见造影剂进入该囊性肿块内，入口距离尿道内口距离及入口位置清晰显示。因此对该患者的诊断首先考虑为尿道憩室。

尿道憩室是尿道纤维肌层与阴道前壁之间的囊状疝，与尿道腔相通，患者可有经典的三联征表现，即排尿困难、性交疼痛和排尿后滴沥。本例患者有反复的尿路感染，会阴部疼痛，经直肠超声及超声造影观察到尿道中段囊性肿块，与尿道腔相通，符合尿道憩室表现。

2. 鉴别诊断

（1）尿道旁腺囊肿（斯氏腺囊肿）：斯氏腺是尿道周围最大的腺体，腺管堵塞时易形成囊肿，导致斯氏腺与尿道腔不相通。本例患者超声检查时，造影剂可进入尿道旁囊性肿块内，证实其与尿道腔相通，因而可以基本排除尿道旁腺囊肿。

（2）巴氏腺囊肿：巴氏腺又称前庭大腺，是一对豌豆大小的腺体，位于阴道下 1/3 的后外侧，与大阴唇连通。腺管堵塞时易形成囊肿，与尿道腔也是不相通的。本例患者尿道旁囊性肿块与尿道腔相通，因而也可以基本排除巴氏腺囊肿。

六、讨论

女性尿道憩室是女性最常见的尿道旁囊性病变，多见于 40 岁左右女性，发病率为 0.02% ～ 6.00%，患者可出现经典的三联征表现，即排尿困难、性交疼痛和排尿后滴沥。尿道憩室可分为两类，一类为先天性尿道憩室，可能与胚胎时期尿道皱襞融合不良等原因有关，其憩室壁一般都有完整的尿道肌层组织，病理学称真性憩室，临床罕见；另一类为后天性尿道憩室，多因尿道腺、尿道旁腺炎伴囊肿感染并向尿道穿破所致，憩室缺乏尿道肌层组织病理学亦称为假性憩室。憩室的内衬组织可以是鳞状上皮或移行上皮，但感染严重者上皮细胞被破坏，代之以结缔组织。目前大多数假说认为，女性尿道憩室多来源于尿道周围腺体腺管的感染、阻塞，当囊肿或脓肿破入尿道时，憩室便形成了。本例患者主要有反复尿路感染症状，医师在进行超声检查时，不仅要观察肾脏、输尿管、膀胱的情况，还应考虑尿道疾病特别是尿道憩室的可能。该患者症状不具有特异性，医师在诊断时不能因此而忽略尿道憩室的可能性。

目前有多种影像学检查用于女性尿道憩室的诊断，包括排泄性尿道造影、超声、CT 及 MRI 等。超声是一种价格便宜、无创、无射线暴露的检查手段，包括经阴道、经会阴、经直肠及经尿道等多种途径。超声检查时应注意观察尿道旁病灶的数目、位置、形态、大小等解剖结构特点，并结合超声造影观察造影剂能否进入病灶内，诊断时应与尿道旁腺囊肿、巴氏腺囊肿、加特内囊肿等相鉴别。检查结果可通过术中所见及术后病理进行确认。目前，MRI 被认为是诊断女性尿道憩室的金标准，在一些研究报道中的敏感性和特异性高达 100%，但 MRI 也并非万无一失，一些研究结果显示 MRI 存在一定的错误率。此外，由于 MRI 价格昂贵、设备不易获取、读片依赖于经验丰富的放射科医生，在一定程度上也限制了其推广应用。

目前，尿道憩室的主要治疗方法为手术切除，单纯尿道憩室的手术治愈率为 70% ～ 97%，复杂性尿道憩室或憩室内伴有结石、肿瘤等病变时手术治愈率降低，再次手术风险增大，因此术前通过影像学检查明确尿道憩室诊断并评估憩室特征及合并症情况，具有重要的临床意义。

七、思考题

1. 女性会阴部常见囊性肿块有哪些，各自有什么声像图特征？
2. 女性尿道憩室的鉴别诊断主要有哪几个？如何鉴别？请举例（至少三种）

参考文献

1. EL-NASHAR S A, BACON M M, KIM-FINE S, et al. Incidence of female urethral diverticulum: a population-based analysis and literature review[J]. Int Urogynecol J, 2014, 25（1）: 73–79.

2. OCKRIM J L, ALLEN D J, SHAH P J, et al. A tertiary experience of urethral diverticulectomy: diagnosis, imaging and surgical outcomes[J]. BJU Int, 2009, 103（11）: 1550–1554.

3. YING T, LI Q, SHAO C, et al. Value of transrectal ultrasonography in female traumatic urethral injuries[J]. Urology, 2010, 76（2）: 319–322.

4. YANG J M, HUANG W C, YANG S H. Transvaginal sonography in the diagnosis, management and follow-up of complex paraurethral abnormalities[J]. Ultrasound Obstet Gynecol, 2005, 25（3）: 302–306.

5. 戴轶，黄朝友，蔡勇，等. 经阴道超声尿道造影在诊断女性尿道憩室中的价值（附 30 例报告）[J]. 临床泌尿外科杂志，2017, 32（5）: 374–377.

病例 32　尿道旁腺囊肿

一、临床资料

病史：患者，女，35 岁，体检发现尿道外口肿块 1 周。无排尿不畅、尿频尿急、血尿等。

体格检查：尿道外口见一 2 cm 大小肿块，质地较软，无压痛（图 32–1）。双侧肾区叩击痛阴性，双侧输尿管行径无压痛，膀胱区未及压痛或包块。

实验室检查：尿常规结果显示，尿液呈淡黄色，质地清澈，白细胞计数（WBC）、红细胞计数（RBC）正常。

二、影像资料（图 32-1，图 32-2）

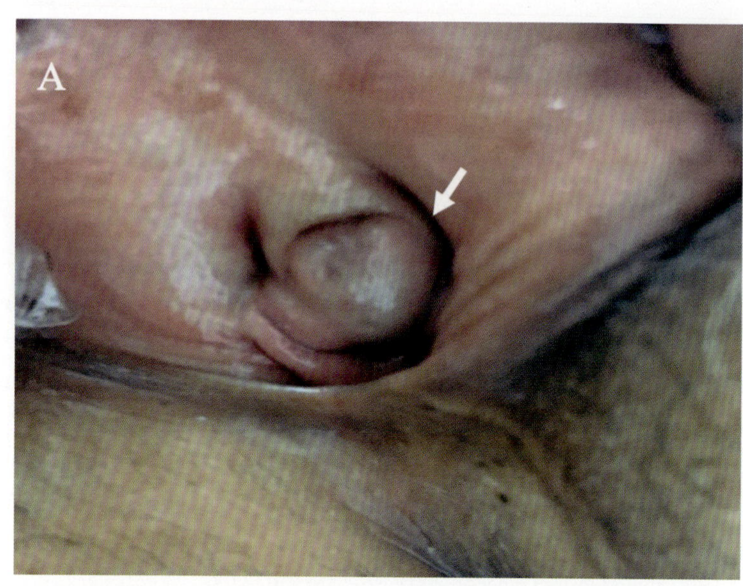

尿道外口一 2 cm 大小肿块（箭头所指处），触之质地软。

图 32-1　尿道外口肿块

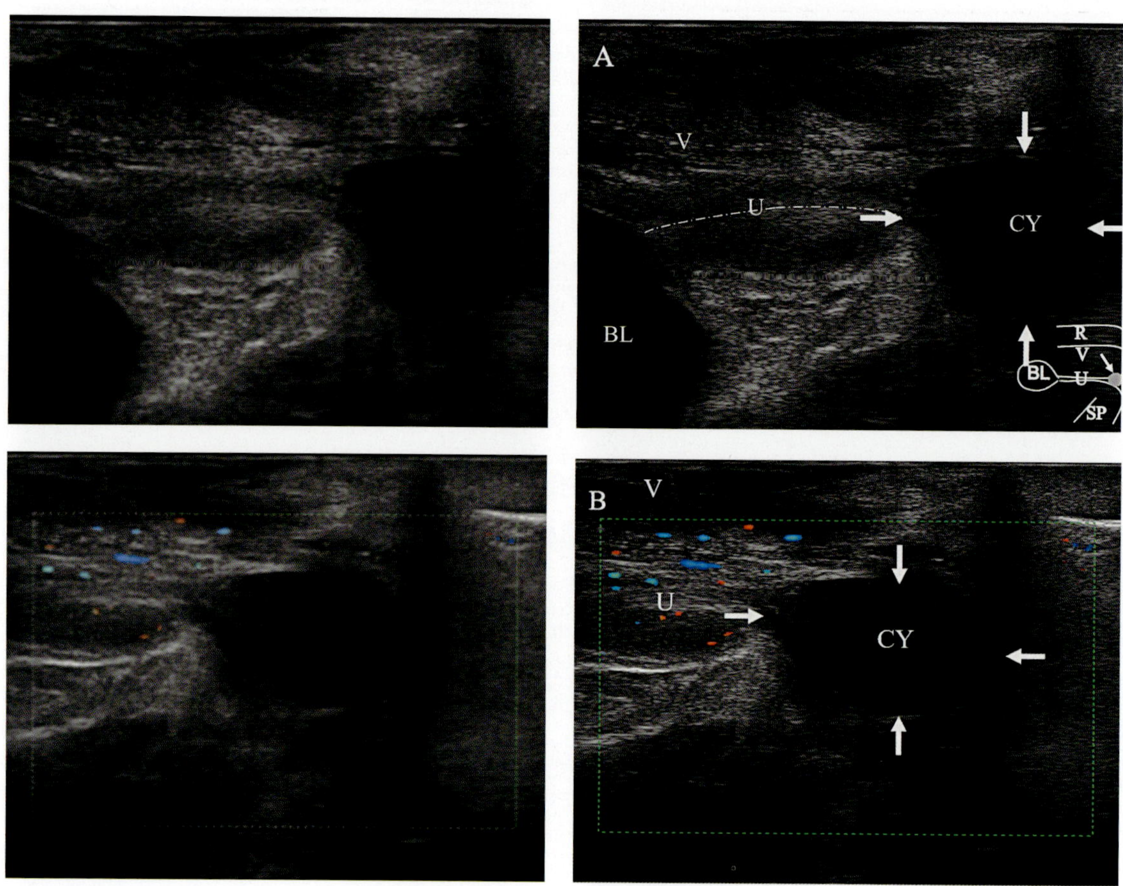

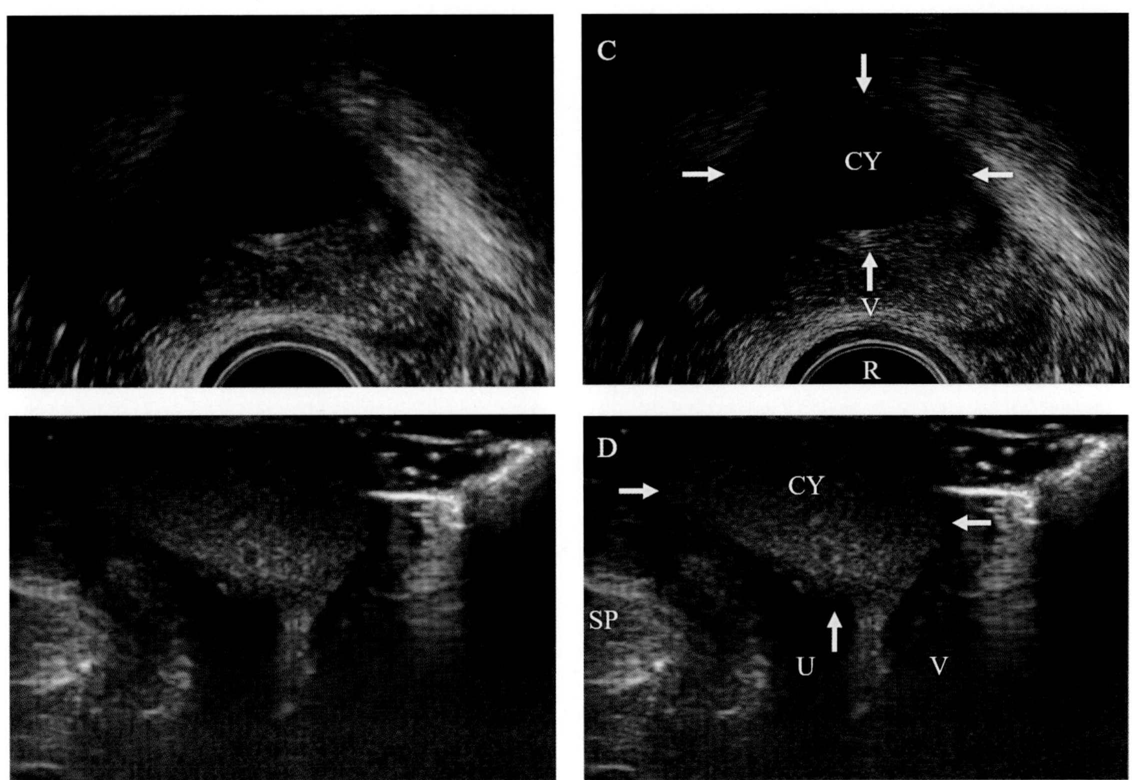

（左侧 - 原始图；右侧 - 标记图）A. 经直肠超声矢状面，尿道外口探及囊性肿块（箭头所指处）；B. 经直肠超声矢状面，囊性肿块内未见明显血流信号（箭头所指处）；C. 经直肠超声横断面，上述囊性肿块呈卵圆形（箭头所指处）；D. 经会阴超声矢状面，上述囊性肿块呈泪滴状，可见囊蒂，起自尿道后壁（箭头所指处）。曲线所示为尿道走行；SP，耻骨联合；BL，膀胱；U，尿道；V，阴道；R，直肠；CY，囊肿。

图 32-2　尿道外口肿块二维超声

三、超声所见及诊断

1. 超声所见：经直肠超声检查，尿道近段和中段回声均匀，尿道外口探及一无回声包块，呈卵圆形，边界清晰，内充满细密点状弱回声，包块上下径为 20 mm，前后径为 17 mm，左右径为 18 mm，囊壁厚约 1 mm，彩色多普勒示包块内未见明显血流信号。经会阴超声检查显示该包块有一蒂状结构凸起与尿道后壁相连（图 32-2）。多角度探测未见管道与尿道腔相通。

经尿道超声造影：将 8F 导尿管插入尿道，由尿道外口沿导尿管注入超声造影剂声诺维，未见造影剂进入上述包块。

2. 超声诊断：尿道远端囊性包块，考虑尿道旁腺囊肿可能。

四、手术及最后诊断

手术方式：尿道外口肿物切除术。

术中所见：置入导尿管，沿阴道前壁纵向切开，沿尿道分离，分离至囊性肿块蒂根部，充分游离囊性肿块，于基底部分步切除，检查内部与尿道不相通，创面无出血，分层关闭阴道壁，留置碘伏纱布。

切除标本送病理检查。

病理结果：尿道旁腺囊肿。

最后诊断：尿道旁腺囊肿。

五、超声分析和鉴别诊断

1. 超声分析

本例患者为青年女性，自述无明显不适，因体检时发现尿道外口肿块来院就诊。经直肠及经会阴超声观察到肿块的位置邻近尿道，位于尿道外口周围，呈泪滴状并可见蒂状结构与尿道后壁相连，因此首先排除该肿块来源于阴道，考虑其来源于尿道。肿块质软，内无血流信号，内部回声为无回声伴细密弱回声，排除其为实质性肿块，考虑是囊性肿块。尿道来源的囊性肿块常为尿道旁腺囊肿和尿道憩室，憩室常见的声像图表现有尿道周围囊性肿块，与尿道关系密切，内可见分隔、钙化甚至癌肿，横断面可呈 C 字形、环形等，经尿道注入造影剂时，可见造影剂进入憩室内，显示其与尿道相通的通道。在对本例患者观察时，未见囊肿与尿道腔相通，行超声造影检查时，造影剂未进入尿道外口囊肿，因此对该患者的诊断首先考虑是尿道旁腺囊肿。

2. 鉴别诊断

（1）尿道憩室：尿道憩室是尿道纤维肌层与阴道前壁之间的囊状疝，与尿道腔相通。本例患者超声检查时，造影剂不能进入尿道旁囊性肿块内，说明其与尿道腔不相通，因而可以基本排除尿道憩室。尿道憩室亦表现为尿道旁囊性肿块，横断面可呈 C 字形、环形，内部可合并钙化、分隔甚至实性肿块，憩室颈较大时可于二维超声图像上直接观察到憩室颈和尿道腔相通，憩室颈较小时可借助超声造影检查，可以观察到造影剂经憩室颈部进入憩室内，借此可确定诊断。

（2）尿道来源肿瘤：尿道来源肿瘤表现为尿道实质性肿块，与尿道关系密切，表现为尿道壁实性肿块或者尿道腔内的肿块，其内可呈低回声、等回声或高回声，一般可探及血流信号，尿道腔内肿块建议进行排尿期检查，可以观察到尿液包绕腔内肿块。尿道来源肿瘤从内部回声、血流信号、生长部位上可与尿道旁腺囊肿进行鉴别。当囊肿发生感染，声像图与实质性肿块相似时，可采用超声造影帮助鉴别诊断。

六、讨论

尿道旁腺囊肿是女性常见的尿道旁囊性病变，又称尿道旁腺囊状扩张或潴留性囊肿，有先天性和后天性之分，多发生于 20 ～ 40 岁的成年已育女性，偶尔见于出生后不久至 10 岁之间的小儿。表现为尿道周围肿块，患者症状多不明显，有症状时多表现为会阴部不适、尿路感染等，部分患者仅在妇科检查时发现。女性尿道旁腺为一组位于尿道口周围、左右各一的管状腺体，包含有 6 ～ 30 个腺体腺管，开口于尿道，其中 Skenes 腺是最大的尿道旁腺，在女性接受性刺激时分泌黏液润滑阴道。当这些腺体或腺管因炎症感染等因素发生堵塞时，腺体腺管扩张即可形成囊肿，当囊肿扩张破裂与尿道腔相通时，即形成尿道憩室，两者手术难易度和预后不同，因此，尿道旁腺囊肿与尿道憩室的鉴别诊断十分重要。

目前术中所见及病理结果是诊断女性尿道旁腺囊肿的金标准。超声、MRI 均有助于尿道旁腺囊肿的诊断，能够有效评估和诊断女性尿道旁腺囊肿。病史询问、体格检查、影像学检查同样也很重要。遇到尿道外口肿块患者时，须详细询问其病史，观察尿道外口肿块的位置、大小、形态、颜色、质地、浸润深度、是否累及尿道口等，超声具有良好的软组织分辨力，可直接观察肿块内部的回声、结构、浸润深度，评估血流分布情况，为最终诊断提供可靠的信息。尿道旁腺囊肿超声图像的典型特征表现为尿道旁无回声区，与尿道关系密切，常呈卵圆形、泪滴形，通过彩色多普勒超声检查，在囊壁可探及血流信号，囊内多无血流信号，二维超声图像上常常不能与尿道憩室鉴别开来，需要动态寻找囊性肿块有无开口于尿道，经尿道注入超声造影剂再行动态观察可帮助医师进行判断。该患者行超声造影检查时，造影剂不能进入该囊性肿块内，故诊断为尿道旁腺囊肿，并经术中所见及术后病理证实。

七、思考题

1. 女性尿道旁腺囊肿的声像图特点？

2. 超声上如何鉴别女性尿道旁腺囊肿与尿道憩室？

参考文献

1. WANG X, YANG H, ZHANG H, et al. Transvaginal sonographic features of perineal masses in the female lower urogenital tract: a retrospective study of 71 patients[J]. Ultrasound Obstet Gynecol, 2014, 43（6）: 702–710.

2. SHARIFIAGHDAS F, DANESHPAJOOH A, MIRZAEI M. Paraurethral Cyst in Adult Women: Experience with 85 Cases[J]. Urol J, 2014, 11（5）: 1896–1899.

3. SINGLA P, LONG S S, LONG C M, et al. Imaging of the female urethral diverticulum[J]. Clin Radiol, 2013, 68（7）: e418–e425.

病例 33　尿道平滑肌瘤

一、临床资料

病史：患者，女，49 岁，3 天前无明显诱因出现排尿困难，不伴尿频、尿急、尿痛及肉眼血尿，予导尿治疗后症状好转；大便正常，月经规律；孕 2 产 1，顺产，BMI 25.9 kg/m^2。

专科检查：阴道黏膜光滑，阴道前壁突起，可及实性肿物大小约 4 cm。

实验室检查：尿常规正常。

二、影像资料（图 33-1 ～图 33-6）

1. 盆底超声图像

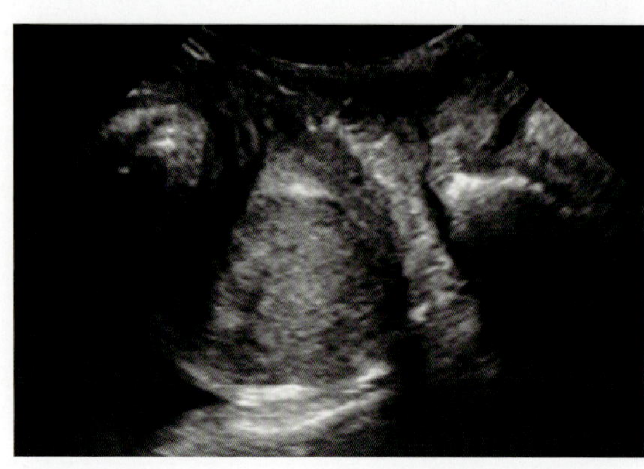

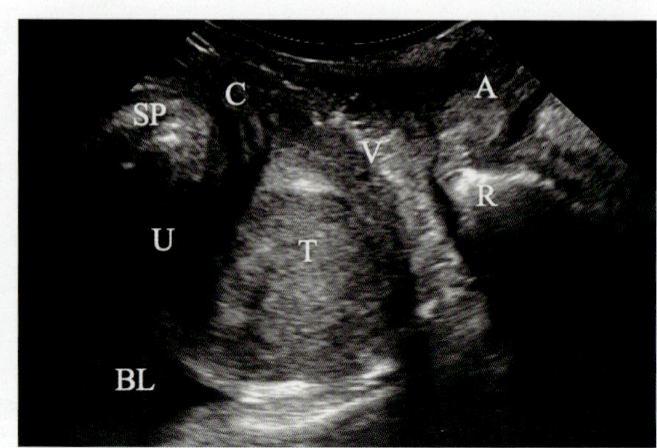

（左侧 - 原始图；右侧 - 标记图）经会阴盆底二维超声成像，正中矢状位，尿道内可见导尿管（C），尿道后方与阴道前壁之间实性低回声肿物（T），与尿道关系密切，与阴道前壁边界清。SP，耻骨联合；BL，膀胱；U，尿道；V，阴道；A，肛管；R，直肠；T，肿物；C，导尿管。

图 33-1　尿道平滑肌瘤二维超声

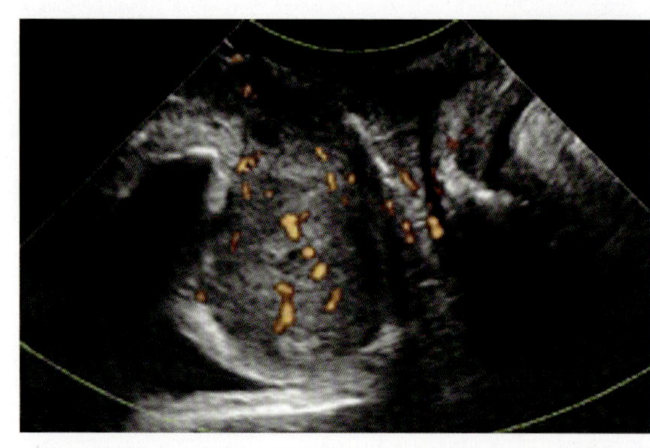

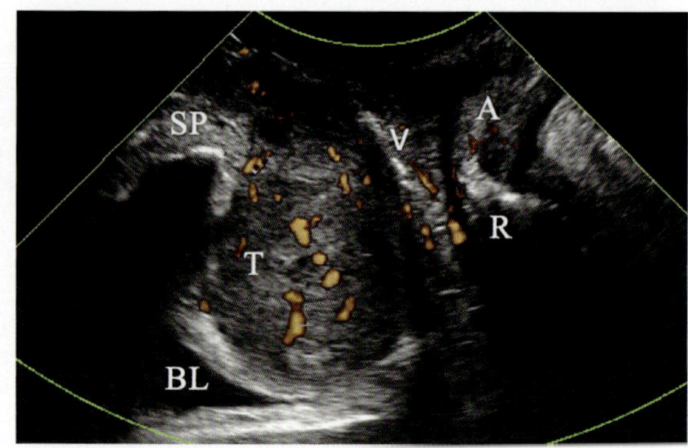

（左侧 - 原始图；右侧 - 标记图）经会阴盆底超声能量多普勒血流成像，偏右矢状位，耻骨支与阴道之间实性肿物（T）内部及周边均可探及血流信号。SP，耻骨联合；BL，膀胱；V，阴道；A，肛管；R，直肠；T，肿物。

图 33-2　尿道平滑肌瘤多普勒血流成像

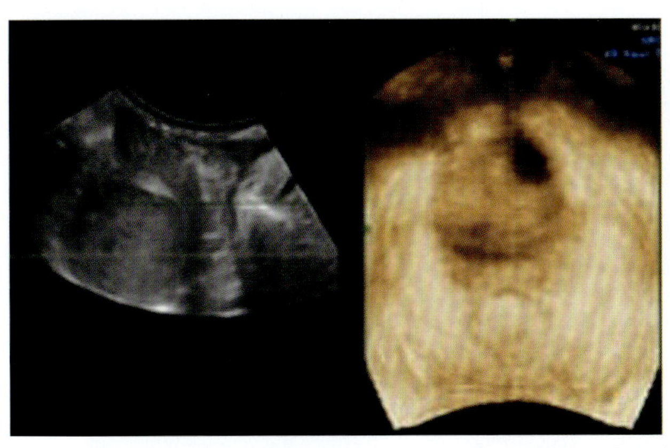

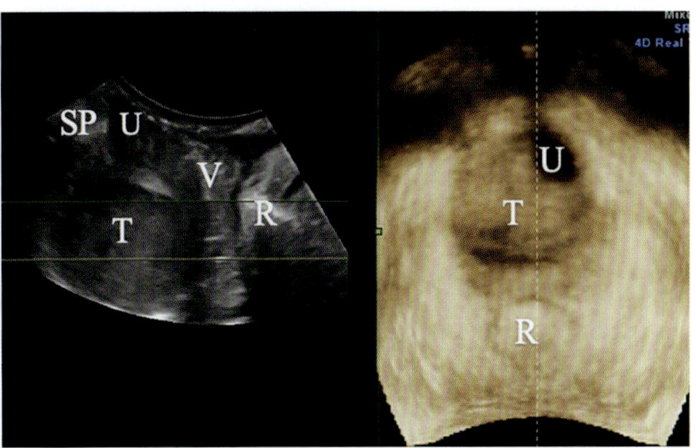

（左侧 - 原始图；右侧 - 标记图）经会阴盆底超声三维重建成像，感兴趣区域放置在阴道内肿物至肛直肠连接处（左图绿线位置），重建轴平面（右图）显示，尿道右侧方包绕低回声肿物，边界清，与尿道无界限，尿道被推挤至左上方。SP，耻骨联合；U，尿道；V，阴道；R，直肠；T，肿物。

图 33-3　尿道平滑肌瘤三维超声

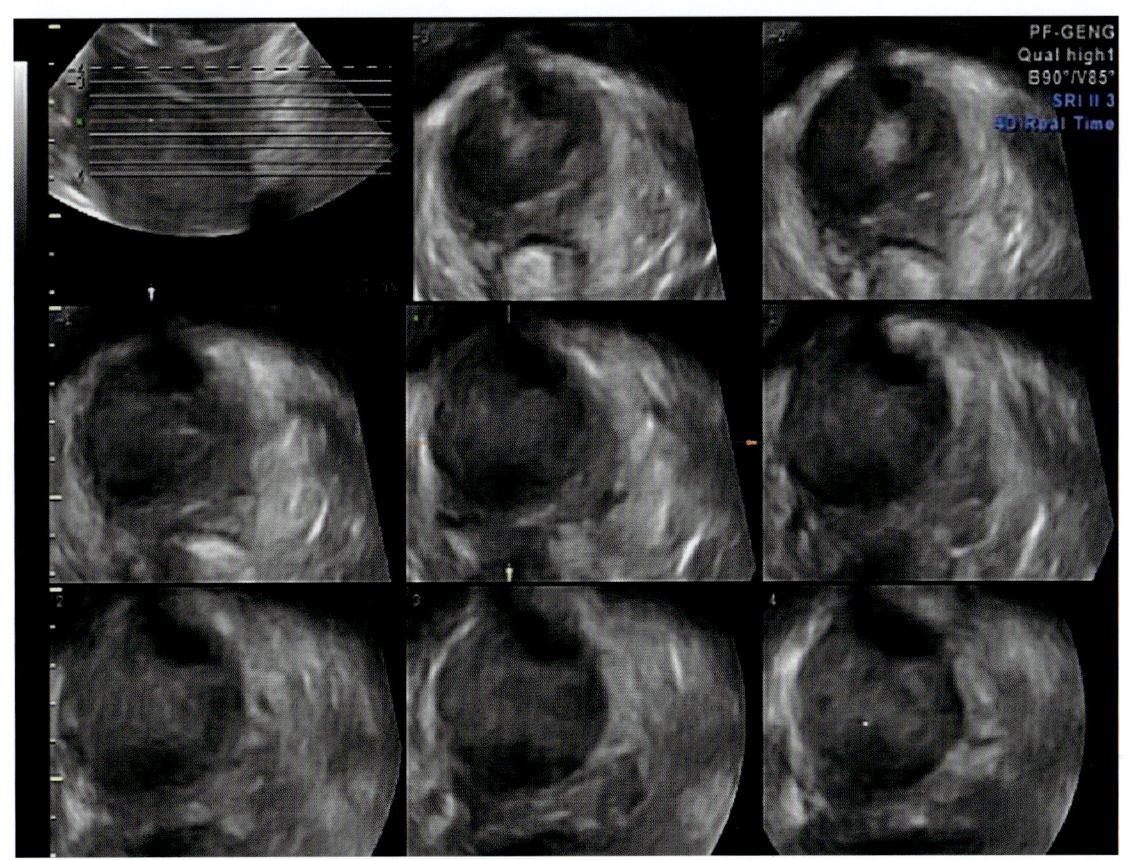

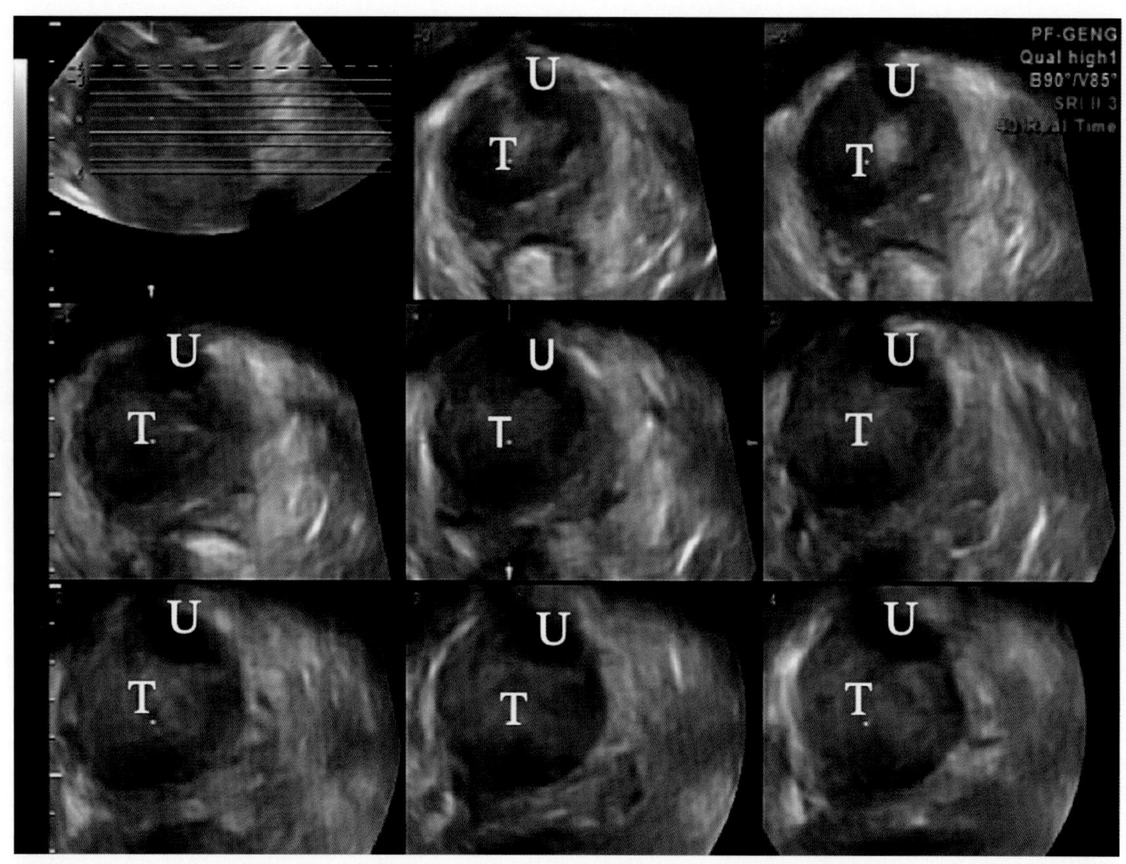

（前图 - 原始；后图 - 标记）经会阴盆底超声三维重建多平面断层成像显示，尿道右侧及右下方包绕实性肿物，尿道偏于左上方。U，尿道；T，肿物。

图 33-4 尿道平滑肌瘤三维重建多平面断层成像

2. 磁共振图像（MRI）

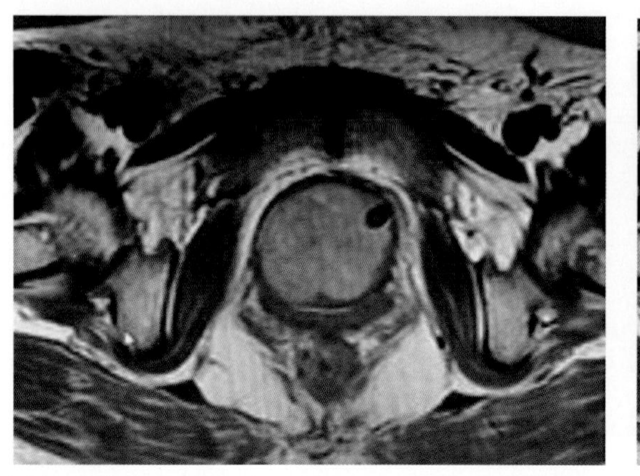

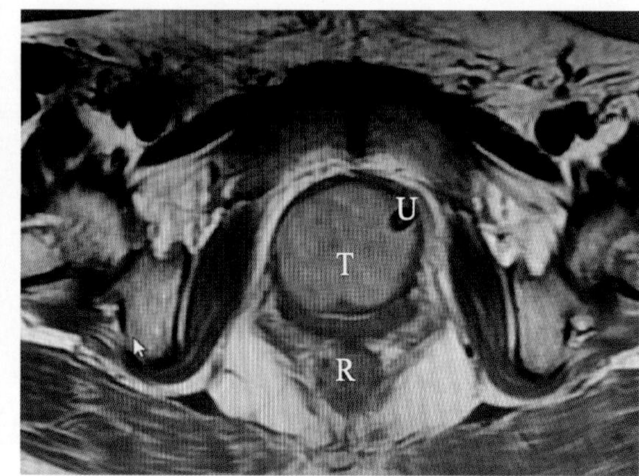

（左侧 - 原始图；右侧 - 标记图）MRI 盆底冠状位成像显示，尿道右侧包裹实性肿物，边界清楚，尿道位于左上方。U，尿道；R，直肠；T，肿物。

图 33-5 尿道平滑肌瘤 MRI 盆底冠状位成像

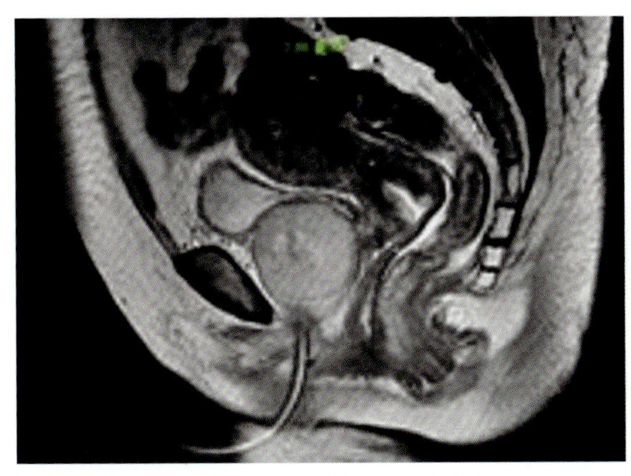

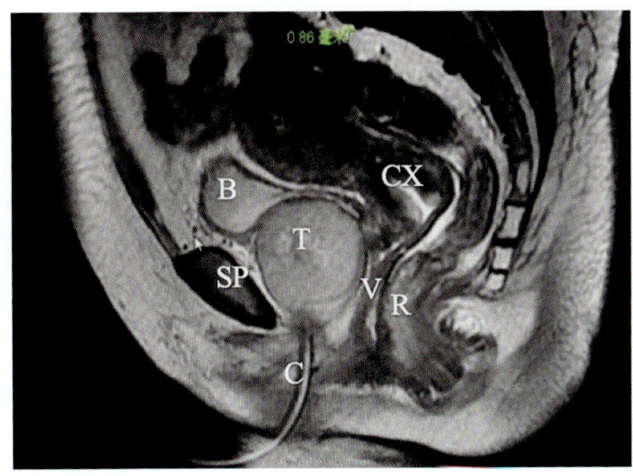

（左侧 - 原始图；右侧 - 标记图）MRI 盆底矢状位成像显示，耻骨联合后方，膀胱下方，阴道前方，尿道位置实性肿物，导尿管在其后方穿出，与阴道界限清楚。SP，耻骨联合；BL，膀胱；V，尿道；CX，宫颈；R，直肠；T，肿物；C，导尿管。

图 33-6 尿道平滑肌瘤 MRI 盆底矢状位

三、影像学所见及诊断

1. 超声所见： 静息状态下，膀胱内可见导尿管球囊，尿道内可见导尿管回声，尿道偏右侧实性低回声包块大小约 4.8 cm × 4.2 cm × 4.2 cm，包块内部及周边均可探及血流信号 RI0.74，PI1.42，Valsalva 状态下，尿道向后下方移动，包块随尿道一起移动，与阴道壁分开。三维重建轴平面成像显示，尿道位于肛提肌裂孔的左上方，尿道右侧包绕实性肿物。

超声诊断： 尿道右侧壁实性肿物，平滑肌瘤可能。

2. MRI 所见： 膀胱充盈尚可，壁不厚，腔内可见置管影，尿道周围可见一类圆形软组织密度影，主体偏右侧壁，边缘光滑，大小约 6.0 cm × 5.5 cm × 4.5 cm，向前上压迫膀胱，与阴道分界欠清。

MRI 诊断： 尿道右侧壁实性肿物（平滑肌瘤）。

四、手术及最后诊断

手术方式： 腹腔镜下盆腔病损切除术。术中见肿物位于膀胱及尿道右后壁，与膀胱及尿道关系密切，将膀胱推向左侧，以超声刀渐次分离膀胱右侧壁外组织，可见肿物与尿道右侧壁关系密切，分离难度大，考虑肿物尿道来源可能。遂连同尿道右侧壁将肿物于包膜内完整切除，用可吸收线缝合尿道右侧壁及膀胱顶壁。

病理诊断： 梭形细胞肿瘤，肿瘤细胞排列呈束状，细胞核呈卵圆形及短梭形，有轻度异型，核分裂象罕见，免疫组化染色结果：CK（－），Desmin（＋），SMA（＋），Myogenin（－），MyoD1（－），Sox-10（－），S-100（－），CD34（－），CD31（－），CD117（－），Dog-1（ 弱 ＋），ALK（－），Ki-67（1%+），比较符合平滑肌瘤，大小 5.6 cm × 3.3 cm × 5 cm。

最后诊断： 尿道右侧壁平滑肌瘤。

五、鉴别诊断

（1）尿道憩室或囊肿：是尿道黏膜局部外翻至周围形成，可为单房或多房，多位于尿道后部中段或远段。症状通常为排尿后尿滴沥、尿痛或性交痛。经会阴盆底超声或经阴道超声显示为与尿道相通或尿道周围单房或多房隔囊性肿物，可鉴别诊断。

（2）尿道癌：尿道癌与排尿、性交、初潮推迟、早婚、多次妊娠及反复尿道感染刺激等有关。多见于老年女性，3/4 发生于 50 岁以上的女性，常见症状为尿道流血、血尿、尿频、尿痛、排尿烧灼感。对于尿道平滑肌瘤和尿道癌的诊断，可从发病年龄及症状初步鉴别，腔内超声也可帮助诊断，女性尿道癌多有形态不规则、边界欠清、内部回声不均匀、有时伴有内部钙化、内部血流信号丰富且阻力指数较高等特点；而尿道平滑肌瘤通常形态较为规则，边界清晰，且位于尿道的一侧壁，没有包绕尿道。必要时可行活检做病理组织学检查，以资鉴别。

（3）阴道前壁肿物：阴道前壁平滑肌瘤及囊肿均表现为阴道前壁隆起，可触及肿物，患者可出现尿频尿急等压迫症状，需与尿道平滑肌瘤相鉴别。经会阴盆底超声检查显示，阴道前壁肿物与阴道壁关系密切，且一起移动，而与尿道界限清楚，特别是在移动过程中更加明确。本例患者盆底超声及 CT 检查均提示尿道旁肿物，与尿道关系密切，盆底超声检查发现肿物与阴道壁界限清楚，且不随阴道壁移动，因此可以除外阴道前壁来源。

（4）膀胱肿瘤：一般位于膀胱腔内三角区，如突入膀胱的尿道平滑肌瘤多位于后尿道壁，有细蒂，一般比较大。通过影像学可加以鉴别。

六、讨论

尿道平滑肌瘤是一种间叶组织来源的非上皮性良性肿瘤，发生于尿道平滑肌的环状纤维，其发病机制尚未明确，有学者认为其发病与体内雌激素水平增高密切相关，类似于子宫肌瘤。尿道平滑肌瘤极为罕见，且以女性为主，最早由 Scholl 等于 1922 年报道 1 例女性尿道平滑肌瘤。据 2005 年的统计结果显示，世界范围内约有女性尿道平滑肌瘤患者 150 例，截至 2016 年，我国文献报道尿道平滑肌瘤 72 例。其主要临床表现为血尿、性交不适以及排尿困难。对于尿道平滑肌瘤的诊断需要超声、CT 及 MRI 等影像学检查的帮助，最终诊断则需要手术病理。尿道平滑肌瘤预后好，极少复发，尚无恶变及远处转移的报道，但仍建议患者进行定期随访。

本例患者临床表现为无诱因突然出现排尿困难，经专科检查可见阴道前壁突起，并触及质硬肿物，临床初步诊断为阴道前壁肿物，但肿物来源需要经过影像学检查。CT 及 MRI 检查提示，尿道周围可见一类圆形软组织密度影，主体偏右侧壁，边缘光滑，向前上压迫膀胱，与阴道分界欠清。经会阴盆底超声检查显示，阴道前壁前方尿道周围肿物，肿物内部可探测到较丰富的血流信号，提示肿物为实性，嘱患者做 Valsalva 动作，可以看到肿物与尿道一起运动，而与阴道前壁呈错开运动，说明肿物与阴道前壁无关，来源于尿道；经三维重建轴平面多平面成像模式显示，尿道被肿物推挤至左上方，肿物主体位于尿道右后方，且与尿道无界限，进一步说明肿物来源于尿道，因此超声检查提示尿道旁肿物。经过手术及病理诊断证实该肿物为尿道平滑肌瘤。在此患者诊断过程中盆底超声检查更具优势，可以实时动态观察肿物与周围脏器关系，以明确肿物来源，为临床诊断及治疗提供了直观、准确的信息。

总结：经会阴实时盆底超声扫查可以观察盆底情况（如对于盆底肿物能够显示其大小及形态）。最重要的是，该检查可以明确肿物来源及其与相关脏器的关系。此外，三维超声提供的轴平面更直观地显示了盆底结构及肿物的位置，多平面断层超声显像（TUI）技术也可以帮助诊断，提高准确性。综上，盆底超声检查对于尿道平滑肌瘤的诊断，拥有其他影像学检查手段无法比拟的优势。

七、思考题

1. 尿道平滑肌瘤的超声诊断要点？
2. 尿道平滑肌瘤与阴道平滑肌瘤的鉴别诊断方法？

参考文献

1. FU F Y. Transvaginal Resection of a Bladder Leiomyoma Misdiagnosed with a Vaginal Mass: A Case Report and Literature Review[J]. Case Reports in Obstetrics and Gynecology, 2015, 2015: 981843.

2. SCHOLL A J, BRAASON W F. Primary tumor of the uretha[J]. Ann Surg, 1922, 76（2）: 246.

3. GETO K, ORISAKA S, KUROKAWA T, et al. Leiomyoma of the female urethra: urodynamic changs after surgical intervention[J]. Int Urogynecol J, 2005, 16（2）: 162–164.

4. WU S. Imaging findings of atypical leiomyoma of the urinary bladder simulating bladder cancer: a case report and literature review[J]. Medical Ultrasonography, 2013, 15（2）: 161–163.

病例 34　尿道透明细胞癌

一、临床资料

病史：患者，女，75 岁。排尿不畅 1 年伴反复尿频、尿痛、肉眼血尿半年。患者 1 年中 3 次出现排尿困难、尿潴留，入院前再次出现排尿困难伴下腹胀痛。

专科检查：尿道外口如常，阴道指检前壁可扪及一 4 cm × 3 cm 肿块，质硬，固定，活动度差；腹股沟区未触及肿大淋巴结，外生殖器正常。双肾区无明显叩击痛，双输尿管行径无明显压痛或叩击痛，耻骨上膀胱区无明显压痛或包块。

实验室检查：尿免疫球蛋白 G 为 333.6 mg/L，尿微量白蛋白为 205 mg/L，尿蛋白（++），尿隐血（++）。

二、影像资料（图 34-1）

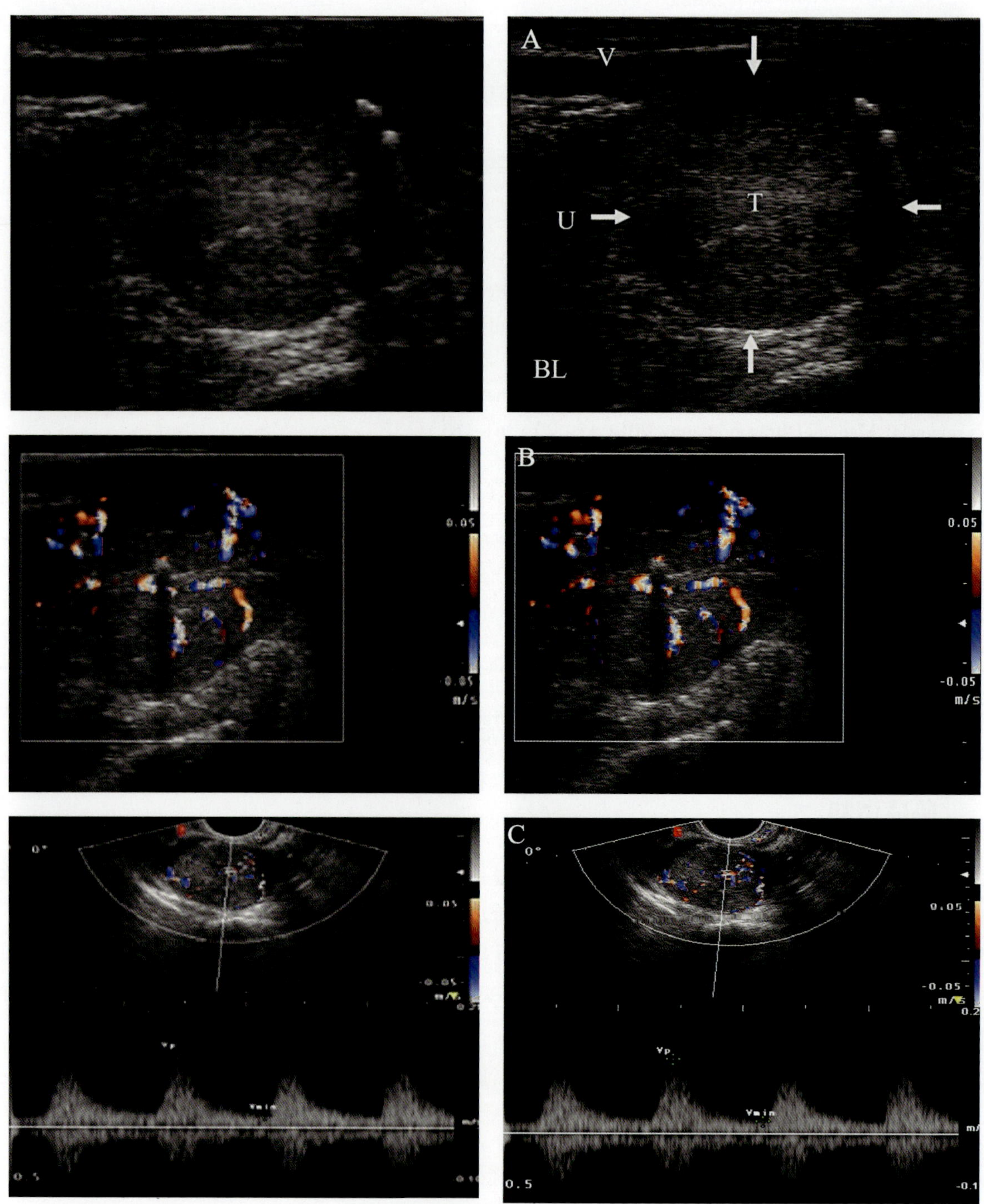

（左侧－原始图；右侧－标记图）A. 经直肠超声矢状面，尿道肿大，形态失常，中部见中等回声实质性肿块（箭头所指处）；B. 经直肠超声矢状面，肿块周边及内部探及较丰富血流信号；C. 经直肠超声横断面，肿块包绕尿道腔，边界尚清，呈圆球形，肿块周边及内部探及较丰富血流信号，血流阻力指数（RI）=0.8。BL，膀胱；U，尿道；V，阴道；T，肿瘤。

图 34-1　尿道肿瘤超声成像

三、超声所见及诊断

1. 超声所见：经直肠超声检查提示，尿道肿大，形态失常，中部见中等回声实质性肿块，肿块左右径 42 mm，上下径 34 mm，前后径 32 mm，肿块近端边缘距尿道内口约 9 mm，远端边缘距尿道外口约 14 mm。肿块边界尚清，呈圆球形，肿块的边缘见多个点状强回声，后方伴声影，较大者直径为 5 mm。横断面显示肿块包绕尿道腔，边界尚清，呈圆球形。彩色多普勒超声检查在肿块周边和内部可探及较丰富血流信号，阻力指数（RI）为 0.8（图 34–1）。双侧腹股沟未见肿大淋巴结。

2. 超声诊断：尿道中段实质性肿块包绕尿道腔，血流丰富伴钙化，考虑恶性肿瘤可能。

四、手术及最后诊断

手术方式：尿道肿块切除术。

术中所见：置入导尿管及输尿管导管，经腹部切口进入，分离膀胱，低位切断双侧输尿管，行输尿管皮肤造瘘。距尿道外口边缘 0.5 cm 做绕尿道外口的环形切口，在环形切口 6 点钟处再做阴道前壁正中纵切口，纵切口的长度为尿道长度，于阴道壁与尿道壁之间的平面将尿道完全分离出来，距尿道内口约 1 cm 处可探及 3 ～ 4 cm 实质性肿块。将尿道肿块切除后取出。尿道残端用 3–0 可吸收线缝合关闭，其外层再用细丝线间断缝合加固。缝合阴道切口。切除肿块送病理检查。

病理结果：女性尿道透明细胞癌，肿瘤侵犯尿道黏膜下横纹肌组织，尿道切缘未见肿瘤浸润。

最后诊断：女性尿道透明细胞癌。

五、超声分析和鉴别诊断

1. 超声分析

本例患者为老年女性，排尿不畅 1 年伴反复尿频、尿痛，肉眼血尿半年来院就诊。经直肠超声观察到肿块位于尿道中段，与尿道关系密切，阴道结构清晰，与肿块分界较清，因此首先排除阴道来源，考虑来源于尿道。该肿块的声像图特点有：实质性肿块，呈圆球形，边缘见多个钙化，周边及内部血流信号较丰富，阻力指数较高，且肿块包绕尿道腔生长。结合以上几个特点，对该患者的诊断初步考虑为尿道恶性肿瘤。

女性原发性尿道癌临床上较少见，病因不明，可能与排尿、性交、初潮推迟、早婚、多次妊娠及反复尿道感染刺激等有关。多见于老年妇女，3/4 发生于 50 岁以上，发病率占女性恶性肿瘤的 0.02%。常见症状为尿道流血、血尿、尿频、尿痛、排尿烧灼感、排尿困难、痛、痒等，少数患者无症状，仅在体检时发现。

2. 鉴别诊断

（1）阴道腺癌：该病多来源于中肾管、副中肾管残留和子宫内膜异位灶癌变，腺癌的发病年龄较轻，症状以阴道流血、排液为主，当位于阴道前壁腺癌侵犯尿道时，则与尿道后壁腺癌较难鉴别，后者与尿道关系更为密切，可从症状及与尿道关系上进行鉴别，通过组织病理学可明确诊断。

（2）尿道良性肿瘤：该病亦表现为尿道实质性肿块，一般血流多不丰富，血流阻力指数多不高，质地不硬。根据笔者个人经验，良性实质性肿瘤一般位于尿道一侧，极少包绕尿道且呈同心圆状。该病例触诊肿块质地很硬，同时声像图显示在肿块的边缘还伴有多个钙化灶，这或许也是提示恶性肿瘤的一个信号。

六、讨论

女性尿道癌不仅可源于尿道表面黏膜及尿道周围的附属腺，还可继发于邻近器官恶性肿瘤的直接侵袭，或是来自远处上皮性癌的转移。因此，尿道癌的组织学类型也显得颇为复杂，以鳞癌、上皮癌、腺癌多见。原发性尿道透明细胞癌属于腺癌，有研究将尿道腺癌分为透明细胞癌和非透明细胞癌两类。该病一般临床表现为尿痛、尿频、尿急、排尿困难、触及尿道周围肿块等，多见于绝经后老年妇女。其转移方式主要有直接蔓延浸润、淋巴转移、血行转移，远处转移常见于肺、肝、骨、脑。女性尿道透明细胞癌易发生远处转移。

目前，诊断尿道癌的金标准是组织病理学检查，病史询问、体格检查、影像学检查同样也很重要。遇到有尿道肿块的患者时，须详细询问其病史、检查肿块的位置、大小、形态、质地、浸润深度、是否累及尿道等，超声检查可直接观察肿块内部的回声、结构、浸润深度，评估血流分布情况，为最终诊断提供可靠的信息，CT、MRI 等也可有阳性发现，并能够观察远处转移的情况。诊断该病时需与肾透明细胞癌尿道转移进行鉴别，两者在病理形态学特征上差异明显，肾透明细胞癌镜下可见肾透明细胞癌的癌细胞体积较大，具有很多的嗜酸性胞质，胞膜清晰，为薄壁血管构成的网状间隔，原发性尿道癌的镜下表现为管状囊肿，乳头状及固体结构，隆起或扁平细胞，有嗜酸性或者清晰的细胞质；免疫组织化学染色通常见 P53（+），AMAC R（+），CK20（+），CK7（+）。

尿道肿瘤临床分期应用较广泛的是 Grabstald 分期：0 期，原位癌（癌肿局限于黏膜层）；A 期，癌肿浸润限于黏膜下层；B 期，癌肿浸润尿道肌层；C 期，癌肿侵犯尿道周围器官（C1，侵及阴道壁肌层；C2，侵及阴道壁肌层及其黏膜；C3，侵及邻近脏器，如阴唇、阴蒂、膀胱）；D 期，远处转移（D1，腹股沟淋巴结转移；D2，盆腔淋巴结转移；D3，腹主动脉旁淋巴结转移；D4，肺、肝、肾等器官转移）。该患者属于 B 期。由于尿道癌的罕见性和异质性，临床还没有充足的应对经验，治疗方案以手术为主，主要依据肿瘤位置和临床分期。肿瘤的分期不同，治疗方式及预后情况不同，总的治疗原则以手术治疗为主。原发性尿道癌易于复发，治疗后需要密切随访，定期复查，肿瘤部位和分期是影响预后的主要因素，一般认为，前尿道癌的预后好于后尿道癌。

七、思考题

1. 女性常见原发性尿道恶性肿瘤有哪些，各自有什么特征？
2. 女性原发性尿道透明细胞癌的声像图特点？

参考文献

1. ALKATOUT I, SCHUBERT M, GARBRECHT N, et al. Vulvar cancer: epidemiology, clinical presentation, and management options[J]. Int J Womens Health, 2015, 7: 305–313.

2. GROOTENHUIS N C T, ZEE A G J V D, DOORN H C V, et al. Sentinel nodes in vulvar cancer: long-term follow-up of the GROningen INternational Study on Sentinel nodes in Vulvar cancer（GROINSS-V）I[J]. Gynecol Oncol, 2016, 140（1）: 8–14.

3. MACLEAN A B. Vulval cancer: prevention and screening[J]. Best Practice Res Clin Obstet Gynaecol, 2006, 20（2）: 379-395.

4. 周绮，吴小华，刘继红，等. 外阴癌诊断与治疗指南（第四版）[J]. 中国实用妇科与产科杂志，2018, 34（11）: 1230-1237.

病例 35　继发性尿道癌

一、临床资料

病史：患者，女，54 岁，膀胱癌术后间歇性血尿 1 年余，加重 1 周。患者于 2 年前因膀胱尿路上皮癌行全膀胱切除 + 腹壁可控输出道，术后定期化疗，每 6 月复查一次泌尿系超声。

体格检查：阴道指检可扪及尿道中段一实质性肿块，直径约 3 cm，质硬。双肾区未及明显叩击痛，双输尿管行径未及明显压痛或叩击痛，耻骨上膀胱区未及明显压痛或包块。

实验室检查：尿常规结果显示，尿液呈黄色，质地浑浊，红细胞计数为 819/μL，白细胞计数 98/μL，蛋白质 +，隐血 +++。

二、影像资料（图 35-1）

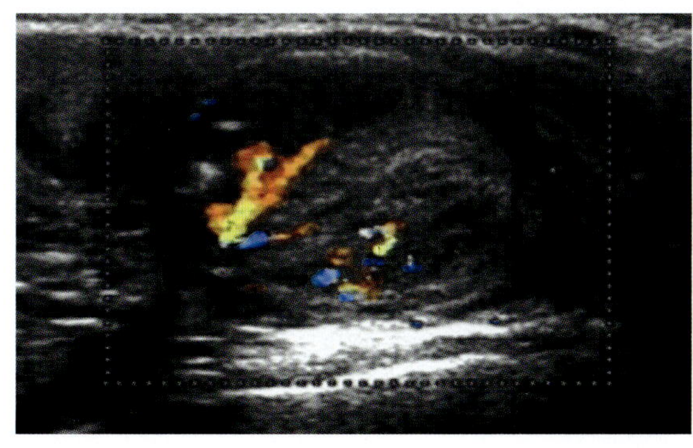

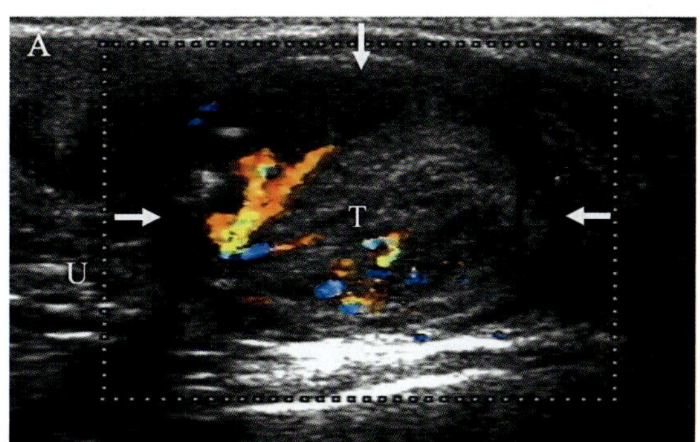

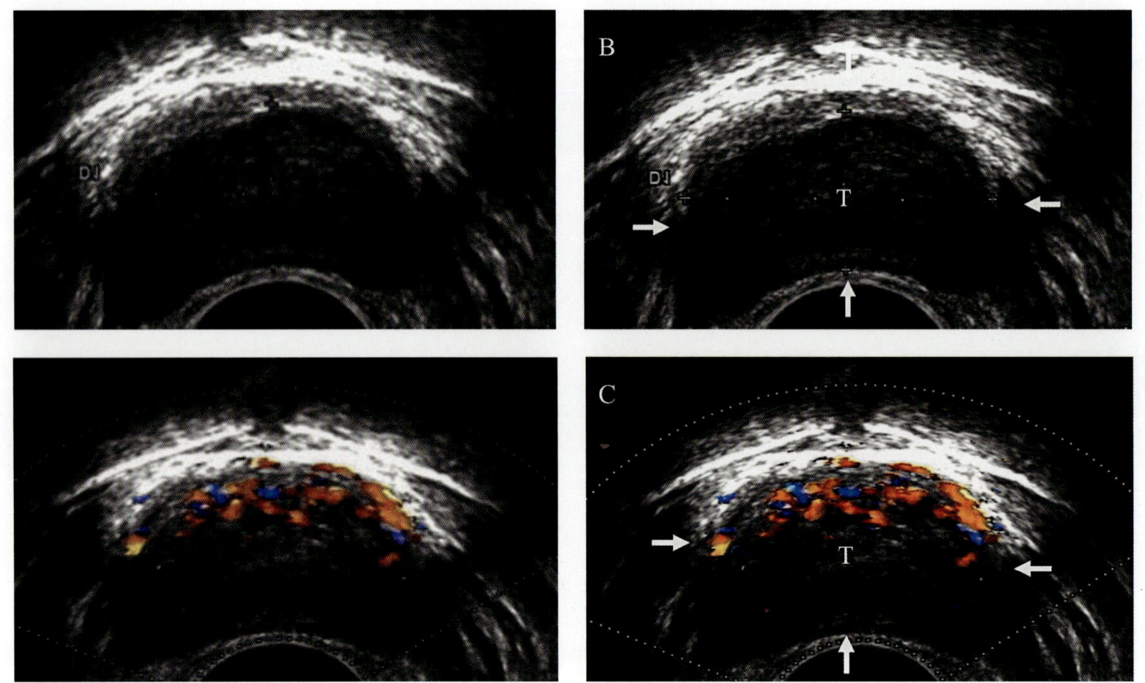

（左侧 - 原始图；右侧 - 标记图）A. 经直肠超声矢状面，尿道部分切除，残存尿道中部可见一等回声实性肿块（箭头所指处），肿块内血流丰富；B. 经直肠超声横断面，肿块包绕尿道腔，边界尚清（箭头所指处）；C. 经直肠超声横断面，肿块内部探及丰富血流信号（箭头所指处）。U，尿道；T，肿瘤。

图 35-1　尿道肿块二维超声图像

三、超声所见及诊断

1. **超声所见**：经直肠超声检查提示，患者为膀胱癌术后，尿道部分切除，残存尿道中部可见一等回声实性肿块，类圆形，肿块上下径 35 mm，前后径 24 mm，左右径 36 mm，边界尚清，内部回声欠均匀，肿块包绕尿道腔，CDFI：肿块内部探及较丰富血流信号（图 35-1）。

2. **超声诊断**：膀胱癌术后，尿道部分切除，残存尿道实质性肿块，考虑继发性尿道癌可能。

四、手术及最后诊断

手术方式：行尿道肿块切除术。

病理结果：尿道乳头状尿路上皮癌Ⅱ级。

最后诊断：女性尿道乳头状尿路上皮癌Ⅱ级。

五、超声分析和鉴别诊断

1. 超声分析

本例患者为中老年女性，因膀胱癌术后，间歇性血尿 1 年余，加重 1 周入院就诊。经直肠矢状面超声观察到患者部分尿道已切除，有占位性肿块位于残存尿道，包绕尿道，该肿块内部回声欠均匀，血流信号较丰富，考虑恶性可能，结合患者有膀胱癌手术病史，初步考虑为继发性尿道癌可能。

原发性尿道尿路上皮癌较少见，多继发于或与膀胱尿路上皮癌同时发生。根治性膀胱切除加尿流改道术后，继发性尿道癌的发生是影响膀胱肿瘤预后的重要因素。膀胱癌术后继发尿道癌发生率为4%～12%。此患者有膀胱癌手术病史，术后出现间歇性血尿，超声观察到残存尿道实性占位，内部回声欠均匀，内部血流信号较丰富，符合继发性尿道癌表现。

2. 鉴别诊断

（1）原发性尿道癌：继发性尿道恶性肿瘤多继发于膀胱恶性肿瘤，两者病理组织类型一致，而原发性尿道癌多无膀胱癌病史。本例患者 2 年前患有膀胱尿路上皮癌，术后残留尿道探及实质性肿块，因此首先考虑其为继发性尿道癌，术后病理证实为尿路上皮癌。原发性与继发性尿道癌的鉴别主要在于病史及术后病理。

（2）尿道肉阜：两者临床表现不同，大部分女性尿道肉阜表现为局部疼痛、出血，排尿时局部有烧灼感，性交时疼痛，有较明显的间断性尿频、尿急、尿痛、排尿困难、排尿不尽等症状，发病时间较长，肉阜常呈鲜红色或暗红色，质地较软，通常位于尿道外口处。而尿道癌一般无痛，肿瘤质地较硬，如肿瘤坏死、感染时伴有恶臭，经阴道触及僵硬前壁和尿道，或有前庭、阴唇、阴蒂浸润。位于远端的早期尿道癌较难与肉阜区别，多数学者认为，尿道肉阜应常规做病理活检来排除尿道癌。

六、讨论

对于膀胱癌术后继发尿道癌的发病机制，目前存在两种学说：一种为多中心发生学说，刺激膀胱癌发生的因素同样可以刺激尿道癌的发生；一种为肿瘤细胞种植学说，肿瘤细胞直接种植导致尿道癌变，大多与原发癌病理相同。

由于膀胱癌行膀胱全切术后继发尿道癌的发生率相对较低，且尿道切除增加了手术的烦琐性与并发症，对膀胱全切术后是否行预防性尿道切除尚存在争议，特别是由于近年采用原位膀胱术式的增多，多数学者并不主张预防性行尿道切除。膀胱癌全切术保留尿道者应加强随访，定期复查。继发性尿道癌患者可表现为尿道血性分泌物或尿道口滴血，晚期可有会阴部疼痛、腹股沟淋巴结肿大，治疗原则以手术治疗为主，手术方式依赖于肿瘤分期的结果。患者术后应继续定期复查。

遇到尿道肿块患者时，须详细询问其病史，检查是否有腹股沟淋巴结肿大，尿道肿块的位置、大小、形态、质地、浸润深度、是否累及尿道口等，超声检查均可直接观察上述信息，为最终诊断提供可靠的信息。

七、思考题

1. 女性继发性尿道癌可来源于哪些部位的恶性肿瘤？
2. 女性继发性尿道癌的声像图特点？

参考文献

1. ALIEL D B, ABDELLATIF M, ASHAMALLAH A, et al. Local urethral recurrence after radical cystoctomy and orthotopic bladder substitution in women: a prospective study[J]. J Urol, 2004, 171（1）: 275-278.

2. CHO K S, SEO J W, PARK S J, et al. The risk factor urethral recurrence after radical cystectomy in patients with

transitional cell carcinoma of bladder[J]. Urol Int, 2009（82）: 306–311.

3. SPIESS P E, KASSOU F W, BROWN G, et al. Immediate versus staged urethrectomy in patients at high risk of urethral recurrence: is there a benefit to either approach[J]. Urology, 2006（67）: 466–471.

4. ZHOU X, JI H, ZHANG H, et al. Treatment and outcomes of urethral recurrence after orthotopic neobladder replacement in patients with bladder cancer – practice in a single centre[J]. J Int Med Res, 2018, 46（9）: 3928–3937.

5. 杜跃军，谭万龙，郑少斌，等．膀胱癌膀胱全切术后继发性尿道癌 5 例报告 [J]. 临床泌尿外科杂志，2004, 19（9）: 568–569.

病例 36　尿道阴道膈梭形细胞瘤

一、临床资料

病史：患者，女，48 岁，泌尿生殖膈梭形细胞瘤术后 2 月，无排尿困难，无血尿，无阴道出血。患者 2 月前在外院行泌尿生殖膈梭形细胞瘤切除术，手术记录：术中见病灶位于泌尿生殖膈内，多房性，质脆，直径 6 cm，上缘达腹膜，左前壁紧贴输尿管，右前壁达耻骨降支，下方达膀胱和阴道壁。术后复查发现阴道前壁仍有肿物。

专科检查：阴道前壁触及实性肿块，大小约 2 cm × 2 cm，质地偏硬，活动度差。

实验室检查：尿常规结果显示，尿液呈淡黄色，质地清澈，白细胞计数、红细胞计数均正常，尿隐血微量。

二、影像资料（图 36-1）

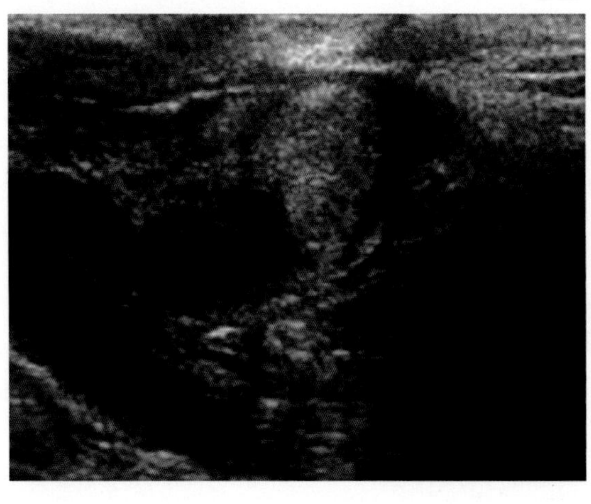

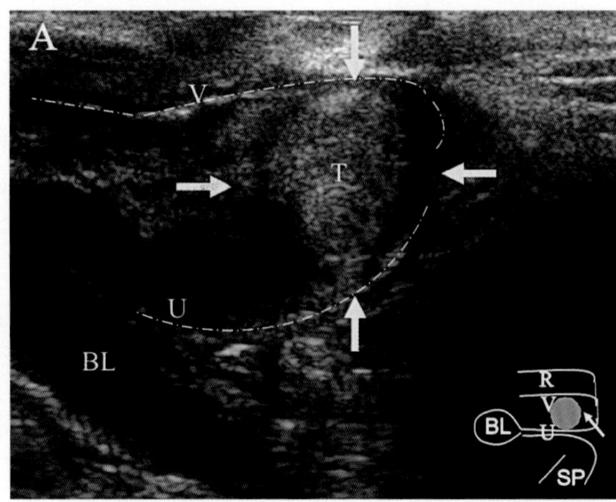

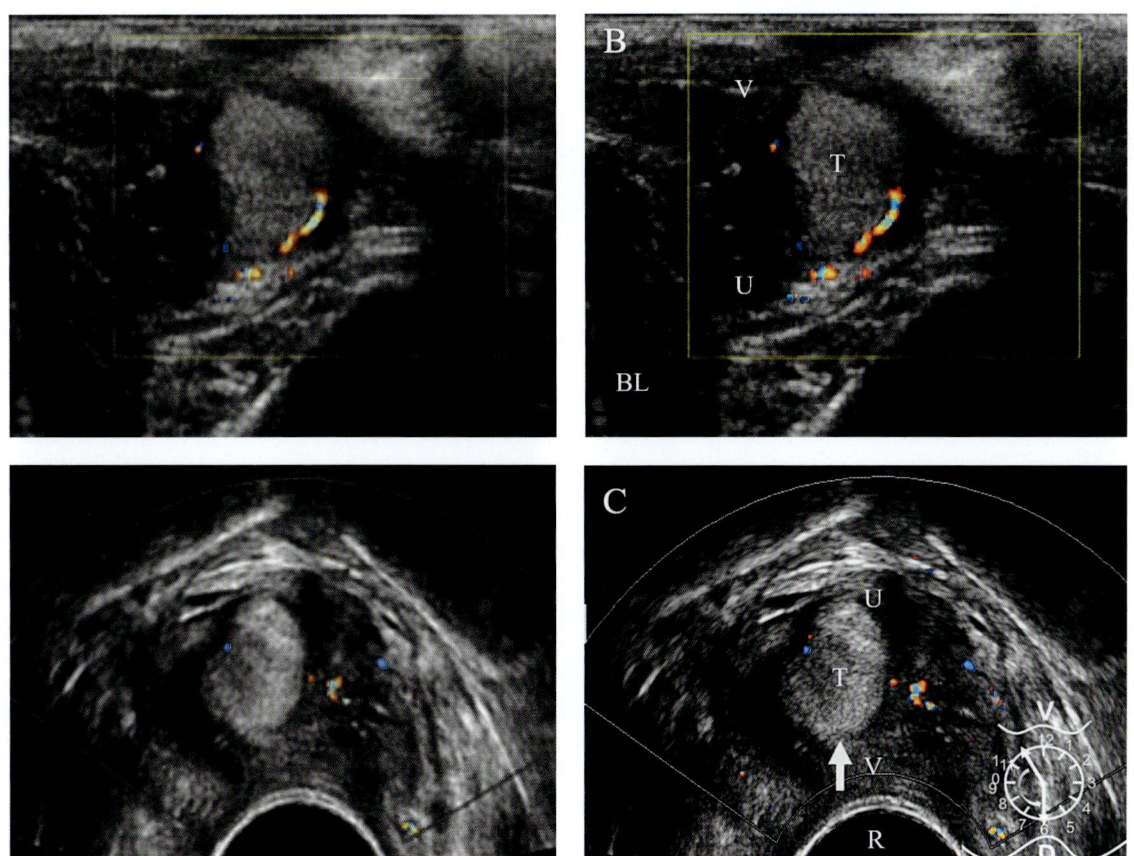

（左侧 – 原始图；右侧 – 标记图）A. 经直肠矢状面，阴道前壁与尿道后壁之间高回声实质性肿块，形态稍欠规则，边界尚清，内部回声尚均匀（箭头所指处）；B. 经直肠矢状面，肿块内见血流信号；C. 经直肠横断面，肿块主要位于右侧尿道和阴道之间，侵及尿道后壁和阴道前壁，肿块内部及周边见血流信号（箭头所指处）。BL，膀胱；U，尿道；V，阴道；T，肿瘤；R，直肠。

图 36–1　尿道阴道膈肿块二维超声

三、超声所见及诊断

1. 超声所见：经直肠超声检查提示，尿道左右径 14 mm，前后径 12 mm，近段尿道回声较均匀，未见明显肿块回声。中远段尿道后壁与阴道前壁之间探及实性肿块，呈高回声，大小约 15 mm × 18 mm × 12 mm，形态稍欠规则，边界尚清，肿块近端距离尿道内口约 17 mm，肿块与尿道右后壁和阴道右前壁关系密切，推之不动，肿块内部及周边见血流信号（图 36–1）。

2. 超声诊断：尿道阴道膈实性肿块，结合患者病史，考虑梭形细胞肿瘤可能。

四、手术及最后诊断

手术方式：行尿道阴道膈肿块切除术。

病理结果：尿道阴道膈梭形细胞肿瘤，肿瘤细胞轻 – 中度异型。

最后诊断：尿道阴道膈梭形细胞瘤。

五、超声分析和鉴别诊断

1. 超声分析

本例患者为老年女性，因“泌尿生殖膈梭形细胞瘤切除术后 2 月”前来随访复查。经直肠超声观察到尿道后壁与阴道前壁之间有肿块，与尿道、阴道分界都欠清，考虑其可能来源于尿道阴道膈，该占位呈高回声，形态稍欠规则，内部回声尚均匀，周边及内部探及血流信号，考虑为实质性肿块，良恶性较难确定，故初步考虑为尿道阴道膈肿瘤可能。

梭形细胞瘤好发于 20 ～ 40 岁成年人，是软组织肿瘤中比较常见的肿瘤，细胞呈梭形。其主要来源于纤维组织、平滑肌组织，可发生于任何器官或组织，受累部位以肺、肠系膜、网膜多见，也可见于泌尿生殖道、中枢神经系统、纵隔及四肢软组织等，患者的临床症状取决于受累器官，有良恶性之分。此患者肿块主要位于尿道右后壁，侵犯阴道前壁，结合先前尿道阴道膈梭形细胞瘤切除病史，考虑梭形细胞瘤复发或残留可能。

2. 鉴别诊断

（1）阴道腺癌：该病多来源于中肾管、副中肾管残留和子宫内膜异位灶癌变，腺癌的发病年龄较轻，症状与鳞癌相似，以阴道流血、流液为主，治疗也是以放疗为主，辅以手术治疗。对年轻患者应考虑保护其阴道和卵巢功能，需考虑重建阴道或者放疗前卵巢移位。确诊依靠组织病理学诊断。

（2）阴道壁平滑肌瘤：阴道壁各部位均可发生平滑肌瘤，多为单个，一般为 1 ～ 5 cm 直径大小，常见于阴道前壁，二维超声表现为阴道壁内见椭圆形实性肿块，边界清晰，有包膜，内部回声均匀，多为低回声。确诊该病须依靠组织病理学诊断。

（3）阴道葡萄状肉瘤：该病多发生于 5 岁以前的幼儿，是一种罕见肿瘤，来源于未分化中胚叶组织，表现为排液、出血或阴道口肿物。声像图表现为不均质强弱回声相间的结节，似水泡状胎块，后方回声增强。确诊该病须依靠组织病理学诊断。

六、讨论

梭形细胞肿瘤主要是以梭形细胞为主，可发生在任何器官或组织。该病可发生在上皮组织（如梭形细胞癌、梭形细胞鳞癌），也可以发生在间叶组织（如梭形细胞肉瘤、梭形细胞间质肉瘤），形态表现复杂，多类似肉瘤，或伴有形似肉瘤的间质成分，免疫表型既可表现为癌，也可表现为肉瘤，或表现为癌肉瘤结构等的一类肿瘤。

该病变较难直接检查，需多方面的检测如免疫组织化学标记等，诊断的金标准是组织病理学检查。对患者进行病史询问、体格检查、影像学检查同样也很重要。遇到尿道阴道膈肿块患者时，须详细询问其病史、检查肿块的位置、大小、形态、质地、浸润深度、是否累及尿道等，超声检查可直接观察肿块内部的回声、结构、浸润深度，评估血流分布情况，为最终诊断提供可靠的信息，CT、MRI 等也可有阳性发现，并能够观察远处转移的情况。

梭形细胞肿瘤的临床表现取决于受影响部位，如卵巢梭形细胞瘤可有下腹部持续性疼痛，膀胱梭形细胞瘤可有无痛性肉眼血尿，胸膜梭形细胞瘤可有胸痛、咳嗽等。本例患者有尿潴留的症状，并发现盆腔存在占位。由于尿道阴道膈梭形细胞瘤十分少见，其诊断和治疗上缺乏经验，手术方式和预后判断尚无标准。目前该病以手术切除为主要治疗方法。

七、思考题

1. 梭形细胞肿瘤包括哪些种类?

2. 女性尿道阴道膈梭形细胞瘤的声像图特点?

参考文献

1. LADE H, GUPTA N, SINGH P P, et al. Spindle-cell hemangioendothelioma of the posterior pharyngeal wall[J]. Ear Nose Throat J, 2005, 84（6）: 362–365.

2. YEN P K, KHONG K, LAMBA R, et al. Ovarian fibromas and fibrothecomas: sonographic correlation with computed tomography and magnetic resonance imaging: a 5–year single-institution experience[J]. J Ultrasound Med, 2013, 32（1）: 13–18.

3. NEGREANU L M, ASSOR P, MATEESCU B, et al. Interstitial cells of Cajal in the gut: a gastroenterologist's point of view[J]. World J Gastroenterol, 2008, 14（41）: 6285–6288.

4. 陈海龙 , 吴永 , 黄小松 , 等 . 膀胱梭形细胞瘤 1 例报告 [J]. 现代泌尿外科杂志 , 2010, 15（5）: 328–328.

第 5 章

会阴病变

病例 37　产后会阴血肿

一、临床资料

病史：患者，女，30 岁，孕 2 产 1，经阴道分娩，产程顺利，新生儿体重约 3460 g。患者产后自觉会阴部胀痛，半月后症状逐渐减轻，无腹痛，无排尿困难，无咳嗽漏尿，无排便障碍，无高血压、糖尿病及盆腔手术史。患者于产后 43 天复查行盆底超声检查，BMI 为 23.1 kg/m^2。

专科检查：阴道口松弛，阴道右前壁 10 ～ 11 点方向（截石位）触及一类圆形肿物，边界清，质软，轻微触痛，黏膜表面光滑，退指指套无血染。

实验室检查：白细胞计数为 6.2×10^9/L，中性粒细胞百分比为 68%。

随访复查：临床医师对患者给予局部红外线照射、湿敷等物理治疗，产后 3 个月时进行电话随诊，患者自诉妇科检查肿块消退，局部无压痛，未行超声进一步检查。

二、影像资料（图 37-1 ～图 37-5）

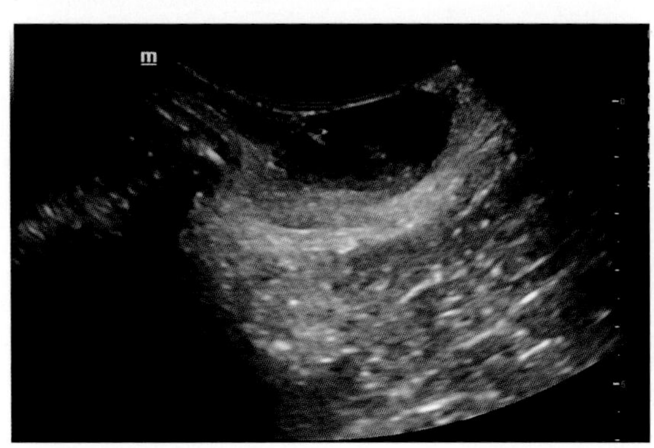

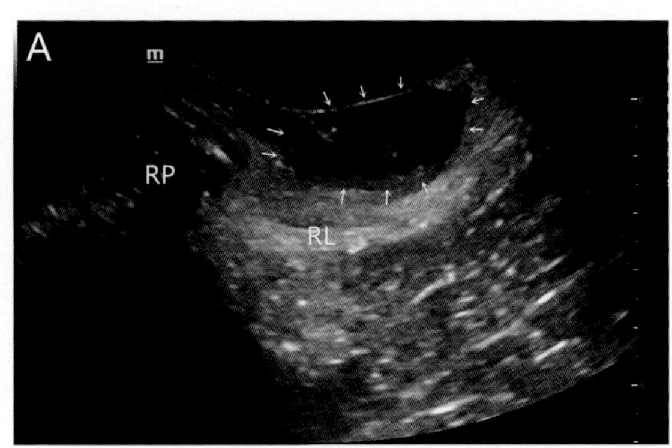

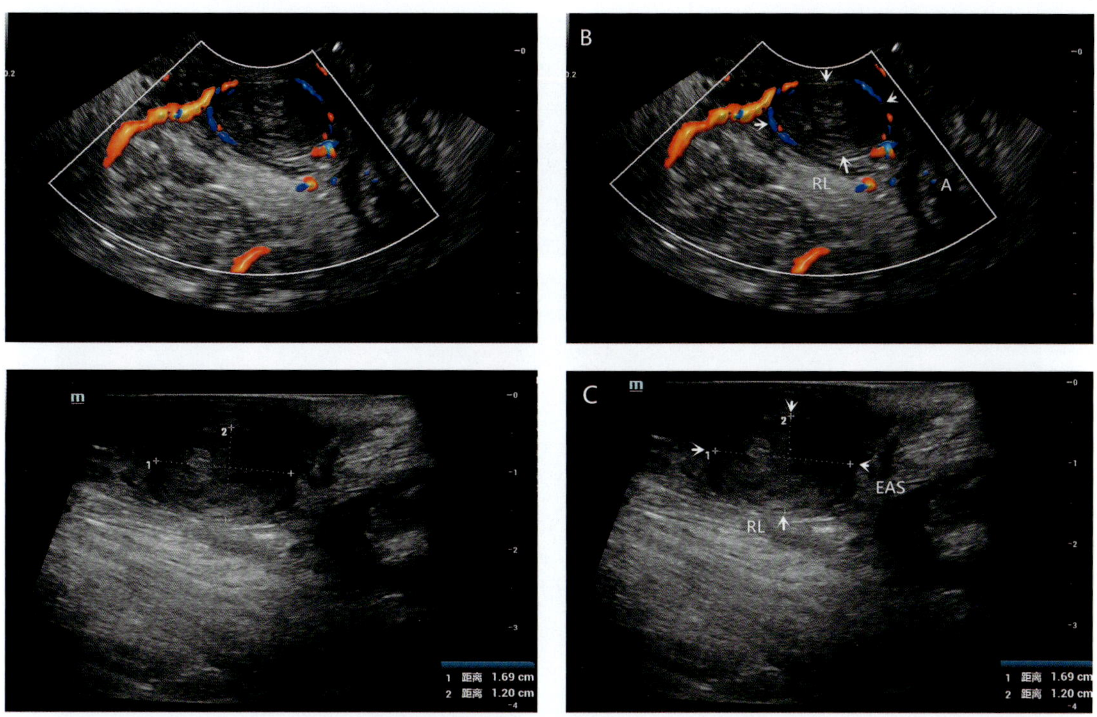

（左侧 – 原始图；右侧 – 标记图）A. 腹部容积探头经会阴右旁矢状切面，右侧肛提肌回声均匀，与右侧耻骨支附着处连续好，其前方与会阴皮肤之间可见类圆形低回声包块（箭头），边界清，内回声不均质；B. 腔内二维探头经阴道横切面，肛管右外上方低回声包块（箭头），位于右侧肛提肌内上方，与肛门内外括约肌分界清晰，彩色多普勒血流成像，低回声包块周边散在血流信号，内部无血流信号；C. 线阵高频探头经会阴横切面，会阴部皮下边界清晰低回声包块（箭头）约 1.7 cm × 1.2 cm，与右侧肛提肌及肛门外括约肌界限清楚。RP，右侧耻骨支；RL，右侧肛提肌；A，肛管；EAS，肛门外括约肌。

图 37–1　会阴血肿二维超声

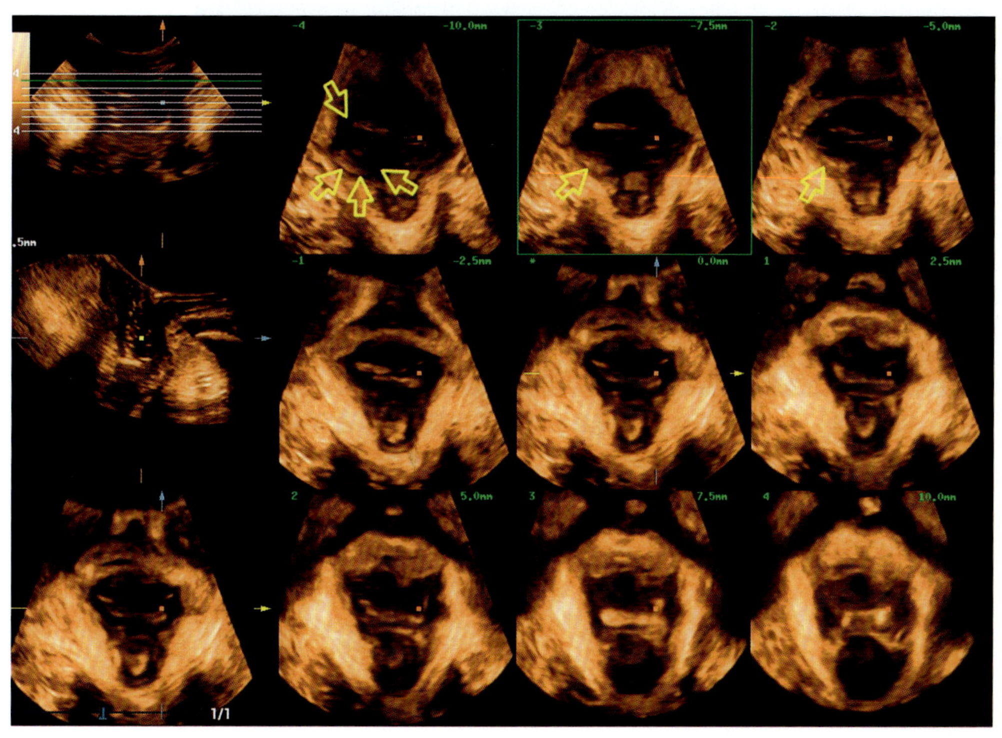

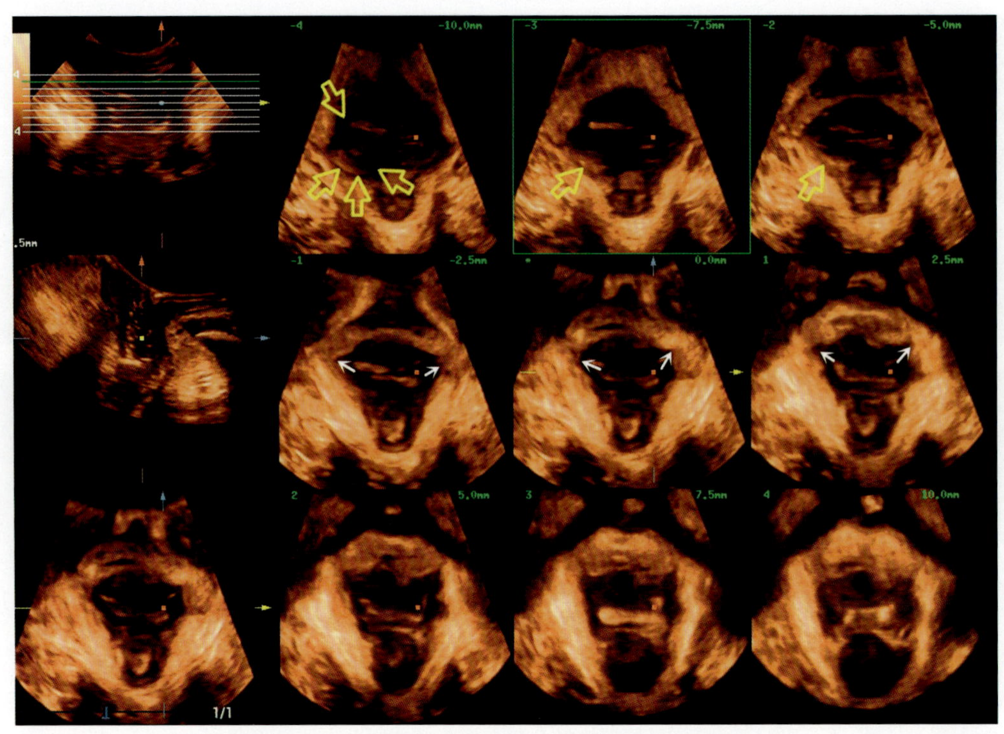

（前图 - 原始；后图 - 标记）双侧肛提肌对称，肛提肌与耻骨支附着处连续（细箭头），近足侧三平面阴道右侧与右侧肛提肌之间可见不均质低回声（黄空箭头），与肛提肌界限清楚。

图 37-2　会阴血肿三维重建肛提肌裂孔多平面断层成像

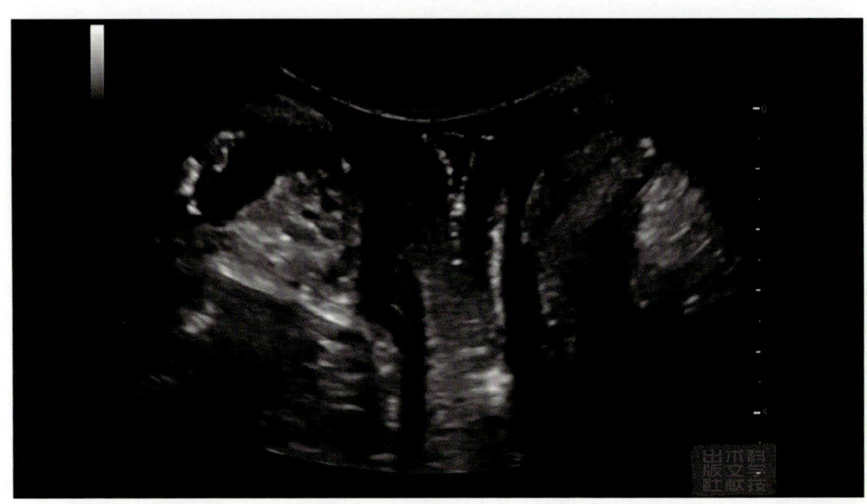

图 37-3　经会阴双旁矢状切面显示双侧肛提肌正常，右侧会阴部血肿（动图）

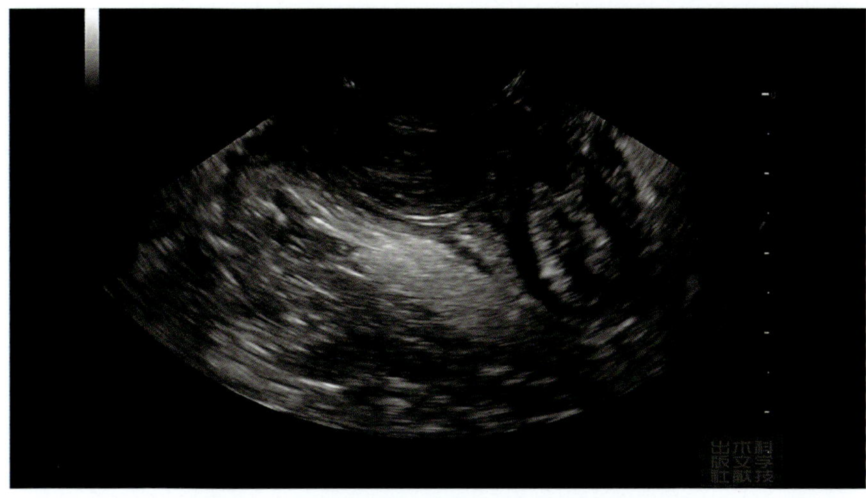

图 37-4　经阴道横切面肛直肠连接处显示右侧会阴部血肿（动图）

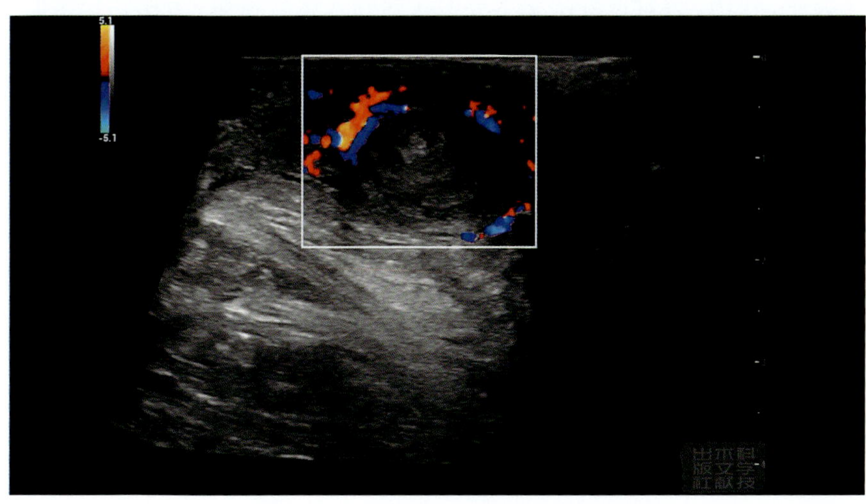

图 37-5　浅表探头局部显示会阴部血肿血流情况（动图）

三、超声所见及诊断

1. 超声所见

（1）经会阴超声：二维超声旁矢状切面扫查可见，右侧会阴处皮下低回声包块，凸向右侧肛提肌，与肛提肌分界清晰，形态尚规则，内回声不均匀；三维 / 四维超声扫查时，在盆底肌收缩状态下，多平面断层成像可见肛提肌裂孔对称，双侧肛提肌附着处连续，无损伤，近足侧三平面阴道右侧与肛提肌之间可见低回声包块，有边界。

（2）经阴道超声扫查：病灶位于会阴部，内部回声不均匀，经纵切面动态观察可见病灶与肛提肌分界清晰，肛提肌未见明显损伤；横切面动态观察病灶与肛门内外括约肌分界清晰，彩色多普勒血流成像（CDFI）显示病灶周边可探及血流信号，内部未见明显血流信号。

2. 超声提示：会阴部血肿。

四、超声分析及鉴别诊断

1. 超声分析

本例患者产后出现会阴部肿胀、后逐渐减轻，经盆底超声扫查发现其右侧肛提肌内上方与会阴之间一低回声包块，该病灶形态尚规则，略压向肛提肌，与之有界限，会阴部皮肤连续性好。经腔内及浅表超声探头检查时，可见低回声病灶边界更加清晰，向会阴皮下软组织方向凸起，未突破会阴包膜，仅局限在会阴内部，与肛提肌及肛门内外括约肌分界清晰，包块周边可探测到血流信号，内部无血流信号，结合患者有经阴道分娩史，因此诊断其为会阴部血肿。

会阴部血肿扫查时注意以下几点：①明确血肿的位置及边界，必要时可以结合三维容积重建及超声断层成像；②观察血肿与周围组织（阴道、肛提肌、肛门括约肌）的关系，必要时可使用高频探头；③观察肛提肌、肛门括约肌的连续性是否中断，或因血肿而受累。

2. 鉴别诊断

（1）前庭大腺囊肿：急性炎症、外伤、分娩或外阴手术等引起前庭大腺管阻塞，分泌物积聚而成囊肿。病变包膜完整，内多以液性成分为主，透声好或者差，内部及周边无血流信号。

（2）会阴部炎症：多有红、肿、热、痛等局部炎症临床表现，超声示病灶边界不清，与周围组织分界不清，内回声不均，内部可见丰富血流信号。

（3）会阴部子宫内膜异位症：患者多有内膜异位病灶区周期性肿胀、疼痛等症状，病灶大小可随月经周期变化。患者经超声检查可见皮下混合回声或偏低回声包块，尚有边界，内部偶可探测到少许血流信号。

五、讨论

会阴部血肿是在分娩过程中，产道组织血管在产道急剧扩张时撕裂、血液积聚形成产道及周围软组织血肿。会阴部血肿常见部位为会阴切口处、阴道壁及外阴等。会阴部血肿的发病率较低，约为0.15%～0.46%，但当撕裂严重造成急性大量出血时仍可危及产妇生命。范围较大的血肿多可在分娩后2小时监测过程中发现，并可以通过局部压迫、切开引流、排查缝合切口等方式进行及时处理。血肿范围较小时，患者可无明显症状，偶然在产后复查时得以发现。本病例产妇产后长时间活动后会阴胀痛，应注意是否有会阴撕裂伤或者血肿等情况出现。

经会阴及经阴道超声可明确血肿范围、与邻近解剖结构（肛提肌、肛门括约肌、阴道等）的位置关系，超声断层成像可更直观显示血肿与相邻解剖结构的空间位置关系，并且可以观察物理治疗后吸收情况。

积极治疗妊娠并发症（高血压、糖尿病等），正确处理产程、恰当的保护会阴、提高缝合技术、产后严密观察等措施可减少产道血肿及严重后果的发生。

六、思考题

1. 会阴血肿声像图表现是什么？
2. 会阴血肿的鉴别诊断有哪些？各自的声像图特征和临床表现？

参考文献

1. 张军 , 杨祖菁 , 霍晓娜 . 产程图的研究及进展 [J]. 中华围产医学杂志 , 2014, 17（3）: 145–147.

2. 时春艳 , 李博雅 . 新产程标准及处理的专家共识（2014）[J]. 中华妇产科杂志 , 2014, 49（7）: 486–486.

3. 谢幸 , 苟文丽 . 妇产科学 [M]. 北京 : 人民卫生出版社 , 2013: 178–180.

4. LAUGHON S K, BRANCH D W, BEAVER J, et al. Changes in labor patterns over 50 years[J]. American Journal of Obstetrics & Gynecology, 2012, 206（5）: 419.e1–419.e9.

5. 洪波 , 杨慧霞 , 段涛 . 关注和采纳正常产程和产程异常的新标准 [J]. 中华妇产科杂志 , 2014, 49（7）: 487–489.

病例 38　陈旧性会阴裂伤

一、临床资料

病史：患者，女，62 岁，大便失禁 30 余年，无腹痛、腹胀，无黏液脓血便，无肿瘤病史。既往患者孕 2 产 2，均为经阴道分娩，第 2 次生产时因子宫收缩乏力于当地卫生院应用产钳牵引助产，出现会阴部撕裂，未进行缝合。

体格检查：肛门检查（胸膝位）　肛门居中，5 ～ 6 点位肛门至阴道皮肤及皮下层全层离断，局部伴瘢痕组织形成，直肠指诊提示，肛门松弛，收缩功能差，直肠肛管未触及明显肿物，退指指套无血染。

实验室检查：血常规、生化指标正常。

二、影像资料（图 38-1）

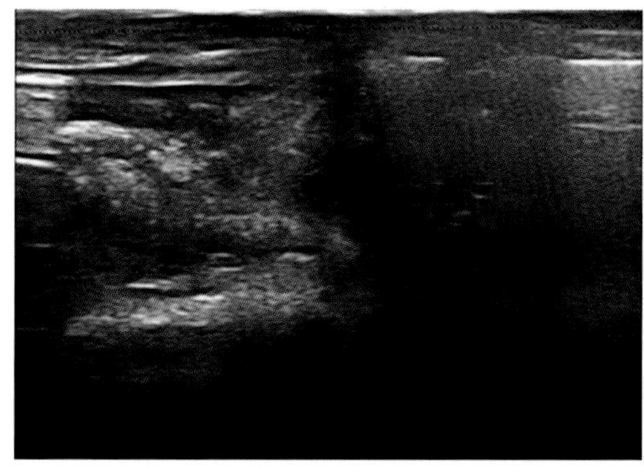

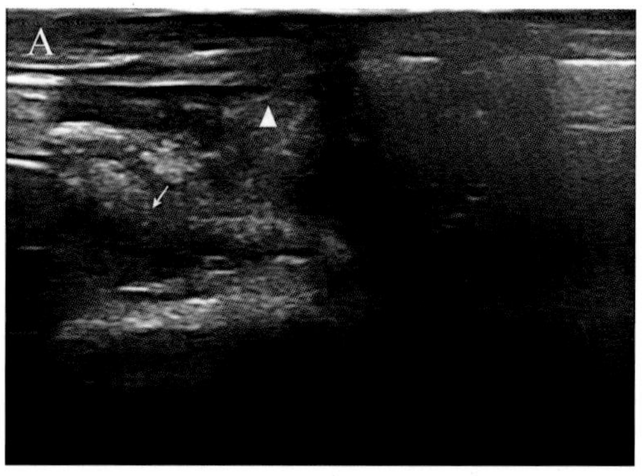

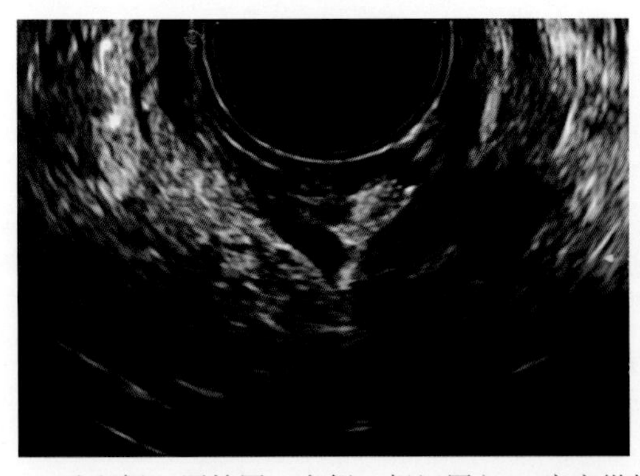

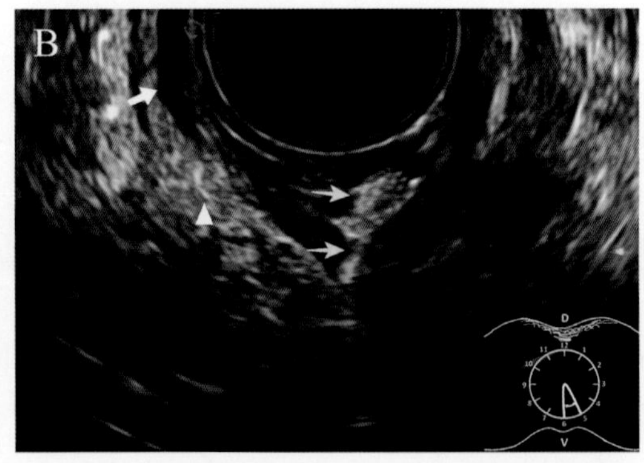

（左侧－原始图；右侧－标记图）A. 病变纵切面，肛周皮肤及皮下组织离断，会阴中心腱结构消失，代之以瘢痕（三角箭头－瘢痕组织；细箭头－阴道）；B. 病变横切面，肛门内括约肌、肛管前部外括约肌断裂详见动图 38-1B（细箭头－断裂处；三角箭头－外括约肌；粗箭头－内括约肌）。

图 38-1　病变的二维超声图像

三、超声所见及诊断

1. 超声所见：腔内超声：采用经直肠双平面探头，观察损伤的纵切面及横切面。

（1）腔内超声纵切面：肛周皮肤及皮下组织连续性中断，会阴中心腱结构消失，代之以不规则的瘢痕组织，内部回声欠均匀，直肠阴道隔中上部连续性完整（图 38-1A）。

（2）腔内超声横切面：肛门内括约肌、肛管腹侧外括约肌连续中断，缺口距离为 16.3 mm，断端参差不齐，其间可见瘢痕组织充填，形态不规整（图 38-1B），直肠肛管黏膜或皮肤尚连续。

2. 超声诊断：陈旧性会阴裂伤Ⅲ c 度。

四、超声分析及鉴别诊断

1. 超声分析

本例患者以大便失禁为主要症状，结合患者有顺产会阴部撕裂病史，考虑其会阴撕裂合并直肠肛管周围肌肉损伤可能。浅表超声扫查可见患者肛周皮肤、皮下层及会阴体全层断裂，为明确肛门括约肌的损伤程度，遂行经直肠腔内超声检查。

腔内超声检查显示肛提肌结构及肛管前部上段组织结构完整、平滑，肛门外括约肌皮下层、内括约肌连续中断，断面可见不规则瘢痕组织充填，从而诊断患者为陈旧性会阴裂伤Ⅲ c 度。

2. 鉴别诊断

（1）脓肿所致的肛门括约肌缺失：该病患者多有肛周脓肿病史及治疗史，以侧方多见，肛门周围可见手术瘢痕，括约肌缺失位置为原脓肿所在位置，括约肌断端多较规整，肠壁多正常。本例患者有会阴撕裂病史，括约肌断端呈锯齿状，因此不难鉴别。

（2）直肠阴道瘘：该病是指直肠与阴道之间形成的病理性通道，患者以气体或大便经阴道排出为主要症状。该病患者多有产后会阴Ⅲ度及以上裂伤、肿瘤浸润转移或放疗等病史，超声下可见条形低回声自直肠向阴道迂曲延伸，外口位于阴道壁，内口位于直肠，伴或不伴会阴部肌肉及肛门外括约肌的损伤，多不难与会阴裂伤相鉴别。

五、讨论

产后会阴裂伤临床常见，Ⅲ度及以上常伴有肛门括约肌损伤，可导致患者大便失禁，属于盆底功能障碍性疾病。肛门括约肌对维持直肠肛管排便具有重要作用。肛门括约肌的损伤因素还包括刺伤、挫裂伤等，产伤引起肛门括约肌撕裂是引起女性肛门肌肉损伤的重要因素，至少有 0.6% ～ 9% 的经阴道分娩患者会伴随括约肌的撕裂，而 40% ～ 47% 的女性括约肌损伤患者存在大便失禁，严重影响患者的生活质量。本例患者以大便失禁为主要症状，结合会阴部撕裂病史，不难判断患者合并肛门周围肌肉损伤的可能。在对患者进行超声检查时，需注意观察其内外括约肌、肛提肌、会阴体、肛管皮肤等结构损伤的情况，以及是否合并其他并发症，如直肠阴道瘘、直肠黏膜脱垂等。

会阴裂伤的分度主要基于以下标准：①经直肠腔内超声纵切面及横切面下观察，如肛门括约肌结构完整连续，则为Ⅰ、Ⅱ度裂伤；②当裂伤合并肛门外括约肌不连续时，则为Ⅲ a 度（面积＜ 50%）或Ⅲ b 度（面积＞ 50%），肛门内外括约肌连续性均受损时为Ⅲ c 度；③当直肠肛管上皮及肛门内外括约肌都存在连续性中断时为Ⅳ度。此处需要指出的是，女性肛门外括约肌的解剖特点与男性有很大的不同，男性外括约肌在各个平面上基本对称，分布均衡，而女性外括约肌腹侧较短，肛管上段前侧多无环形的外括约肌包绕，超声扫查正前方或前侧方肛管时，多只能探及外括约肌皮下层和部分浅层结构，因此不要将上段外括约肌的自然缺失认为是损伤所致，而应基于该区域的回声均匀程度、边缘规整程度做出判断。

肛门括约肌损伤程度依赖于影像学的评估，CT 可初步评估损伤的严重程度，但对肌肉、脂肪等软组织显像较差，难以提供更多损伤细微层次的信息。MRI 对肌肉具有良好的显像作用，特别是肛提肌等结构，对于肛门周围肌肉及其他盆底肌肉损伤的观察具有重要意义，但因其操作相对复杂、实时动态监测肌肉的高成本，所以目前主要在大型三甲医院应用。超声可通过多种途径实时动态观察盆底肌肉的功能及结构，包括经阴道、经直肠、经会阴部等途径，特别是近年来兴起的盆底超声，是非常实用的检查方式。超声在产前可辅助筛选有肛门括约肌撕裂风险的人群，在撕裂发生后可准确判断肛门周围肌肉的损伤位置和程度，有效减少漏诊及失禁等并发症的发生率，简单、便捷、准确的特点使超声在评估括约肌状态上具有明显的优势，方便在各级医院中开展。

肛门括约肌损伤的治疗方式多为手术修补，损伤较轻者可选择保守策略，70% ～ 80% 的患者术后症状即可明显改善，远期的成功率也可达 20% ～ 58%。患者预后与损伤严重程度、治疗的延后时间、术后是否合并感染相关，损伤越重、治疗延后、术后合并感染则预后明显变差。因此，早期通过超声发现肛门肌肉损伤并评估其严重程度，可对患者预后产生重要影响。

七、思考题

1. 肛门括约肌撕裂的超声声像图特征是什么？
2. 肛门括约肌损伤的病因有哪些？如何鉴别？

参考文献

1. 钟若忻，王妍，葛霖 . 产后大便失禁的发病及评估、干预措施 [J]. 中华医学杂志，2018, 98（11）: 872–874.

2. GELLER E J, ROBINSON B L, MATTHEWS C A, et al. Perineal body length as a risk factor for ultrasound-diagnosed anal sphincter tear at first delivery[J]. Int Urogynecol J, 2014, 25（5）: 631–636.

3. 严雨霖，窦超然，李勤，等. 断层超声成像及磁共振成像技术对产后女性肛提肌撕脱的评价 [J]. 中华医学超声杂志（电子版），2018, 15（10）: 790–795.

4. WALSH K A, GRIVELL R M. Use of endoanal ultrasound for reducing the risk of complications related to anal sphincter injury after vaginal birth[J]. Cochrane Database Syst Rev, 2015.?

5. DOBBEN A C, TERRA M P, DEUTEKOM M, et al. Anal inspection and digital rectal examination compared to anorectal physiology tests and endoanal ultrasonography in evaluating fecal incontinence[J]. Int J Colorectal Dis, 2007, 22（7）: 783–790.

6. MEYER I, RICHTER H E. An Evidence-Based Approach to the Evaluation, Diagnostic Assessment, and Treatment of Fecal Incontinence in Women[J]. Curr Obstet Gynecol Rep, 2014, 3（3）: 155–164.

病例 39　会阴平滑肌肉瘤

一、临床资料

病史：患者，女性，47 岁，5 年前因发现左侧外阴肿物大小约 6 cm，在外院行外阴肿物切除术，术后病理检查提示该肿物符合平滑肌肉瘤。患者于 1 年前发现原手术部位再次出现肿物，考虑肿瘤复发，再次行外阴肿瘤切除术，术后病理检查回报，该肿物符合外生殖器非典型平滑肌瘤，与基底部骨骼肌之间缺乏包膜，骨骼肌基底部未见肿瘤成分；术后 10 个月自觉原手术部位再次复发。患者平素月经规律，无痛经，大小便正常，孕 2 产 1，BMI 24.7 kg/m^2。

专科检查：左侧大阴唇近阴道口皮肤局部隆起，皮下可及结节状肿物大小 2 ～ 3 cm，无明显压痛。

临床诊断：左侧会阴部肿物。

二、影像资料（图 39-1 ～图 39-6）

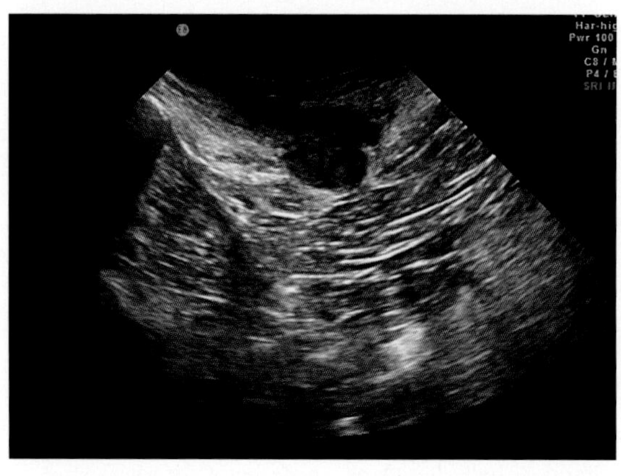

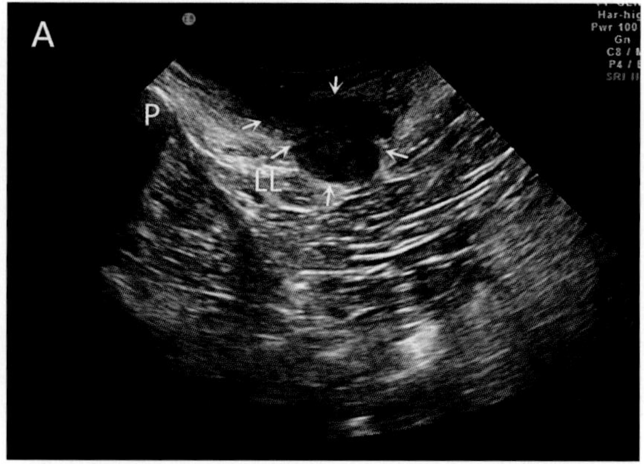

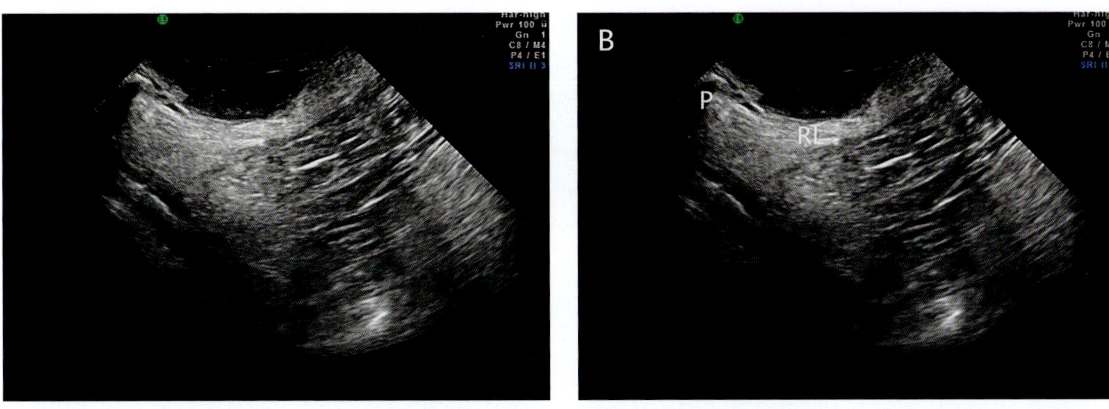

（左侧 – 原始图；右侧 – 标记图）A. 左旁矢状切面显示左侧肛提肌，皮下至肛提肌外 1/3 处形态不规则实性结节状低回声肿物（箭头），肛提肌内侧与耻骨支附着处回声连续；B. 右旁矢状切面显示右侧肛提肌，呈条状中等回声，回声均匀，与右侧耻骨支附着处回声连续。P，耻骨支；LL，左侧肛提肌；RL，右侧肛提肌。

图 39–1 经会阴二维超声

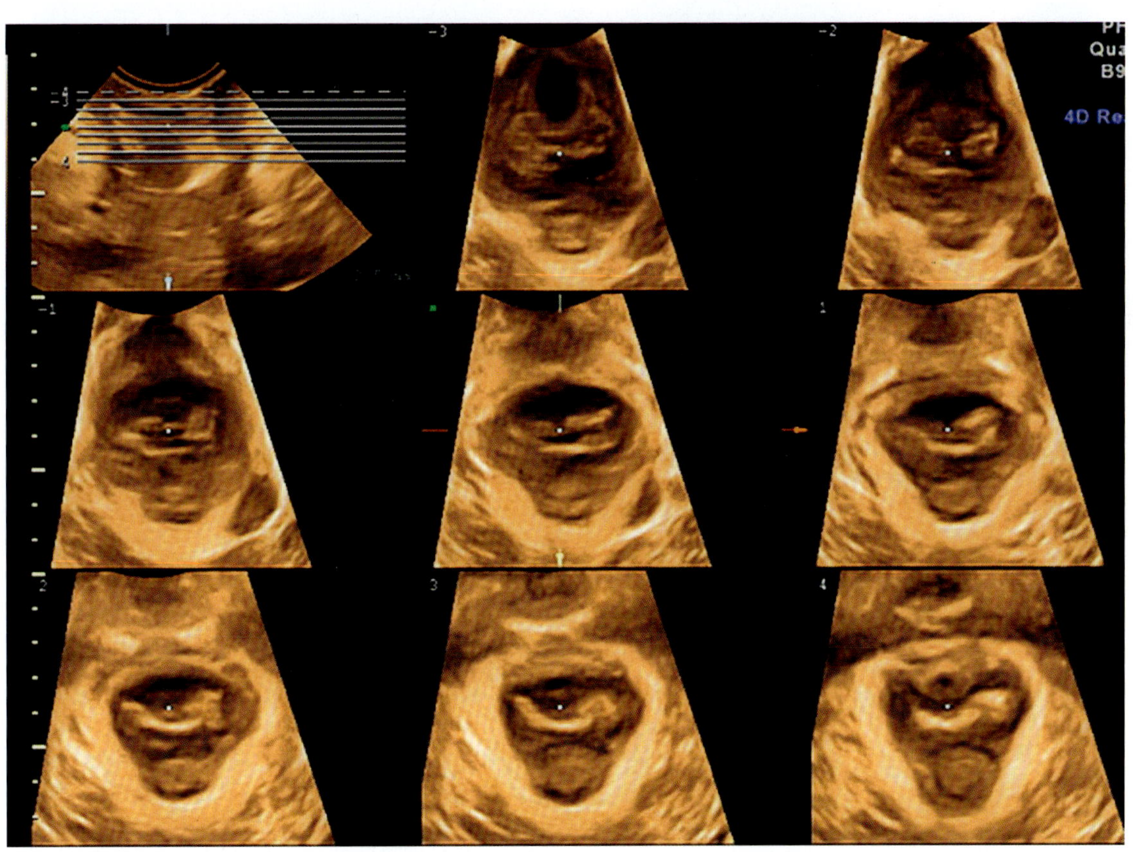

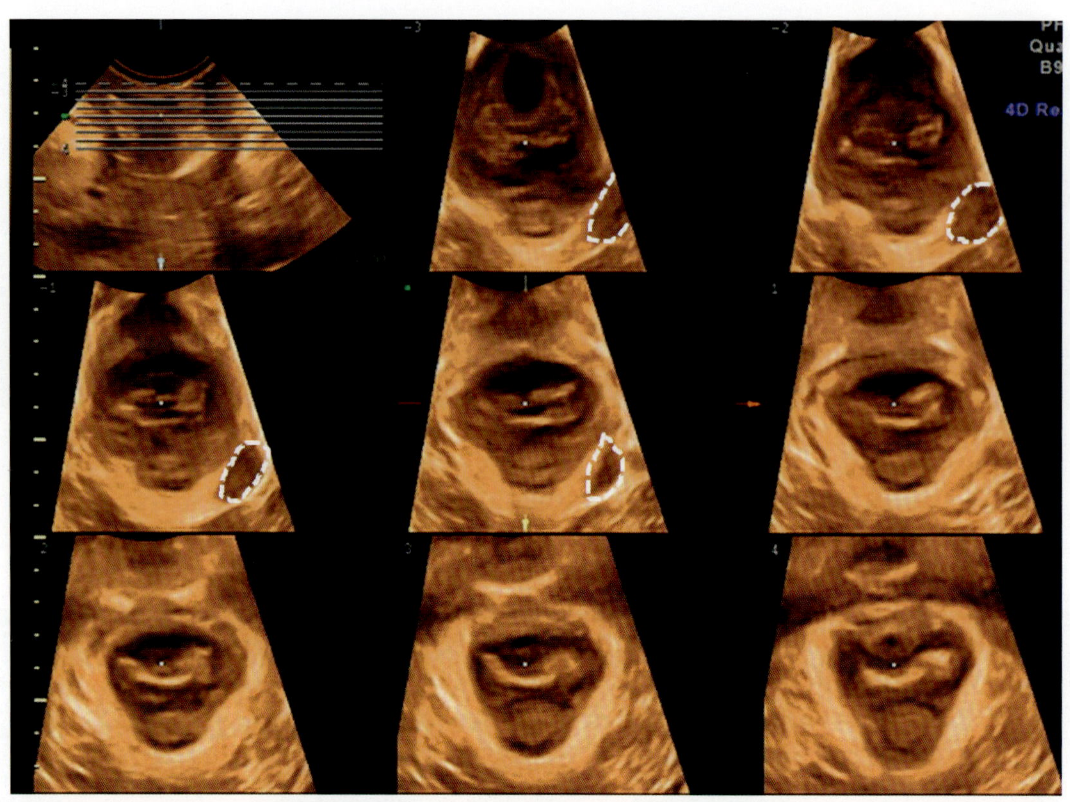

（前图－原始；后图－标记）左侧肛提肌近足侧多个平面内可探及实性低回声肿物（虚线）。

图 39-2　经会阴三维超声肛提肌裂孔多平面断层成像

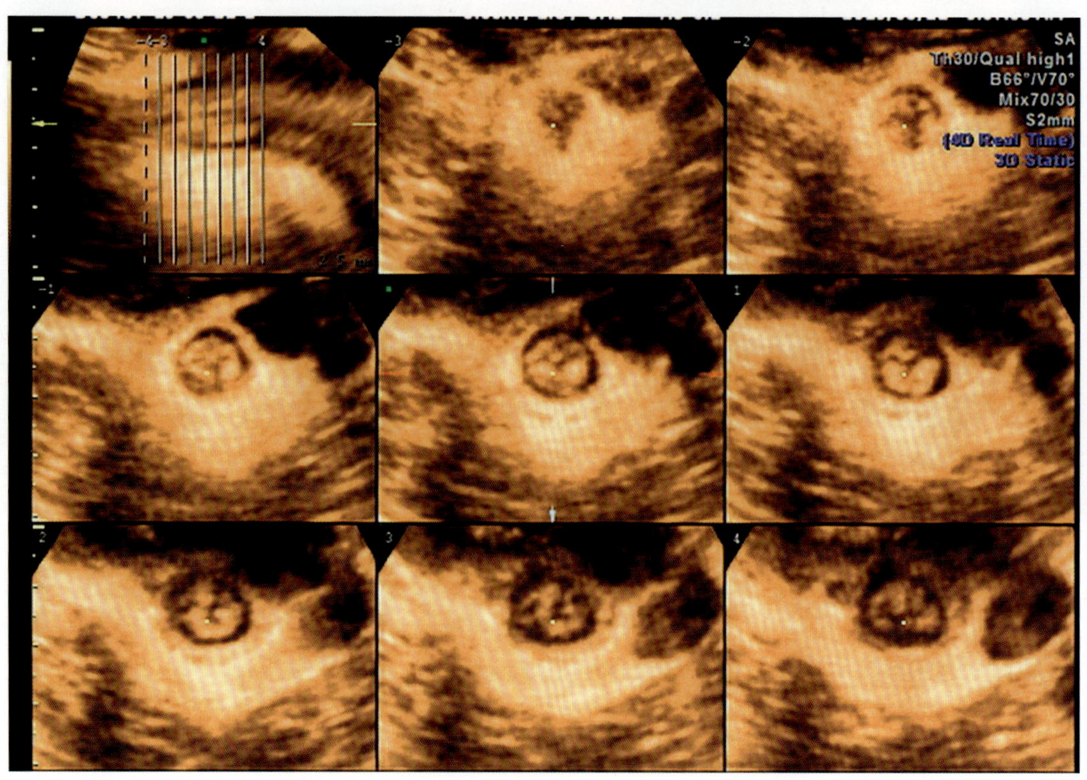

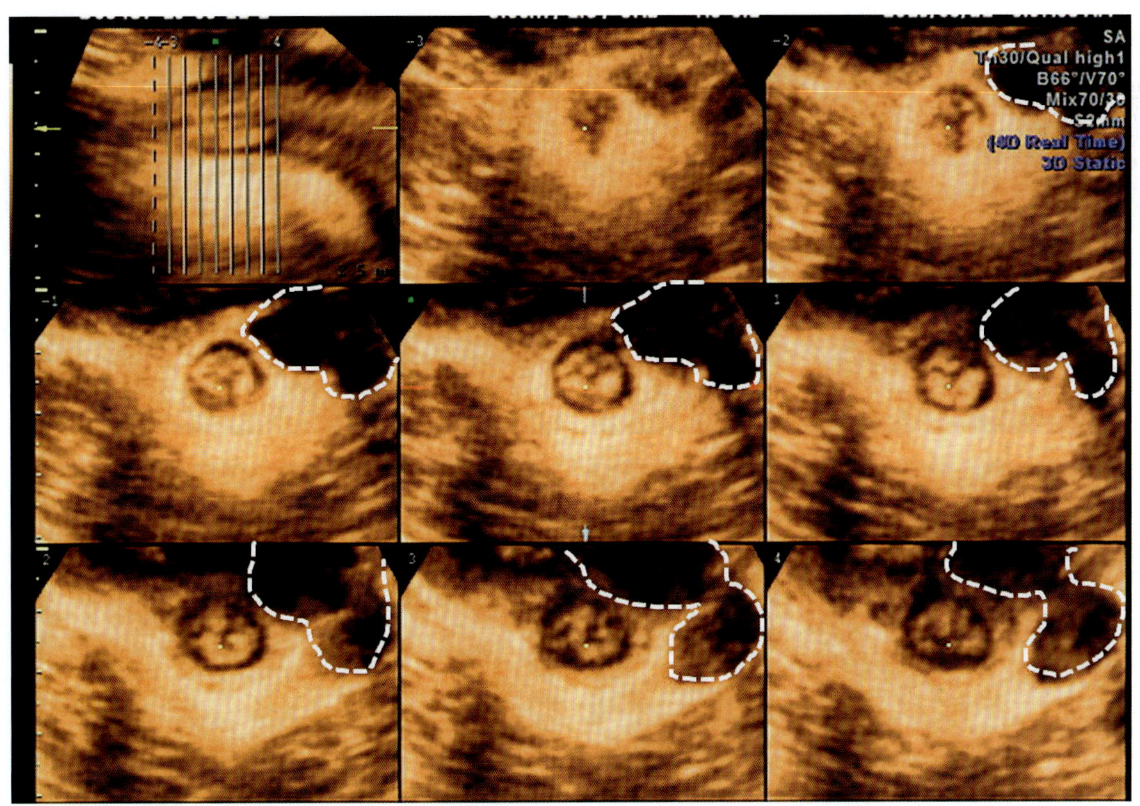

（前图 - 原始；后图 - 标记）肛门内外括约肌完整，无中断，左侧肛提肌水平至会阴部多结节低回声实性肿物（虚线），与肛门外括约肌界限清楚。

图 39-3　经会阴三维超声肛门括约肌冠状平面多平面断层成像

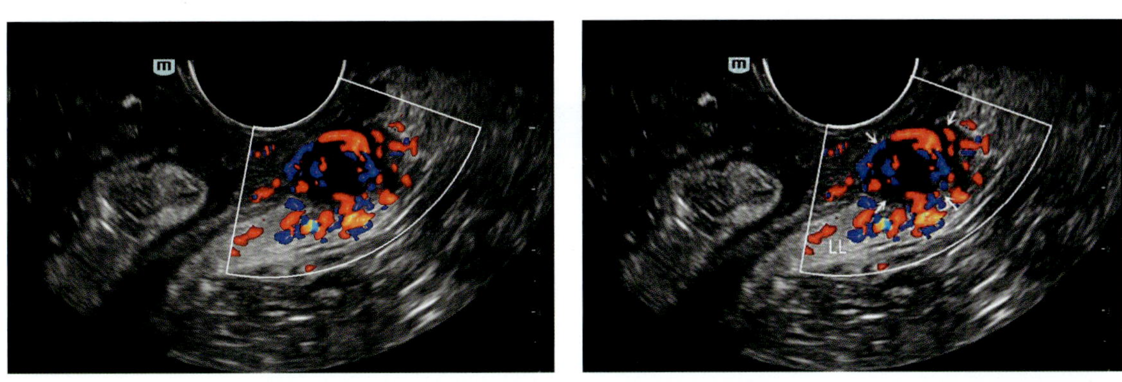

（左侧 - 原始图；右侧 - 标记图）左旁矢状切面显示左侧肛提肌结节状低回声肿物（箭头），肿物内部及周边血流信号丰富。LL，左肛提肌。

图 39-4　经阴道二维超声彩色多普勒血流成像

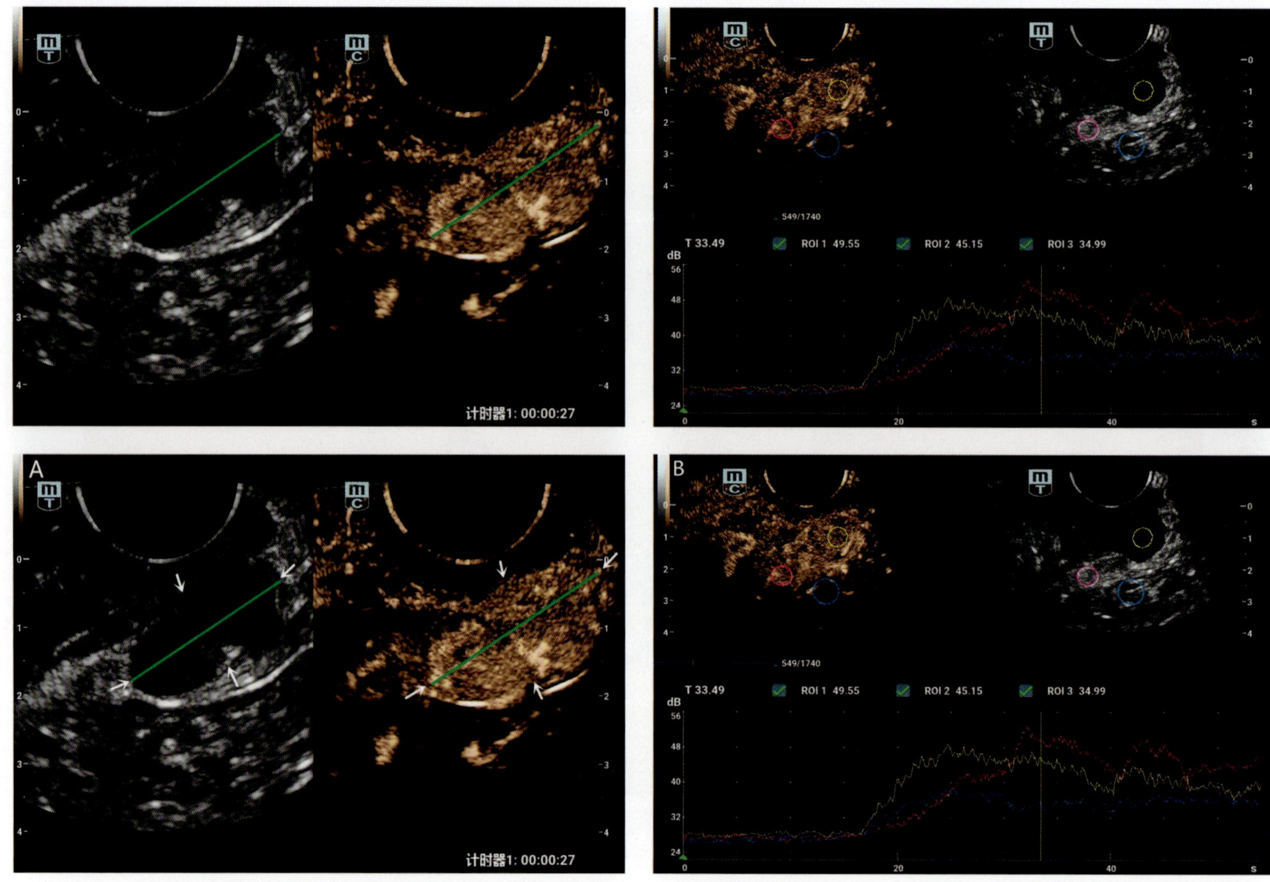

（上图 – 原始；下图 – 标记）A. 团注 Sonovue 造影剂 1.8 mL 后 27 秒，肿物（箭头）内部较正常肛提肌呈稍高增强，边界尚清。内部有较粗大血管；B. 时间 – 强度（TIC）曲线显示，肿物呈快速增强（黄色）、早于肛提肌（粉色）及周围组织（蓝色），消退早于肛提肌及周围组织。

图 39–5　经阴道超声造影显示左侧肛提肌肿物血供情况

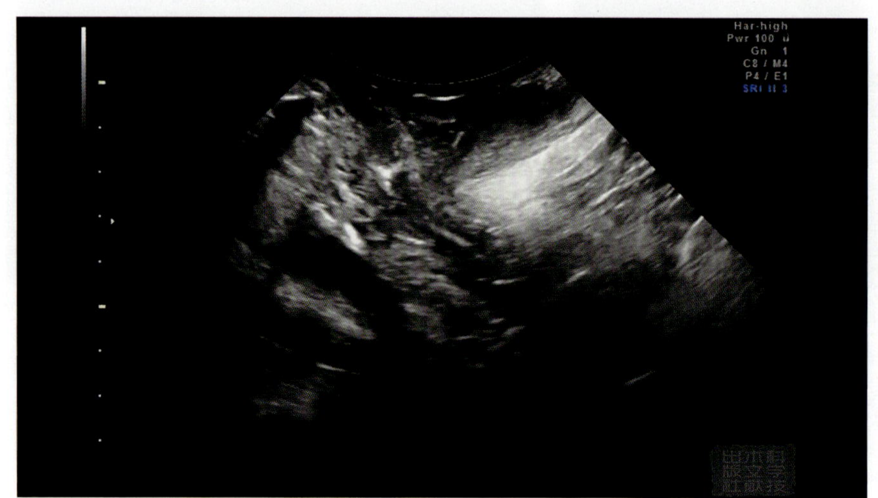

图 39–6　二维超声左旁矢状切面显示左侧会阴部肿物（动图）

三、超声所见及诊断

1. 超声所见

（1）经会阴及阴道超声检查：经二维超声左旁矢状切面显示，左侧肛提肌中段内及其外下方与肛管之间探及多个实性低回声结节肿物大小约 1.7 cm × 1.2 cm、1.5 cm × 1.1 cm、1.1 cm × 0.9 cm，相互融合呈分叶状，距会阴皮肤 0.7 cm，紧邻肛管，分界清。彩色多普勒血流显像（CDFI）提示：肿物内部血流信号丰富，血流阻力指数（RI）为 0.67。经三维超声检查，通过肛提肌裂孔及肛门括约肌平面，在多平面断层成像模式下可见，肿物位于左侧肛提肌内及其外下方与肛管之间、形态不规则、呈结节分叶状，与肛门内外括约肌及周围组织边界清。

（2）经阴道超声造影所见：团注 Sonovue 造影剂 1.8 mL，包块于 17 秒快速增强，呈不均匀性等增强，边界尚清，可见粗大的供血血管从包块左后方进入包块，包块增强及消退均早于周围肛提肌及组织。

2. 超声提示：会阴肿物（考虑平滑肌肉瘤）。

四、手术及病理

手术：行左侧会阴部肿物切除术，术中见肿物质韧，与左侧肛提肌分界欠清，分离出的包块大小约 3 cm × 4 cm，分叶状，剖面无明显糟脆。

术后病理结果：符合分化较好的平滑肌肉瘤，蒂部可见骨骼肌及纤维脂肪成分（图 39–7）。

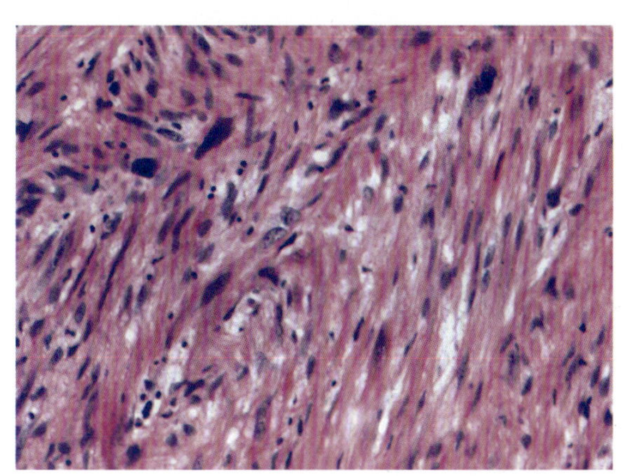
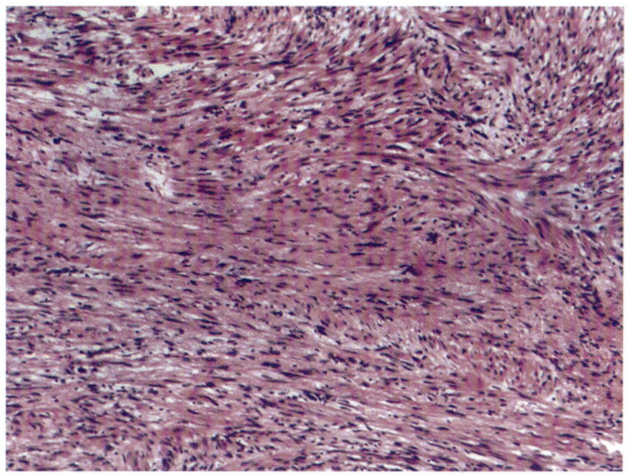

病理切片，由梭形细胞组成，细胞胞浆丰富，略嗜酸性，部分区域细胞丰富有异型，其间散在单核及多核异型细胞，大部分区域核分裂象少见，局灶核分裂象易见，并可见病理性核分裂象（3–10 个 /10HPF），局灶区域可见淋巴细胞浸润，部分区域间质水肿黏液变性，部分区域肿瘤与周围组织界限不清，呈现浸润性生长。

图 39–7　术后病理切片

五、超声分析及鉴别诊断

1. 超声分析

超声是妇科肿瘤的首选检查方法，本例患者出现会阴部肿物，以往只进行常规的超声检查，观察肿物在会阴部的位置，与皮肤的距离以及血流信号等。患者由于局部反复复发，在第三次手术前进行了盆底超声检查，显示左侧会阴皮下低回声结节状肿物，动态行旁矢状切面显示肿物侵犯左侧肛提肌中下段，并伸入其中，与肛门内外括约肌界限清楚，彩色多普勒血流显示，肿物内部血流信号丰富，通过三维超声多平面断层成像可见，肿物似从肛提肌内发出一直到左侧会阴部皮下，呈多结节状。为进一步了解其性质，进行了超声造影检查，造影剂在肿物内呈现快进快出型，且有杂乱的粗大血管，因此考虑外阴肿物基底部位于肛提肌，肿物性质不除外肉瘤。后经手术证实该肿物为外阴平滑肌肉瘤。

2. 鉴别诊断

（1）前庭大腺囊肿：前庭大腺导管因慢性炎症而阻塞后引起腺体囊性扩张，临床表现为在外阴下1/3 近阴道口处单侧或双侧圆形、椭圆形肿块凸起，边界尚清，超声检查表现为外阴部近阴道口处局部皮下无回声或非纯囊性肿物，内大部分为液性暗区，囊壁较厚，CDFI 提示，囊壁周边有短条状血流信号或无血流信号（图 39–8、图 39–9）。本例患者外阴部肿物超声检查为实性，且内部血流信号丰富，可与此病相鉴别。

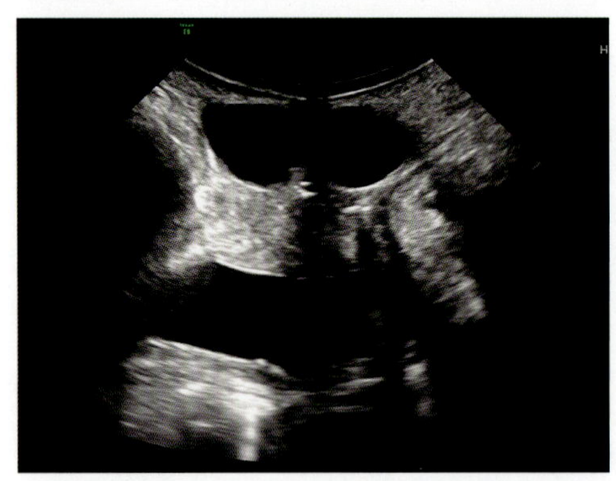

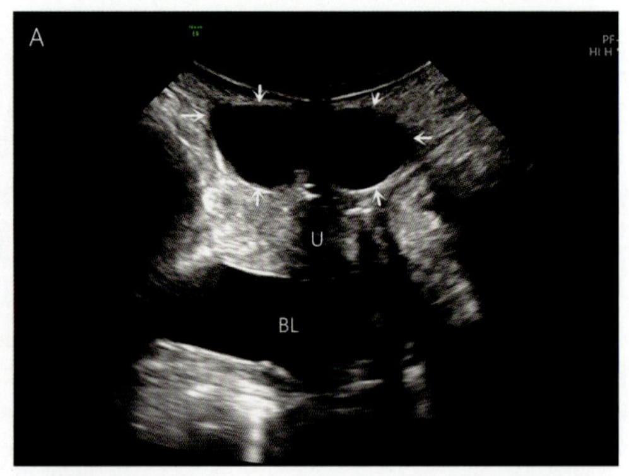

（左侧 – 原始图；右侧 – 标记图）经会阴二维冠状切面，阴道口两侧无回声囊性肿物（箭头），边界清楚。

图 39–8　前庭大腺囊肿二维超声图像

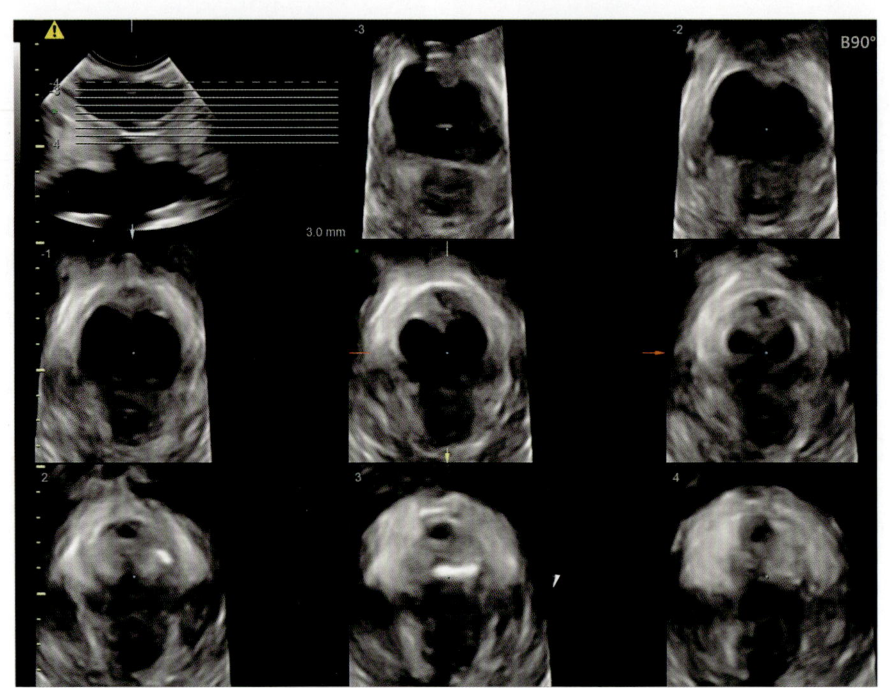

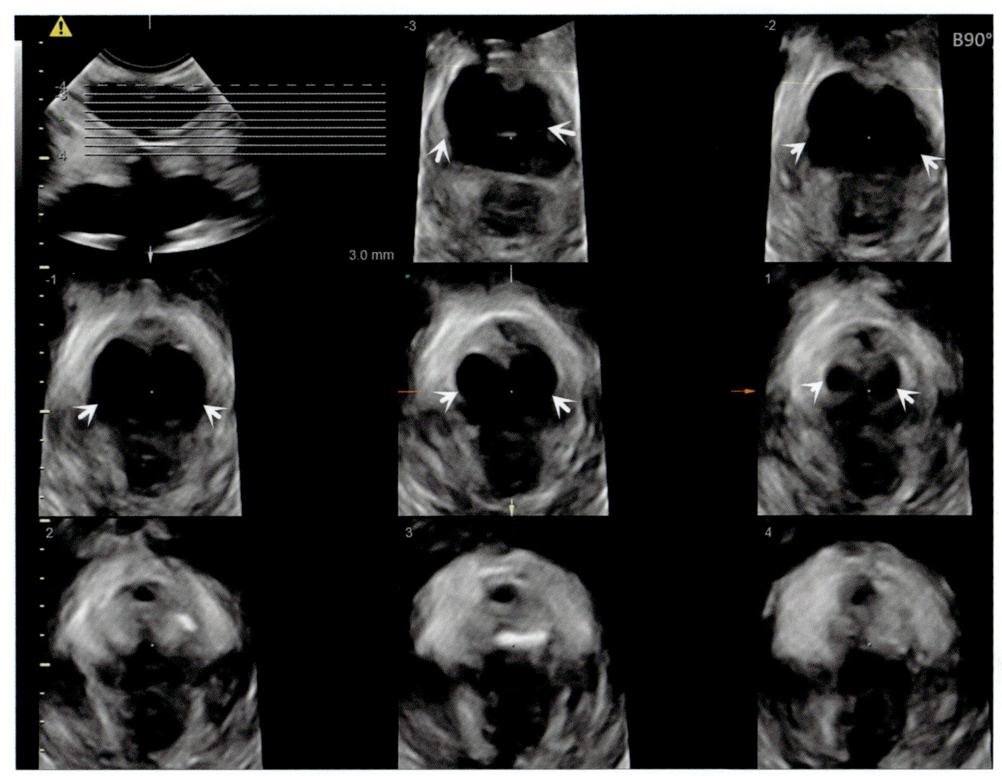

（前图 – 原始；后图 – 标记）经会阴三维超声肛提肌裂孔多平面断层成像，阴道内至会阴部多个平面显示双侧无回声囊性肿物（箭头），与肛提肌界限清楚，主体位于会阴部。

图 39–9　前庭大腺囊肿三维超声图像

（2）外阴子宫内膜异位症：外阴子宫内膜异位结节多发生于会阴切开术后的会阴疤痕部位，临床表现为疼痛和肿块，疼痛多与月经周期有关，外阴部位肿块于月经期增大，经后逐步缩小，疼痛减轻。经会阴超声检查可见会阴部皮下低回声区，周边可探测到少许血流信号。本例患者左侧会阴部近阴道口皮下结节，不能除外局部的子宫内膜异位症，但此患者会阴部肿物复发三次，前两次均提示平滑肌瘤，且无月经周期发生变化及痛经，可以排除此诊断，但最终诊断主要依靠手术后病理检查。

六、讨论

平滑肌肉瘤是来源于间叶组织并具有平滑肌组织学特征的恶性肿瘤。外阴平滑肌肉瘤是一种罕见的软组织肿瘤，其只占外阴恶性肿瘤的 1%。通常发生在大阴唇，较少发生在小阴唇和阴蒂，超过 30% 发生在巴氏腺。病例报告显示该病患者年龄分布广泛，跨越 15 ～ 85 岁。本病例患者病情反复复发，手术 3 次，第一次手术提示平滑肌肉瘤，第二次提示平滑肌瘤，第三次通过盆底超声二维、三维显示，包块位于左侧肛提肌内至其外下方和肛管之间，与肛提肌下外缘分界不清，关系密切，与肛门内外括约肌分界清，距外阴皮肤 0.7 cm，行静脉超声造影显示，包块血供较周围正常肛提肌呈快进、等高增强及快出型，内部见粗大血管，根据盆底超声及造影表现，考虑为外阴平滑肌肉瘤，与肛提肌关系密切。术中见包块紧邻肛提肌，与周围肌肉分界欠清，术后病理提示平滑肌肉瘤，蒂部可见骨骼肌。超声与手术及病理有非常好的一致性。此患者反复复发随访很关键，在文献回顾的病例中，复发发生在 1 至 135 个月，52% 发生在最初一年，大多数发生在 4 年内，与此病例相吻合。

因此，经会阴盆底超声结合造影检查，能帮助外阴肿瘤准确定位、明确肿瘤范围及与周围结构的关系，判断良恶性，为临床明确诊断、选择治疗方案以及预后提供重要依据。

七、思考题

1. 盆底超声在会阴实性肿物检查中的优势？
2. 会阴肿物的鉴别诊断及超声表现？

参考文献

1. GONZALEZ-BUGATTO F, ANON-REQUENA M J, LOPEZ-GUERRERO M A, et al. Vulvar leiomyosarcoma in Bartholin's gland area: a case report and literature review[J]. Archives of Gynecology and Obstetrics, 2009, 279（2）: 171– 174.

2. ULUTIN H C, ZELLARS R C, FRASSICA D. Soft tissue sarcoma of the vulva: A clinical study[J]. International Journal of Gynecological Cancer, 2003, 13（4）: 528–531.

3. ALLMAN A C J, MACAULAY J H. Vulval leiomyosarcoma presenting as recurrent Bartholin's abscess[J]. Journal of Obstetrics and Gynecology, 1993（13）: 212–213.

4. DI GILIO A R, CORMIO G, RESTA L, et al. Rapid growth of myxoid leiomyosarcoma of the vulva during pregnancy: a case report[J]. International Journal of Gynecological Cancer, 2004, 14（1）: 172–175.

5. AARTSEN E J, ALBUS-LUTTER C E. Vulvar sarcoma: clinical implications[J]. European Journal of Obstetrics & Gynecology & Reproductive Biology, 1994, 56（3）: 181 – 189.

6. BEHRANWALA K A, LATIFAJ B, BLAKE P, et al. Vulvar soft tissue tumors[J]. International Journal of Gynecological Cancer, 2004（14）: 94–99.

病例 40　会阴侵袭性血管黏液瘤

一、临床资料

病史：患者，女，47 岁，因左侧会阴及臀部不适 4 ～ 5 年，自觉阴道脱出物 2 个月入院就诊。患者 4、5 年前开始出现左侧会阴及臀部酸胀不适，伴下坠感，无疼痛感，右侧会阴部无不适，2 个月前自觉左侧会阴部及臀部隆起，并有肿物自阴道脱出；无咳嗽、打喷嚏漏尿，无尿频、尿急、尿痛，无下腹痛，无不规则阴道出血，大便正常。患者平素月经规律，孕 4 产 2，均顺产，BMI 为 23.6 kg/m^2。

专科检查：双侧会阴部不对称，左侧会阴部明显隆起，阴道通畅，阴道前壁偏左可见肿物膨出约 2 ～ 3 cm，质软，向下屏气用力后阴道前壁肿物向左侧膨出更明显约 4 cm，肿物脱出至阴道口外；咳嗽及用力后未见漏尿。

临床诊断：左侧会阴阴道肿物。

二、影像资料（图 40-1 ～图 40-8）

1. 患者会阴部实物图

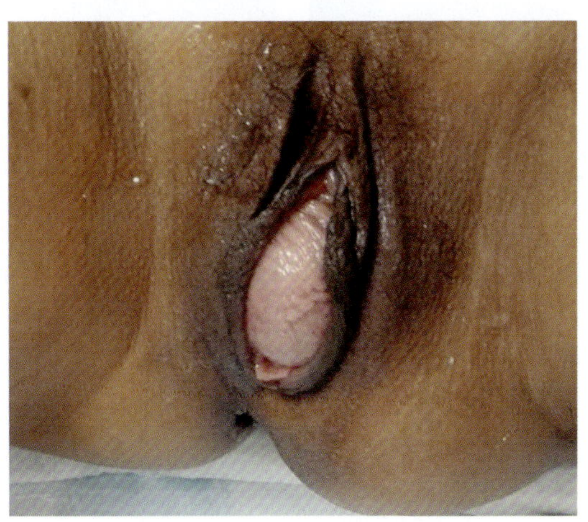

双侧会阴不对称，左侧明显隆起，阴道前壁膨出肿物约 3 cm，偏于左侧。

图 40-1　会阴部血管黏液瘤实物

2. 盆底超声图像

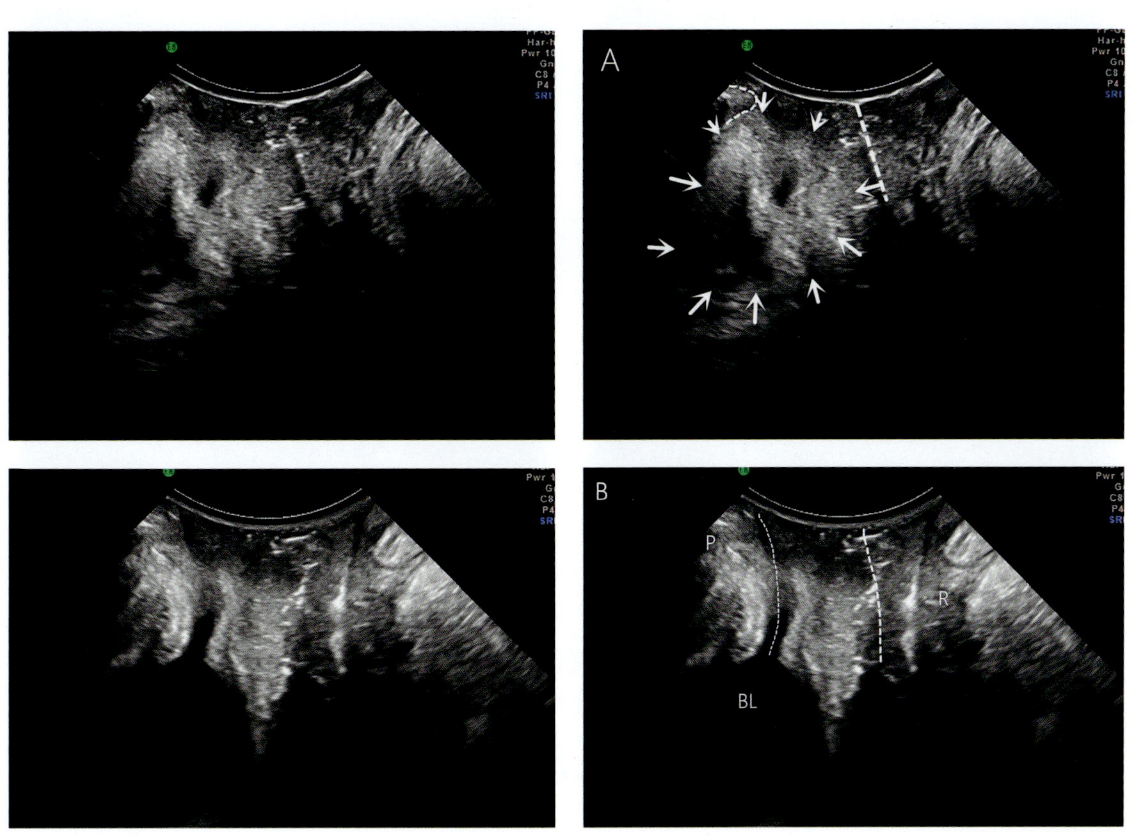

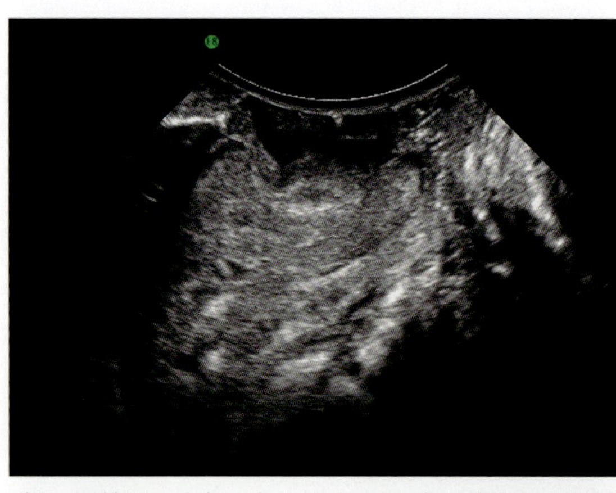

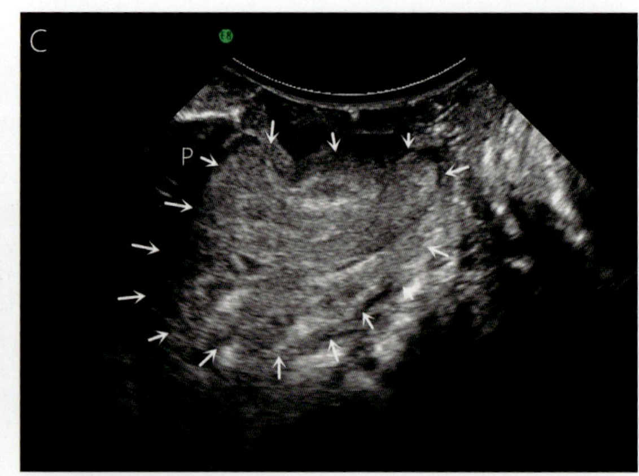

（左侧 - 原始图；右侧 - 标记图）A. 正中矢状切面，耻骨联合（弧虚线）及肛直肠连接处显示清楚，尿道显示不清，耻骨联合后方至阴道（虚线）之间形态不规则中低不均回声肿物（箭头），包绕尿道，无明显边界；B. 偏右矢状切面，耻骨、尿道（细虚线）、膀胱及阴道（粗虚线）显示较清晰；C. 偏左矢状切面，尿道及膀胱未显示，耻骨后方形态不规则肿物（箭头），边界不清，详见图 40-8（动图）。P，耻骨；BL，膀胱；R，直肠。

图 40-2　经会阴盆底二维超声

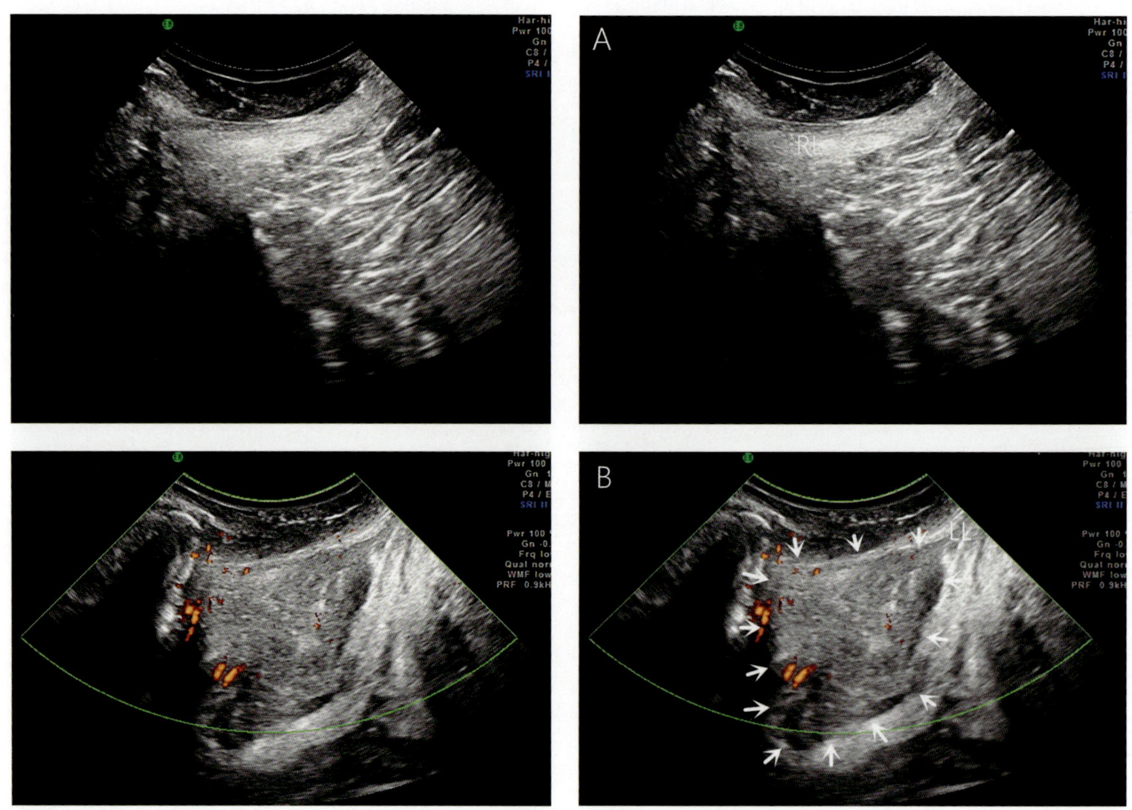

（左侧 - 原始图；右侧 - 标记图）A. 右旁矢状切面，右侧肛提肌呈条状，回声中等均匀，与右侧耻骨支附着处回声连续；B. 左旁矢状切面，左侧肛提肌与耻骨支分离，之间被实性不均低回声肿物（箭头）侵犯，肿物内部可见血流信号。RL，右侧肛提肌；LL，左侧肛提肌。

图 40-3　经会阴二维旁矢状切面显示双侧肛提肌

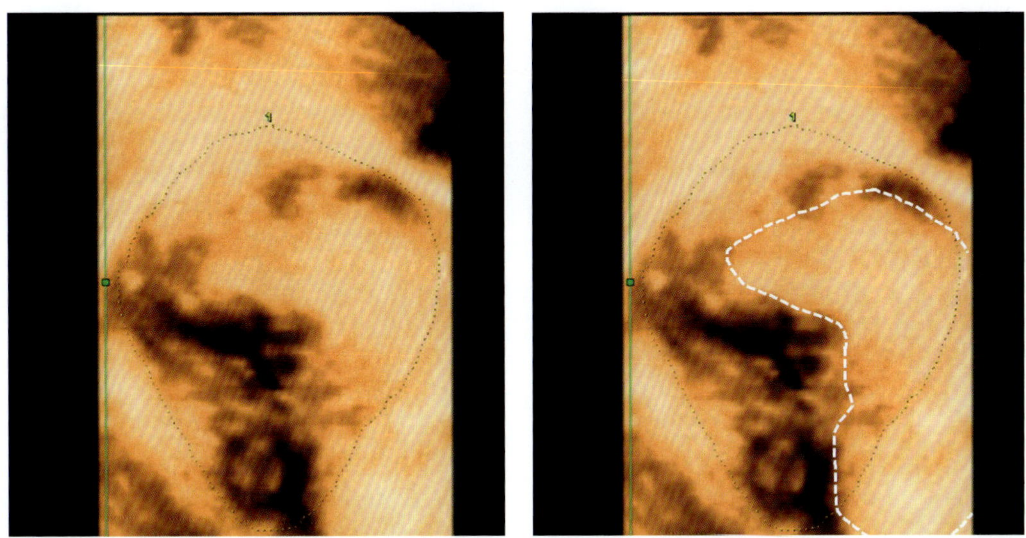

（左侧 – 原始图；右侧 – 标记图）肛提肌裂孔不对称，右侧肛提肌显示正常，左侧肛提肌缺失，肛提肌裂孔左侧见形态不规则肿物（箭头），肿物侵犯阴道左侧及左侧肛提肌，左侧肛提肌完全受累，且向左外侧延伸，形态不规则，无边界。

图 40–4　经会阴三维超声重建肛提肌裂孔轴平面

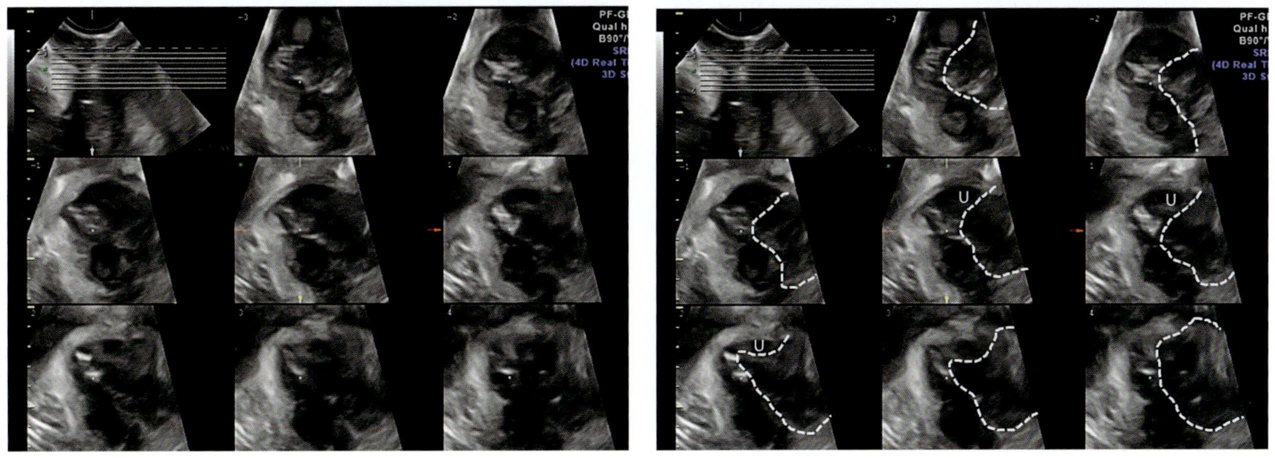

（左侧 – 原始图；右侧 – 标记图）肛提肌裂孔不对称，右侧肛提肌显示正常，左侧肛提肌缺失，呈形态不规则中低回声肿物（箭头），侵犯阴道，并向左外扩张。

图 40–5　经会阴三维超声肛提肌裂孔多平面断层成像

3. 磁共振图像（MRI）

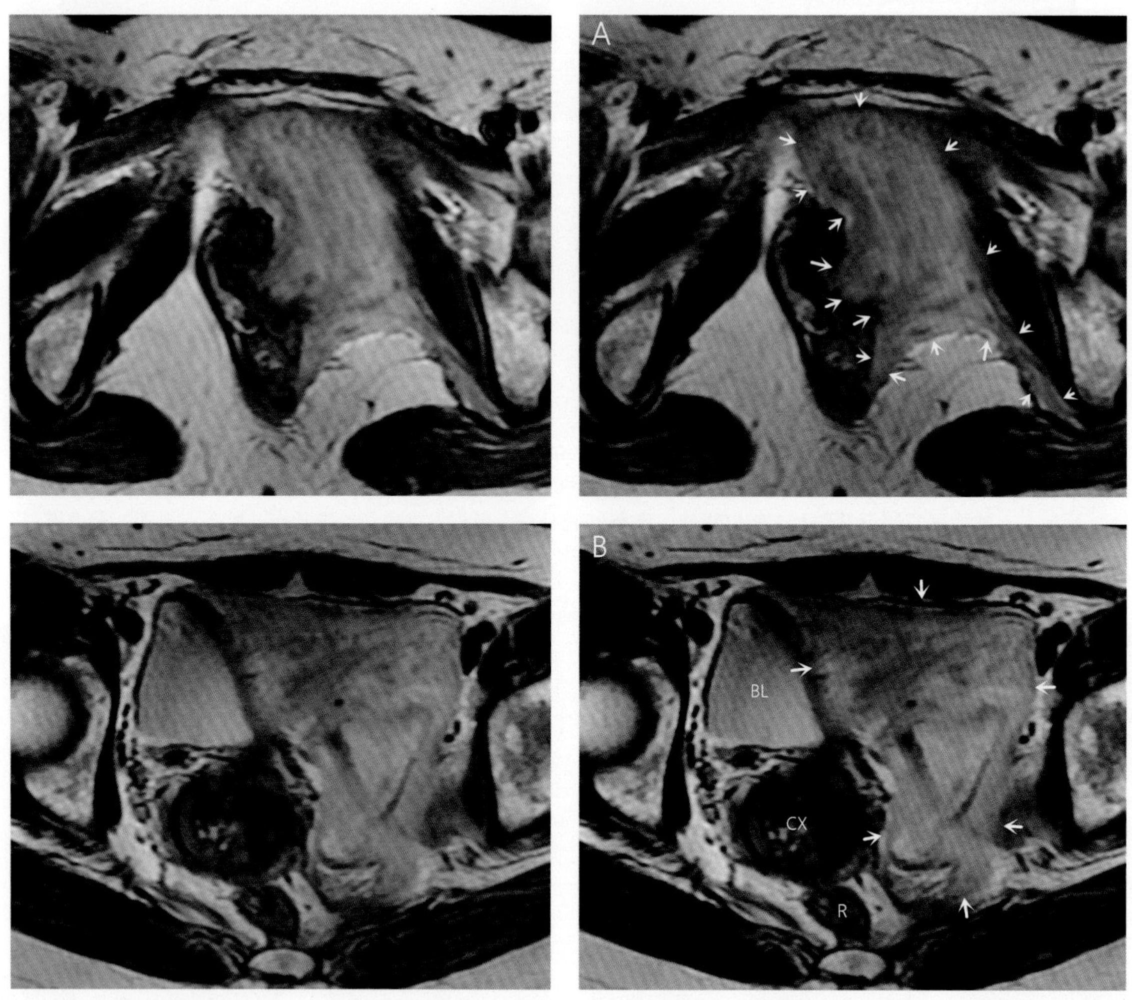

（左侧 – 原始图；右侧 – 标记图）A.MRI 肛提肌水平轴平面，左侧盆底形态不规则肿物（箭头），侵犯阴道、左侧肛提肌，并向左外侵袭性延伸，左侧肛提肌完全缺失，右侧肛提肌完整连续；B. 膀胱宫颈水平轴平面，肿物位于盆腔左侧（箭头），形态不规则，将膀胱、宫颈及直肠推向右侧。BL，膀胱；CX，宫颈；R，直肠。

图 40–6　盆底 MRI 轴平面

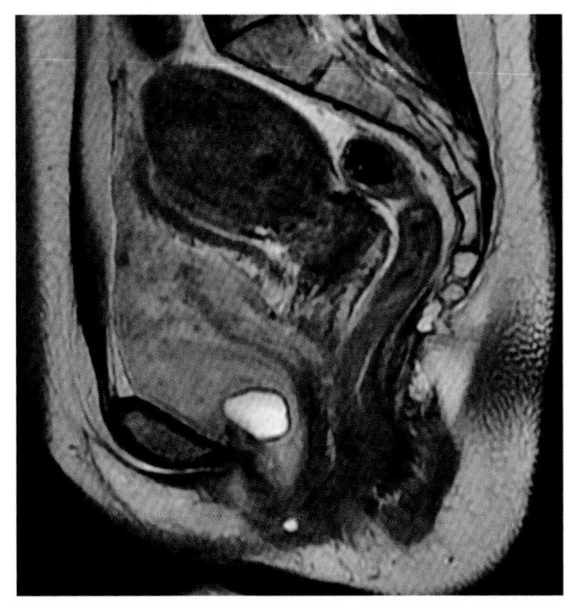

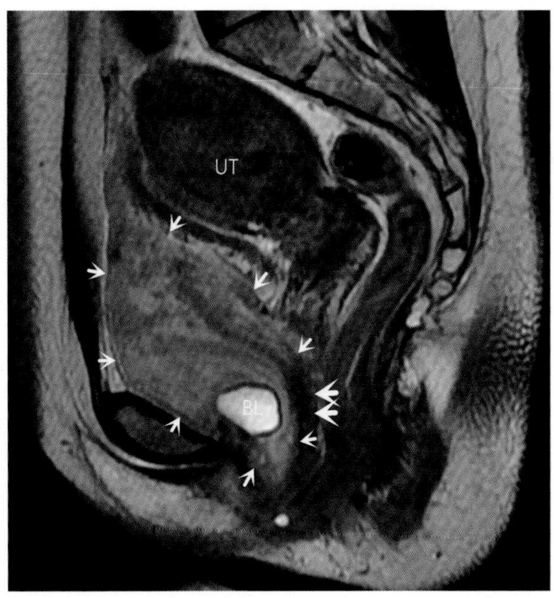

（左侧 – 原始图；右侧 – 标记图）盆底肿物（箭头）位于耻骨联合后方，膀胱包裹其中，向后侵犯阴道前壁（粗箭头）。BL，膀胱；UT，子宫。

图 40–7　盆腔 MRI 矢状位

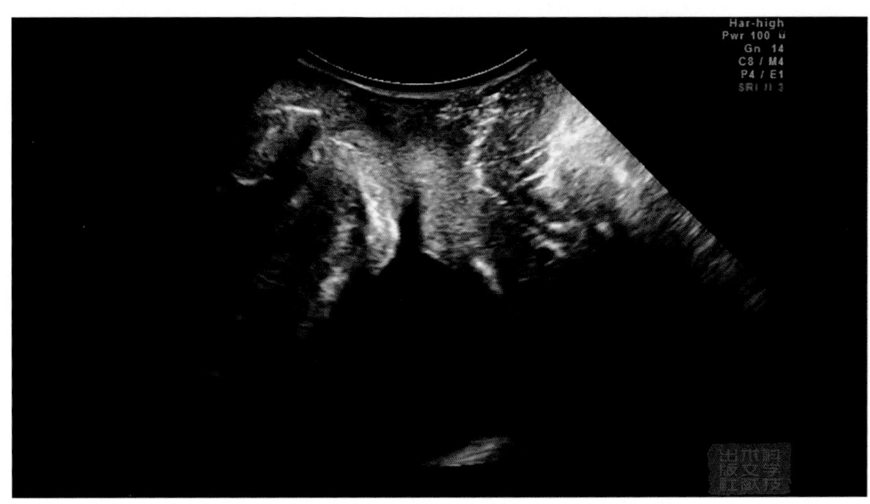

图 40–8　盆底二维超声显示左侧会阴部肿物（动图）

三、影像学所见及诊断

1. 超声所见及诊断

（1）超声所见：经会阴盆底超声，二维正中矢状切面无法显示尿道及膀胱，耻骨联合后方形态不规则偏低不均回声肿物 11.0 cm × 8.8 cm × 6.9 cm，边界不清，无明显包膜；偏右矢状切面，可见尿道及膀胱，肿物位于耻骨与阴道之间，包绕尿道和膀胱；偏左矢状切面，耻骨后方形态不规则肿物，尿道、膀胱及阴道均被肿物占据无法显示；左旁矢状切面显示左侧肛提肌缺失，完全被肿物侵犯；右旁矢状切面显示右侧肛提肌正常，CDFI 提示，肿物内部可探及血流信号。Valsalva 状态下未见明显盆腔器官脱垂，肿物无明显移动。经三维超声检查，在重建肛提肌裂孔轴平面下可见，肛提肌形态失常，左侧被形态不规则肿物占据，侵犯阴道及左侧肛提肌，并向左外侧延伸。

（2）超声提示：盆底左侧实性肿物，侵犯左侧肛提肌及阴道。

2. MRI 所见及诊断

（1）MRI 所见：盆腔左侧可见巨大团状异常信号，抑脂相呈稍低信号，T2WI 序列呈高信号，DWI 呈稍高信号，边界欠清，最大截面约 10.5 cm × 8.2 cm（前后径 × 左右径），上缘达 S1 水平，下缘似延伸至阴道口及左侧会阴，阴道左侧壁不完整，阴道内可见类似信号，其内信号欠均匀，可见类圆形长 T1 长 T2 信号，子宫、膀胱受压移位。膀胱充盈欠佳，壁不厚，腔内未见明确异常信号影。所见盆腔肠管壁未见异常增厚，管腔无扩张，腔内未见明确异常信号影。盆腔内未见肿大淋巴结，盆腔未见液体信号影。

（2）MRI 诊断：盆腔左侧占位，侵犯阴道及左侧会阴，考虑侵袭性血管黏液瘤可能性大。

四、超声分析及鉴别诊断

1. 超声分析

本例患者自觉外阴不适及阴道脱出物，体检会阴部不对称，阴道左前壁膨出。盆底超声检查，耻骨后方形态不规则、无明显包膜偏低不均回声肿物，动态观察肿物偏于左侧，侵犯左侧肛提肌及左侧阴道，将尿道、膀胱、宫颈、直肠推向右侧，肿物呈实性，内部血流信号丰富。三维重建轴平面显示，右侧肛提肌完整，左侧肛提肌缺失，已完全被肿物侵犯，多平面断层成像以 2.5 mm 为层间距，从足侧至头侧的肛提肌裂孔左侧全部被肿物侵犯，且肿物逐渐增大，说明肿物已达到盆腔。结合 MRI 的检查结果，肿物呈侵袭性增长，考虑为侵袭性血管黏液瘤，与之后的活检相一致。

2. 鉴别诊断

（1）膀胱膨出：此患者临床表现为阴道前壁膨出，要除外膀胱膨出，膀胱膨出超声表现为 Valalva 动作下膀胱向后下方移位，而此患者 Valsalva 动作时无膀胱移位。盆底超声及 MRI 检查发现盆腔左侧肿物，侵犯阴道及左侧肛提肌，肿物内部可探及血流信号，考虑为实性肿物，可除外此诊断。

（2）阴道壁囊肿：其来源于副中肾管残余部，通常形成于阴道侧壁或后壁，超声表现为阴道壁来源的囊性肿物，患者多数无症状，而本例患者阴道内肿物内部可探测到血流信号，考虑为实性肿物，且侵犯左侧盆腔，故可除外此诊断。

（3）阴道壁平滑肌瘤：来源于阴道壁的实性肿物，边界清楚，局限在阴道内，内部可探及血流信号，而本例患者超声及 MRI 提示肿物来源于左盆腔，侵犯阴道前壁及左侧肛提肌，肿物边界不清，呈向外侵袭性增长，可除外此诊断。

（4）前庭大腺囊肿：位于小阴唇内侧近阴道口，内大部分为液性区，囊壁较厚，如合并感染，其内可伴密集细小点状回声，探头加压后细小点状回声可移动，囊壁可检出血流信号，囊内无血流信号。本例患者为实性肿物且内部有血流，可除外此诊断。

五、最终诊断

患者在外院手术活检，电话随访，病理结果为侵袭性血管黏液瘤。结合超声、MRI 所见，以及患者的临床表现，最终诊断为侵袭性血管黏液瘤。

六、讨论

侵袭性血管黏液瘤（aggressive angiomyxoma，AAM）是一种罕见地来源于间叶组织的软组织肿瘤，好发于年轻育龄女性盆腔、会阴、外阴。该肿瘤无明显包膜胶质状生长，可以侵犯周围软组织，以跨盆膈生长为主要特征，多数患者发现时肿瘤体积已经较大，且侵袭与之相邻的组织结构，常常容易与器官脱垂、前庭大腺囊肿等混淆。有文献报道典型病例超声表现内部可见似漩涡状的低回声，部分肿瘤内部可见点片状出血、液化，表现为散在的小液性暗区，CDFI 可探及少许散在的血流信号或未见血流信号。MRI 平扫表现为肿瘤 T2WI 呈高信号，均为类似于水样成分的密度及信号，内部可呈分层状或漩涡状表现。

本例患者自觉左侧会阴部及臀部不适多年，后发现阴道脱出物 2 个月，盆底超声阴道内形态不规则肿物 11.0 cm × 8.8 cm × 6.9 cm，无明显包膜，内部可见似漩涡状偏低不均回声，位于膀胱左前方，包绕膀胱和尿道，侵犯左侧肛提肌及左侧阴道，并向盆腔及左外延伸生长，经 CDFI 检查在肿物内部可探及血流信号。MRI 检查盆腔左侧可见巨大团状异常信号，T2WI 序列呈高信号，DWI 呈稍高信号，边界欠清，最大截面约 10.5 cm × 8.2 cm（前后径 × 左右径），上缘达 S1 水平，下缘似延伸至阴道口及左侧会阴，阴道左侧壁不完整，阴道内可见类似信号，子宫、膀胱受压移位。盆腔内未见肿大淋巴结，盆腔未见液体信号影。MRI 显示为侵袭性增长的肿物，根据其回声及表现考虑是侵袭性血管黏液瘤。本例患者手术活检病理诊断为侵袭性血管黏液瘤，与影像学诊断一致。超声检查可以对肿物的位置以及与周围器官的关系进行初步评估，结合 MRI 影像学检查对于盆底肿物有很好的特异性，能协助临床明确肿物位置及形态，对性质进行初步判断。

七、参考题

1. 盆底实性肿物超声表现？
2. 盆底肿物的鉴别诊断？

参考文献

1. NAKAMURA T, MIURA K, MARUO Y, et al. Aggressive angiomyxoma of the perineum originating from the rectal wall[J]. Journal of Gastroenterology, 2002, 33（4）: 303–308.

2. HUANG C C, SHEU C Y, CHEN T Y, et a1. Aggressive angiomyxoma: a small palpable vulvar lesion with a huge mass in the pelvis[J].J Low Genit Tract Dis, 2013, 17（1）: 75–78.

3. 闫浩，秦幸茹，任莹 . 侵袭性血管粘液瘤的影像诊断研究 [J]. 中国临床医学影像杂志 . 2018, 29（9）: 645–648.

病例 41　外阴黑色素瘤

一、临床资料

病史： 患者，女，93 岁，发现外阴肿物 1 月余，2011 年曾行外阴肿物切除术，术后病理检查结果为（阴蒂）恶性黑色素瘤；此次发病无排尿困难，无尿频、尿急、尿痛。

体格检查： 阴蒂处可见肿块，大小约 2 cm × 1.5 cm，色深红，触诊肿块质地较硬。

实验室检查： 尿常规检查显示，白细胞计数　30 个 / HP；肿瘤标记物　CA125、CA199（－）。

二、影像资料（图 41-1）

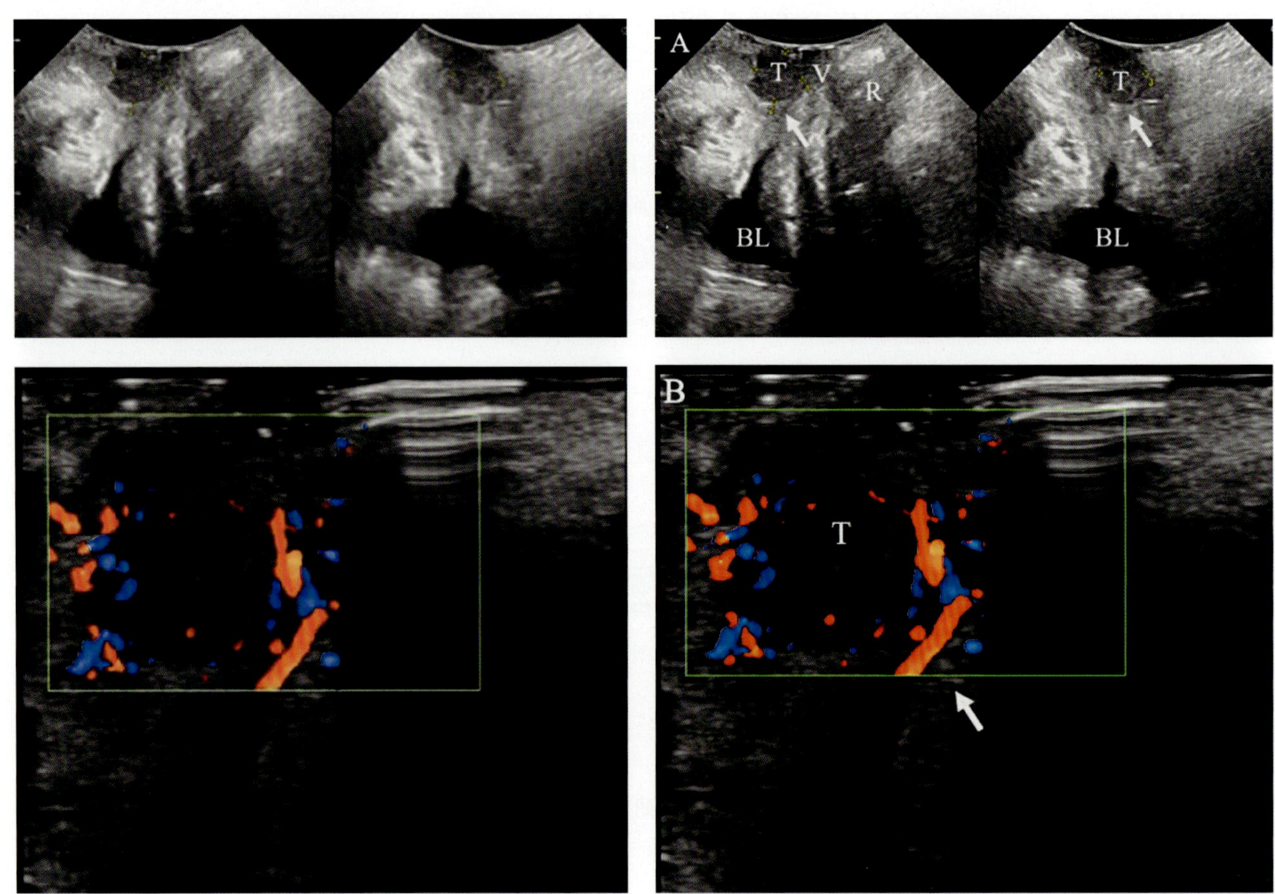

（左侧 – 原始图；右侧 – 标记图）A. 经会阴凸阵探头矢状面：阴蒂部、尿道外口前方可见低回声肿块，形态欠规则，边界较清，内部回声不均匀（箭头所指处）；B. 经会阴高频探头横断面：肿块周边及内部可见较丰富血流信号（箭头所指处）。BL，膀胱；V，阴道；R，直肠；T，肿瘤。

图 41-1　外阴肿块二维超声图像

三、超声所见及诊断

1. 超声所见：应用凸阵探头及高频线阵探头经会阴探测，阴蒂部见低回声肿块，范围约 17 mm × 20 mm × 17 mm，内部回声不均匀，该包块形态欠规则，边界尚清晰，周边及内部探及较丰富血流信号（图 41–1）；双侧腹股沟未见明显肿大淋巴结。

2. 超声诊断：阴蒂部实质性肿块，结合患者的病史，考虑恶性黑色素瘤复发可能。

四、手术及最后诊断

手术方式：行阴蒂肿块切除术。

病理结果：（阴蒂）恶性黑色素瘤。

最后诊断：阴蒂黑色素瘤。

五、超声分析和鉴别诊断

1. 超声分析

本例患者为老年女性，自述无明显不适，因无意中发现外阴肿块 1 月余来院就诊。经会阴超声扫查可见实性占位，位于阴蒂部，该占位形态欠规则，周边及内部血流信号较丰富，见穿支血流，相邻的尿道壁和阴道壁未见明显占位，结合患者阴蒂恶性肿瘤（黑色素瘤）病史，考虑为阴蒂恶性肿瘤（黑色素瘤）复发可能。

外阴黑色素瘤是女性外阴第二位高发恶性肿瘤，仅次于外阴鳞状细胞癌，好发于小阴唇、阴蒂部，易向尿道和阴道表浅部位扩散，外观表现为棕褐色、蓝黑色的隆起样、扁平结节，也可表现为息肉样或乳头状结晶。此患者外阴肿块表现为深红色，主要位于阴蒂部，与小阴唇、大阴唇关系不密切，肿块未向尿道外口处扩散，符合阴蒂黑色素瘤表现。

2. 鉴别诊断

（1）外阴鳞癌：该病是外阴恶性肿瘤最常见的病理类型，占 80% ～ 90%，可能与外阴的硬化苔藓病变等非肿瘤性上皮病变，以及高龄导致上皮细胞出现非典型性增生有关，肿块颜色常不如黑色素瘤深，声像图常表现为占位性病变，形态不规则、内部回声不均匀，内部探及较丰富血流信号，超声上与外阴黑色素瘤较难鉴别，最终诊断依赖于病史及病理诊断。

（2）外阴基底细胞癌：该病是一种较罕见的外阴恶性肿瘤，占外阴恶性肿瘤的 2% ～ 3%。临床表现与鳞癌相似，外阴基底细胞癌的恶性程度较低，生长缓慢，病程较长。其转移方式以局部浸润蔓延为主，腹股沟淋巴结转移少见。该病的声像图常表现为形态欠规则、内部回声不均匀，内部探及较丰富血流信号，超声上与外阴黑色素瘤较难鉴别，确诊依靠组织病理学诊断。患者常因肿瘤生长缓慢，病程长，而延误诊断 4 ～ 6 年。肿瘤的生长速度及病程也可帮助临床医师进行诊断。

（3）外阴前庭大腺癌：该病占所有外阴恶性肿瘤的 0.1% ～ 5%，其病因尚不清楚，可能与前庭大腺囊肿感染有关。患者的发病年龄较小，中位年龄 45 ～ 55 岁，多数表现为外阴前庭大腺部位表面光滑的肿物，少数继发感染者肿瘤表面可溃烂，呈溃疡型，肿瘤大小为 2 ～ 5 cm。该病的声像图常表现为形态欠规则的占位、内部回声不均匀，内部探及较丰富血流信号，超声上与外阴黑色素瘤较难鉴别，确诊主要依据前庭大腺的特有解剖部位和肿瘤组织病理。

六、讨论

外阴癌是一种少见的恶性肿瘤，占所有女性生殖道恶性肿瘤的 3% ～ 5%，多发生于绝经后的老年妇女。肿瘤可发生于外阴的皮肤、黏膜及其附件组织，主要病理类型有鳞状细胞癌、恶性黑色素瘤、腺癌、基底细胞癌、肉瘤，还包括转移性癌等。女性外阴恶性黑色素瘤占外阴恶性肿瘤的 2% ～ 3%，其恶性程度高，易发生远处转移，预后较差。最常见的发病部位是小阴唇、阴蒂和会阴。一般临床表现为外阴部肿块，可伴有疼痛、排尿受阻等症状，发病年龄高峰为 54 ～ 66 岁，多由黑色素痣恶化而来，慢性刺激外伤等均为恶变诱因，目前认为，免疫缺陷或免疫功能减退可能与恶性黑色素瘤发病有关。

目前诊断外阴黑色素瘤的金标准是组织病理学检查，亦可采用抗黑色素瘤特异性抗体（HMB-45）、S-100 和神经特异性烯醇化酶（NSE）等标志物进行免疫组化染色进行诊断和鉴别诊断。此外，病史询问、体格检查、影像学检查对该病的诊断同样也很重要。遇到外阴肿块患者时，须详细询问病史、检查其是否有腹股沟淋巴结肿大，外阴肿块的位置、大小、形态、颜色、质地、浸润深度、是否累及尿道口等，超声检查可直接观察肿块内部的回声、结构、浸润深度，评估血流分布情况，为最终诊断提供可靠的信息，CT、MRI 等也可有阳性发现，并能够观察远处转移情况。

外阴黑色素瘤恶性程度高，预后差，容易复发和转移。治疗原则应以手术治疗为主，手术方式依赖于 FIGO 分期的结果。

七、思考题

1. 女性外阴常见恶性肿瘤有哪些？
2. 女性外阴黑色素瘤的声像图特点？

参考文献

1. ALKATOUT I, SCHUBERT M, GARBRECHT N, et al. Vulvar cancer: epidemiology, clinical presentation, and management options[J]. Int J Womens Health, 2015（7）: 305-313.

2. Te Grootenhuis N C, van der Zee A G, van Doorn H C, et al. Sentinel nodes in vulvar cancer: long-term follow-up of the GROningen International Study on sentinel nodes in vulvar cancer（GROINSS-V）I[J]. Gynecol Oncol, 2016, 140（1）: 8-14.

3. MACLEAN A B. Vulval cancer: prevention and screening[J]. Best Practice Res Clin Obstet Gynaecol, 2006, 20（2）: 379-395.

4. MURATA H, OKONOGI N, WAKATSUKI M, et al. Long-Term Outcomes of Carbon-Ion Radiotherapy for Malignant Gynecological Melanoma. Cancers（Basel）, 2019, 11（4）. pii: E482. doi: 10.3390/cancers11040482.

5. 周绮，吴小华，刘继红，等. 外阴癌诊断与治疗指南（第四版）[J]. 中国实用妇科与产科杂志，2018, 34（11）: 1230-1237.

第 6 章

阴道病变

病例 42　尿道阴道瘘

一、临床资料

病史：患者，女，14 岁，骨盆骨折后膀胱造瘘术后 3 年余，不能自行排尿 3 年余；3 年前因车祸致全身多处损伤，包括骨盆骨折，当时针对性地行膀胱造瘘术及会阴修补术。

体格检查：会阴部可见大片手术瘢痕，阴道前庭瘢痕挛缩，阴道外口、尿道外口显示不清，膀胱造瘘中。

实验室检查：尿常规检查提示，尿液呈淡黄色，红细胞计数（RBC）为 34/μL，白细胞计数（WBC）为 133/μL，隐血 +++。

二、影像资料（图 42-1）

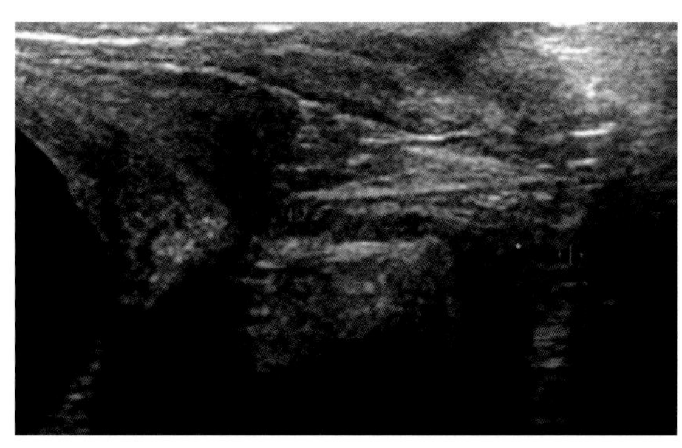

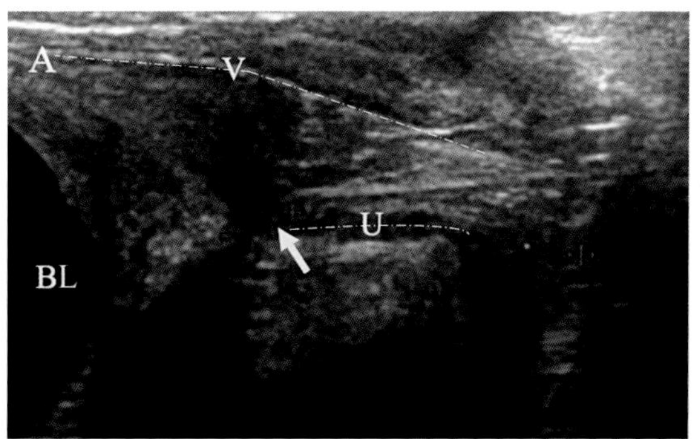

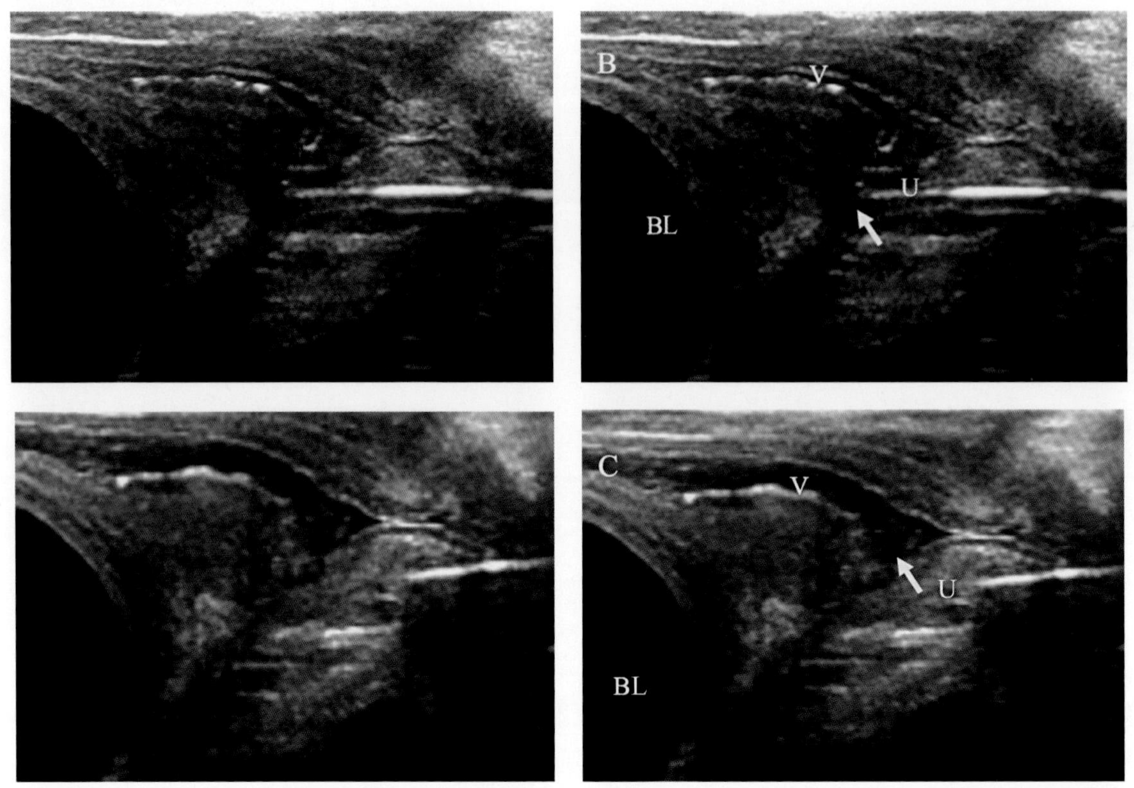

（左侧 - 原始图；右侧 - 标记图）A. 静息期经直肠超声矢状面，尿道后壁回声中断，尿道后壁与阴道前壁之间分界不清，见不规则低回声区（闭合瘘管）（箭头所指处）；B. 经直肠超声矢状面，插入细径导尿管时，导尿管于尿道中部受阻，箭头所指处为导尿管进入受阻处；C. 经直肠超声矢状面，经导尿管注入生理盐水时，阴道与尿道之间见一管状通道（开放瘘管）（箭头所指处），液体从尿道经瘘管流入阴道，阴道腔内充盈液体。U，尿道；V，阴道；BL，膀胱。

图 42–1　经直肠尿道二维超声图像

三、超声所见及诊断

1. 超声所见： 夹闭膀胱造瘘管半小时后进行检查，膀胱部分充盈，中远段尿道显示，近段尿道显示不清，距离尿道外口 24 mm 处见尿道后壁中断，尿道后壁与阴道前壁之间分界不清，见不规则低回声区。嘱患者尝试排尿，膀胱三角区未见膀胱颈。超声引导下于尿道外口插入细径导管，插管至尿道中部（距尿道外口约 24 mm）导管受阻，经导管注入生理盐水，可见阴道与尿道之间有一管状通道开放（瘘管），宽约 3 mm，液体从尿道经瘘管流入阴道，阴道腔内充盈液体（图 42–1）。

2. 超声诊断： 尿道阴道瘘。

四、最后诊断及术中所见

手术方式： 转移皮瓣尿道阴道瘘修补术 + 转移皮瓣尿道重建。

术中所见： 取截石位，从尿道外口置入 F16 探子，进镜约 2 cm 尿道闭锁，膀胱镜检发现无明显尿道内口，仅存留有一较浅凹陷，后从尿道内口置入探子，手指探查阴道，见阴道中段有一瘘口与尿道相通。于瘘口位置将尿道与阴道分离。阴道瘘口予以 5–0 可吸收缝线连续缝合，其上方周围组织填塞加固，并在探子引导下自阴道前壁行纵形切口，依次打开各层组织，游离处尿道近端两侧用 5-0 缝线间断缝合。取左侧阴道皮瓣，宽度 2 cm，皮肤表面电灼，缝合到修补处，留置皮片引流，逐层缝合各层组织，留置负压球引流，无菌纱布加压包扎。术后 1、3、6 个月随访，患者可自行排尿且排尿顺畅。

最后诊断：尿道阴道瘘。

五、超声分析和鉴别诊断

1. 超声分析

本例患者为青春期女性，因“膀胱造瘘术后 3 年余，停止自行排尿 3 年余”入院就诊。经直肠超声观察到患者尿道后壁回声中断，尿道后壁与阴道前壁之间分界不清，见不规则低回声区，考虑是闭合的瘘管；排尿期膀胱颈部未见漏斗形成；插入导管时于近段尿道处受阻，注入生理盐水时可见生理盐水沿导管经尿道腔流入阴道腔，考虑是尿道阴道瘘形成。

女性骨盆骨折后，骨折的碎片刺穿尿道和阴道往往并发尿道阴道瘘，临床表现为排尿期尿液自阴道外口流出等。此患者有车祸外伤史，当时曾有后尿道断裂、骨盆骨折及会阴撕裂伤，该患者因长期膀胱造瘘而不能自行排尿，在此次就诊前并不知道有尿道阴道瘘。对于该病临床上的诊断方法有膀胱尿道镜、美蓝试验、超声检查等，超声检查无创，无辐射，对于尿道及尿道周围结构有非常好的显示效果。

2. 鉴别诊断

（1）膀胱阴道瘘：该病是指膀胱与阴道之间有瘘管形成，临床表现也可为尿液自阴道外口流出，其超声表现为排尿时尿液可由膀胱沿瘘管流入阴道腔内，或者自阴道腔内用力注水可进入膀胱。该病与尿道阴道瘘的区别在于瘘口的位置不同。

（2）输尿管阴道瘘：该病是指输尿管与阴道之间有瘘管形成，也可表现为尿液自阴道外口流出，其超声表现为尿液可由输尿管沿瘘管流入阴道腔内。该病与尿道阴道瘘的区别在于瘘口的位置不同。

六、讨论

女性尿瘘的常见病因为难产、外伤、医源性、先天性等，主要临床表现包括漏尿、排尿不畅、尿线分叉等。该病按解剖部位可分为尿道阴道瘘、膀胱颈阴道瘘、输尿管阴道瘘等。尿瘘给患者带来非常严重的身心痛苦及社会压力，为减轻患者的经济负担及心理负担，提高尿瘘，尤其是复杂尿瘘手术的成功率，成为泌尿外科和妇产科医生最为关注的问题之一。

尿道阴道瘘的诊断难点在于明确瘘管的部位，典型的病例可通过查体直接发现瘘管部位及大小，而对于一些瘘管较小、位置较隐蔽的病例，就需要结合临床症状、体征、超声、膀胱尿道镜、膀胱镜逆行输尿管插管、美蓝试验等来协助诊断。膀胱尿道镜可以清晰观察瘘口位置、大小及与双侧输尿管口的关系，对制定手术方案有较大的参考价值。美蓝试验是指将美蓝溶液注入膀胱内，发生阴道瘘时美蓝溶液可经瘘管流入阴道，呈蓝色，结果为阳性。超声检查可以观察尿道壁回声的连续性、尿道壁与周围结构的分界等，可通过患者排尿或向尿道腔注射生理盐水来进行动态观察，显示尿瘘的部位、瘘管的大小。

女性尿瘘通常需手术治疗，尿道阴道瘘的手术修补方法根据瘘口位置、大小、有无瘢痕等情况而有不同选择。对于尿道瘘孔＜ 2 cm，位于尿道中下段，阴道瘘孔周围组织松软无瘢痕的病例，可以行单纯尿瘘修补术；对于瘘口较大，或复杂的尿道阴道瘘，根据患者情况可以选择不同术式，如阴道黏膜瓣尿道成形术、阴道前壁皮瓣尿道成形术、球海绵体肌瓣移植修补术、生物补片修补术等。一般在瘘发生后 3 ～ 4 个月，待局部炎症、水肿消退后，进行手术。

七、思考题

1. 女性尿瘘包括哪些，各自有什么特征？
2. 女性尿道阴道瘘的声像图特点？

参考文献

1. NAM T, RIZVI J H, TALATI J. Surgical repajr of genital fistulae[J]. Journal of Obstetrics & Gynaecology Research, 2004, 30（4）: 293–296.

2. NAVARRO F J, GARCIA J I, CASTRO M, et a1. Treatment approach for vesicogenital fistula: Retrospective analysis of our data[J]. Actas Uroogicasl Espaolas, 2003, 27（7）: 530–537.

3. SKARRIZ B, LU H, DUH Q, et al. Laparoscopic nephrectomy and autotransplantation for severe iatrogenic ureteral injuries[J]. Urology, 2001, 58（4）: 540–543.

4. 许晓明 , 周建国 . 女性尿瘘的治疗体会（附 13 例报告）. 现代泌尿外科杂志 [J], 2005, 10（1）: 44–46.

5. 周遵伦 , 鲻聃 , 莫鸿英 .191 例损伤性女性尿瘘相关因素分析 [J]. 实用妇产科杂志 , 2011, 27（6）: 474–476.

病例 43　膀胱阴道瘘

一、临床资料

病史：患者，女，37 岁，因“膀胱颈部电切术后尿液从阴道流出 6 月”入院。患者于 6 月前因排尿困难在当地医院行膀胱颈部电切术，术后拔除尿管后出现尿液不自主从阴道内流出，平卧时可缓解，为进一步诊治，至笔者所在医院就诊。

体格检查：双肾区未及明显叩击痛，双输尿管行径未及明显压痛或叩击痛，膀胱区无压痛。会阴部检查可见阴道口有尿液流出。

实验室检查：尿常规检查提示，尿液呈深黄色、浑浊，白细胞计数（WBC）为 40/μL，黏液 175/μL，隐血 ++。

二、影像资料（图 43-1）

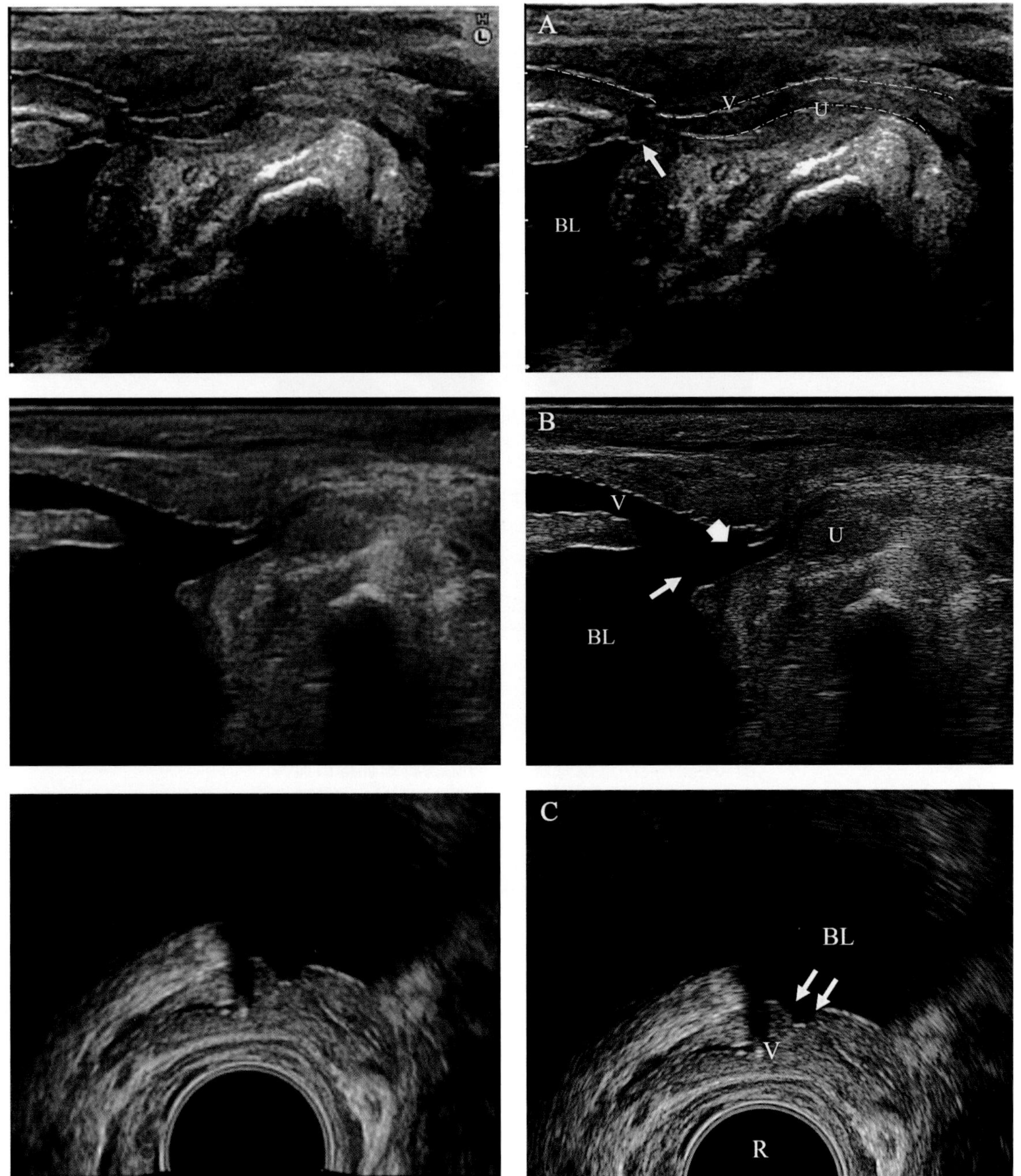

（左侧 - 原始图；右侧 - 标记图）A. 经直肠矢状面，膀胱颈部前壁连续性回声中断（箭头所指处），与阴道前壁回声分界不清；B. 经直肠矢状面（注水期），可见液体由膀胱颈部流入阴道腔内，膀胱颈部（后壁）及阴道近段前壁组织回声缺失，（粗箭头所示为注水管）；C. 经直肠横断面（注水期），膀胱颈经瘘管（箭头所指处）与阴道腔相通。BL，膀胱；U，尿道；V，阴道；R，直肠。

图 43-1　经直肠尿道超声

三、超声所见及诊断

1. 超声所见：膀胱部分充盈，膀胱颈后壁与阴道前壁分界不清，尿道中段及远段回声较均匀，未见明显肿块，未见结石。超声引导下于患者尿道外口处插入细径导管，由导管注入生理盐水后，见生理盐水沿尿道进入膀胱、再由膀胱颈部流入阴道腔内，膀胱颈部（后壁）及阴道前壁组织缺失，缺失部分的上下径约 15 mm，缺损处膀胱腔与阴道腔贯通。经直肠超声横断面可见，膀胱颈部经瘘管与阴道腔相通，窦道左右径约 10 mm（图 43–1）。

2. 超声诊断：膀胱阴道瘘。

四、最后诊断及术中所见（图 43–2）

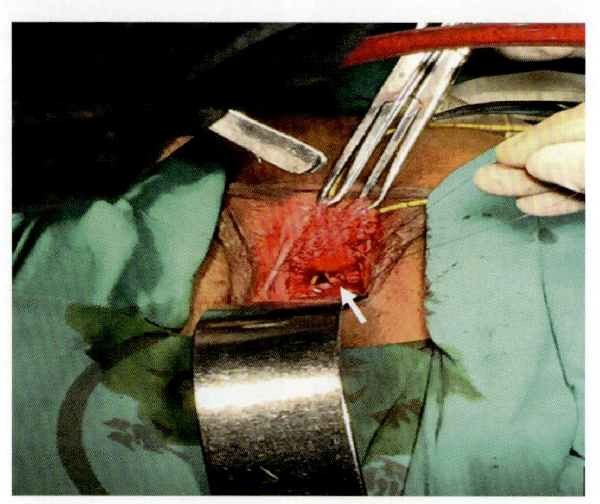

图 43–2　经阴道前壁切开，可见膀胱颈部瘘口显露

手术方式：行膀胱瘘口修补术。

术中所见：患者取截石位，自阴道从瘘口置入输尿管导管，置入双侧输尿管，后将输尿管导管自尿道引出，自阴道将瘘口分离（图 43–2）。将膀胱瘘口予以可吸收缝线连续缝合关闭，并间断加固缝合数针，进一步将阴道缺损予以连续缝合，外层加固。彻底止血后，留置导尿管，阴道留置凡士林纱卷，术毕。

最后诊断：膀胱阴道瘘。

五、超声分析和鉴别诊断

1. 超声分析

本例患者为青年女性，因“膀胱颈部电切术后尿液从阴道流出 6 个月”入院就诊，根据病史首先考虑有阴道瘘的可能，寻找瘘口的具体部位就很重要。经直肠超声观察到膀胱颈部后壁和阴道前壁回声似有中断，超声引导下于尿道外口处插入细径导管并注入生理盐水，观察生理盐水流动的方向，可见液体沿膀胱颈部流入阴道腔内，阴道腔扩张，在液体的映衬下膀胱颈部（后壁）及阴道前壁组织缺失显示非常清晰，经直肠超声横断面可见膀胱颈部经瘘管与阴道腔相通，诊断为膀胱阴道瘘，且瘘口较大。

膀胱阴道瘘多发生于妇科手术、分娩损伤之后，也可由其他手术损伤、外伤、肿瘤、结核、放疗等引起。患者主要表现为阴道不自主漏尿，漏尿量与瘘口位置和大小有关。长期的尿液浸渍可造成局部感染、皮疹，以及产生异味。给患者的正常生活带来极大的痛苦。本例患者有膀胱颈电切手术史，术后出现尿液从阴道流出，超声检查观察到膀胱颈与阴道腔相通，符合膀胱阴道瘘表现。

2. 鉴别诊断

（1）尿道阴道瘘：该病与膀胱阴道瘘同属泌尿生殖瘘范畴，两者不同之处是瘘口位置不同。尿道阴道瘘是指尿道与阴道之间有瘘管形成，排尿时尿液可由尿道经瘘管流入阴道腔内，主要表现为排尿期尿液自阴道流出，由于膀胱颈的括约功能尚在，所以在储尿期时一般不会出现尿液流出的现象，可与本例相鉴别。超声检查可确定瘘口位置、性质、数目、大小，有助于进行鉴别诊断，也可于术前行膀胱尿道镜检查。

（2）压力性尿失禁：该病是指患者出现尿液不自主地自尿道内流出，咳嗽或行走时加重，而非膀胱逼尿肌收缩引起的正常排尿。膀胱阴道瘘的临床表现为尿液从阴道口流出，两者从症状上可以初步鉴别。压力性尿失禁患者膀胱、尿道及阴道的解剖结构是正常的，膀胱镜检及超声检查结果也可进一步证实上述情况。

六、讨论

女性尿瘘给患者带来非常严重的身心痛苦及社会压力，为减轻患者的经济负担及心理负担，提高女性尿瘘，尤其是复杂尿瘘手术的成功率，成为泌尿外科和妇产科医生最为关注的问题之一。引起膀胱阴道瘘的常见原因有难产或产程过长所导致的膀胱阴道受压损伤、医源性手术损伤、放射性损伤及晚期盆腔恶性肿瘤侵犯膀胱和阴道等。膀胱阴道瘘的典型临床表现为尿液的持续性溢出。尿瘘的严重程度取决于瘘管的大小和位置，当瘘口较大或位置邻近膀胱颈时，患者常表现为持续性漏尿；当瘘口较小或位于侧壁时，患者常于患侧卧位出现漏尿，在平卧位或侧卧位时可无漏尿。

目前临床诊断尿瘘方法有阴道双合诊、膀胱镜检查、超声检查、注射美蓝、泌尿系增强 CT 等。膀胱镜检查可以清晰观察瘘口位置、大小以及与双侧输尿管口的关系，对制定手术方案有较大的参考价值。美蓝试验是指将美蓝溶液注入膀胱内，发生膀胱阴道瘘时美蓝溶液可经膀胱流入阴道，呈蓝色，结果为阳性。超声检查可以观察膀胱尿道壁回声的连续性、膀胱尿道壁与周围结构的分界等，可通过患者排尿或向尿道腔注射生理盐水来进行动态观察，显示尿瘘的部位、瘘管的大小。

女性尿瘘通常需手术治疗，通过经阴道、经耻骨上、经膀胱、经腹腔阴道联合等途径进行修补，但是一般膀胱阴道瘘是既往手术的并发症，组织条件差，而且会阴盆腔空间狭小，传统手术成功率不高。可以通过腹腔镜手术，利用腹腔镜的途径可以从容处理开放手术操作困难的狭小部位，修补膀胱瘘口，同时避免了开放手术的大切口，结合经会阴修补阴道瘘口，等于是双重修补保护，手术成功率大大提高。一般在瘘发生后 3 ～ 4 个月，待局部炎症、水肿消退后，进行手术。

七、思考题

1. 女性尿瘘包括哪些，各自有什么特征？
2. 女性膀胱阴道瘘的超声声像图特点？

参考文献

1. CHANG O H, GANESH P, WILKINSON J P, et al. Extended bladder catheterization for women with positive dye tests after obstetric vesicovaginal fistula repair surgery[J]. International Journal of Gynecology & Obstetrics, 2020, 149（1）: 61–65.

2. RAJAIAN S, PRAGATHEESWARANE M, PANDA A. Vesicovaginal fistula: Review and recent trends[J]. Indian Journal of Urological, 2019, 35（4）: 250–258.

3. HYDE B J, BYRNES J N, OCCHINO J A, et al. MRI review of female pelvic fistulizing disease[J]. J Magn Reson Imaging, 2018, 48（5）: 1172–1184.

4. RAMPHAL S R. Laparoscopic approach to vesicovaginal fistulae[J]. Best Pract Res Clin Obstet Gynaecol, 2019, 54: 49–60.

5. LANG I J, FISCH M, KLUTH L A. Diagnostic and therapeutic concepts for vesicovaginal and ureterovaginal fistula[J]. Aktuelle Urol, 2018, 49（1）: 83–91.

病例 44　女性直肠阴道瘘

一、临床资料

病史：患者，女，54 岁，腹痛腹泻加重伴阴道口有粪便 3 月余；2 年前因宫颈癌行放射治疗，后反复出现腹痛腹泻。

体格检查：阴道指检阴道后壁质硬不光滑，直肠指检时直肠前壁质硬不光滑。

实验室检查：尿常规无殊；CA125、CA199（–）。

二、影像资料（图 44-1）

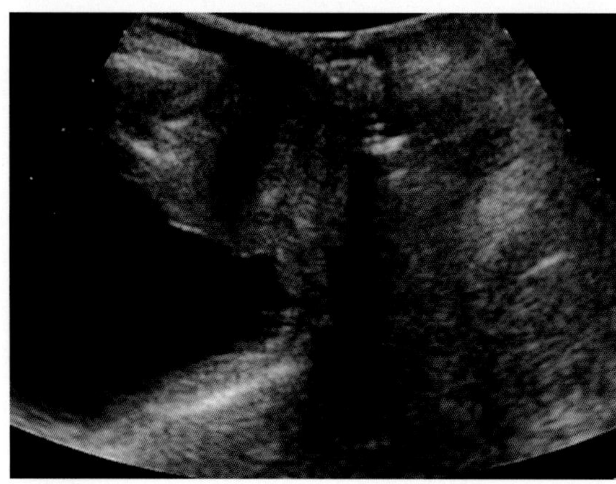

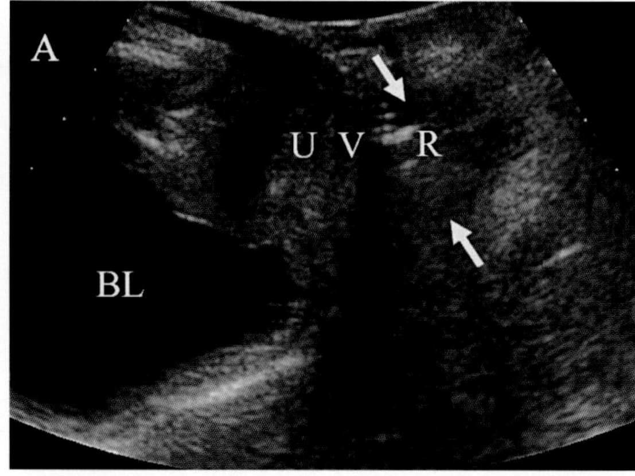

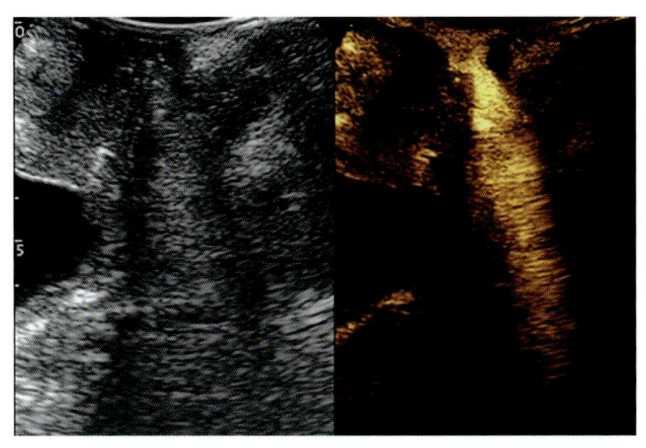

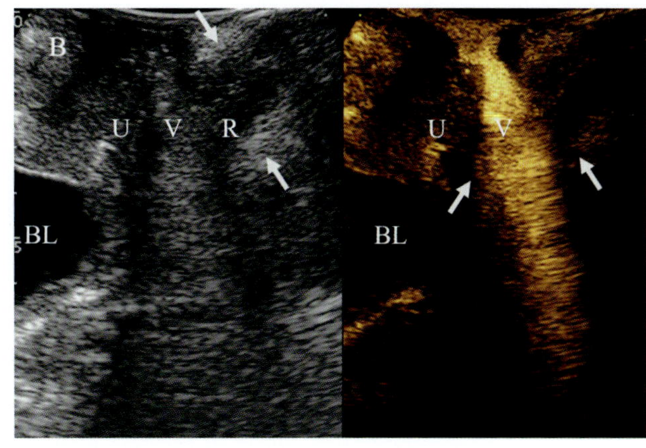

（左侧 – 原始图；右侧 – 标记图）A. 经会阴超声矢状切面：直肠前壁和阴道后壁之间回声杂乱（箭头所指处）；B. 经会阴超声造影：造影剂充盈肛管和直肠壶腹后进入阴道腔内（箭头所指处）。BL，膀胱；U，尿道；V，阴道；R，直肠。

图 44–1 经会阴二维超声及超声造影

三、超声所见及诊断

1. 超声所见：经会阴探查，可见尿道实质回声均匀，未见明显肿块回声；直肠前壁和阴道后壁之间回声杂乱，不连续有中断，范围约 9 mm，中断处距离肛门约 25 mm，距离阴道外口 18 mm，中断处见带状低回声连接阴道和肛管。经肛门插入细径导管，由导管注入造影剂，可见造影剂充盈肛管和直肠壶腹，于距离肛门口 25 mm 处见部分造影剂进入阴道内，阴道远段造影剂充盈，未见明显造影剂充盈阴道中段及近段（图 44–1）。经阴道探查，提示阴道狭窄，阴道探头不能进入。

2. 超声诊断：直肠阴道瘘。

四、最后诊断及术中所见

手术方式：直肠阴道瘘修补术。

术中所见：手指探查肛管，距肛门约 3 cm 处有一瘘口，用肾上腺素氯化钠溶液 20 mL 在瘘口周围及直肠黏膜下浸润，自瘘口远端向近侧端做一顶窄底宽的直肠黏膜肌瓣（底宽为顶宽的 2 倍），长约 4 cm，包括黏膜、黏膜下层和部分环肌层，以确保血供和缝合无张力，切除直肠瓣顶端含瘘口部分，先用 2–0 可吸收缝线缝合瘘口肌层缺损，再将直肠瓣向下牵引覆盖瘘口，用 3–0 可吸收缝线分别间断缝合直肠瓣的顶端及两侧，术毕。术中麻醉佳，出血少，无输血。

最后诊断：直肠阴道瘘。

五、超声分析和鉴别诊断

1. 超声分析

本例患者有宫颈癌放疗史，腹泻伴阴道口有粪便，根据其病史，首先怀疑是否有直肠阴道瘘。最初考虑采用经阴道超声探查或者经直肠超声：由于患者放疗后阴道和肛门均有狭窄，探头很难进入阴道腔和直肠内，遂采用经会阴超声进行观察。经会阴超声观察到尿道回声均匀，未见明显肿块。直肠前壁和阴道后壁之间回声杂乱，不连续有中断，初步考虑该处有病变。为了证实直肠和阴道是否相通，采用了注入超声造影剂的方法，观察造影剂能否进入回声中断处。经肛门插入细径导管，由导管注入造影剂时，可见造影剂经过部分肛管后沿上述中断处进入阴道腔内，证实了直肠阴道瘘诊断。

2. 鉴别诊断

（1）尿道阴道瘘：该病是指尿道与阴道之间有瘘管形成，尿液可由膀胱经尿道沿瘘管流入阴道腔内，临床表现为尿液自阴道外口流出。腔内超声对尿道阴道瘘有非常好的诊断价值，超声表现为静息期尿道后壁和阴道前壁回声不连续，有时可见闭合的瘘管。排尿期或者从尿道外口注水可见瘘管开放，尿液或者注入的水进入阴道腔，阴道腔积液。本例患者尿道回声光滑连续，与阴道壁回声分界清晰，向直肠肛管内注射造影剂时可见造影剂进入阴道腔内，可排除尿道阴道瘘。

（2）膀胱阴道瘘：该病是指膀胱与阴道之间有瘘管形成，尿液可由膀胱沿瘘管流入阴道腔内，临床表现为尿液自阴道外口流出。鉴别方法同上。

六、讨论

直肠阴道瘘早在公元前300年就有报道，是指直肠前壁黏膜和阴道后壁上皮之间形成的病理性通道，表现为阴道内有气体、脓液或粪便排出，长期反复可造成阴道内感染，伴有会阴处刺痒、疼痛，常致患者性生活障碍，并造成严重的心理负担。直肠阴道瘘病因复杂，以产伤最为常见，其他原因包括炎性肠病、放疗和肛门直肠手术等。本例患者有宫颈癌放疗病史，可引起炎症性肠炎，此次腹泻加重，超声观察到直肠与阴道腔相通，符合直肠阴道瘘表现。

直肠阴道瘘常用的诊断方法包括直肠镜、阴道镜或阴道窥器直视下检查，可以看到直肠阴道膈有瘘管形成，明确其大小、高低，并可取活检进行病理定性；也可经直肠内灌注亚甲蓝溶液，预置在阴道内的纱布敷料蓝染即可得到验证；超声检查也是一种很好的无创检查手段，可帮助临床明确诊断，并对直肠阴道瘘和周围组织情况进行准确评估。

直肠阴道瘘极少能够自行愈合，绝大多数需要进行手术修补。但目前治疗直肠阴道瘘的手术入路和手术方式繁多，手术成功率差别较大，尚无基于高级别证据的临床治疗指南。

七、思考题

1. 直肠阴道瘘的病因有哪些？
2. 直肠阴道瘘的声像图特点？

参考文献

1. NAM T, RIZVI J H, TALATI J. Surgical repajr of genital fistulae[J]. J Obstet Gynaecol Res, 2004（30）: 293-296.
2. ZAEHARIN R F. A history of obstetric vesicovaginal fistula[J]. Aust NZJ Surg, 2000, 70（12）: 851-854.
3. GOH J T. A new classification for female genital tract fistula[J]. Aust NZJ Obstet Gynecol, 2004, 44（6）: 502-504.
4. 应涛，胡兵，冯亮，等. 腔内超声探测在女性尿瘘诊断的应用 [J]. 中国超声医学杂志，2002, 18（10）: 793-795.
5. 刘新民，刘鸣，莫中福. 泌尿生殖道瘘修补术 83 例效果分析 [J]. 中国妇产科杂志，2005, 40（3）: 190-191.

病例 45　阴道壁囊肿

一、临床资料

病史：患者，女，31 岁，会阴部不适一月余，偶有尿频、尿急症状。

体格检查：阴道前壁触及一肿块，大小约 5 cm × 5 cm，质地较软，触之有囊性感。

实验室检查：血常规、尿常规无殊。

二、影像资料（图 45-1）

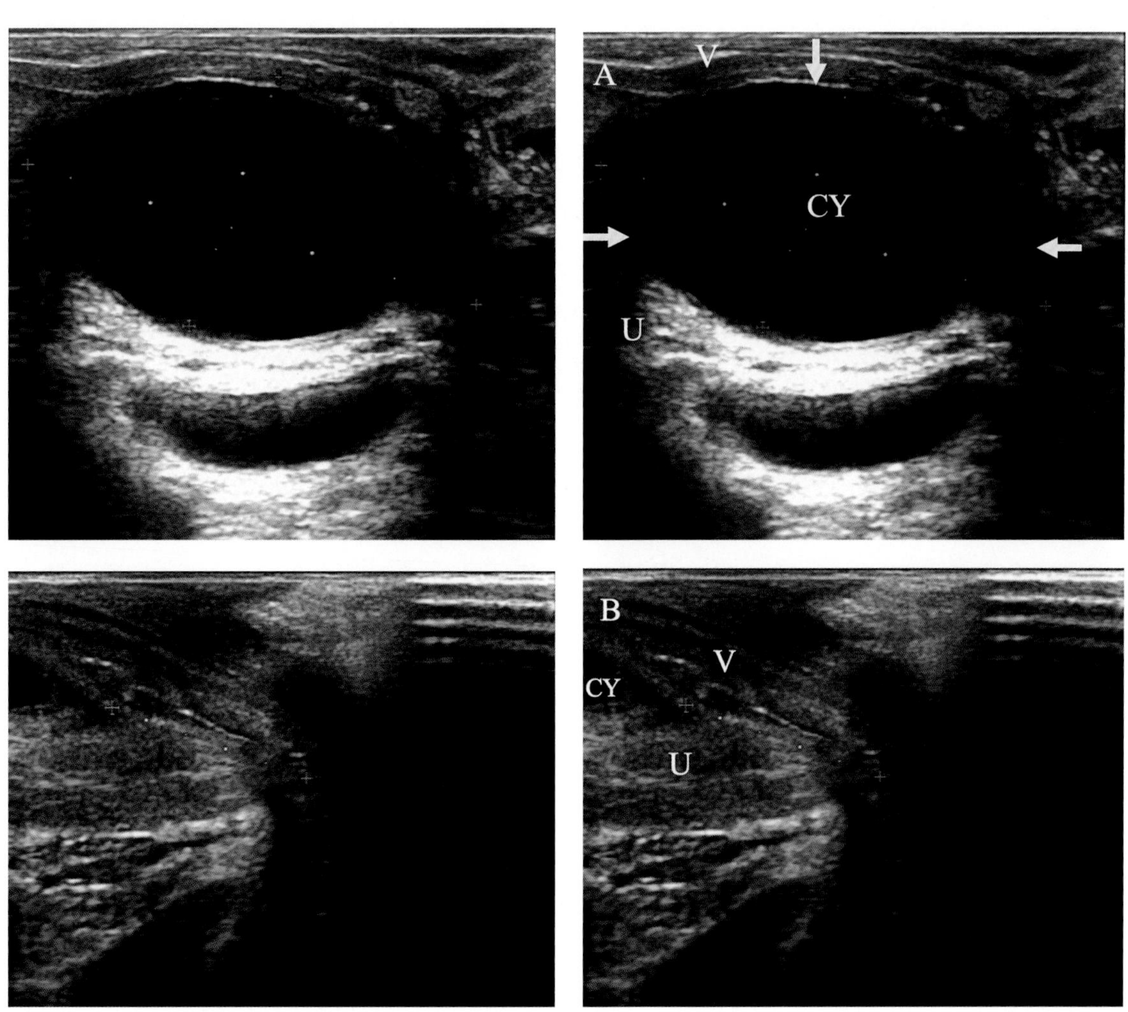

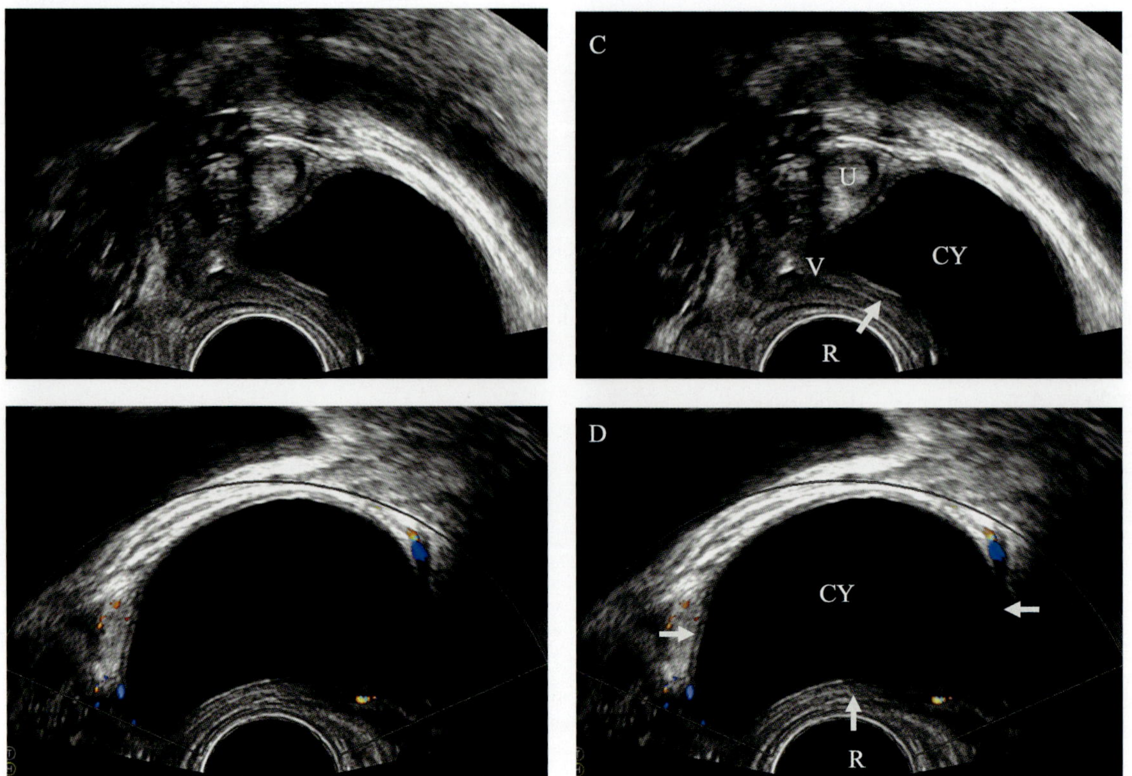

（左侧 - 原始图；右侧 - 标记图）A. 经直肠超声矢状面，膀胱及尿道近中段后方、阴道前方探及囊性肿块，形态椭圆，边界清，囊内透声可；B. 经直肠超声矢状面，尿道远段回声较均匀，未见明显肿块，且囊肿的远端和尿道外口尚有一段距离；C. 经直肠超声横断面，肿块主要位于阴道左前壁；D. 经直肠超声横断面，囊肿壁探及血流信号，囊内未见明显血流信号。U，尿道；V，阴道；R，直肠；CY，囊肿。

图 45-1　阴道壁囊肿超声

三、超声所见及诊断

1. 超声所见： 经直肠超声探测，尿道左右径 14 mm，前后径 12 mm，尿道远段回声较均匀，未见明显肿块，未见结石；膀胱及尿道近中段后方、阴道左前壁探及囊性肿块，大小 55 mm × 33 mm × 53 mm，形态椭圆，边界清，囊内透声可；彩色多普勒血流成像（CDFI）提示，囊壁探及血流信号，囊内未见明显血流信号；肿块远端距离尿道外口约 25 mm（图 45-1）。

2. 超声诊断： 膀胱及尿道近中段后方、阴道左前壁可见囊性肿块，体积较大，考虑其为阴道来源可能性大，有阴道壁囊肿可能。

四、超声分析和鉴别诊断

1. 超声分析

本例患者为青年女性，因“会阴部不适一月余”前来就诊，经直肠超声观察到膀胱及尿道近中段后方、阴道前方探及囊性肿块；经直肠超声横断面观察，囊肿主要位于尿道阴道左侧，尿道远段回声较均匀，未见明显肿块，考虑阴道来源可能性大，该囊肿形态椭圆，边界清，囊内透声可，CDFI 提示，囊壁探及血流信号，囊内未见明显血流信号，初步考虑为阴道壁囊肿可能。

阴道壁囊肿是一种良性病变，好发于 30 ～ 40 岁女性，通常位于阴道前壁和侧壁，后壁较少见。阴道壁囊肿大小不一，当囊肿较小时无明显临床症状，部分可生长较大，压迫尿道导致尿频尿急，甚至脱出阴道口类似膀胱膨出，但与腹压改变并无关联，排尿后不见其缩小。本例患者结合超声观察到囊肿位于膀胱及尿道近中段后方、阴道前方之间，且与尿道并不相通，考虑阴道壁囊肿可能。

2. 鉴别诊断

（1）尿道憩室：位于阴道前壁下部的阴道壁囊肿需与尿道憩室相鉴别，二者均位于尿道与阴道之间，形成阴道膨隆外观，但是尿道憩室与尿道相通，排尿时尿液灌入憩室内在尿道腹侧形成肿块，当压道肿块时可见尿液自尿道口流出，导尿时导尿管可插入憩室内。

（2）膀胱膨出：即膀胱向阴道前壁膨出，由于前阴道壁的支持组织薄弱或损伤，轻者无明显症状，严重者有包块自阴道脱出，患者可伴有压力性尿失禁。虽然阴道壁囊肿较大时表现类似膀胱膨出，均有包块脱出阴道，但是膀胱膨出与腹压改变有关，排尿后肿物会缩小，插入导尿管可确定膨出部分为膀胱。

五、讨论

阴道壁囊肿是阴道最常见的良性肿块，青春期女性少见，发病高峰在 30 ～ 40 岁，可发生在阴道的任何位置，多位于阴道前壁和侧壁。阴道壁囊肿有两类：包涵囊肿和胚胎遗留性囊肿，包涵囊肿与阴道黏膜损伤有关，胚胎遗留性囊肿与先天发育时中肾管、副中肾管和泌尿生殖窦残留有关，其中后者更为常见，囊肿直径为 1 ～ 7 cm 不等，多数无明显临床症状，仅在身体检查的偶然发现，少数表现为轻度会阴不适或阴道的饱胀感或尿失禁等泌尿症状。

体格检查应确定囊肿的位置、活动性、是否压痛。囊肿位于阴道前壁可能压迫膀胱导致尿频，位于阴道侧壁可能引起性交痛或性交困难，位于阴道后壁需与子宫直肠窝疝鉴别。囊肿的内容物可为黏液性、浆液性或乳白色液体，若有出血可呈深棕色，颜色和黏稠度视出血量多少而不同。通过超声检查可观察到肿块的位置、内部回声和结构，并评估血流分布情况，盆底 MRI 同样能评估阴道囊肿的位置和数量，并显示与周围结构的连通性以排除尿道疾病。

本例患者临床表现为会阴部不适，偶有尿频、尿急症状，体格检查时发现阴道前壁有一肿块，经超声观察囊肿体积较大，位于膀胱及尿道近中段后方、阴道前壁之间，并且其与尿道不相通，排除了尿道憩室，考虑阴道壁囊肿可能。阴道壁囊肿大多数较小且无症状，不需要治疗，但是当囊肿体积较大引起临床症状时可考虑囊肿完全切除术，手术切除时应注意囊肿和周边脏器的关系，减少对周围结构的损伤，防止术后瘘的发生。

六、思考题

1. 阴道壁囊肿分为哪几类？临床表现特点是什么？
2. 阴道壁囊肿的鉴别诊断主要有哪几个？在超声上鉴别要点是什么？

参考文献

1. EILBER K S, RAZ S. Benign cystic lesions of the vagina: a literature review[J]. The Journal of urology, 2003, 170（3）: 717–722.

2. CIL A P, BASAR M M, KARA S A, et al. Diagnosis and management of vaginal mullerian cyst in a virgin patient[J]. Int Urogynecol J Pelvic Floor Dysfunct, 2008, 19（5）: 735–737.

3. HWANG J H, OH M J, LEE N W, et al. Multiple vaginal mullerian cysts: a case report and review of literature[J]. Archives of gynecology and obstetrics, 2009, 280（1）: 137–139.

4. KONDIPAFITI A, GRAPSA D, PAPAKONSTANTINOU K, et al. Vaginal cysts: a common pathologic entity revisited[J]. Clin Exp Obstet Gynecol, 2008, 35（1）: 41–44.

5. 李琳，朱兰，郎景和，等. 58 例阴道壁囊肿的临床病理学特征分析 [J]. 生殖医学杂志，2010, 19（2）: 116–119.

病例 46　阴道前壁平滑肌瘤

一、临床资料

病史：患者，女性，48 岁，8 年前自觉在阴道内扪及一肿物，如拇指大小，就诊当地医院，考虑阴道壁膨出，建议手术治疗，患者未采纳，此后阴道肿物逐渐增大，有鹅蛋大小，可还纳；大小便正常，孕 2 产 1，顺产，BMI 23.6 kg/m^2。

专科检查：阴道前壁近尿道口可及一直径 4 cm 肿物，质韧，向下屏气用力可见肿物脱出至阴道口外。

实验室检查：尿常规检查结果无异常。

二、影像资料（图 46-1 ～图 46-7）

1. 会阴部实物图

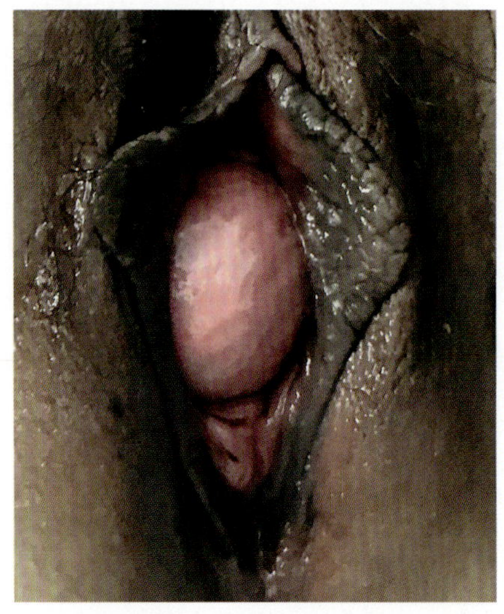

图 46-1　会阴部图片，阴道前壁肿物突出阴道口外

2. 盆底超声

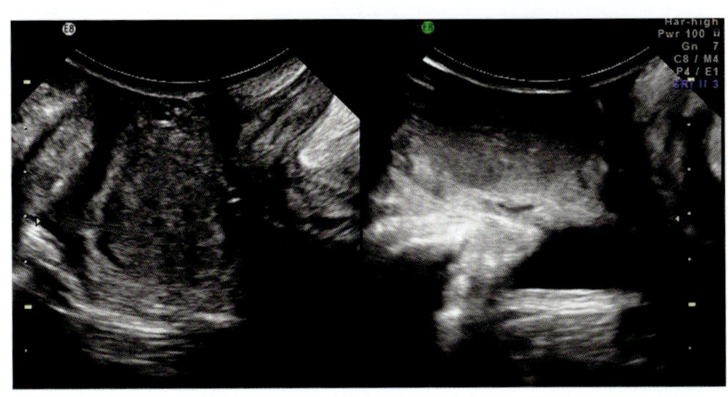
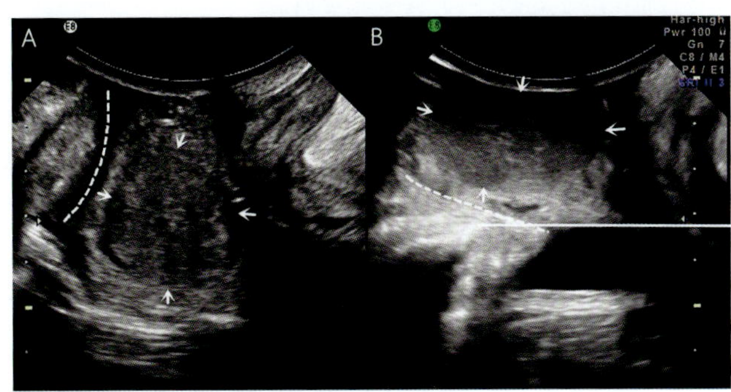

（左侧 – 原始图；右侧 – 标记图）A. 静息状态，尿道（虚线）呈低回声，尿道后方阴道内低回声肿物（箭头），与尿道有界限；B.Valsalva 状态，阴道内肿物（箭头）随阴道前壁向下方移位，位于参考线（实线）下方。

图 46–2　经会阴二维超声

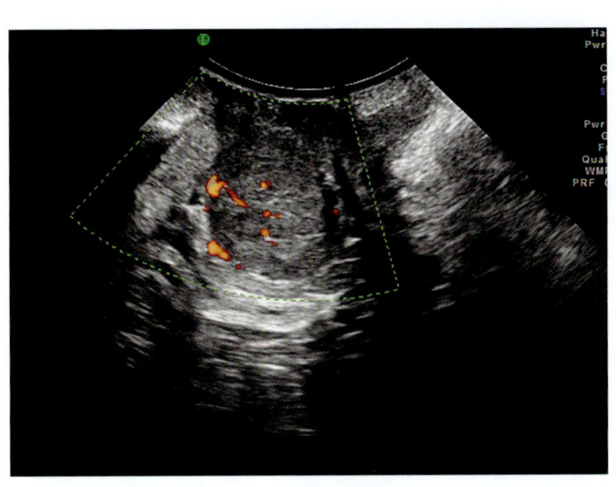
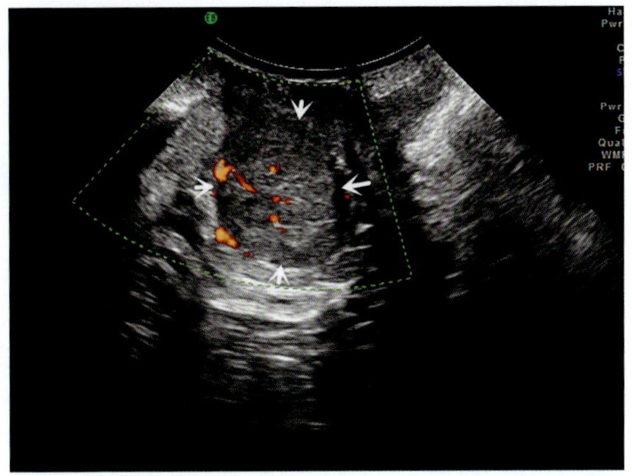

（左侧 – 原始图；右侧 – 标记图）阴道内实性肿物（箭头）内部及周边均可探及血流信号。

图 46–3　经会阴盆底超声能量多普勒血流成像

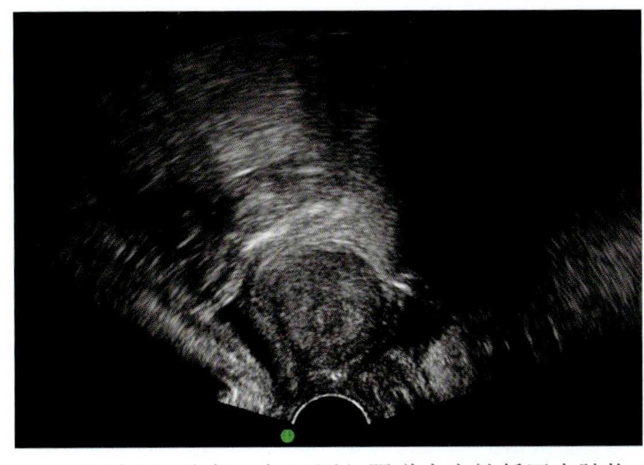
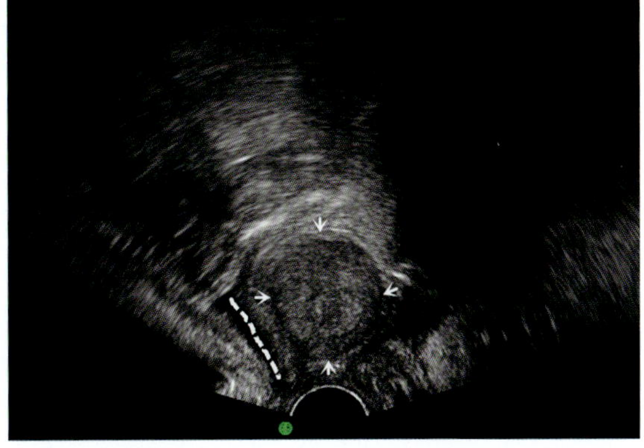

（左侧 – 原始图；右侧 – 标记图）阴道内实性低回声肿物（箭头），边界清楚，与尿道（虚线）有界限。

图 46–4　经阴道二维超声

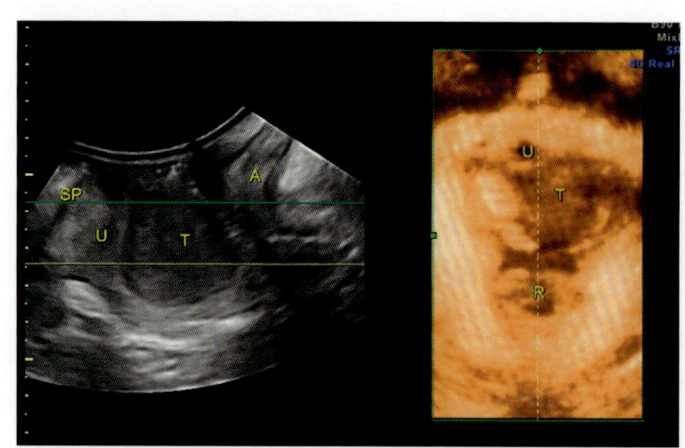

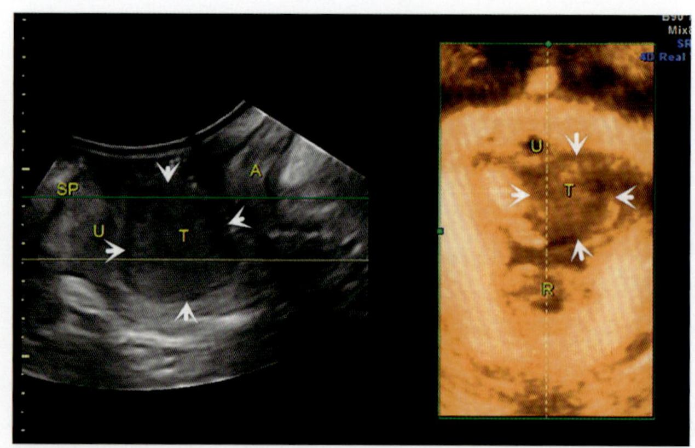

（左侧－原始图；右侧－标记图）三维重建容积渲染模式，阴道内肿物（箭头）放置在感兴趣区内，肛提肌裂孔轴平面显示阴道内偏左侧低回声肿物（箭头），边界清楚，与尿道界限清楚。SP，耻骨联合；U，尿道；A，肛管；R，直肠；T，肿物。

图 46-5　经会阴三维超声

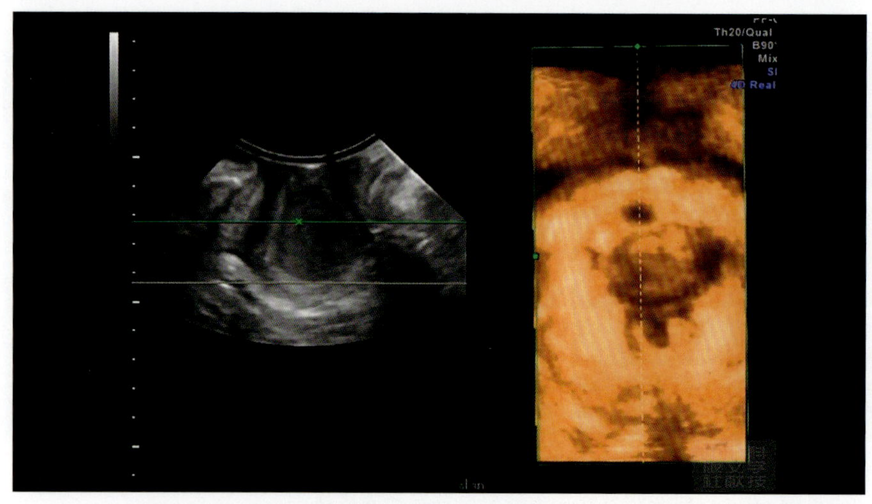

图 46-6　四维盆底超声 Valsalva 动作显示阴道内肿物随阴道前壁移动（动图）

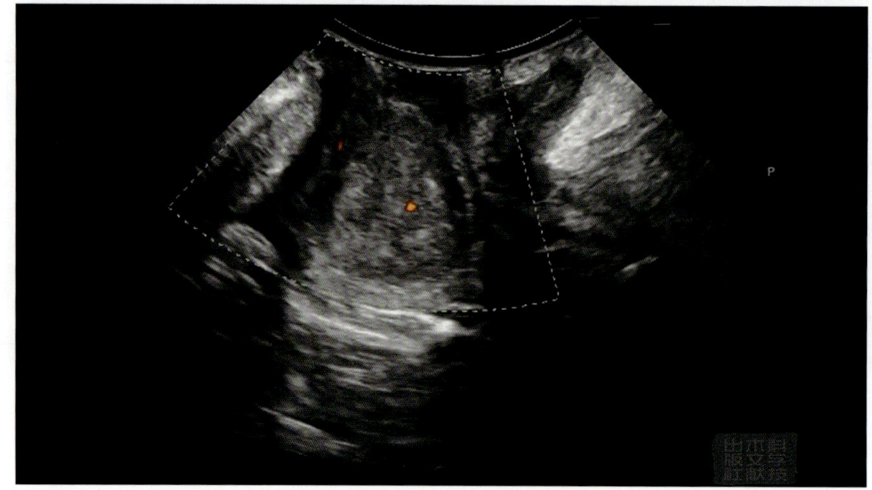

图 46-7　二维盆底超声能量多普勒血流动态图显示阴道内肿物血流（动图）

三、超声所见及诊断

1. 盆底超声所见：静息状态下，尿道显示正常，阴道内实性低回声肿物 3.7 cm × 3.1 cm × 2.9 cm；肿物内部可探测到血流信号，阻力指数（RI）为 0.41，搏动指数（PI）为 0.51；Valsalva 状态下，肿物随阴道前壁移动，下移至参考线下方 3.15 cm，尿道膀胱向后下方移动，肿物与尿道呈错开移动。三维超声重建肛提肌裂孔轴平面显示，尿道位置正常边界清楚，阴道内偏左侧见低回声肿物，与尿道界限清楚。

2. 超声诊断：阴道前壁实性肿物。

四、手术及最后诊断

手术方式：阴道壁肿物切除术。术中留置尿管，肿物与尿道距离很近，完整剥离肿物后，瘤腔紧贴尿道。

病理诊断：（阴道壁肿物）平滑肌瘤，直径 4 cm，部分区域细胞丰富（图 46-8）。

最后诊断：阴道壁平滑肌瘤。

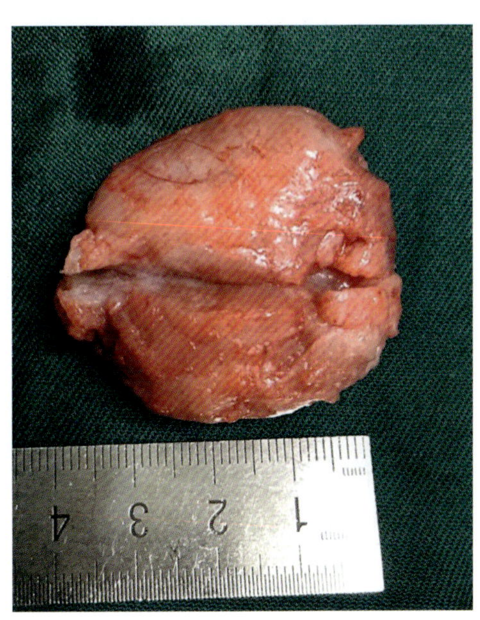

图 46-8　手术切除大体标本

五、超声分析及鉴别诊断

1. 超声分析

本例患者阴道内扪及一肿物多年且缓慢增长，临床表现为阴道前壁膨出，专科检查发现阴道前壁质韧肿物，但无法明确其性质及来源。行经会阴盆底超声检查阴道内低回声肿物，有明显边界，肿物内部及周边可探测到血流信号，考虑为实性肿物；Valsalva 状态下，可以看到肿物随阴道前壁向阴道外移动，而尿道膀胱向后下方移动，与此肿物错开移动，且有明显界限，说明肿物来源于阴道前壁，与尿道无关；经三维超声重建轴平面显示尿道边界清楚，阴道内偏左侧实性肿物，与尿道界限清，进一步证明肿物来源于阴道壁，因此超声提示其为阴道前壁肿物。经过手术证实该肿物为阴道前壁平滑肌瘤。

2. 鉴别诊断

（1）膀胱膨出：临床表现为Valsalva状态下阴道前壁脱出至阴道口外，需要与阴道壁平滑肌瘤相鉴别。经会阴盆底超声通过静息状态及 Valsalva 动作可动态实时地观察膀胱位置及移动情况。本例患者盆底超声检查发现阴道内低回声肿物，且内部可探及血流信号，考虑为实性肿物而不是膀胱，可排除该诊断。

（2）阴道壁囊肿：其来源于副中肾管残余部分，通常形成于阴道侧壁或后壁，超声表现为阴道壁来源的囊性肿物，多数患者无症状，而本例患者阴道内肿物内部可探测到血流信号，考虑为实性肿物，可排除该诊断。

（3）阴道恶性病变：原发性阴道癌中鳞癌占大多数，也可出现黑色素瘤、肉瘤、腺癌等，大多数患者表现为阴道出血，且病灶多突出于阴道黏膜层。其诊断主要依靠影像学检查，超声或 CT、MRI 可清晰显示肿物来源与周边组织的界限，阴道癌多表现为形态不规则，无明显包膜，边界不清，血流信号丰富，而阴道平滑肌瘤表现为质地均匀、包膜完整，边界清楚的实性肿瘤，内部可探及少许血流信号，最终诊断依据病理检查结果。

（4）尿道憩室或囊肿：超声表现为与尿道相通的囊性肿物，经会阴盆底或经阴道超声显示为与尿道相通或其周围单房或多房隔囊性肿物。

（5）尿道来源实性肿物：如尿道平滑肌瘤、息肉等，其诊断主要依靠影像学检查，表现为尿道周围或一侧边界清楚均质低回声结节，与尿道无界限而与阴道界限清楚。

六、讨论

阴道平滑肌瘤是临床上较少见的阴道良性肿瘤，主要来源是阴道黏膜下平滑肌、圆韧带平滑肌、阴道血管平滑肌及竖毛肌。目前认为其发病原因可能与激素长期刺激有关，与子宫肌瘤的发生有一定关系。此病常发生于育龄期女性，通常单发，大小为 0.5 ～ 15 cm 不等，生长缓慢，临床症状取决于肿块的大小及部位，肿物增大可出现阴道及外阴的不适，阴道内肿块、坠胀感、性交障碍及瘤体脱出阴道等。该病变通常是雌激素依赖性的，在怀孕后生长快或绝经后会萎缩。有文献报道，阴道平滑肌瘤不仅可复发，还可发生平滑肌瘤肉瘤变，因此术后的随访很重要。在本例患者诊断过程中，盆底超声检查具有优势，可以实时动态观察肿物与周围脏器关系，明确肿物来源为临床诊断及治疗提供了直观、准确的信息。

总结：对于临床表现为阴道前壁膨出的患者不能直接诊断为膀胱膨出，经会阴盆底超声能够帮助诊断，明确脱出物的来源，这是该检查诊断盆底疾病的优势。

七、思考题

1. 阴道平滑肌瘤的超声诊断要点？

2. 阴道平滑肌瘤的鉴别诊断？

参考文献

1. 郑安桔，金杭美 . 阴道平滑肌瘤 45 例临床分析 [J]. 中国妇幼保健，2012（04），27: 530-531.

2. 木若文 . 阴道平滑肌瘤 12 例临床分析 [J]. 中国医师杂志，2012, 14（8）: 1105-1107.

3. WU Y, WANG W, SHENG X, et al. A Misdiagnosed Vaginal Leiomyoma: Case Report[J]. Urology Case Reports, 2015, 3（3）: 82–83.

4. YOGESH K, AMITA M, RAJENDRA K, et al. Vaginal leiomyoma developing after hysterectomy – Case report and literature review[J]. Australian & New Zealand Journal of Obstetrics & Gynaecology, 2015（45）: 96–97.

病例 47　阴道前壁肌纤维母细胞瘤

一、临床资料

病史：患者，女，40 岁，4 年前自行在阴道内扪及一肿物，如拇指大小，就诊当地医院，考虑阴道壁膨出，建议手术治疗，患者未采纳，此后自觉阴道肿物逐渐增大，有鸽子蛋大小，可还纳；无尿频、尿急、尿痛等不适。

体格检查：尿道外口外观如常，阴道指检可扪及阴道前壁一肿块，直径约 3.0 cm，边界清，质中等。患者向下用力可见肿物脱出至阴道口外，咳嗽及用力后未见漏尿。

实验室检查：尿常规检查无异常。

二、影像资料（图 47-1 ～图 47-4）

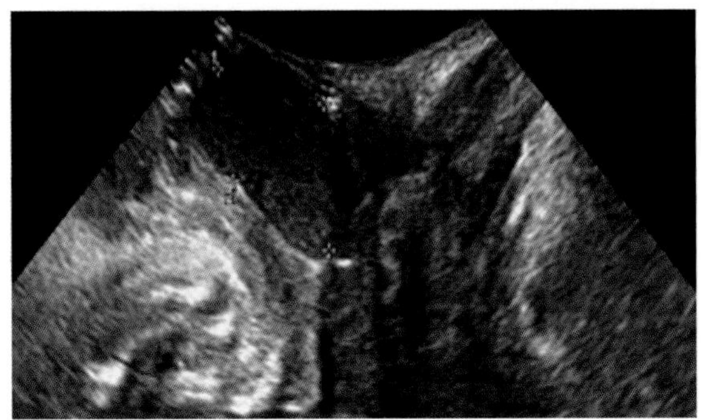

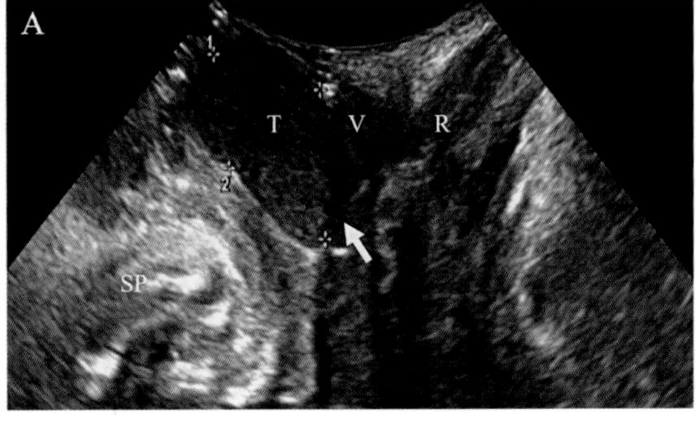

（左侧 - 原始图；右侧 - 标记图）阴道前壁见低回声实性肿块（箭头所指处），形态椭圆，边界清晰，内部回声均匀细密。T，肿瘤；V，阴道；R，直肠。

图 47-1　经会阴超声矢状面

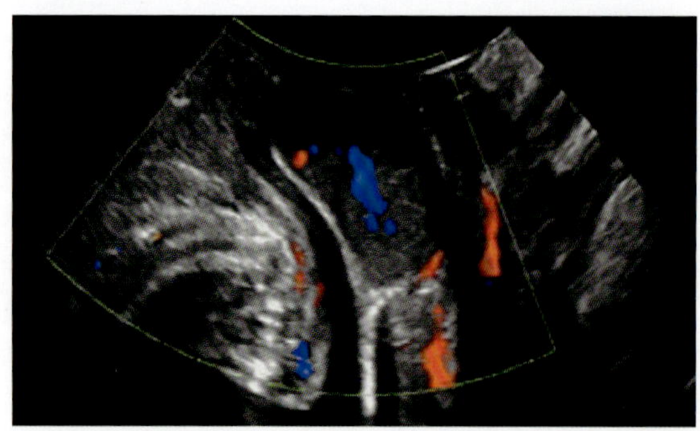

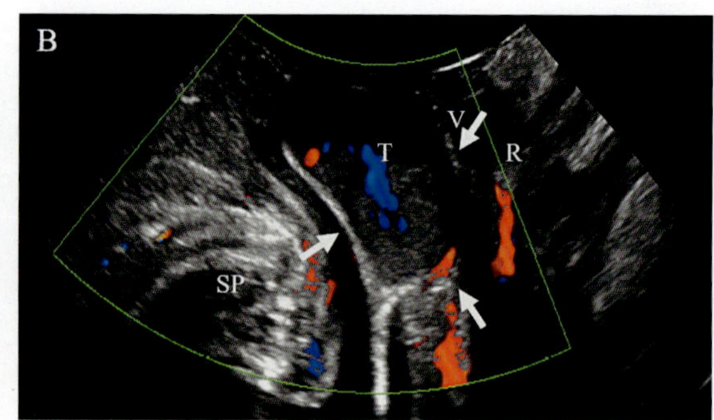

（左侧 - 原始图；右侧 - 标记图）彩色多普勒血流成像提示，该肿块内部探及丰富血流信号（箭头所指处）。T，肿瘤；V，阴道；R，直肠；SP，耻骨联合。

图 47–2　彩色多普勒血流成像

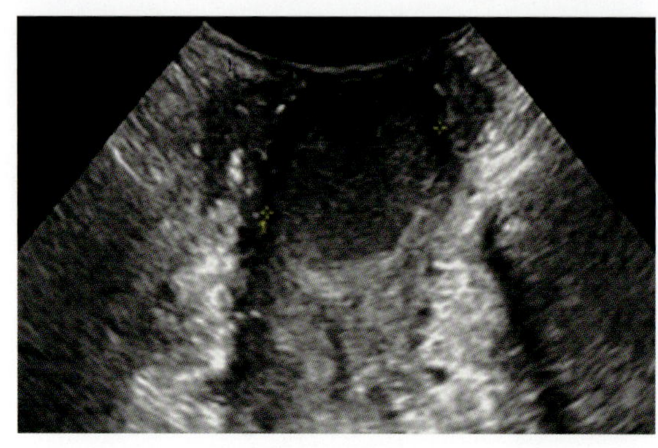

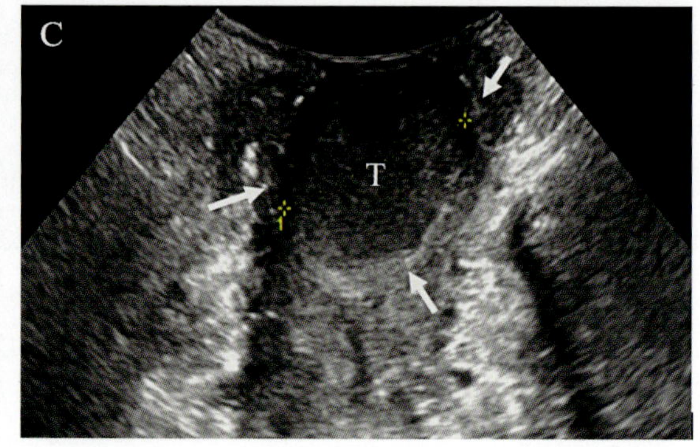

（左侧 - 原始图；右侧 - 标记图）经会阴超声冠状面可见，肿块形态椭圆，边界清晰（箭头所指处）。T：肿瘤。

图 47–3　经会阴超声冠状面

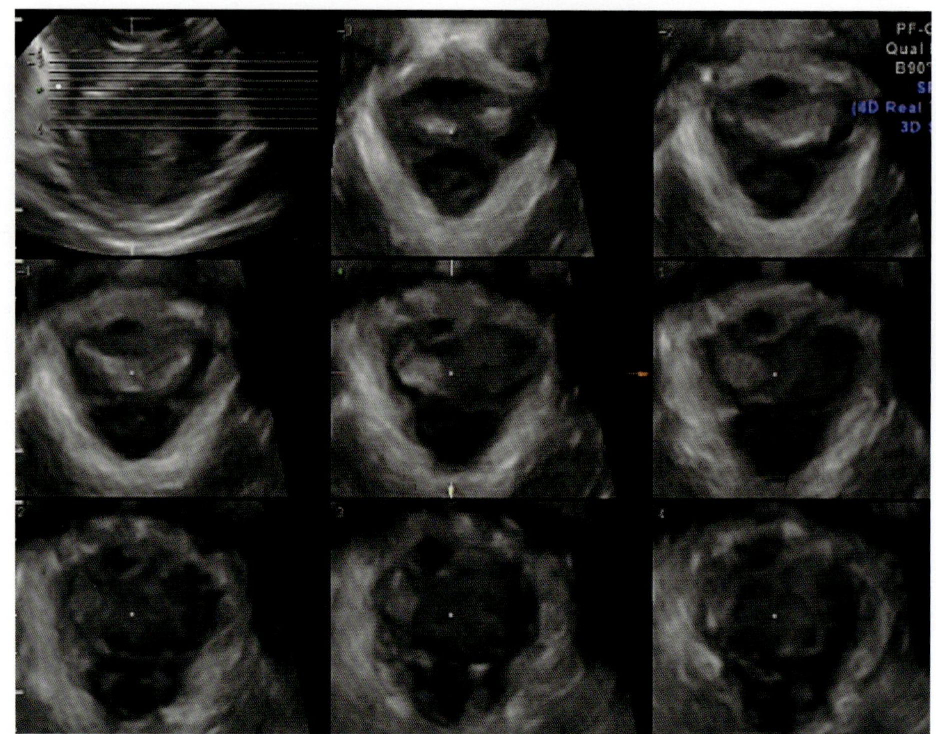

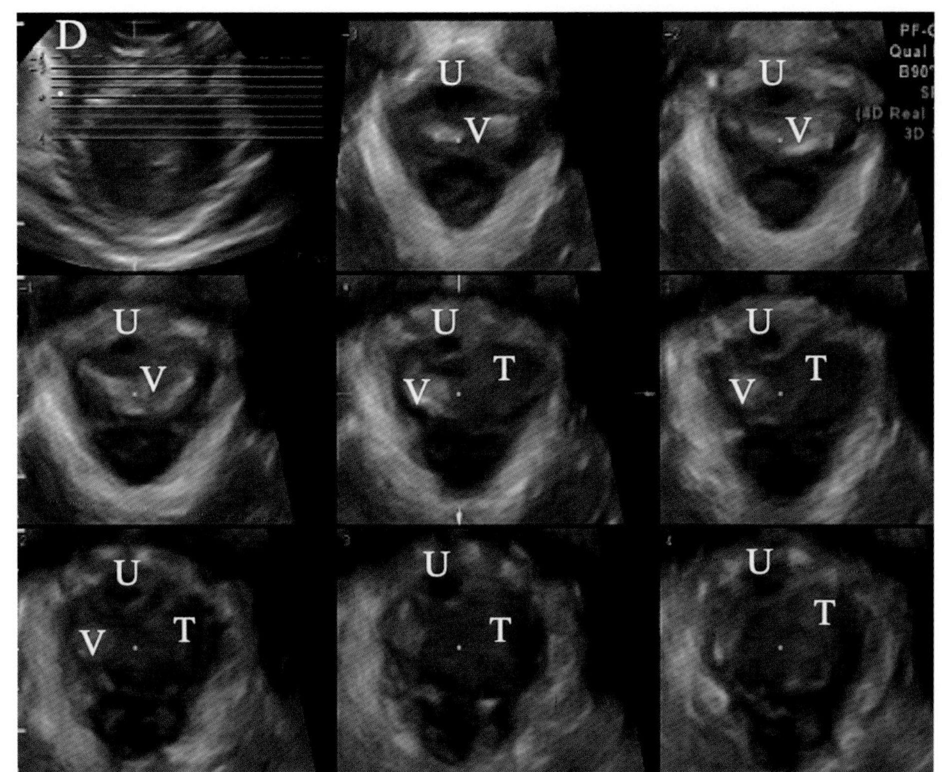

（前图 – 原始；后图 – 标记）三维超声重建轴平面多平面断层成像提示，阴道内偏左侧低回声肿物，与尿道界限清楚。U，尿道；V，阴道；T，肿瘤。

图 47–4　三维超声重建轴平面成像

三、超声所见及诊断

1. 超声所见：经会阴超声检查显示，尿道结构清晰，实质回声均匀，未见肿块回声，未见结石回声；阴道前壁见低回声实性肿块，上下径为 35 mm，前后径为 22 mm，左右径为 36 mm，形态规则，包膜光滑完整，包膜回声稍增强，肿块内部回声均匀细密；彩色多普勒血流成像显示肿块内见丰富血流信号；Valsalva 状态下，肿块活动度好，随阴道前壁移动（图 47–1）。

2. 超声诊断：阴道前壁实质性肿块，考虑良性肿瘤可能。

四、手术及最后诊断

手术方式：行阴道前壁肿块切除术。

术中所见：尿道内留置 F16 导尿管，以阴道拉钩充分暴露阴道前壁，于前壁近阴道外口一约 1.0 cm 位置做横行切口，充分暴露并游离出一约 3.5 cm × 4.0 cm 大小肿块，质硬，完整切下肿块组织，肿块组织送病理。

病理：（阴道前壁）浅表性肌纤维母细胞瘤。

最后诊断：阴道前壁浅表性肌纤维母细胞瘤。

五、超声分析和鉴别诊断

1. 超声分析

本例患者为中年女性，自述无明显不适，因查体发现阴道肿块 2 周，但无法明确其性质及来源。经会阴超声观察到阴道前壁实性占位，嘱患者做 Valsalva 动作，可以看到肿物随阴道前壁向阴道外移动，尿道无明显肿块，考虑为阴道来源可能；经三维重建轴平面多平面成像模式显示尿道边界清楚，阴道内偏左侧实性肿物，与尿道界限清，进一步证明肿物来源于阴道壁，因此超声提示阴道前壁肿物。该占位形态规则，边界清，内部回声均匀细密，内部有血流信号，考虑为阴道前壁来源良性肿块可能。经过手术证实为阴道前壁肌纤维母细胞瘤。在本例患者诊断过程中超声检查具有优势，可以实时动态观察肿物与周围脏器关系，明确肿物来源为临床诊断及治疗提供了直观、准确的信息。

女性阴道壁良性肿瘤，主要发生于成年女性。阴道浅表性肌纤维母细胞瘤是一种新发现、较罕见、具有相对独立临床、病理特征及免疫表型的良性肿瘤。该肿瘤起源于阴道黏膜下浅表基质的间叶组织，由 Laskin 等人于 2001 年报道，发病机制尚不清楚。临床上，大多数患者以无痛性肿块就诊。目前，该病主要治疗方法以手术切除为主。

2. 鉴别诊断

（1）阴道恶性肿瘤：原发性阴道壁恶性肿瘤有阴道肉瘤、黑色素瘤等，继发性恶性肿瘤可为生殖道器官恶性肿瘤的转移瘤。声像图表现为阴道壁实质性肿块，形态不规则、边界欠清、内部回声不均匀、有时伴有内部钙化、内部血流信号丰富且阻力指数较高等。必要时可行活检做病理组织学检查，以资鉴别。

（2）尿道肿瘤：尿道、阴道位置相邻，尤其对于尿道后壁肿块与阴道前壁肿块有时难以区分其起源。尿道肿瘤起源于尿道组织，可从肿瘤解剖学位置上与阴道肿瘤进行鉴别。位于尿道前壁的肿瘤和包绕尿道生长的肿瘤较易定位，对于尿道后壁肿块与阴道前壁肿块，要着重观察肿块与尿道腔、阴道腔以及尿道阴道膈的关系以鉴别。

六、讨论

阴道前壁浅表性肌纤维母细胞瘤多呈圆形或卵圆形，边界清楚，多无包膜。病理学特征为周边区域的肿瘤细胞相对稀疏，间质呈黏液样或水肿样，瘤细胞多呈条束状、网格状或紊乱排列；中央区瘤细胞排列密集，瘤细胞间可见致密纤细的胶原组织，瘤细胞呈束状或波浪状排列，与胶原纤维走向一致并紧密排列，包埋于胶原当中。高倍镜下瘤细胞由基本一致的梭形或星形细胞组成，胞浆嗜伊红，无明显异型，可有小核仁，核分裂罕见（＜2 个 /50HPF）。肿瘤内可见散在的薄壁血管及少量炎细胞浸润。

本病的诊断主要依靠病史、查体和影像学检查，但最终诊断取决于病理结果。超声检查可帮助诊断，超声可以直接观察肿块内部的回声、结构、浸润深度，评估血流分布情况，为最终诊断提供可靠的信息。需要注意的是，阴道浅表性肌纤维母细胞瘤多无包膜，可有 Grenz 带（镜下肿瘤细胞聚集呈小结节状，界限清楚但无包膜，与被覆的上皮之间有一层正常间质分隔即为 Grenz 带）。超声图像上易将 Grenz 带当作包膜，初步诊断本例患者时，医师就误将 Grenz 带当作肿瘤的包膜。手术切除肿瘤是治疗阴道浅表性肌纤维母细胞瘤的有效方法。

七、思考题

1. 阴道来源肿块有哪些，各自有什么特征？
2. 阴道浅表性肌纤维母细胞瘤的声像图特点？

参考文献

1. CINEL L, O' HARA B, PRESTIPINO A. Superficial myofibroblastoma of the lower female genital tract in the uterine cervix showing focal peseudosarcomatous morphology[J]. Pathology, 2009, 41（7）: 691–693.

2. MAGRO G, CALTABIANO R, KACEROVSKA D, et al. Vulvovaginal myofibroblastoma: expanding the morphological and immunohistochemical spectrum. A clinicopathologic study of 10 cases[J]. Hum PathoI, 2012, 43（2）: 243–253.

3. LIU J L, SU T C, SHEN K H, et al. Vaginal superficial myofibroblastoma: a rare mesenchymal tumor of the lower female genital tract and a study of its association with viral infection[J]. Med Mol Morphol, 2012, 45（2）: 110–114.

4. ATINGA A, El-BAHRAWY M. STEWART. V, et al. Superficial myofibroblastoma of the genital tract: a case report of the imaging findings[J]. BJR Case Rep, 2018, 5（1）: 20180057.

5. EMMANUEL I, OCHIGBO A, PHILIP A, et al. Adenomyosis: A Clinico-pathological Study[J]. West Afr J Med, 2019, 36（1）: 88–92.

病例 48　阴道闭锁伴盆腔子宫内膜异位症

一、临床资料

病史：患者，女，14 岁，无月经来潮，不规则下腹部坠胀感 3 年余。
体格检查：妇检未见阴道外口；双侧下腹部有压痛；肛检两侧附件区有触痛。
实验室检查：血常规、尿常规检查结果无异常。

二、影像资料（图 48-1，图 48-2）

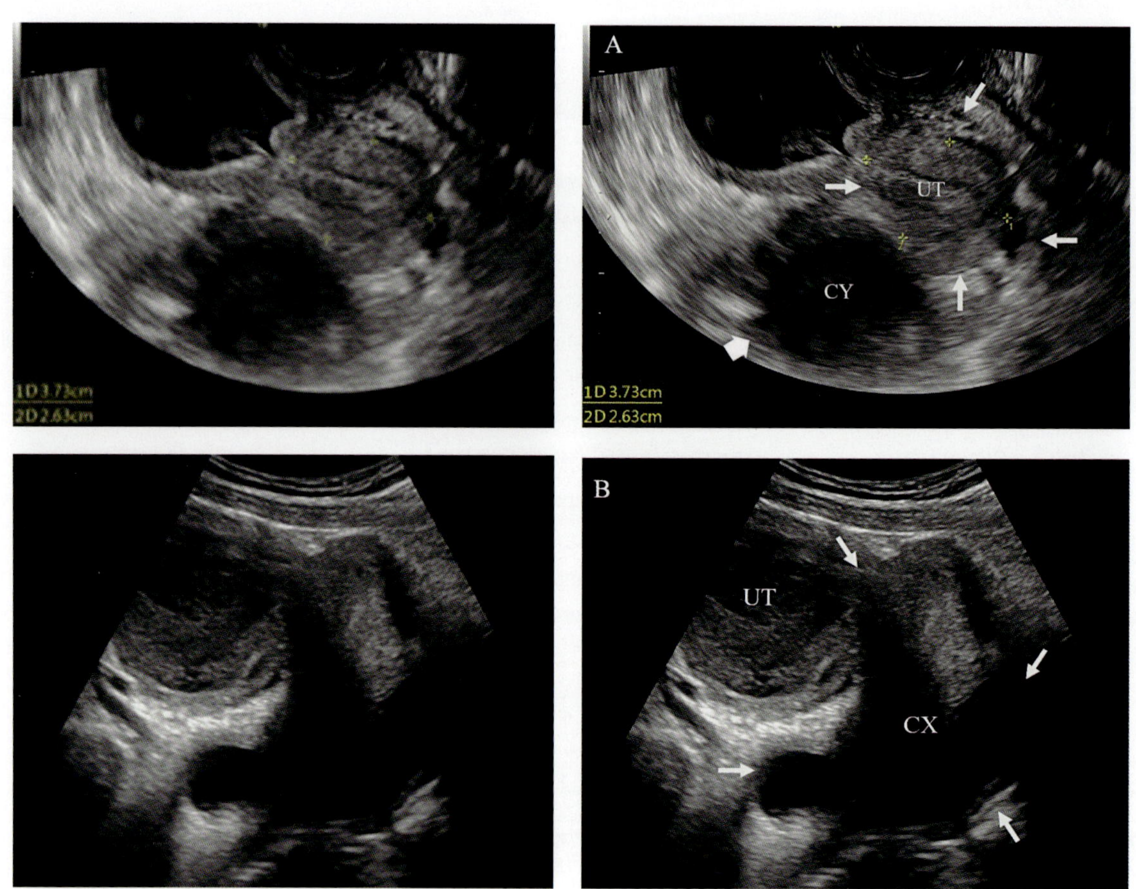

（左侧 - 原始图；右侧 - 标记图）A. 经直肠超声探查：宫体偏小（箭头所指处）；宫颈下段扩张可见无回声区，内见大量絮状回声（粗箭头所指处）；B. 经腹部超声探查：宫颈下段扩张见无回声区，内见大量絮状回声（箭头所指处）。UT，子宫；CX，宫颈；CY，囊肿。

图 48-1　阴道闭锁超声图像

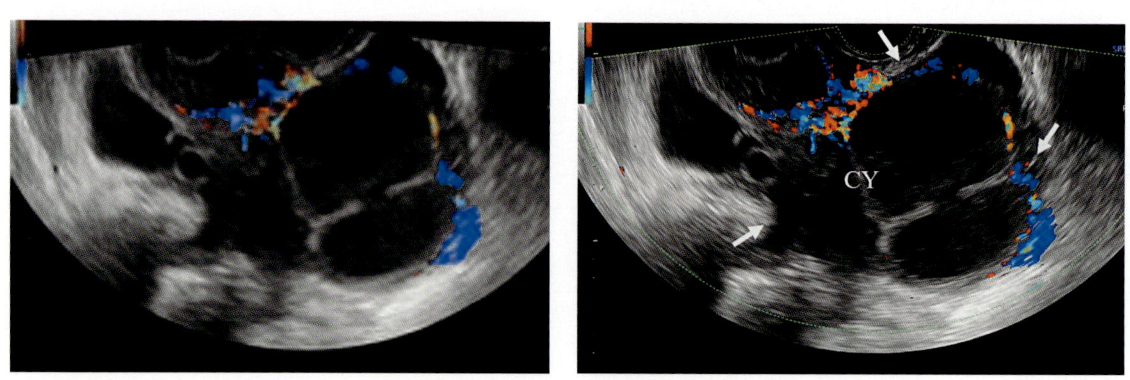

（左侧 - 原始图；右侧 - 标记图）子宫左侧囊性包块，包块内液体浑浊，可见分隔（箭头所指处）。CY：囊肿。

图 48-2　左侧附件区囊性包块声像图

三、超声所见及诊断

1. 超声所见：结合经腹超声、经会阴超声及经直肠超声探查。子宫前位，宫体长径 37 mm，厚径 26 mm，宽径 31 mm，轮廓清晰，肌层回声均匀，内膜显示清晰，厚 5 mm，内部回声均匀，宫颈管下段扩张见无回声区，范围约 44 mm × 33 mm，内见大量絮状回声，阴道未显示（图 48–1）。双侧正常卵巢未探及，子宫左侧探及一混合回声包块，壁厚约 5 mm，大小 69 mm × 54 mm，包块内液体浑浊，可见分隔，囊块周围见迂曲管状回声包绕；子宫右上方见一混合回声包块，大小 54 mm × 54 mm，壁厚约 5 mm，包块内液体浑浊，可见分隔，囊块周围见迂曲管状回声包绕；两包块与子宫粘连（图 48–2）。

2. 超声诊断：①阴道闭锁；②宫颈管粘连伴宫颈管扩张积液；③双附件区囊性包块，考虑双附件内膜异位囊肿伴感染。

四、手术及最后诊断

手术方式：经腹全子宫双侧输卵管切除 + 左侧卵巢脓肿剥除 + 广泛肠粘连松解术。

术中所见：子宫前位，略小，宫颈周围增厚，后壁尤甚，子宫与双附件、乙状结肠及直肠成团块状致密粘连，分界不清，失去正常解剖结构，分解粘连后，右侧输卵管外观无异常，右侧卵巢与子宫右侧壁、阔韧带后叶、右侧盆壁、乙状结肠致密粘连，表面组织糟脆，炎性坏死；左侧卵巢囊性增大约 60 mm × 60 mm × 50 mm，呈多房囊性，术中穿刺抽出黄绿色脓液及巧克力样黏稠液体共 65mL，左侧卵巢与子宫后壁、乙状结肠、直肠致密粘连，附着处多个炎症坏死糟脆组织，左侧输卵管水肿增粗，呈腊肠样，直径 2 cm，伞端消失为一盲端，致密粘连于左侧卵巢。道格拉斯窝完全封闭，后腹膜及肠管表面浆膜层增厚、僵硬，左侧为甚。分解粘连后，行全子宫双侧输卵管切除、左侧卵巢脓肿剥除及广泛肠粘连松解术。沿宫颈外口环状切除子宫，检查无阴道，宫颈外口为一盲端，无开口，剖开宫颈管内见暗红色血液流出。

最后诊断：先天性阴道闭锁、盆腔子宫内膜异位伴脓肿形成。

五、超声分析和鉴别诊断

1. 超声分析

14 岁女性临床表现为无月经来潮，自述出现不规则下腹部坠胀感 3 年余。首要考虑阴道发育障碍或者子宫发育障碍。阴道发育障碍主要有阴道闭锁或者处女膜闭锁，子宫发育障碍主要有先天性无子宫、幼稚子宫或者始基子宫。超声检查发现该患者有子宫，宫体偏小，宫颈增大，宫颈管扩张积液，双侧卵巢未探及，子宫两旁见回声混杂的囊性包块，形态不规则；包块内液体浑浊，可见分隔，囊块周围见迂曲管状回声包绕；两包块与子宫粘连。因此，结合病史及检查结果不难判断是双附件区子宫内膜异位囊肿伴感染可能。经超声再进一步探查未见阴道线样回声，考虑其病因为阴道闭锁合并宫颈粘连所致的盆腔子宫内膜异位。

2. 鉴别诊断

（1）先天性始基子宫：女性在胚胎期，双侧副中肾管发育为女性生殖道。在胚胎第 10 周双侧副中肾管中段及尾段在中线与对侧相互融合。双侧未融合头端发展为输卵管，融合部分发展为子宫和宫颈。

12 周时双副中肾管间的隔融合形成单腔室，发育为子宫和阴道上段。在发育过程中若出现停滞或融合不全，可形成各种类型的畸形子宫。始基子宫便是其中的一种类型。始基子宫的患者大多数没有宫腔和子宫内膜，无月经来潮。超声探查始基子宫一般体积较小，长径在 10 ～ 30 mm，其回声与正常子宫相似，边界清晰，呈条索状，宫体与宫颈结构分界不清楚，可见阴道气线。先天性始基子宫需扩大扫查范围，可能在双侧髂前上棘内侧探查得到。

（2）先天性无子宫：盆腔内未扫查到明显的子宫结构回声，而大多数在双侧的附件区可以扫查到正常发育的卵巢回声，可以清晰地看见卵巢内窦卵泡回声。

（3）先天性无阴道：由于某种致畸因素的影响，副中肾管尾段发育受阻或停滞，阴道板不能形成，因而只有实心的始基子宫或完全不发育的阴道，但是其头段和生殖嵴发育正常，故可有正常的输卵管和卵巢。该病患者查外周血雌激素，孕激素水平正常；临床上常表现为青春期无月经来潮，妇科检查常见外阴发育正常，但未见阴道开口，与阴道闭锁的表现相似，应注意鉴别诊断。

六、讨论

该患者是一例严重的盆腔子宫内膜异位囊肿，子宫内膜异位形成的原因是由于阴道闭锁及宫颈管粘连，导致子宫内膜组织无法随经血顺利地排出去，只能从输卵管逆流向盆腔和腹腔。在开始时盆腔腹膜还能吸收一部分经血和内膜，但由于流入的内膜碎片越来越多，超出了腹膜的吸收能力，最终形成了盆腔子宫内膜异位症，并会伴有盆腔脏器的严重粘连。

阴道闭锁是泌尿生殖窦发育异常缺陷引起的在女性生殖道畸形中较为常见。阴道闭锁可分为四型，包括Ⅰ型指阴道下段闭锁，阴道上段及子宫发育正常；Ⅱ型指阴道完全闭锁，合并子宫颈闭锁，子宫体发育正常或有畸形，子宫内膜可有正常分泌功能；Ⅲ型指阴道上段闭锁型，阴道上段或中上段闭锁，合并子宫颈闭锁，子宫内膜可有正常分泌功能；Ⅳ型指阴道顶端闭锁型，合并子宫颈闭锁者子宫内膜可有正常分泌功能。该患者的阴道完全闭锁，合并子宫颈闭锁，因此诊断为Ⅱ型阴道闭锁。

确诊先天性生殖道畸形常需要多种方法相结合，包括宫腹腔镜联合、子宫输卵管声学造影、MRI、超声等。临床上患者就诊后，常用的检查方法为超声检查，但经腹超声扫查范围有限，而经阴道超声，对于阴道畸形及未有性生活的女性局限性较大，故此使用经直肠超声扫查，可以对盆腔内的阴道、宫颈及子宫结构进行有效的判别及诊断。对待此类特殊患者，检查过程中需要结合经腹部超声加大扫查范围，上界可超过脐上，两侧可达到腋中线，甚至可达腋后线，要熟悉解剖位置及鉴别诊断，为临床医生提供准确的参考信息。

处理方案应根据子宫发育情况设计：Ⅰ型阴道闭锁可手术打通阴道通道并使其上皮化；合并始基子宫的Ⅳ型阴道闭锁不需处理；合并子宫颈闭锁的Ⅱ、Ⅲ及Ⅳ型阴道闭锁，则应根据子宫颈闭锁分型决定子宫的去留和阴道成形术的时机。

七、思考题

1. 阴道闭锁需要与哪些疾病进行鉴别？请举例（至少三种）。
2. 阴道闭锁的分型有哪几种？

参考文献

1. 刘海花，孙洪言，郑春梅，等．彩超诊断处女膜、阴道闭锁 1 例 [J]. 黑龙江医药科学，2015, 38（6）: 13.

2. 颜苹，程湘．处女膜闭锁、阴道闭锁的超声诊断 [J]. 重庆医学，2009, 38（11）: 1364, 1366, 1417.

3. 肖红，谢志红，陈琍琍，等．先天性阴道闭锁的发生与分型 [J]. 蚌埠医学院学报，2012, 37（4）: 415–418.

4. 张弦，杨月萍，严志汉，等．MRI 及超声对先天性阴道畸形及处女膜闭锁的诊断分析 [J]. 医学影像学杂志，2010, 20（4）: 529–531.

病例 49　阴道闭锁合并肛周脓肿

一、临床资料

病史：患者，女，13 岁，处女膜造口术后漏尿 8 天，伴发热 4 天。患儿自幼至今未来月经，一月前出现下腹痛，为持续性胀痛，无阴道流血，无尿频尿急；8 天前当地行处女膜造口术，术中见漏尿，术后给予留置导尿管，术后间断出现高热持续 4 天，予抗感染治疗，遂来笔者所在医院就诊。

体格检查：双侧肾区叩击痛阴性，双侧输尿管行径无压痛，膀胱区未及压痛或包块。尿道留置导尿管，尿液淡黄；妇科检查提示，处女膜缘有切口，阴道前壁有手术切口，少许血性分泌物，宫体及双侧附件未触及；直肠指检提示，距肛门外口约 2 cm 可触及向后突出包块，大小约 9 cm，张力大，指套无血染。

实验室检查：血常规检查显示，白细胞计数（WBC）为 8.0×10^9/L；尿常规检查无异常。

二、影像资料（图 49-1，图 49-2）

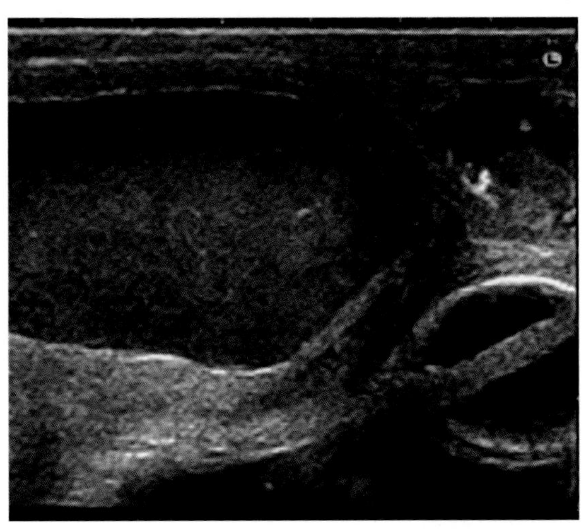

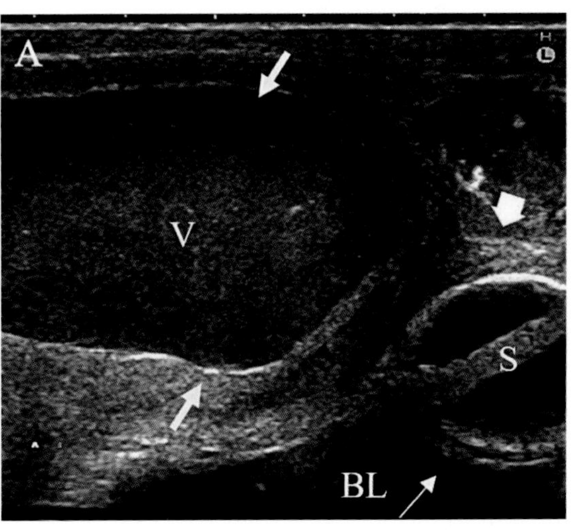

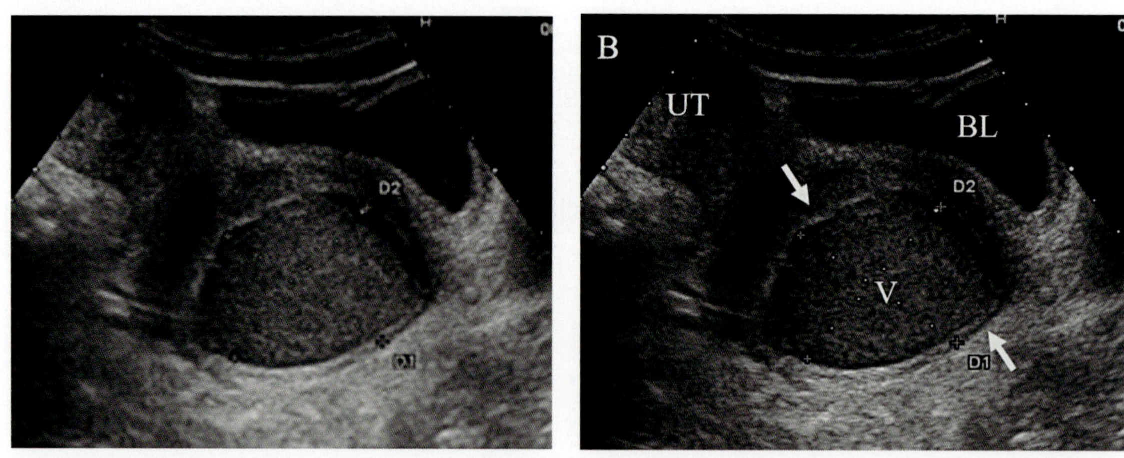

（左侧 - 原始图；右侧 - 标记图）A. 经直肠超声矢状面：宫颈管及阴道上段积血（粗箭头所指处）；阴道闭锁，闭锁长度超过 2/3 阴道全长（粗箭头所指处）；膀胱内见导尿管水囊（细箭头所指处）；B. 经直肠超声横断面：宫颈管及阴道上段明显扩张变形，内见弱回声区，充满大量细密光点（箭头所指处）。V，阴道；BL，膀胱；S，球囊；UT，子宫。

图 49-1 阴道闭锁超声所见

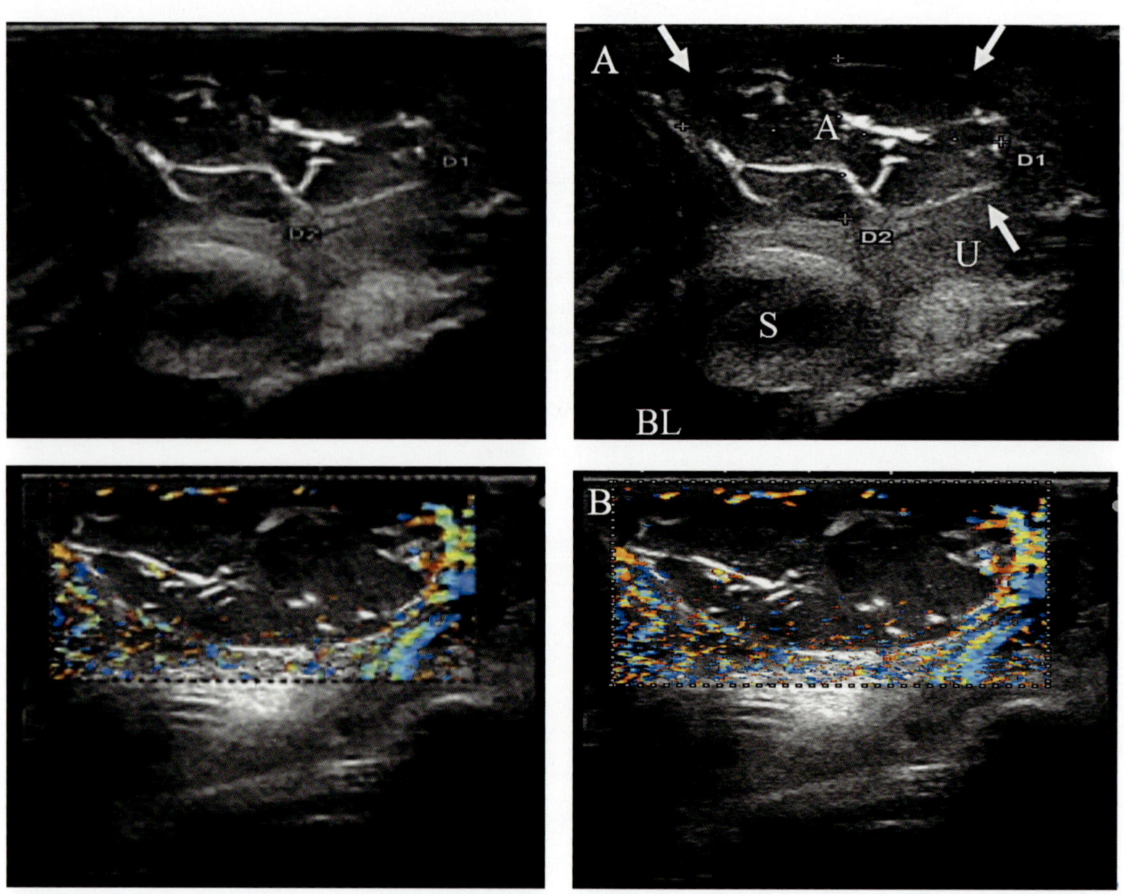

（左侧 - 原始图；右侧 - 标记图）A. 经直肠超声矢状面示，左侧肛周软组织内见不均质低回声包块，内壁毛糙，内部见大量絮状回声（箭头所指处）；B. 彩色多普勒声像图示，不均质低回声包块内无明显血流（箭头所指处）。BL，膀胱；U，尿道；V，阴道；S，球囊；UT，子宫；A，脓肿。

图 49-2 肛周脓肿超声所见

三、超声所见及诊断

1. 超声所见：经直肠超声探查可见，宫颈管及阴道上段扩张明显，内见大量无回声区，范围约 64 mm × 38 mm × 45 mm，内见大量细密点状弱回声；彩色多普勒血流成像图（CDFI）提示，该无回声区内部无明显血流信号。阴道中下段未见扩张。膀胱内见导尿管水囊（图 49–1）。左侧肛周软组织内见不均质低回声包块，范围约 35 mm × 27 mm × 58 mm，内壁毛糙，内部见大量絮状回声；CDFI 提示，该回声区内部未见明显血流信号（图 49–2）。

2. 超声诊断：阴道闭锁伴宫颈管及阴道上段积血，肛周脓肿。

四、超声分析和鉴别诊断

1. 超声分析

本例患者为 13 岁女性，其临床表现为一直无月经，该患者自 1 月前出现下腹痛，为持续性胀痛，无阴道流血，无尿频尿急；当地医院考虑该患者为处女膜闭锁，并行处女膜造口术，术中见漏尿，术后给予留置导尿管。患者入笔者所在医院后，行经会阴阴道上段穿刺术，引出大量咖啡色液体，术后腹痛腹胀较前好转，但术后出现高热。超声检查的目的是要找寻下腹痛的原因，区分其是单纯的处女膜闭锁还是阴道闭锁所致，另外存在漏尿和高热，也要找寻其原因。

行经直肠尿道超声检查时，可见宫颈管及阴道上段扩张，内有大量无回声区，而阴道中下段闭合，这种表现就不是单纯的处女膜闭锁而是考虑阴道闭锁。通过测量可以估测闭锁长度超过 2/3 阴道全长。而左侧肛周软组织内见不均质低回声包块，内壁毛糙，内部见大量絮状回声，CDFI 提示，该回声区内未见明显血流信号。结合患者的发热病史及手术史，考虑为穿刺导致的肛周脓肿可能性大。

2. 鉴别诊断

（1）先天性无子宫：青少年女性月经不来要排除先天性无子宫。盆腔内超声未扫查到明显的子宫结构回声，而大多数在双侧的附件区可以扫查到正常发育的卵巢回声，可以清晰地看见卵巢内窦卵泡回声。

（2）处女膜闭锁：指处女膜无孔，在婴幼儿阶段由于位置隐匿可被忽视，初潮后因处女膜无孔，经血或分泌物淤积于阴道内出现腹痛腹胀、尿潴留等症状。通过外阴视诊、肛诊、超声检查等可做出诊断。本例患者于当地医院就诊时诊断为处女膜闭锁，行处女膜造口术，后出现高热，超声显示宫颈及阴道上段积血，表明患者存在阴道下段闭锁，处女膜造口未能彻底解决问题，可与单纯处女膜闭锁相鉴别。

五、讨论

阴道闭锁是泌尿生殖窦发育异常引起的。阴道闭锁发病率较低，但在女性生殖道畸形中较为常见。该病常采用北京协和医院的分类方法进行分类，分为两型：Ⅰ型，阴道下段闭锁，有发育正常的阴道上段、宫颈及子宫，经血潴留形成阴道血肿，血肿越大往往提示阴道闭锁长度越小；Ⅱ型，指阴道完全闭锁，多合并宫颈发育不良，经血倒流至腹腔内出现严重周期性腹痛。本例患者宫颈管及阴道上段明显扩张，内部充满积血，可知宫颈及阴道上段未闭锁，因此，该患者为Ⅰ型阴道闭锁。

肛周脓肿是直肠肛管周围软组织或其周围间隙的急性化脓性感染所致，是外科多发及常见病。肛周脓肿最主要的症状是疼痛，并且逐渐加重，脓肿自行破溃时疼痛暂时有所缓解。低位脓肿出现剧烈肛门疼痛，且疼痛持续不减，而直肠高位脓肿就不一定会疼痛，主要表现为局部坠胀和便意感。肛周脓肿的另一种症状为发热，最高可超过 40 摄氏度，部分患者还伴有纳差、失眠等症状。

该患者自幼至今未来月经，一月前出现下腹痛，为持续性胀痛，首先考虑到阴道闭锁或者处女膜闭锁的可能性，超声引导下经会阴阴道上段穿刺术，引出大量咖啡色液体，术后腹痛腹胀较前好转，进一步验证了这一诊断。术后患者间断出现高热持续 4 天，考虑存在感染可能；声像图显示左侧肛周软组织内见不均质低回声包块，内部见大量絮状回声，内部未见明显血流信号，符合脓肿声像图表现，故考虑感染可能是由肛周脓肿引起。综合以上信息，考虑患者为阴道闭锁，合并肛周脓肿可能。

确诊先天性生殖道畸形常需要多种方法相结合，包括宫腹腔镜联合、子宫输卵管声学造影、MRI、超声等。经腹超声扫查范围有限，而经阴道超声，对于阴道畸形及未有性生活的女性局限性较大。应用经直肠超声扫查，可以对盆腔内的阴道、宫颈及子宫结构及其位置进行有效的判别及诊断。视诊、触诊、血常规、超声、CT 及 MRI 等均可对肛周脓肿进行检查。而超声已广泛应用于肛瘘和肛周脓肿的诊断。使用超声检查，经济且快捷，其不仅有诊断优势，还具有定位优势，可确定病灶位置，做出形象标记，给临床医师提供帮助，是肛周脓肿检查的最佳影像学方法。

目前，手术治疗是先天性阴道闭锁的唯一治疗方式，及早手术有望保留患者的生育能力。低位闭锁手术容易完成，但高位闭锁手术难度较大，尤其是完全性阴道闭锁患者，保留子宫术后出现阴道再次粘连闭锁机会大，术后再次粘连者常切除子宫。肛周脓肿的处理一般包括手术治疗及非手术治疗，手术治疗为切开排脓、清洗脓腔；非手术治疗一般包括抗感染治疗及对症处理。

六、思考题

1. 阴道闭锁需要与哪些疾病进行鉴别？请举例（至少三种）。
2. 阴道闭锁的分型有哪些？

参考文献

1. BISCHOFF A, ALANIZ V I, TRECARTIN A, et al. Vaginal reconstruction for distal vaginal atresia without anorectal malformation: is the approach different? [J].Pediatric surgery international, 2019, 35（9）: 963–966.

2. MINAMI C, TSUNEMATSU R, HIASA K, et al. Successful Surgical Treatment for Congenital Vaginal Agenesis Accompanied by Functional Uterus: A Report of Two Cases[J]. Gynecology and minimally invasive therapy, 2019, 8（2）: 76–79.

3. XIE Z, ZHANG X, ZHANG N, et al. Clinical features and surgical procedures of congenital vaginal atresia-A retrospective study of 67 patients[J]. European journal of obstetrics, gynecology, and reproductive biology, 2017（217）: 167–172.

4. SKERRITT C, VILANOVA S A, LANE V A, et al. Menstrual, Sexual, and Obstetrical Outcomes after Vaginal Replacement for Vaginal Atresia Associated with Anorectal Malformation[J]. Eur J Pediatr Surg, 2017, 27（6）: 495–502.

第 7 章

直肠及肛周病变

病例 50　直肠黏液囊肿

一、临床资料

病史：患者，男，27 岁，因“排便习惯改变 2 个月”入院；无腹痛、腹胀，无黏液脓血便，无发热；否认手术病史、外伤史及炎症性肠病病史。

体格检查：腹部平坦，未触及明确肿物，移动性浊音阴性，肠鸣音正常；肛门检查（胸膝位）显示，肛门居中，肛周皮肤未见异常，无触痛；直肠指诊提示，进指顺利，无狭窄，1–2 点位肛缘上约 8 cm 位置可触及一质韧肿物，黏膜面光滑，活动度欠佳，退指指套无血染。

实验室检查：肿瘤标志物检查结果显示，NSE 24.71 ng/mL，CA199、CEA、CA724（–）。

二、影像资料（图 50–1）

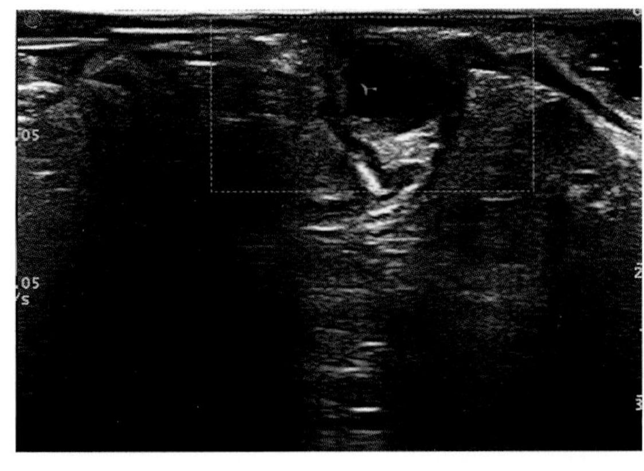

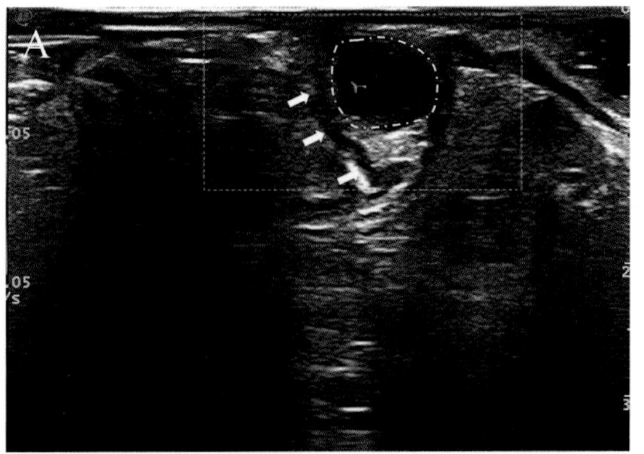

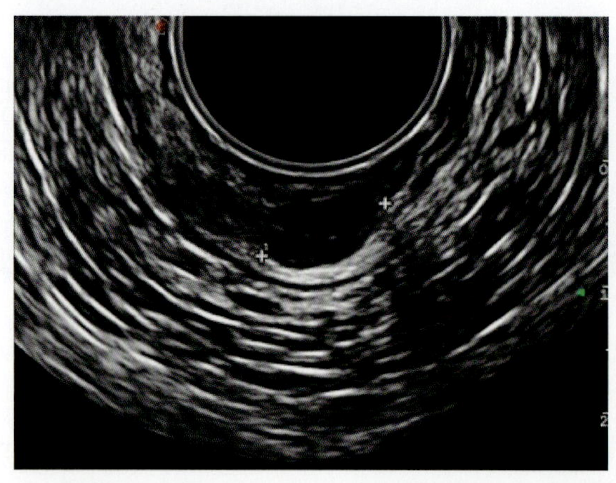
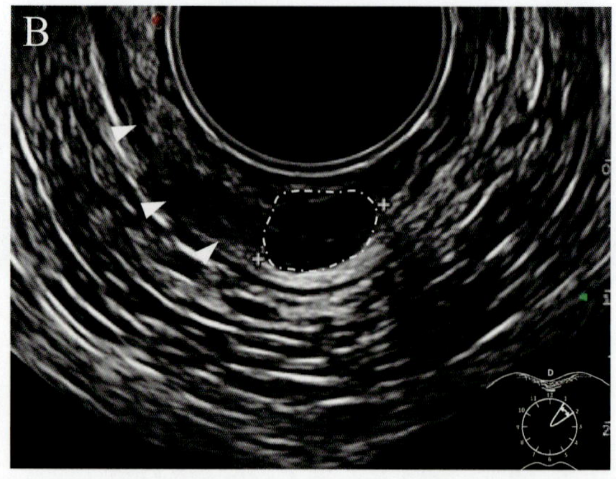

（左侧 - 原始图；右侧 - 标记图）A. 病灶超声纵切面，直肠后侧壁黏膜层内可见一隆起性低回声，内部回声不均，未见分隔（虚线 - 病灶；细箭头 - 固有肌层）；B. 病灶超声横切面，肿物位于胸膝位 1—2 点方向，边界清，形态尚规整（虚线 - 病灶；三角箭头 - 黏膜层）。

图 50-1　病灶的二维超声

三、超声所见及诊断

1. 超声所见： 经腔内超声，采用经直肠双平面探头，观察直肠肛管纵切面及横切面。

（1）经直肠腔内超声纵切面：直肠后侧壁黏膜层内可见一隆起性椭圆形低回声，上下径为 10.3 mm，前后径为 8.8 mm，内部回声不均，未见分隔，周边可见包膜样回声，病灶处黏膜层仍连续，挤压变薄，肿物下缘距肛缘约 83.3 mm，周边可见少许点状血流信号（图 50-1A）。

（2）经直肠腔内超声横切面：肿物位于胸膝位 1—2 点方向，左右径为 10.7 mm，病灶边界清，形态尚规则（图 50-1B）。

2. 超声诊断： 直肠黏膜层低回声，不除外间质瘤。

四、术中所见及最后诊断

1. 术中所见： 全麻后取截石位，手术区域常规消毒、铺无菌巾。扩肛，置入一次性透明塑料肛门镜，可见一隆起型肿物，遂行经肛门直肠肿物切除术，以电刀距离肿物边缘 1cm 处逐渐分离肿物，予以切除（图 50-2）。

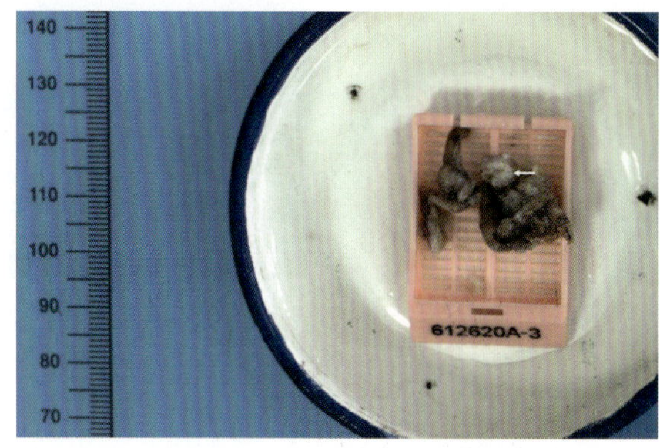

肿物大小约 1 cm × 1 cm，内部可见黏稠液体（箭头）。

图 50-2　经手术切除的病灶

2. 术中快速病理：直肠黏膜下层局限性黏液性病变，倾向深在性囊性直肠炎。术程顺利。

3. 最后诊断：直肠黏液囊肿。

五、超声分析及鉴别诊断

1. 超声分析

本例患者以排便习惯改变为主要症状，结合患者年龄，应考虑是否存在直肠息肉、炎症性肠病、痔疮、肛裂的可能，行肠镜检查，在距肛缘 8 cm 位置发现一黏膜隆起，黏膜表面光滑。为明确该病变性质，行经直肠腔内超声检查。

经直肠腔内超声检查，未发现痔疮及肛裂病灶，直肠后侧壁黏膜层水平可见一低回声肿物，略向肠腔突出，内部回声不均，周围见较厚的包膜样回声，边界清，包膜样回声处可见点状血流信号。术前考虑直肠间质瘤，术后病理回报：直肠上皮下可见黏液囊肿形成，部分被覆肠黏膜上皮，符合直肠黏液囊肿。

回顾分析本病例，患者无既往病史，其直肠内的病灶位于黏膜层内，边界清，形态规整，呈类圆形低回声，病灶处黏膜层挤压变薄，病灶更贴近固有肌层，探头加压无波动感。考虑该病灶可能为直肠间质瘤，并未考虑到肿物内部低回声为黏液的可能，故未行超声造影观察肿物内部及周边增强特点，以进一步区分。因此，在探及类似的肿物时，应想到黏液囊肿的可能，必要时行超声造影鉴别。

2. 鉴别诊断

（1）直肠黏膜下脓肿：黏膜下脓肿是肛周脓肿的一种类型，脓肿病灶通常较小，呈低回声，病灶边界不清，形状多不规则，占位效应不明确，排便时伴疼痛感，超声检查加压有波动感，不难鉴别。

（2）直肠间质瘤：直肠 Cajal 细胞来源的肿瘤，多位于黏膜下层及肌层，多表现为圆形或类圆形低回声，肿物较小时内部回声较均匀，边界多清晰，彩色多普勒血流成像（CDFI）通常可见丰富的血流信号，有利于鉴别诊断。较大时内部可出现液化坏死，周边呈侵袭性生长，与周围组织或脏器分界不清，易于鉴别。

六、讨论

黏液囊肿是由各种因素引起的炎症刺激黏膜下黏液腺管，致其阻塞而引起黏液潴留所形成。消化道黏液囊肿多见于阑尾，而直肠黏液囊肿则较为罕见，仅有少数个案报道，具体的发病率与病因尚不清楚，直肠黏液的持续产生和直肠肛管的狭窄是本病发生的重要基础，因此该病多在肠道炎症、盆底或会阴部创伤、结直肠手术之后出现，患者症状多不典型，可有直肠肛管坠胀、排便困难等症状，本例患者症状为排便习惯改变，缺乏特异性，在进行超声检查时，在排除直肠息肉、直肠癌、软组织肿瘤等疾病之后，不能忽略直肠黏液囊肿的可能。

超声可较清楚的显示黏液囊肿的内在特征，其在超声下可表现为类圆形或不规则形的低回声肿物，囊壁稍厚，典型者可出现高低回声并行的“双轨征”，内部回声可不均匀，有时可见气体性质的点状强回声，肿物较小时二维超声表现可类似间质瘤，呈均匀的低回声。本例患者病灶较小，表现为边界清楚的低回声病灶，内部回声均匀，周围类似包膜的结构为囊壁。MRI 对辅助黏液囊肿的诊断也具有较好的价值，T1WI 上呈偏低信号，T2WI 及 DWI 上呈明显的高信号，与周围结构的关系显示也较清楚。

黏液囊肿的治疗方式包括完整切除以及切开引流，预后相对较好，术后仍存在一定的复发风险，因此术前通过影像学明确囊肿性质及与周围组织的关系，对手术的根治及预后有积极的意义。

七、思考题

1. 直肠黏液囊肿的声像图特征是什么？
2. 直肠黏液囊肿的鉴别诊断主要有哪几个？如何鉴别？

参考文献

1. APPLETON N, DAY N, WALSH C . Rectal mucocoele following subtotal colectomy for colitis[J]. Ann R Coll Surg Engl, 2014, 96（6）: 13–14.

2. 李逢生，霍兴隆，高翔飞．阑尾尖端粘液囊肿 1 例超声所见及文献复习 [J]. 中国超声医学杂志，2001, 17（12）: 951.

3. SCHNEIDER R, KRAITEVIC M, VONFIUE M, et al. Giant Symptomatic Rectal Mucocele following Subtotal Colectomy[J]. Case Rep Gastroenterol, 2018, 12（1）: 143–146.

4. GRAPSI A, STURIALE A, FABIANI B, et al. Mucocele complicating stapled hemorrhoidopexy[J]. International journal of surgery case reports, 2017（33）: 38–40.

5. DRAEGER T B, ASLAM U, MOKRAOUI N, et al. Intersphincteric proctectomy for rectal mucocele in a Crohn’s patient with anal stenosis. A case report and review of literature[J]. International journal of surgery case reports, 2018: 148–151.

6. APPLETON N, DAY N, WALSH C . Rectal mucocoele following subtotal colectomy for colitis[J]. Ann R Coll Surg Engl, 2014, 96（6）: 13–4.

病例 51　直肠息肉

一、临床资料

病史：患者，女，76 岁，腹泻、便中带鲜血 10 余天，无腹痛、腹胀，无发热，无体重减轻，既往无肿瘤病史。

体格检查：腹部平坦，未见肠型及蠕动波；全腹软，未触及明显包块；经直肠肛门检查（胸膝位）可见，肛门居中，外观未见异常；肛门指检提示，进指顺利，无狭窄，进指约 5 cm 处可触及一隆起性绒毛状肿物，大小约为 3 cm × 2 cm，质软，活动度较好，无触痛，退指指套可见血染。

实验室检查：血常规检查正常，CEA、CA199、CA724（–）。

二、影像资料（图 51-1 ～图 51-3）

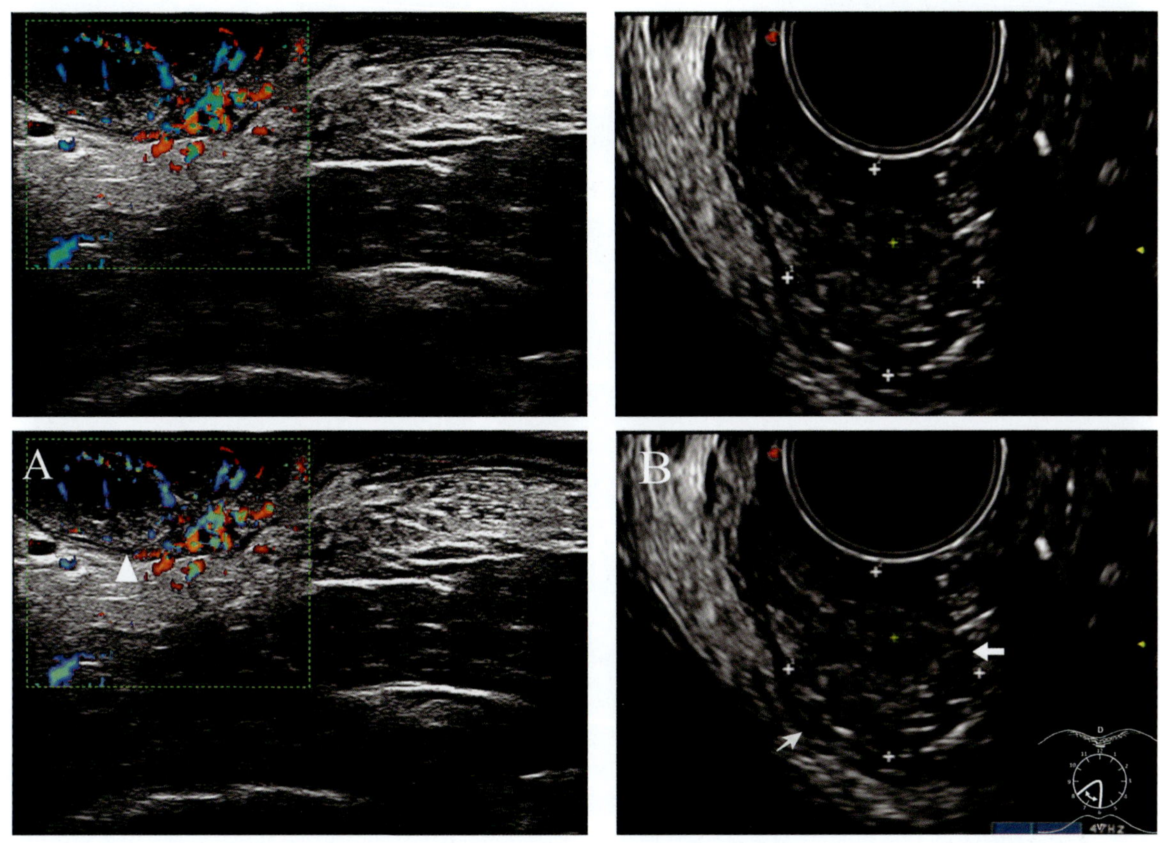

（上图 - 原始；下图 - 标记）A. 腔内超声纵切面，直肠前侧壁黏膜层实性隆起性低回声，基底宽，血流信号丰富（三角箭头）；B. 腔内超声横断面，病灶位于胸膝位 6–8 点，基底部与固有肌层分界清楚（粗箭头 - 病灶；细箭头 - 固有肌层）。

图 51–1　直肠肿物二维超声

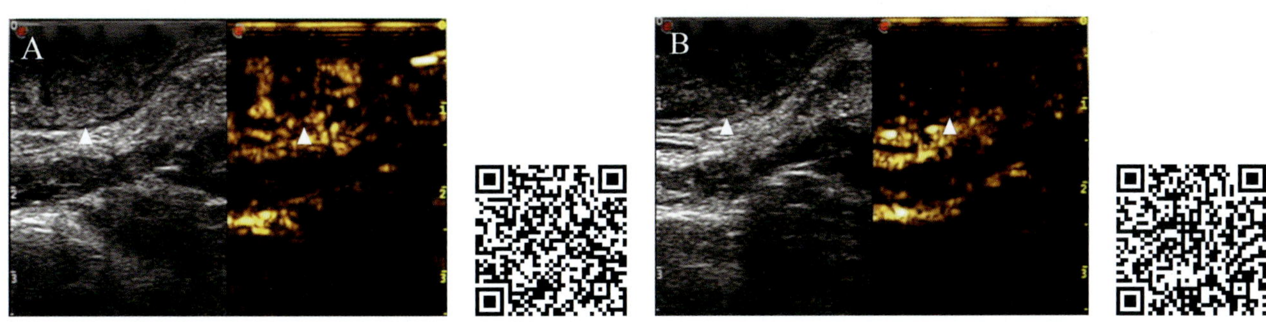

A. 动脉期病灶呈不均匀低增强，增强晚于周围组织（三角箭头）；B. 静脉期造影剂快速廓清，早于周围组织（三角箭头）。

图 51–2　直肠肿物超声造影（动图）

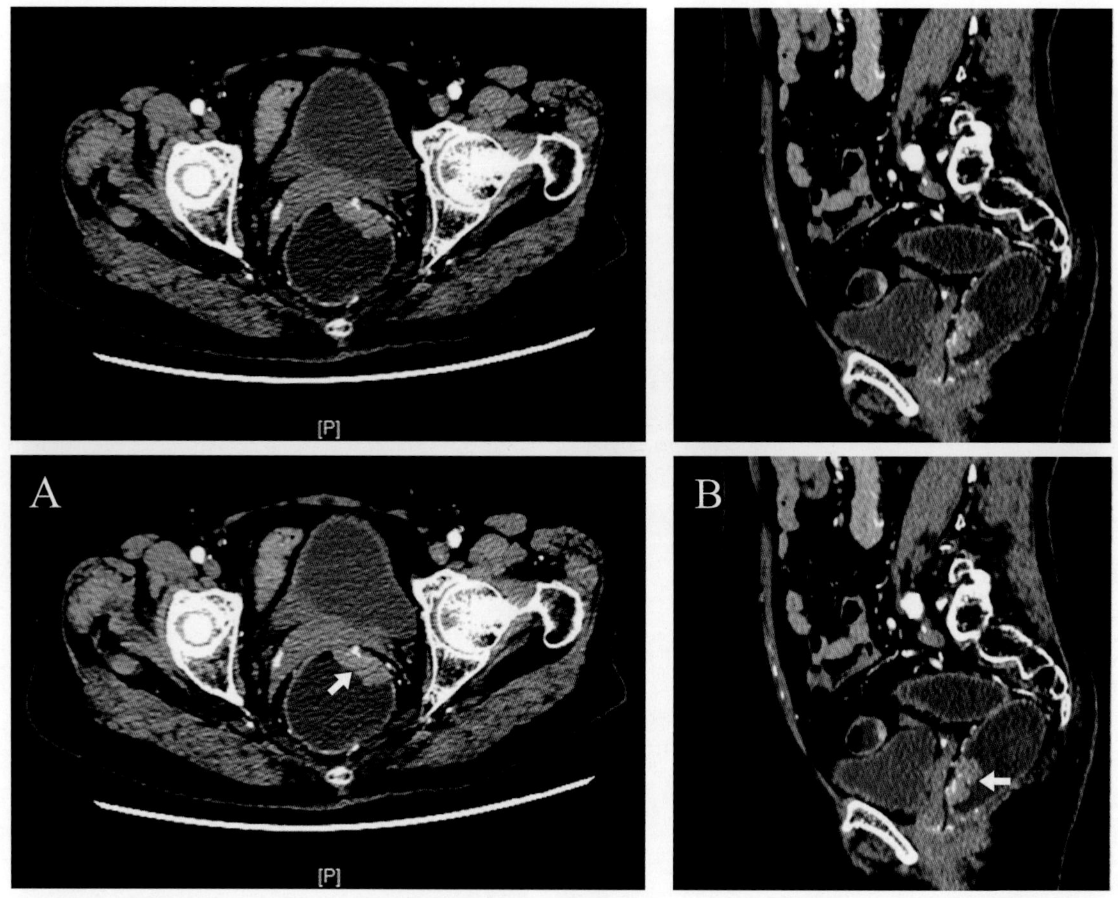

（上图－原始；下图－标记）A. 腹部 CT 横断面，直肠前壁黏膜面见结节状软组织影，病灶基底部与肠壁宽基底相接（箭头）；B. 腹部 CT 矢状面，病灶大小约 1.4 cm × 3.4 cm，受累肠壁长径约 2.8 cm，浆膜面粗糙，周围脂肪间隙浑浊（箭头）。

图 51–3　直肠肿物腹部 CT

三、超声所见及诊断

1. 超声所见

（1）经直肠腔内超声纵切面：直肠前侧壁黏膜层可见一实性不规则低回声，向肠腔内突出，上下径为 31.3 mm，前后径为 20.8 mm，内部回声不均匀，形态尚规则，病灶基底部距肛门缘约 47.1 mm，病灶可见丰富、不规则血流信号，动脉样血流频谱，阻力指数（RI）为 0.66（图 51–1A）。

（2）经直肠腔内超声横切面：病灶位于胸膝位 6—8 点方向，左右径为 31.8 mm，基底部宽约 8.2 mm，基底部与肌层分界清，肌层及外膜连续完整。（图 51–1B）。

（3）经直肠腔内超声造影：动脉期病灶呈不均匀低增强，晚于周围组织（图 51–2A）；静脉期造影剂快速廓清，早于周围正常组织（图 51–2B）。

2. 超声诊断：直肠黏膜层占位，考虑直肠腺瘤，不除外癌变。

四、术中所见及最后诊断

术中所见：患者取截石位，麻醉消毒后，扩肛四指通过，探查距肛缘约 5 cm 处直肠可触及一隆起性绒毛状肿物，约 2 cm × 3 cm，术中诊断为直肠绒毛状管状腺瘤。用电刀完整切除肿物根部及黏膜下层，息肉长径为 3.3 cm，将肿物送检病理（图 51–4）。

病理诊断：绒毛状管状腺瘤，局部上皮呈中 – 重度不典型 增生。

最后诊断：直肠绒毛状管状腺瘤，中 – 重度不典型增生。

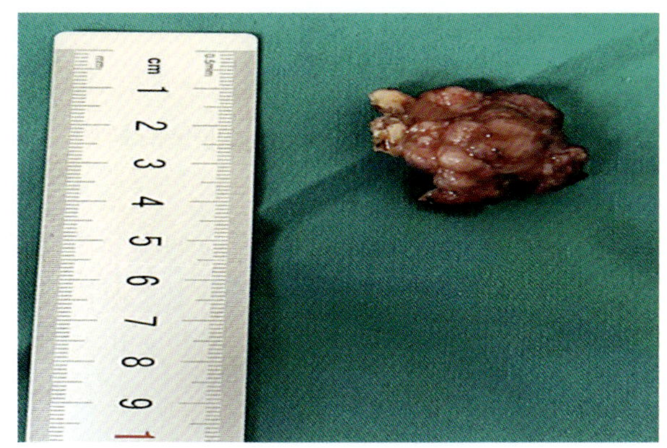

图 51–4　术中直肠息肉

五、超声分析及鉴别诊断

1. 超声分析

本病例患者以腹泻、便中带鲜血为主要临床症状，应重点排除直肠肛管肿瘤性疾病，肛周浅表扫查未发现肛裂、外痔、疣状赘生物等病变，为明确直肠肛管内的情况，遂行经直肠腔内超声检查。

腔内超声可见直肠前侧壁黏膜层一低回声实性肿物，肿物回声欠均，基底部与肌层分界清晰，肌层及外膜完整；超声造影提示，动脉期病灶呈不均匀低增强，静脉期造影剂快速廓清，早于周围肠壁，基于以上声学特征，考虑该肿物为直肠腺瘤，有恶变倾向。

2. 鉴别诊断

（1）直肠癌：该病是原发于直肠黏膜层的恶性肿瘤。本例需与隆起型直肠癌鉴别，隆起型直肠癌形状多不规则，基底部浸润性生长为其特征，肌层及浆膜层结构多不连续，超声造影多为动脉期快速高增强，静脉期造影剂快速廓清，呈“快进快出”模式，本例患者基底部与固有肌层分界清，与浸润性直肠癌不难鉴别。

（2）肛乳头瘤：长期慢性炎症刺激肛乳头而产生，多位于齿状线附近，肛乳头瘤多有蒂，形态规则，表面光滑，质地较韧，不易出血，患者多伴有肛裂、前哨痔。本例患者存在便血，病变基底宽，未见肛裂及前哨痔，因而可以基本排除肛乳头瘤。

六、讨论

绒毛状管状腺瘤是大肠息肉中较为常见的类型，约占整个大肠息肉的7.0%，多见于40岁以上的人群，男性多于女性，直肠绒毛状管状腺瘤较结肠多见，具有较高的癌变风险。直肠绒毛状管状腺瘤的具体病因尚不完全明确，生活、饮食习惯、叶酸的缺乏、代谢异常、胆囊病变等均是其危险因素。常见的临床症状多表现为腹泻、便血、排便习惯改变以及黏液脓血便等。本例患者以腹泻伴便中带鲜血为主要症状，在进行超声检查时，应注意排除直肠及肛管肿瘤性疾病的可能。

肠镜是检查胃肠道病变最为常用的方法，可直观地观察肿瘤的形态、大小、位置，并易于取活检病理，但是难以观察病灶的内部特征以及基底层浸润的情况。超声可以观察腺瘤内部的声学特点，以及肿瘤基底部与肌层的关系，并可结合超声造影观察肿瘤内部的微血供情况，辅助肿瘤性质的判断。腔内超声对肠腔内的肿瘤具有明显的压迫作用，部分患者固有肌层受压变薄，出现肌层不连续的假象，检时应注意缓慢旋转探头，多方位观察。MRI 对软组织具有较好的分辨率，可清楚地显示瘤体与肠腔的关系，直肠绒毛状管状腺瘤 T1WI 上呈低或稍低信号，T2WI 上呈高或稍高信号，对直肠绒毛状管状腺瘤具有较好的诊断价值。

直肠绒毛状管状腺瘤多在内镜下切除，如果肿瘤较大或者切缘阳性，则给予手术切除。该病整体预后较好，但建议患者常规复查肠镜，以便及时筛查癌变腺瘤的复发及再发的新生腺瘤病灶。腔内超声可以准确定位中低位直肠病变，这对于术前评估病变的恶变风险具有积极的价值。

七、思考题

1. 直肠绒毛状管状腺瘤的声像图特征是什么？
2. 直肠绒毛状管状腺瘤的鉴别诊断有哪些？如何鉴别？

参考文献

1. 韦小兰，骆子义，邱智辉，等 .740 例结直肠息肉内镜、病理表现和临床特征分析 [J]. 胃肠病学，2017, 22（2）: 100–102.

2. NICHOLLS R J, ZINICOLA R, BINDA G A . Indications for colorectal resection for adenoma before and after polypectomy[J]. Tech Coloproctol, 2004, 8（2 Suppl）: s291–s294.

3. SONG J, SOHN K J, MEDLINE A, et al. Chemopreventive effects of dietary folate on intestinal polyps in Apc+/– Msh2–/– Mice[J]. Cancer Res, 2000, 60（12）: 3191–3199.

4. ABBASS K, GUL W, BECK G, et al. Association of Helicobacter pylori Infection with the Development of Colorectal Polyps and Colorectal Carcinoma[J]. South Med J, 2011, 104（7）: 473–476.

5. 陈长喜，郭传勇，杜娟，等 . 胆囊切除对老年大肠腺瘤性息肉的影响 [J]. 中国老年学杂志，2017, 37（19）: 4834–4835.

6. 胡春艾，郝敬明，钱作宾 . 螺旋 CT 仿真内窥镜诊断大肠息肉初探 [J]. 中华放射学杂志，2000, 34（5）: 313–315.

7. 李娟，高雪梅，程敬亮 . MRI 对直肠腺瘤的诊断价值及临床分析 [J]. 中国 CT 和 MRI 杂志，2017, 15（9）: 122–125.

病例 52　直肠异物合并骨盆直肠间隙脓肿

一、临床资料

病史：患者，男，59 岁，肛周疼痛、排便时加重 1 周，无发热，无腹痛，无排尿障碍，既往进食鱼肉史。

体格检查：肛门检查（胸膝位）可见，肛门居中，外观无畸形，无黏液性分泌物；直肠指诊提示，3—4 点位距肛缘约 4 cm 处肠壁可触及结节，质地稍硬，肠壁黏膜略饱满，退指时指套未见血染及脓染。

实验室检查：白细胞计数（WBC）5.05×10^9/L，中性粒细胞百分比 0.77，血红蛋白 151 g/L。

二、影像资料（图 52-1）

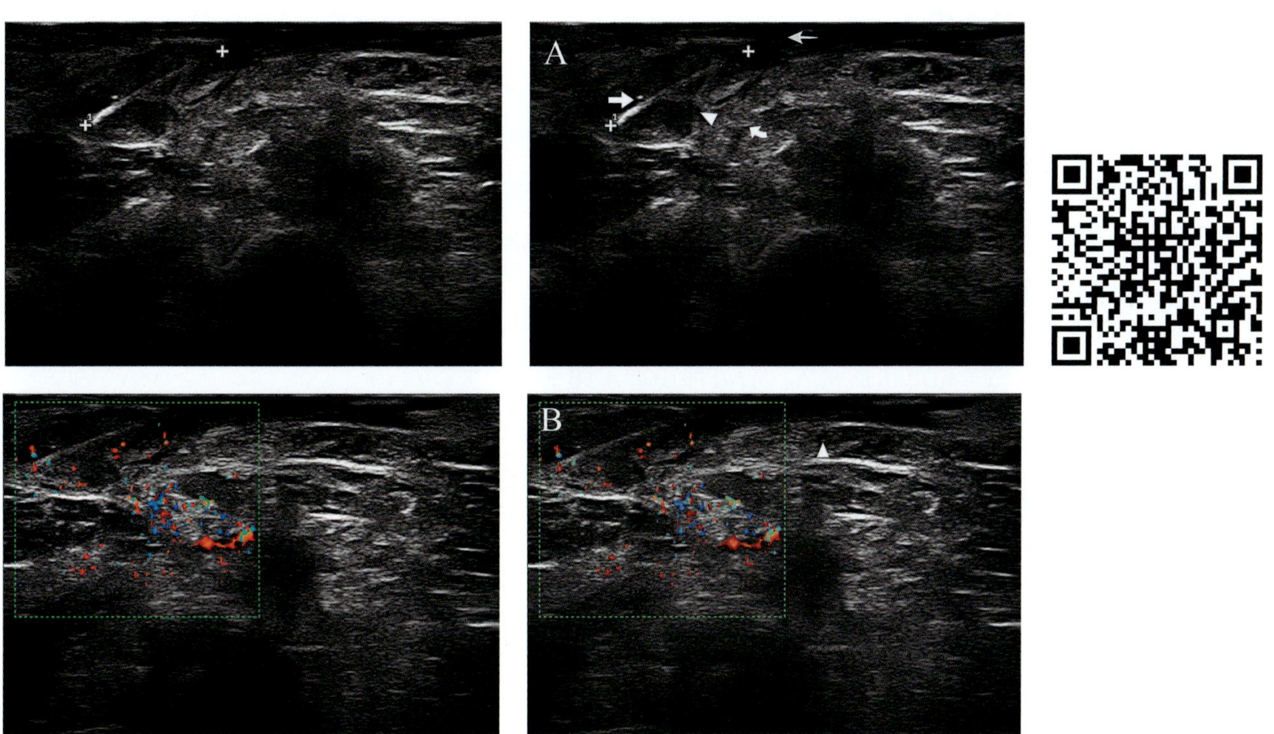

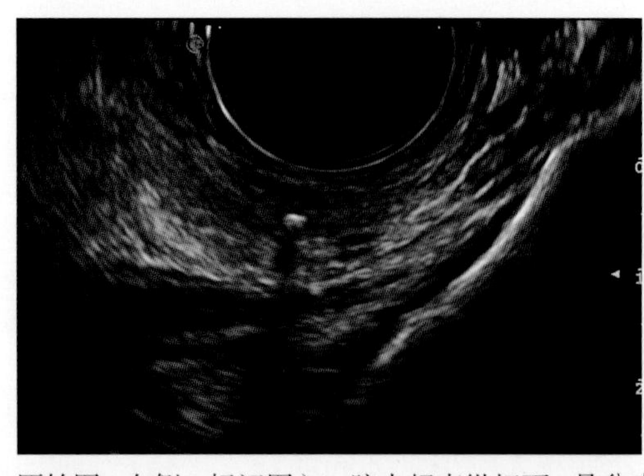
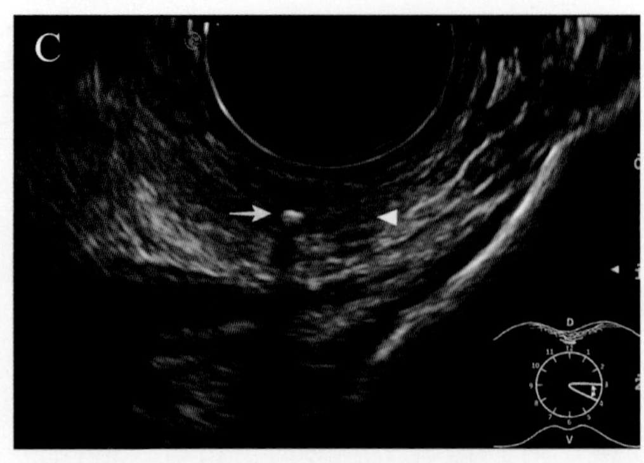

（左侧 - 原始图；右侧 - 标记图）A. 腔内超声纵切面，骨盆直肠间隙可探低回声区，其内可见条状强回声，（三角箭头 - 病灶；粗箭头 - 鱼刺异物；细箭头 - 直肠离断处；弯箭头 - 肛提肌）；B. 周边可见不规则点状血流信号（三角箭头 - 外括约肌）；C. 腔内超声横切面，病灶位于胸膝位 3—4 点方向，可见粗点状强回声，后方伴有声影（三角箭头 - 脓肿；细箭头 - 鱼刺异物）。详见动图（二维码）。

图 52-1　直肠异物二维超声

三、超声所见及诊断

1. 超声所见

（1）经直肠腔内超声纵切面：肛提肌水平以上骨盆直肠间隙位置可见一回声减低区，上下径为 22.8 mm，前后径为 11.4 mm，内部可见条状强回声，长约 15.8 mm，直肠肠壁连续性中断，肛门外括约肌完整连续。病灶下端距肛门缘约 42.3 mm，彩色多普勒血流成像（CDFI）显示病灶周边可见点状、不规则血流信号（图 52-1A，图 52-1B）。

（2）经直肠腔内超声横切面：病灶位于胸膝位 3—4 点方向，左右径为 14.6 mm，病灶边界不清，形态不规整，内部可见一粗点状强回声，后方伴声影（图 52-1C）。

2. 超声诊断：直肠异物损伤合并骨盆直肠间隙脓肿形成，考虑鱼刺嵌入直肠管壁及周围组织所致。

四、术中所见及最后诊断

1. 术中所见：全麻后取截石位，手术区域常规消毒、铺无菌巾。肛管直肠消毒后扩肛，探查：进指约 4cm 位置，于 10 点方向直肠肠壁可触及结节，考虑为异物刺入直肠位置，刺入口已闭合。鉴于直肠壁刺入处已愈合，遂决定经肛周皮肤取切口，取出异物并行脓肿切开引流，10 点位梭形切口，止血钳钝性分离肛周间隙组织，至含有异物的炎性包块，反复尝试取出异物，因周围炎性组织包裹，无法完整取出，故在彩超引导下用止血钳将异物夹断成数段，留置引流管至最深处，用生理盐水反复冲洗，至无坏死组织流出。复查超声未见明显异物形态，修剪创面，置入油纱，术毕。

2. 最后诊断：直肠异物损伤合并骨盆直肠间隙脓肿形成。

五、超声分析及鉴别诊断

1. 超声分析

本例患者临床症状为肛周疼痛不适，考虑直肠肛管炎性疾病可能，在应用浅表探头进行肛周扫查时，未发现肛裂、外痔、皮肤损伤等异常，考虑为较高位置的直肠病变，遂行经直肠腔内超声检查。

经直肠腔内超声检查提示，在胸膝位 3—4 点方向，骨盆直肠间隙处可见一低回声区，其内可见条状强回声，后方伴声影，横断面呈粗点状强回声，直肠黏膜层及固有肌层连续中断。基于上述影像学特征及患者既往进食鱼肉史，从而考虑为鱼刺所致直肠损伤合并骨盆直肠间隙脓肿形成。术中于直肠侧壁可探及异物，明确为鱼刺，钳夹时碎裂，清除脓肿病灶，留置引流管。最终诊断为鱼刺损伤并发脓肿。术后 1 周后恢复良好出院。

2. 鉴别诊断

直肠内瘘：多种原因引起的肠壁破损，继而与周围组织或器官形成异常通道，患者多有手术、外伤、肿瘤等病史，肠腔内的肠液、气体、粪便可进入瘘管内，超声下可表现为瘘管内条状或团状高回声，周围可伴明显液性回声积聚。结合本例患者病史及超声表现不难排除直肠内瘘的诊断。

六、讨论

直肠肛管异物损伤是临床工作中较为少见的疾病，多是由人为因素造成。本病多为散发性，可发生在各个年龄阶段，平均年龄为 44 岁，男性远多于女性，依据异物的来源及种类可分为以下五种类型：外伤性异物、内源性异物、口源性异物、肛源性异物及迁移性异物，其中口源性异物及肛源性异物相对常见。异物可嵌顿于直肠肛管腔内，也可刺破黏膜浸润直肠肛管周围组织内引起感染，形成脓肿。临床症状主要表现为肛门部的持续性疼痛，可有异物感。本例患者主诉为肛周疼痛，超声扫查不仅要关注肛周的病变，还应注意探查直肠腔内的情况，同时必要时需追溯患者既往病史，不能忽略直肠异物损伤合并肛周脓肿的可能性。

不同的影像学方式在直肠肛管异物损伤的评估中均有自己独特的作用，主要由异物的种类、大小、损伤特点所决定。X 线分辨率较差，对于嵌顿于直肠腔内或者较大的硬质异物，具有一定的提示作用。超声作为无放射性、局部分辨率高的检查方式，能较好地观察直肠肛管腔外的较小的异物与周围组织的关系及相关的并发症，如刺入肠壁的鱼刺、小骨片及枣核，在进行超声检查时应注意观察异物的大小、位置、方向、形状、周围肌肉血管累及情况、是否合并脓肿。诊断本病时需要注意与肠瘘相鉴别，检查的结果可于术中得到验证。CT 在直肠异物的评价中应用较为广泛，对弧形的异物、脓肿的形成、气腹、周围器官改变显示较清楚，但容易漏诊较小的异物，MRI 在异物损伤中应用相对较少，多在明确异物性质之后，进一步评估软组织损伤情况时应用。

直肠肛管异物可根据损伤严重情况及合并症选择不同的处理方式，轻者可通过内镜取出异物即可，严重者则需手术介入，患者预后多较好，如合并肛周脓肿、腹膜炎、休克等，则预后明显变差，因此，通过详细询问患者病史及早期选用恰当的影像学检查方式明确诊断，对改善预后具有重要意义。

七、思考题

1. 直肠肛管异物损伤的声像图表现是什么？
2. 直肠肛管异物的鉴别诊断有哪些？如何鉴别？

参考文献

1. COLOGNE K G, AULT G T. Rectal Foreign Bodies: What Is the Current Standard[J]. Clin Colon Rectal Surg, 2012, 25(4): 214–218.

2. 何海军 , 雷绍斌 , 龚德英 . 肛管直肠异物嵌顿 29 例临床分析 [J]. 中华全科医学 , 2011, 09（6）: 882–883.

3. BEECHER S M, LEARY D P, MCLAUGHLIN R, et al. Diagnostic dilemmas due to fish bone ingestion: Case report & literature review[J]. Int J Surg Case Rep, 2015: 112–115.

4. ALMEIDA C E, RAINHO R, GOUVEIA A, et al. Codfish may cause acute abdomen[J]. Int J Surg Case Rep, 2013, 4(11): 969–971.

5. 刘源炜 , 叶锋 . 下消化道异物 21 例临床诊治体会 [J]. 中国肛肠病杂志 , 2014, 34（4）: 58–60.

病例 53　直肠癌

一、临床资料

病史：患者，女，72 岁，间断便血 6 个月，加重 1 周；无发热，无腹痛、腹胀，无贫血貌，无家族肿瘤病史。

体格检查：肛门检查（胸膝位）可见，肛门居中，外观正常，肛周皮肤未见明显红肿破溃及异常增生物，肛周无触痛；直肠指诊提示，肛门松紧度正常，距肛缘约 4 cm 可触及一半环周隆起型肿物，活动度欠佳，质硬，无触痛，退指时指套可见脓血染。

实验室检查：肿瘤标志物检查结果显示，CA199 110.9 U/mL，CEA 33.5 ng/mL。

二、影像资料（图 53-1 ～图 53-3）

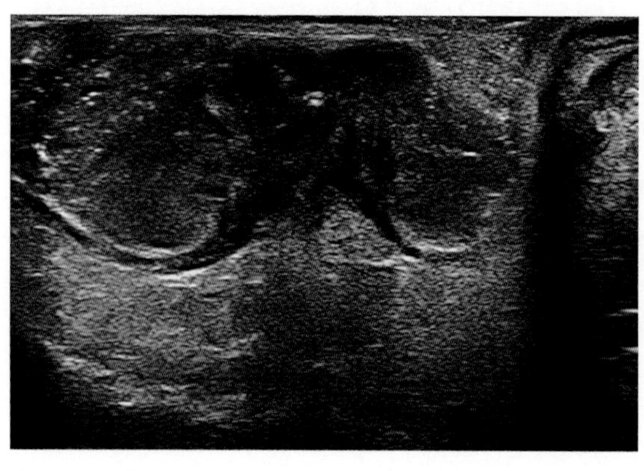

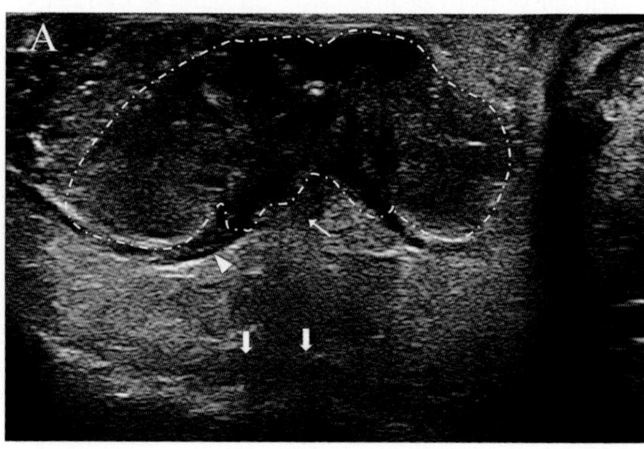

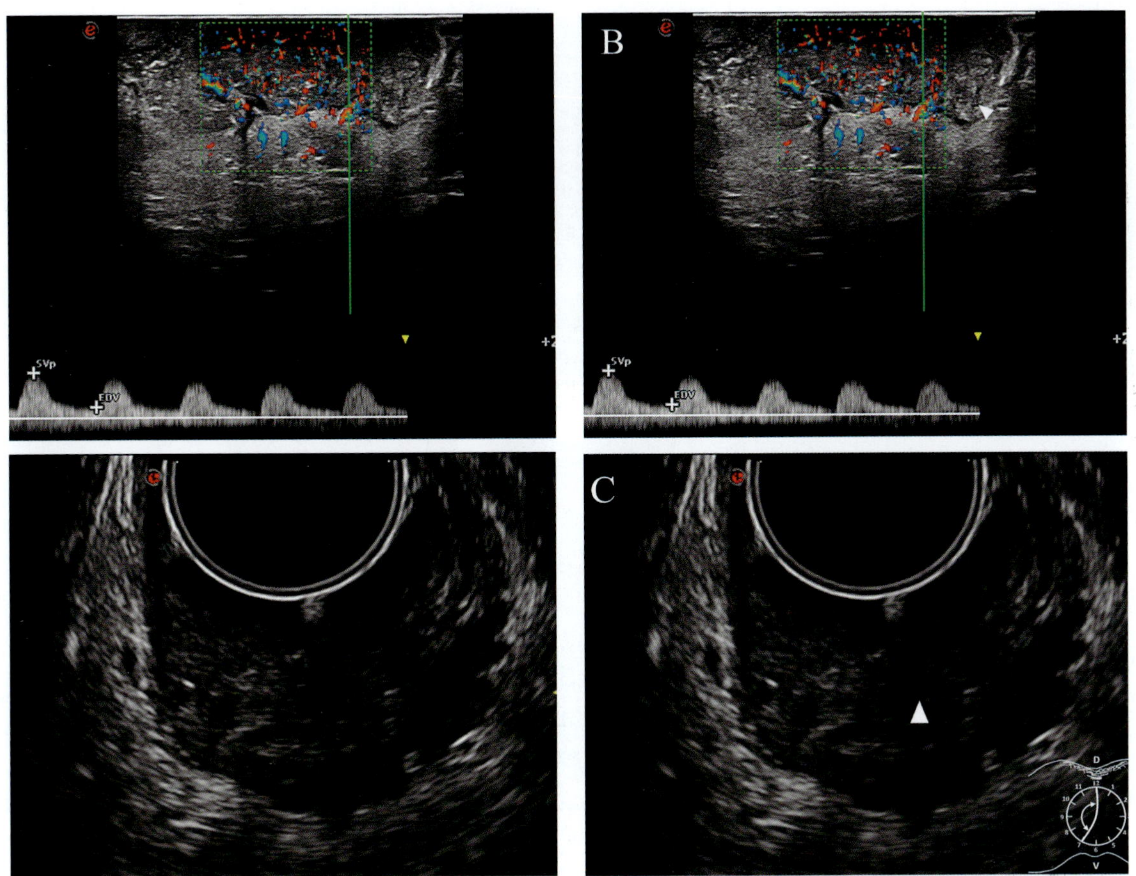

（左侧 - 原始图；右侧 - 标记图）A. 腔内超声纵切面，直肠左侧壁可见“蕈伞状”实性低回声，外膜连续中断（虚线 - 蕈伞状病灶；三角箭头 - 固有肌层；细箭头 - 突破外膜处；粗箭头 - 直肠固有筋膜）；B. 彩色多普勒血流图，肿物可见丰富、不规则点条状血流信号；C. 腔内超声横切面，肿物呈半环周状包绕直肠，肿瘤浸透肠壁全层（三角箭头）。

图 53-1　直肠肿物二维超声成像

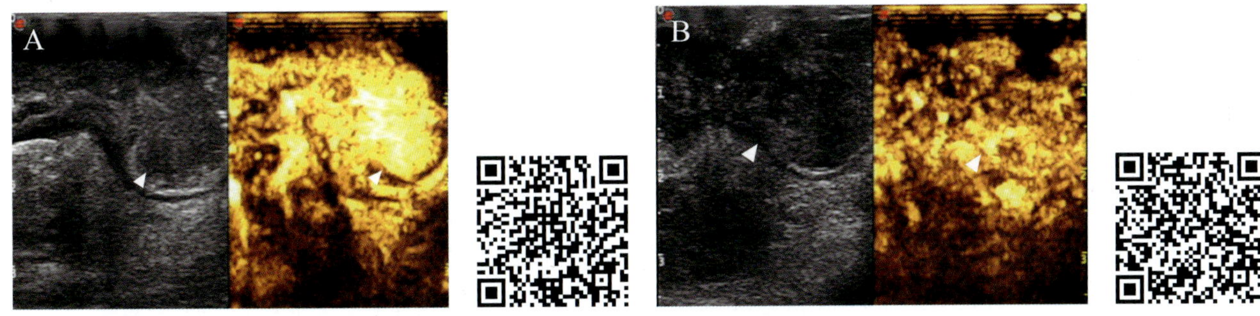

A. 动脉期病灶呈快速均匀高增强，早于周围组织（三角箭头）；B. 静脉期造影剂快速廓清，早于周围组织（三角箭头）。

图 53-2　直肠肿物超声造影（动图）

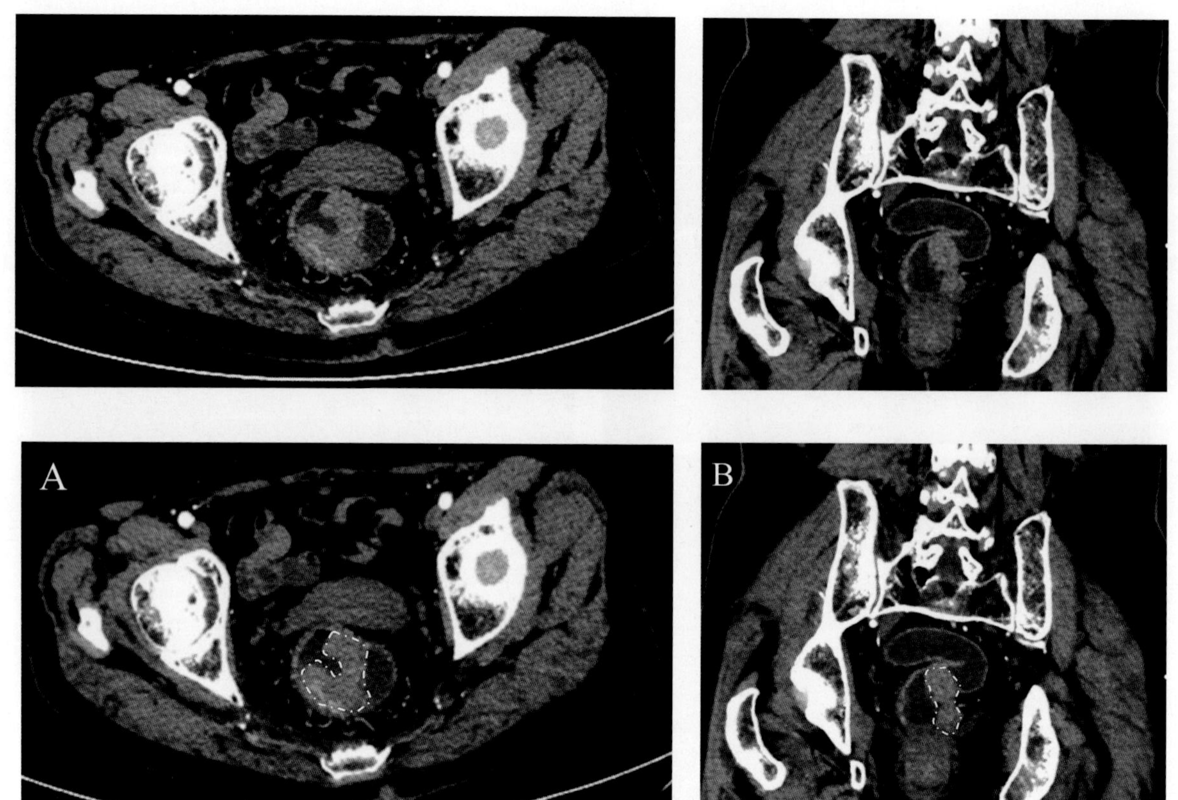

（上图 – 原始；下图 – 标记）腹部 CT 横断面，中下段直肠壁局限性增厚，与邻近结构分界清楚（虚线）；B. 腹部 CT 矢状面，病变下缘距肛门约 4.7 cm，累及肠管长约 4.5 cm，周围见多发小结节影（虚线）。

图 53–3　腹部 CT 成像

三、超声所见及诊断

1. 超声所见

（1）经直肠腔内超声纵切面：直肠左侧壁可见一“蕈伞状”实性低回声，主体向肠腔内凸出，肠壁层次不清，黏膜不连续，上下径为 43.1 mm，前后径为 20.7 mm，超声下环周切缘为 11.3 mm，病灶内部回声不均匀，边界不清，病灶基底部下端距肛门缘约 63.5 mm，瘤体可见多条动脉样血流穿入，阻力指数（RI）为 0.74（图 53–1A，图 53–1B）。

（2）经直肠腔内超声横切面：病灶位于胸膝位 7–12 点方向，呈半环周，左右径为 31.2 mm，基底部宽约 14.7 mm，肿瘤累及肠壁全层，外膜层连续性中断，与肛提肌分界清（图 53–1C）。

（3）超声造影：动脉期（20s）时自基底部向病灶内呈快速均匀高增强，静脉期（35s）造影剂快速廓清，早于周围正常肠壁，呈“快进快出”（图 53–2）。

2. 超声诊断：直肠低回声占位，考虑直肠癌，uT3 期，环周切缘（–）。

四、术中所见及最后诊断

术中所见：麻醉消毒，探查腹腔、肝脏表面无结节，肠系膜下动脉根部及髂血管周围未见肿大淋巴结，距肛缘 5 cm 处可见一大小约 5 cm×4 cm 的实性肿物（图 53–4）。用超声刀分离乙状结肠系膜左右侧叶根部，至直肠膀胱陷凹，于肠系膜根部分离出肠系膜下动、静脉，离断肠系膜下血管；用超声刀游离直肠后壁、侧壁、前壁，达肛提肌平面，经腹部开口入腹腔，以弧形切割闭合器距肿瘤远端约 3 cm 切断直肠，距肿物近端 15 cm 处夹闭结肠，将近端结肠与直肠残端行断端吻合，冲洗盆腔，留置引流管，切除标本病理送检。

病理结果：病灶大小约为 5 cm×4 cm，直肠中分化腺癌，侵及肌层外结缔组织，神经和脉管未侵及，环周切缘未见癌，淋巴结未见转移癌，周围可见癌结节一枚。病理分期为 T3N1cM0。

最后诊断：直肠中分化腺癌，病理分期为 T3N1cM0。

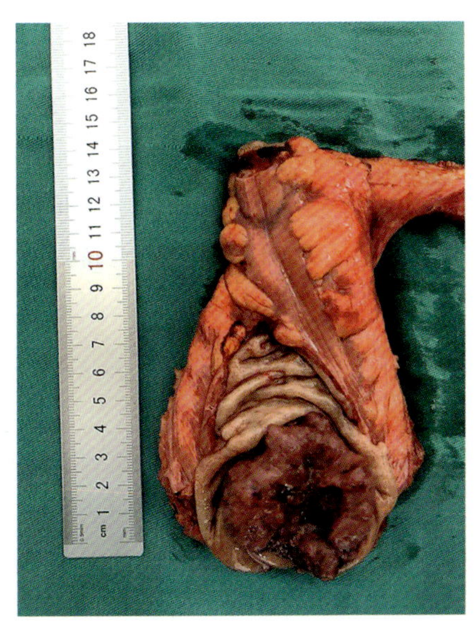

图 53–4　术中直肠癌，病灶大小约为 5 cm×4 cm

五、超声分析及鉴别诊断

1. 超声分析

本患者以间断便血为主要症状，应首先明确是否为直肠肛管肿瘤性病变。在进行肛周检查时，未发现外痔、肛裂、肛周赘生物等情况，为进一步明确直肠肛管腔内是否存在病变，遂行经直肠腔内超声检查。

经直肠腔内超声检查发现直肠左侧壁可见一“蕈伞状”实性低回声，向肠腔内突出，内部回声不均，横切面呈半环周状包绕直肠，病灶基底部宽，侵及肠壁全层，外膜层连续性中断。超声造影检查显示，动脉期病灶呈快速均匀高增强，静脉期造影剂快速廓清，呈“快进快出”，考虑直肠癌可能。

2. 鉴别诊断

（1）直肠息肉：该病为直肠较为常见的良性病变，多可出现便血、腹泻等不典型症状，病灶相对规整，呈类圆形或乳头状，基底多较窄，局限于黏膜层，而固有肌层连续完整。本例患者病灶侵及肠壁全层，因而可以排除息肉。

（2）直肠黑色素瘤：该病为常见的黏膜黑色素瘤，直肠肛管交界处的黑色素细胞或神经脊细胞恶变所致，恶性程度高，多向肠腔外浸润性生长，向肠腔内突出不明显，肿物多呈类圆形或分叶状，形态较直肠癌规整，周围可有假包膜样改变。本患者肿物向肠腔内生长，基底部侵及全层，对肠腔外组织推挤不明显，因而可以区分。

六、讨论

直肠癌是消化道常见的恶性肿瘤之一，发病率仅次于胃癌，近年来直肠癌在我国呈上升趋势，平均发病率约为 13.64/10 万，平均中位发病年龄为 45 岁，男性多于女性，直肠癌典型的症状表现为排便习惯改变，便次增多，便不成形，黏液脓血便，里急后重感，侵袭周边组织时可出现相应的伴随症状。直肠癌的病因尚不完全明确，直肠癌家族史、吸烟、饮酒、高脂高蛋白饮食均是其危险因素。本例患者主要症状为间断便血，不仅要考虑到痔疮、肛裂等近肛门位置的出血，更应该考虑到直肠肛管肿瘤的可能。

直肠癌的辅助检查方式主要包括肠镜、经直肠腔内超声、CT、MRI，直肠腔内超声是观察直肠肿瘤性病变的良好手段，可通过二维超声图像、多普勒血流成像、超声造影、弹性成像等多种参数评估肿瘤。超声检查时应该注意观察病变的位置、大小、浸润深度、环周切缘是否阳性、与周围器官的关系、肠周淋巴结是否肿大。腔内超声术前对直肠癌 T 分期及 N 分期的评估，可对临床分期及治疗策略产生重要影响，特别是 T3 期直肠癌，依据 2017 年欧洲肿瘤学会直肠癌指南，肿瘤位置的高低、T 分期、N 分期、肠壁外血管是否侵犯、直肠系膜筋膜是否累及与直肠癌的复发风险密切相关，因而采取的治疗模式存在差异。对于中位直肠癌来说，治疗方式与肠壁外血管是否侵犯及环周切缘是否阳性有关，中高位 cT3a 和 cT3b，cNl–2 期，EMVI（–）的直肠癌推荐行直肠全系膜切除术；中位 T3c ～ d 期，Nl ～ 2 期（结肠外种植转移），EMVI（+），T3 期 CRM（+）的患者则需术前行新辅助放化疗。尽管目前尚无统一的超声 T3 分期标准，但仍可通过超声预判肿瘤是否侵权周围血管及直肠固有筋膜，筛选出需要行术前新辅助治疗患者，减少不必要的放化疗损伤。在新辅助放化疗后直肠癌及周围组织的结构出现改变时，二维超声结合超声造影及弹性成像对直肠癌再分期也具有积极的价值。CT 和 MRI 结果是辅助直肠癌诊断、分期和判断是否存在转移的重要参考依据，但是 CT 以及 MRI 也存在一定的不足，其对 T2 分期及以下的直肠癌的临床分期评价准确度较低，直肠腔内超声可以作为很好的互补。

直肠癌的治疗模式目前是多学科综合治疗，即多学科专家参与、多种治疗手段相融合的方式，可选择的治疗方式包括手术、放化疗、靶向治疗、免疫治疗等，预后较之前明显改善，5 年生存率可达 60% 以上，即便如此，进展期直肠癌患者仍存在复发风险。因而，早期通过影像学方法筛查和诊断本病，并给予积极治疗，对于预后具有重要意义。

七、思考题

1. 直肠癌的声像图特点是什么？
2. 直肠癌的鉴别诊断有哪些？各自的声像图特点？

参考文献

1. 王锡山 . 中美结直肠癌流行病学特征对比及防控策略分析 [J]. 中华结直肠疾病电子杂志 , 2019, 8（1）: 7–11.
2. 傅传刚 , 高显华 . 结直肠癌诊断治疗新进展 [J]. 中华外科杂志 , 2012, 50（6）: 566–568.
3. BIPAT S, GLAS A S, SLORS F J M, et al. Rectal Cancer: Local Staging and Assessment of Lymph Node Involvement

with Endoluminal US, CT, and MR Imaging—A Meta-Analysis[J]. Radiology, 2004, 232（3）: 773–783.

4. 仲光熙，肖毅，张璟，等．直肠腔内超声对 T3 期直肠癌环周切缘和肿瘤最大厚度的判断价值 [J]. 中华胃肠外科杂志，2015（3）: 252–256.

5. 任圣会，孙晓峰，王权，等．直肠腔内超声与 MRI 检查对直肠癌术前 T 分期及环周切缘的评估价值 [J]. 中华消化外科杂志，2019, 18（1）: 96–101.

6. 仲光熙，吕珂，戴晴，等．直肠腔内弹性成像对直肠癌新辅助治疗后肿瘤浸润深度降期的评估 [J]. 中华医学超声杂志（电子版），2016, 13（1）: 51–55.

7. 杜晓辉，胡时栋．结直肠癌 MDT 模式的建立与实践探讨 [J]. 中华结直肠疾病电子杂志，2018, 7（2）: 190–192.

8. 中华人民共和国卫生和计划生育委员会医政医管局，中华医学会肿瘤学分会．中国结直肠癌诊疗规范（2017 年版）[J]. 中华外科杂志，2018, 56（4）: 241–258.

病例 54　直肠间质瘤

一、临床资料

病史：患者，女，56 岁，肛周坠胀感 4 个月，排尿、排便困难 1 天，无发热，无黏液脓血便，既往直肠间质瘤术后 1 年余。

体格检查：腹部未触及明确包块，移动性浊音阴性，腹股沟未触及肿大淋巴结；直肠肛门检查（胸膝位）可见，肛门周围无红肿，皮肤无破损，无肿物脱出；直肠指诊提示，11–5 点位距肛门缘 1 cm 位置可触及一隆起性肿物，质硬，触痛明显，未触及肿物上缘，退指指套无血染。

实验室检查：血白细胞计数 6.81×10^9/L，白蛋白 38.9 g/L，CA199、CEA（–），尿红细胞计数 79.0/ul，尿白细胞计数 117.0/ul。

二、影像资料（图 54-1 ～图 54-4）

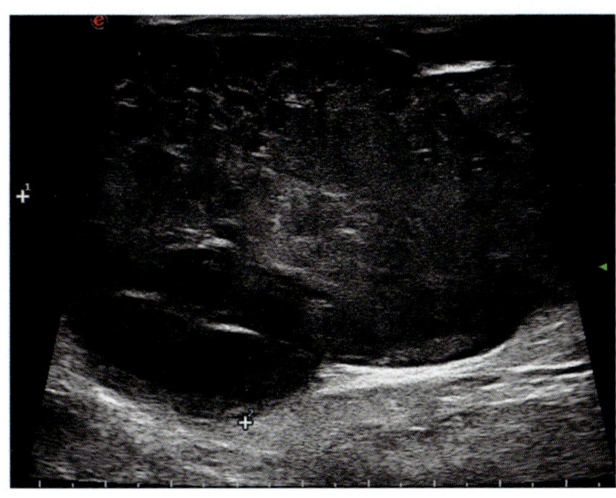

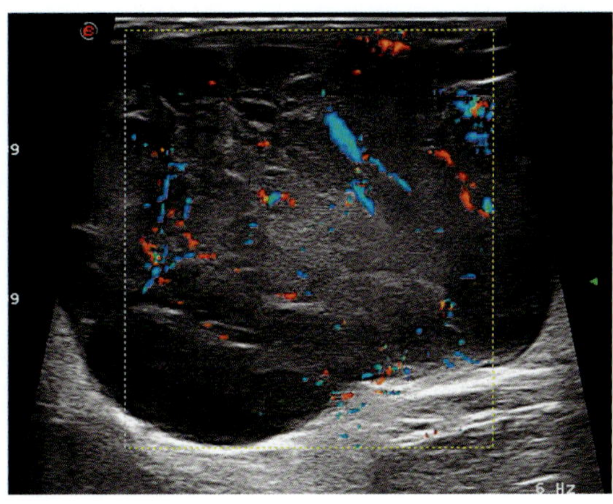

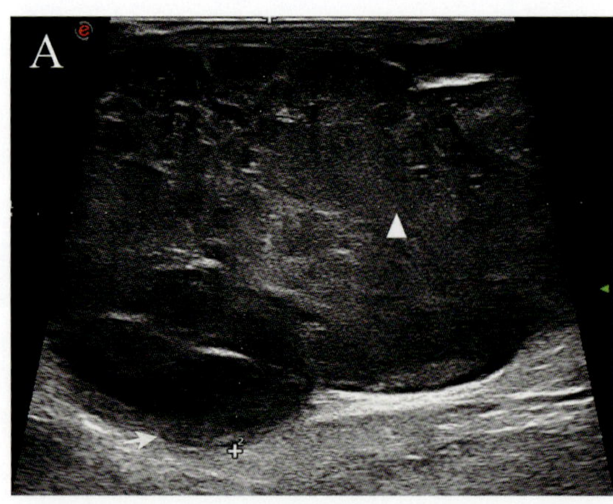

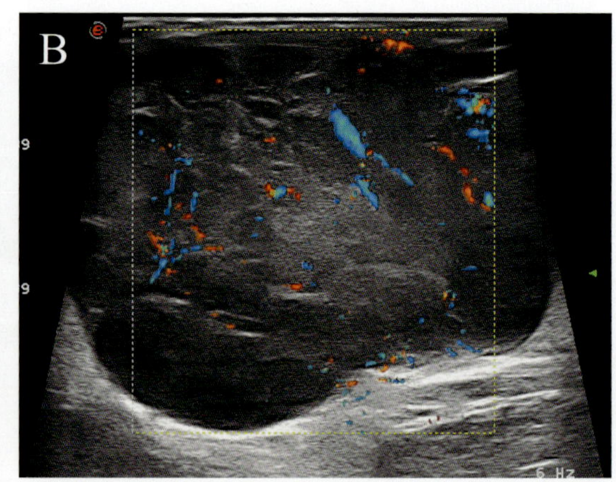

（上图 - 原始；下图 - 标记）A. 腔内超声纵切面，直肠中下段实性低回声，瘤体体积较大，内部回声不均，向深部浸润（三角箭头 - 瘤体；黄箭头 - 浸润处）；B. 病灶血流信号丰富（虚线—病灶）。

图 54–1 病灶二维超声成像

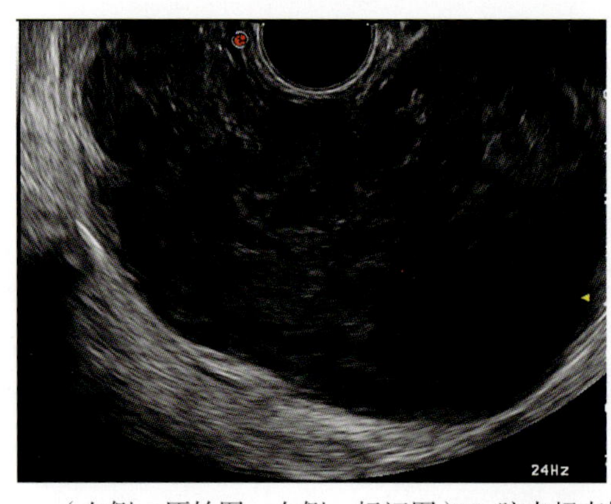

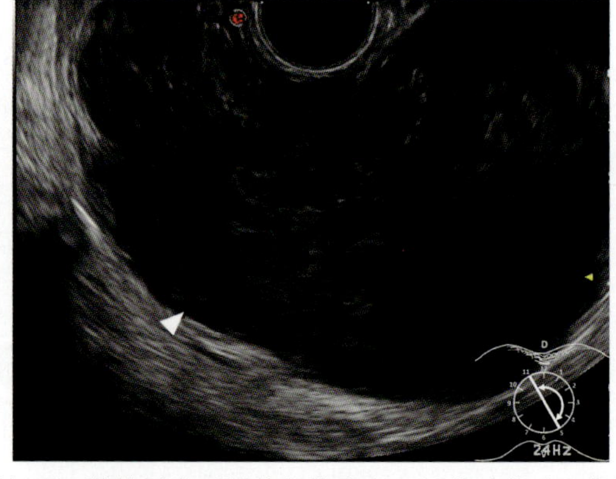

（左侧 - 原始图；右侧 - 标记图）C. 腔内超声横切面：肿物呈半环周状包绕直肠，呈分叶状（三角箭头—瘤体）。

图 54–2 病灶二维超声动态表现（动图）

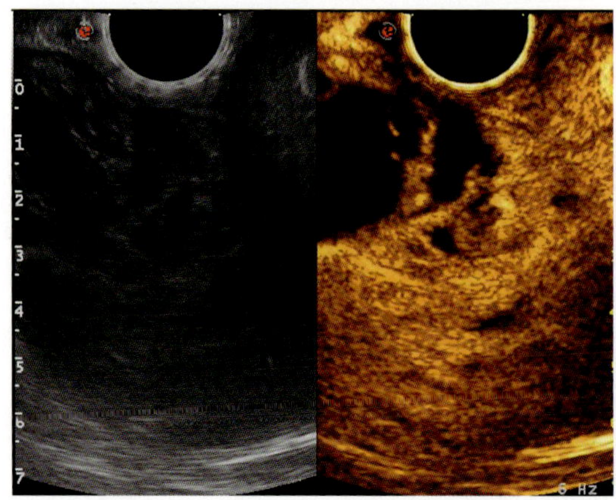
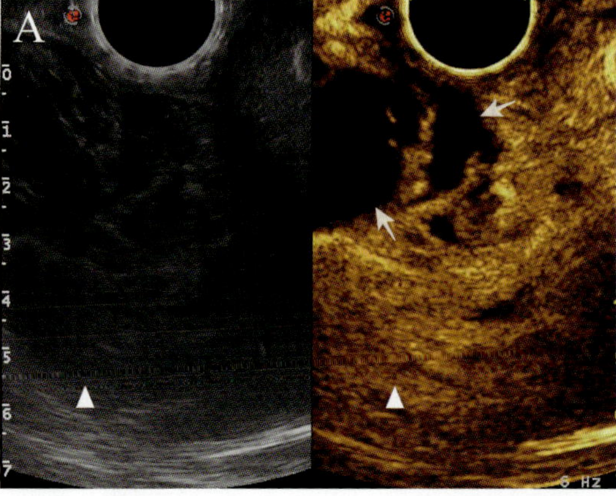

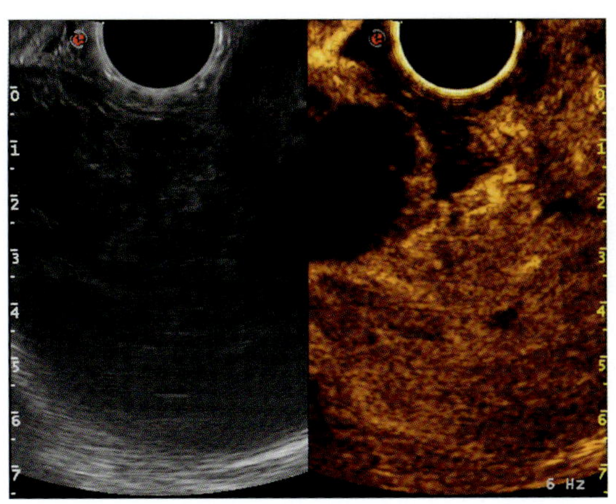
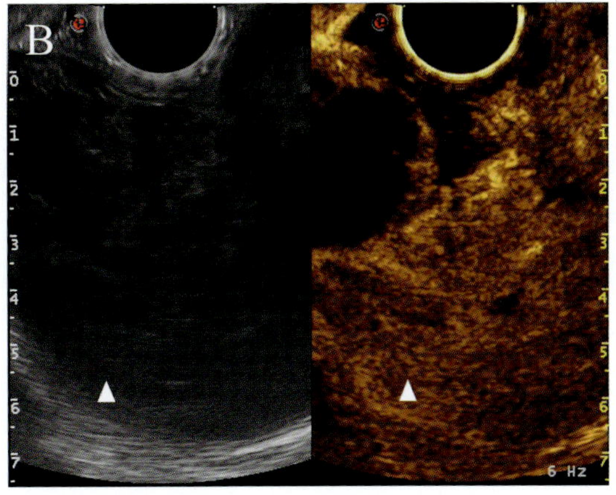

（左侧 - 原始图；右侧 - 标记图）A. 动脉期肿物呈不均匀快速持续性高增强，早于周围组织，其内可见无增强区（三角箭头 - 瘤体；细箭头 - 无增强区）；B. 静脉期造影剂缓慢廓清，廓清晚于周围组织（三角箭头 - 瘤体）。

图 54-3 超声造影动态表现（动图）

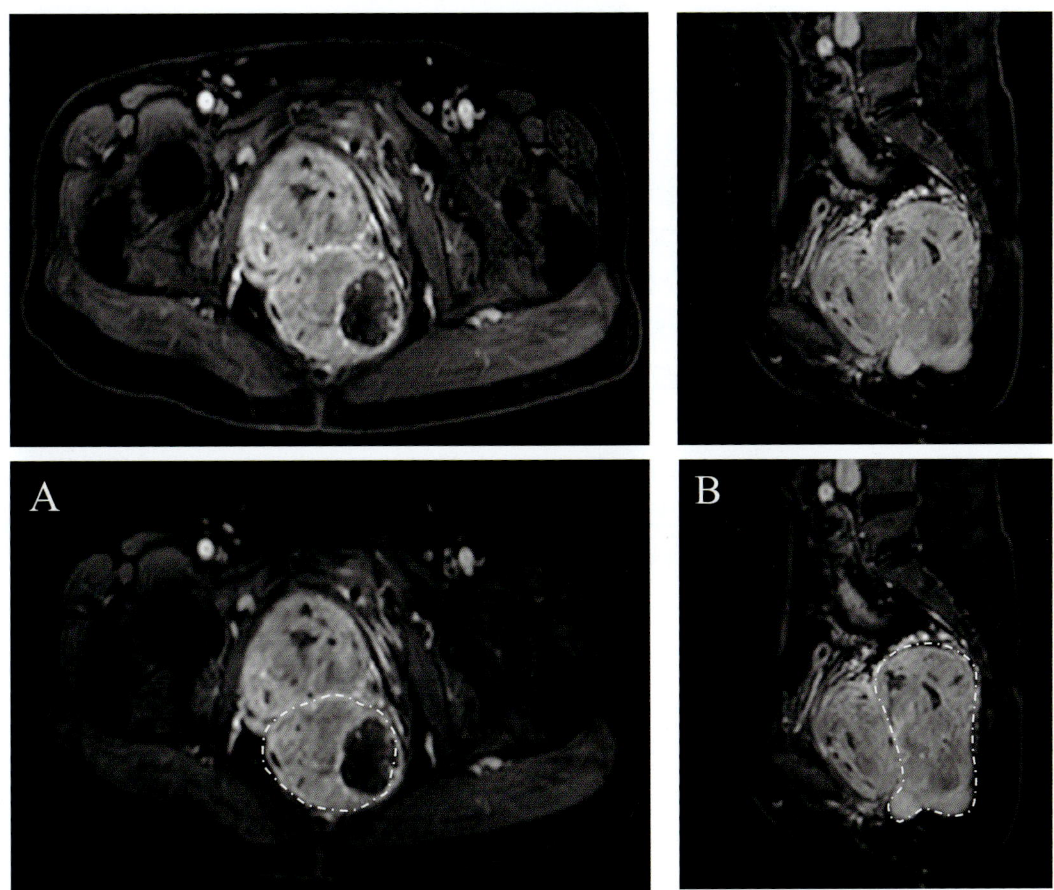

（上图 - 原始；下图 - 标记）A. T1WI 抑脂增强，直肠下段肠壁不均匀增厚，明显强化，其内可见一结节状异常信号影，大小约为 3.4 cm × 2.9 cm（虚线 - 瘤体）；B.T2WI 增强，肿瘤明显强化，最宽处肠壁约为 6.2 cm，局部肠腔狭窄，直肠系膜受侵，病变与宫颈分界不清，周边可见异常淋巴结影（虚线 - 瘤体）。

图 54-4 腹部 MRI 成像

三、超声所见及诊断

1. 超声所见：经腔内超声，采用经直肠双平面探头，观察直肠肿瘤的纵切面和横切面。

（1）腔内超声纵切面：直肠中下段后侧壁可见一实性不规则分叶状低回声，以向肠腔外浸润性生长为主，部分向肠腔内突出，上下径为 105.5 mm，前后径为 67.3 mm，内部回声不均，未见明显无回声区；肿物后方回声略增强，肿块下端距肛门缘 11.2 mm；肿物可见丰富、不规则、内部粗大血流信号，可见动脉样血流频谱，阻力指数为 0.62（图 54–1A）。

（2）腔内超声横切面：病灶位于胸膝位 11–5 点方向，呈半环周样包绕直肠，呈分叶状，左右径为 103.2 mm，局部包膜样回声不完整，肠壁层次不清，外膜不连续，病灶周围肛门括约肌受压显示不清。（图 54–1B）。

（3）超声造影：动脉期呈不均匀快速持续性高增强，早于周围组织；静脉期造影剂缓慢廓清，晚于周围组织，呈“快进慢出”，内部可见多个无增强区（图 54–3）。

2. 超声诊断：直肠后壁占位，考虑间质瘤复发，高度恶性潜能。

四、术中所见及最后诊断

1. 术中所见：全麻后取截石位，手术区域常规消毒、铺无菌巾。下腹部正中切口入腹，探查见肝脏表面光滑，腹主动脉、肠系膜下动脉根部和髂血管附近无肿大淋巴结。遂行直肠肿物根治性切除（TME，Miles）。电刀切开乙状结肠系膜左侧、右侧叶腹膜，结扎其供血血管，距离肿瘤近端 15 cm 切断乙状结肠。子宫后壁与直肠肿物毗邻，用电刀锐性完整游离直肠前壁，使直肠前、后、左右侧壁均游离至肛提肌平面。直肠可触及 10 cm × 10 cm 肿物（图 54–5），下端距肛门缘约 1 cm。切断肛提肌，将肿物下端直肠游离满意。沿肛门外周将肛门缝闭，距离肛门外 5 cm 梭形切开肛周皮肤及皮下组织，沿直肠后间隙、坐骨直肠间隙向上分离，分别切断结扎肛尾韧带、肛门括约肌、肛提肌等，分离尿道与直肠间的组织，切开盆底筋膜，将肛管、下段直肠完全游离，将部分乙状结肠、直肠及其肿瘤、肛管周围组织和淋巴结整块切除，重建胃肠道，冲洗盆腔，探查无出血，留置引流管，关腹缝合切口，手术结束。手术过程顺利。

2. 术后病理结果：直肠间质瘤；NIH 危险度分级，高危；脉管及神经未见明确肿瘤浸润，两切缘未见肿瘤侵及，肠周淋巴结未见肿瘤转移（0/12）。免疫组化：Ki–67（约 +200%），CD117（+），Dog–1（+），CD34（+），Desmin（–），SMA（–），S–100（–），H–caldesmon（ 弱 +），SDHB（+），STAT6（浆 +），β–catenin（浆 +）。

3. 最后诊断：直肠间质瘤；NIH 危险度分级，高危。

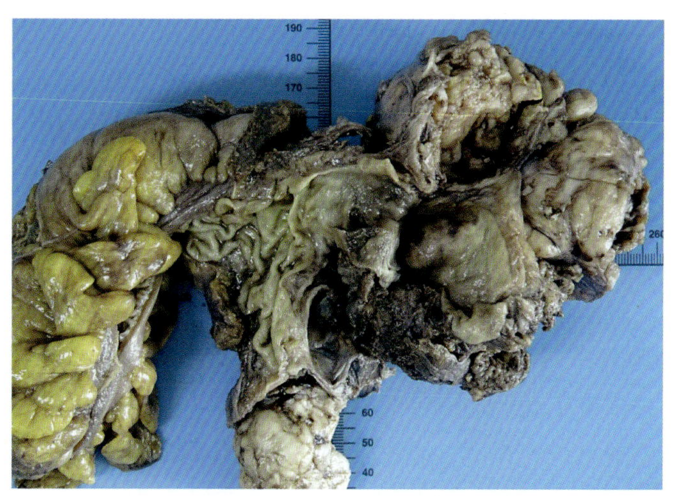

瘤体大小约为 10 cm × 10 cm，呈鱼肉样改变。

图 54-5　经手术切除的病灶

五、超声分析及鉴别诊断

1. 超声分析

本例患者以肛门坠胀感，排尿、排便困难为主要症状，考虑盆腔脓肿或占位性疾病。盆腔超声检查显示子宫后方见巨大实性占位，推挤膀胱及子宫致形变，与子宫分界不清，为明确病变来源、性质及周围组织情况，遂行经直肠腔内超声检查。

经直肠腔内超声检查时，显示直肠中下段后侧壁可见一实性低回声肿物，以肠腔外浸润性生长为主，内部回声不均，肠黏膜连续中断，肠壁正常层次结构消失；横断面呈半环周状围绕直肠，实质内及周边可探及丰富的血流信号。行超声造影，动脉期病灶呈不均匀快速持续性高增强，早于周围组织；静脉期造影剂廓清晚于周围组织；不支持直肠癌造影特点，结合患者既往病史，考虑间质瘤复发可能，行穿刺病理检查予以证实，结果显示直肠间质瘤，高度恶性潜能。直肠间质瘤通常需与直肠癌、实性畸胎瘤及其他盆腔软组织肿瘤鉴别。

2. 鉴别诊断

（1）直肠黑色素瘤：该病是由直肠肛管处黑色素细胞恶变来源的肿瘤，肿瘤多位于齿状线附近，肿瘤多向直肠腔外呈浸润性生长，多呈分叶状，超声下多表现为不均匀的低回声肿物，回声往往较间质瘤更低，可有假包膜，肿瘤较大时，内部多伴液化坏死，超声造影模式多呈“快进快出”表现，因而不难鉴别。

（2）实性畸胎瘤：该病是由多个胚层不成熟组织构成的恶性生殖细胞肿瘤，肿瘤多呈实性包块，边界不清，形态不规则，对周围脏器多有侵袭，内部为不均匀的混合回声，内可见散在的毛发、骨质样强回声和液性无回声区，与本例患者超声所见不同，因此可以排除实性畸胎瘤。

六、讨论

直肠间质瘤是常见的间叶组织源性肿瘤，起源于胃肠道 Cajal 细胞或肠道间充质前体细胞，具有恶性分化潜能，直肠肛管间质瘤约占整个胃肠道间质瘤的 5% ～ 10%，多见于 50 ～ 70 岁男性，直肠间质瘤的病因多由 c-KIT 基因以及 PDGFR 基因突变所致。直肠间质瘤的临床表现不典型，可表现为排便习惯和形状的改变、肛门坠胀感、便血、压迫周围脏器时可有相应的刺激症状。本例患者的瘤体较大，已有较明显的压迫症状，超声扫查时注意多角度扫查，明确不适原因，不应忽视后盆腔的肿瘤性病变。

由于间质瘤多来源于肌层，因而超声在间质瘤的检查中具有不可替代的作用，直肠间质瘤的超声检查主要包括两种，即内镜超声和腔内超声。超声内镜检查且可覆盖整个结直肠，能很好地发现黏膜下以及肌层的间质瘤病变，但视野的深度及广度受限，尤其是病灶较大时，缺乏整体性的观察，对浆膜下及以外的病变难以显示；腔内超声所能探及的肠管长度有限，局限于中下段直肠及肛管，但其视野范围较大，对病变的层次结构辨识度更高。超声评估间质瘤时应注意病变的原发层次、大小、位置、内部回声特点、是否有包膜、与周围组织的关系、造影时增强的特点等，同时注意与其他间叶组织源性的恶性肿瘤相鉴别。间质瘤的声像图会因瘤体大小的不同存在明显差异，通常小于 2 cm 的间质瘤，回声均匀，边界清楚，边缘光整，侵袭性往往不明显；而大于 2 cm 的间质瘤，内部回声多不均，并向深部呈浸润性生长，造影多可发现无增强区（液化坏死区），恶性潜能明显增加。周围淋巴结转移在间质瘤中并不常见，即便是瘤体已经很大，也很少发生转移。增强 CT 目前是直肠间质瘤公认的首选检查方式，对于评估肿瘤的浸润程度及是否存在远处转移具有较好的优势。

直肠间质瘤的主要治疗方式为手术切除 + 辅助靶向治疗，总体预后稍差，5 年生存率为 40% ～ 60%，预后与肿瘤的大小、病理核分裂象、基因表达的类型密切相关，肿瘤越大、核分裂象越高、基因突变类型越差预后也越差，因此，早期通过影像学发现直肠间质瘤，对治疗方式和预后具有重要意义。

七、思考题

1. 直肠肛管部的实质性占位性病变有哪些？各自的声像图特点？
2. 直肠间质瘤的鉴别诊断有哪些？如何鉴别？

参考文献

1. DEMATTEO R P, LEWIS J J, LEUNG D, et al . Two hundred gastrointestinal stromal tumors: recurrence patterns and prognostic factors for survival[J]. Ann Surg, 2000, 231（1）: 51–58.

2. MIETTINEN M, SOBIN L H, LASOTA J, et al. Gastrointestinal stromal tumors of the stomach: A clinicopathologic, immunohistochemical, and molecular genetic study of 1765 cases with longterm follow-up[J]. Am J Surg Pathol, 2005, 29（10）: 52–68.

3. PLONER F, ZACHERL J, WRBA F, et al. Gastrointestinal stromal tumors: recommendations for diagnosis, treatment and aftercare in Austria[J]. Wien Med Wochenschr, 2009, 159（15–16）: 370–382.

4. 顾亮亮，夏淦林，冯峰 . CT 及 MRI 在胃肠道间质瘤诊断中价值 [J]. 中华实用诊断与治疗杂志，2014（11）: 1120–1122.

5. JIANG Z X, ZHANG S J, PENG W J, et al. Rectal gastrointestinal stromal tumors: Imaging features with clinical and pathological correlation[J]. World J Gastroenterol, 2013, 19（20）: 3108–3116.

病例 55　直肠神经内分泌肿瘤

一、临床资料

病史：患者，男，56 岁，排便不成形 2 周，无腹痛、腹胀，无黏液脓血便，无家族肿瘤病史。

体格检查：肛门检查（胸膝位）显示，肛门位置居中，外观正常；直肠指诊提示，进指顺利，12 点方向距肛门缘 7 cm 处可触及一隆起性肿物，黏膜面光滑，质韧，活动度差，轻微触痛，退指指套无脓血染。

实验室检查：红细胞计数（RBC）163 g/L；肿瘤标记物 CA199、CEA、CA724（－）。

二、影像资料（图 55-1，图 55-2）

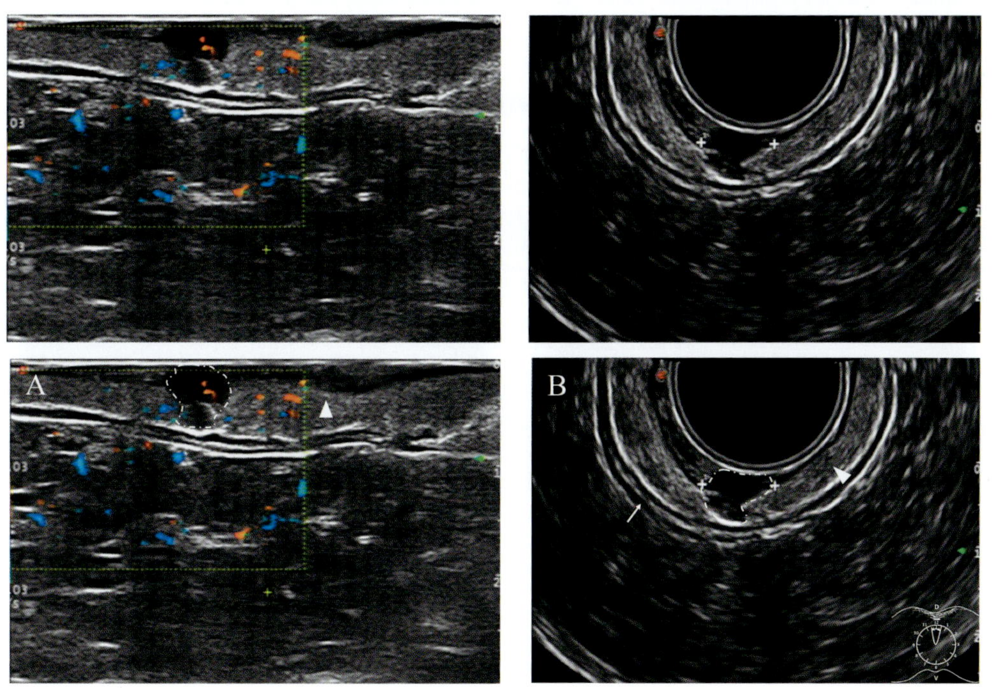

（上图 - 原始；下图 - 标记）A. 腔内超声纵切面，直肠后壁黏膜层可探及一实性隆起性低回声，病变血流信号较丰富（虚线 - 病灶；三角箭头 - 黏膜层）；B. 腔内超声横切面，肿物位于胸膝位 12 点方向，边界清，形态不规则（虚线 - 病灶；三角箭头 - 黏膜层；细箭头 - 肌层）。

图 55-1　病变的二维超声图像

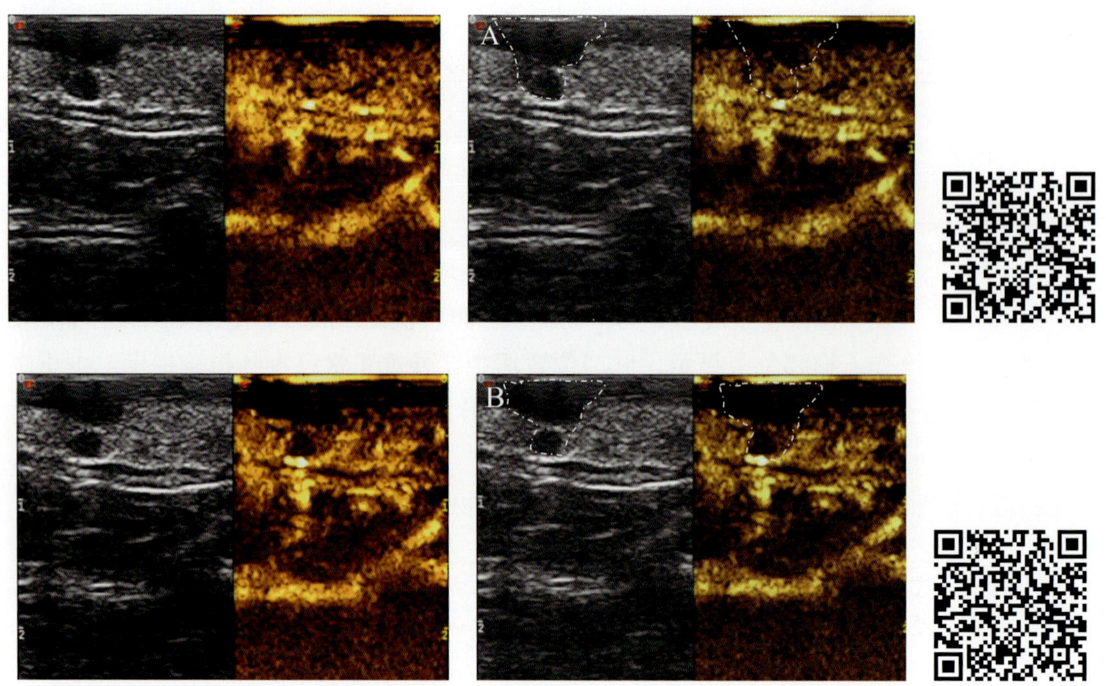

（左侧－原始图；右侧－标记图）A. 动脉期病灶呈均匀较低增强，与周围组织同步增强（虚线－病灶）；B. 静脉期造影剂快速廓清，与周围组织同步廓清（虚线－病灶）。

图 55-2　病灶超声造影动态表现（动图）

三、超声所见及诊断

1. 超声所见

（1）经直肠腔内超声纵切面：直肠后壁黏膜层内可见一实性隆起性低回声，上下径为 7.5 mm，前后径为 5.1 mm，内部回声尚均匀，肿物下缘距肛缘约 79.6 mm；彩色多普勒血流成像（CDFI）显示，病灶可见丰富点状血流信号（图 55-1A）。

（2）经直肠腔内超声横切面：肿物位于胸膝位 12 点方向，左右径为 9.2 mm，病灶边界清，形态不规则，基底部与固有肌层分界清，固有肌层及浆膜层连续完整（图 55-1B）。

（3）超声造影：动脉期呈均匀较低增强，与周围组织同步增强（图 55-2A）；静脉期造影剂快速廓清，与周围组织同步廓清（图 55-2B）。

2. 超声诊断：直肠黏膜层低回声，考虑神经内分泌肿瘤可能。

四、超声分析及鉴别诊断

1. 超声分析

本例患者因排便不成形就诊，肠镜检查发现直肠后壁一半球形隆起性病变，其表面黏膜光滑连续，为明确病变的性质，遂行经直肠腔内超声检查。

经直肠腔内超声检查发现胸膝位 12 点方向距肛缘 79.6 mm 位置黏膜层内可见一实性低回声，内部回声均匀，边界清，形态不规则，基底部与肌层分界清，考虑为良性肿瘤，超声造影检查显示病灶呈均匀低增强，与周围组织同步，且造影剂同步廓清，基本可以排除直肠癌，而间质瘤多与肌层密切关联，神经内分泌肿瘤多来源于黏膜层，与肌层多分界清。基于上述情况，超声考虑该病灶可能为神经内分泌肿瘤。

2. 鉴别诊断

（1）直肠间质瘤：肠道 Cajal 细胞来源的间叶组织肿瘤，肿瘤可位于黏膜下、肌层及浆膜下，以肌层最常见，具有恶性分化的潜能。肿瘤较小时，肿瘤呈圆形或椭圆形，回声较为均质，边界清楚。神经内分泌肿瘤来源于神经内分泌细胞，通常位于黏膜固有层，病灶处残余黏膜上皮组织较薄，而间质瘤病灶处黏膜层厚度及连续性多无明显变化。与间质瘤相比，通常神经内分泌瘤回声更低。这些特征有一定鉴别价值，但依然存在难度。间质瘤较大时，则易与神经内分泌瘤鉴别，较大间质瘤瘤体内部可出现液化坏死，内部回声不均质，边缘呈浸润性生长；而神经内分泌瘤生长缓慢，回声均匀，体积较小，此时两者容易鉴别。

（2）肛乳头瘤：肛乳头瘤因慢性炎症的长期刺激而产生，瘤体往往较小，多发，位于齿状线附近，多为圆形或类圆形，回声较为均质，活动度较大，向肠腔内突出，可见窄蒂，与肠壁相连，多伴发前哨痔及肛裂，不难与神经内分泌肿瘤鉴别。

五、讨论

神经内分泌肿瘤（neuroendocrine neoplasms，NEN）是起源于神经内分泌细胞具有恶变潜能的肿瘤，直肠是神经内分泌肿瘤的好发部位，约占神经内分泌肿瘤的 19.7%。直肠 NEN 病因不明，可能与遗传因素相关，其发病年龄多为 40 ～ 60 岁，男女比例无明显差异，肿瘤多为单发，多小于 2 cm，临床症状不典型，可有腹泻、腹痛、便血、肛周不适等症状，由于直肠 NEN 属于胚胎期后肠 NEN，不产生缓激肽、组胺、5- 羟色胺等物质，因而直肠 NEN 多无类癌综合征的表现。本例患者临床症状为便不成形，在进行直肠肛管检查时不能忽略肿瘤性病变的可能，特别是比较小的肿瘤，需重点判断肿瘤的性质和所在层次。

基于直肠神经内分泌肿瘤的位置及常规体积，经直肠腔内超声在该病的诊断中具有重要价值，CT、MRI、肠镜多容易遗漏此类病灶。腔内超声可较好的探及肠腔外深部的结构，局部辨识度较好，可较好的评估肿瘤所在层次、大小、内部特征以及周围淋巴转移情况，神经内分泌肿瘤在超声下表现为黏膜层或黏膜下层低回声肿物，距肛缘距离较远，内部回声常较均匀，边界清，形态规整，较少累及固有肌层，多无向周边或深层侵袭的特征。周围肠壁结构连续完整。在检查时需注意区分本病与体积较小的间质瘤。

直肠神经内分泌肿瘤可选择的治疗方式较多，主要是依据肿瘤的大小、浸润深度及组织学分型决定，肿瘤较小时可应用内镜黏膜下剥离术切除，瘤体较大时，需按照癌的标准进行根治手术以及相应的辅助治疗。直肠神经内分泌瘤总体预后较好，肿瘤大小、G 分级、TNM 分期是影响其预后的主要的独立危险因素。因而，早期通过影像学发现并确定肿瘤的性质，对治疗策略的选择及预后有积极意义。

六、思考题

1. 直肠肛管常见的实性肿物有哪些？各自的声像图特点？
2. 直肠神经内分泌肿瘤的鉴别诊断有哪些？如何鉴别？

参考文献

1. MAGGARD M A, OCONNELL J B, KO C Y, et al. Updated population-based review of carcinoid tumors[J]. Ann Surg, 2004, 240（1）: 117–122.

2. PINCHOT S N, HOLEN K, SIPPEL R S, et al. Carcinoid tumors. Oncologist, 2008, 13（12）: 1255–1269.

3. CHEN H, XU G, TENG X, et al. Diagnostic accuracy of endoscopic ultrasonography for rectal neuroendocrine neoplasms[J]. World J Gastroenterol, 2014, 20（30）: 10470–10477.

4. 严丽军，蒋建霞，华杰，等．内镜超声指导内镜黏膜下剥离术诊治直肠神经内分泌肿瘤的临床价值 [J]. 中华消化内镜杂志，2017, 34（6）: 405–409.

5. 张荣贵，张修礼，黄启阳．直肠神经内分泌肿瘤的诊治．中华消化病与影像杂志（电子版），2018, 8（5）: 210–212.

6. PAVEL M, BAUDIN E, COUVELARD A, et al. ENETS Consensus Guidelines for the Management of Patients with Liver and Other Distant Metastases from Neuroendocrine Neoplasms of Foregut, Midgut, Hindgut, and Unknown Primary. Neuroendocrinology, 2012, 95（2）: 157–176.

7. 韦耿周，王玮，冯兴宇，等．直肠神经内分泌肿瘤的临床病理特征及预后分析．中华普通外科杂志，2017, 32（10）: 828–831.

病例 56　直肠肛管黑色素瘤

一、临床资料

病史：患者，女，55 岁，间断性便血 5 个月，加重伴排便频率增加 1 个月；无发热，无腹痛、腹胀；皮肤黏膜无异常，无黑色素沉积及黑痣病史，无家族肿瘤病史及遗传病史。

体格检查：腹部平坦，全腹软，未触及明确肿物，移动性浊音阴性；直肠指诊提示，距肛缘约 1.5 cm 处直肠肛管后壁可触及一半环周肿物，质硬，活动度差，黏膜表面粗糙，退指指套可见血染。

实验室检查：①血常规　Hb96 g/L；②肿瘤标志物　CEA、CA199、CA724（–）。

二、影像资料（图 56-1，图 56-2）

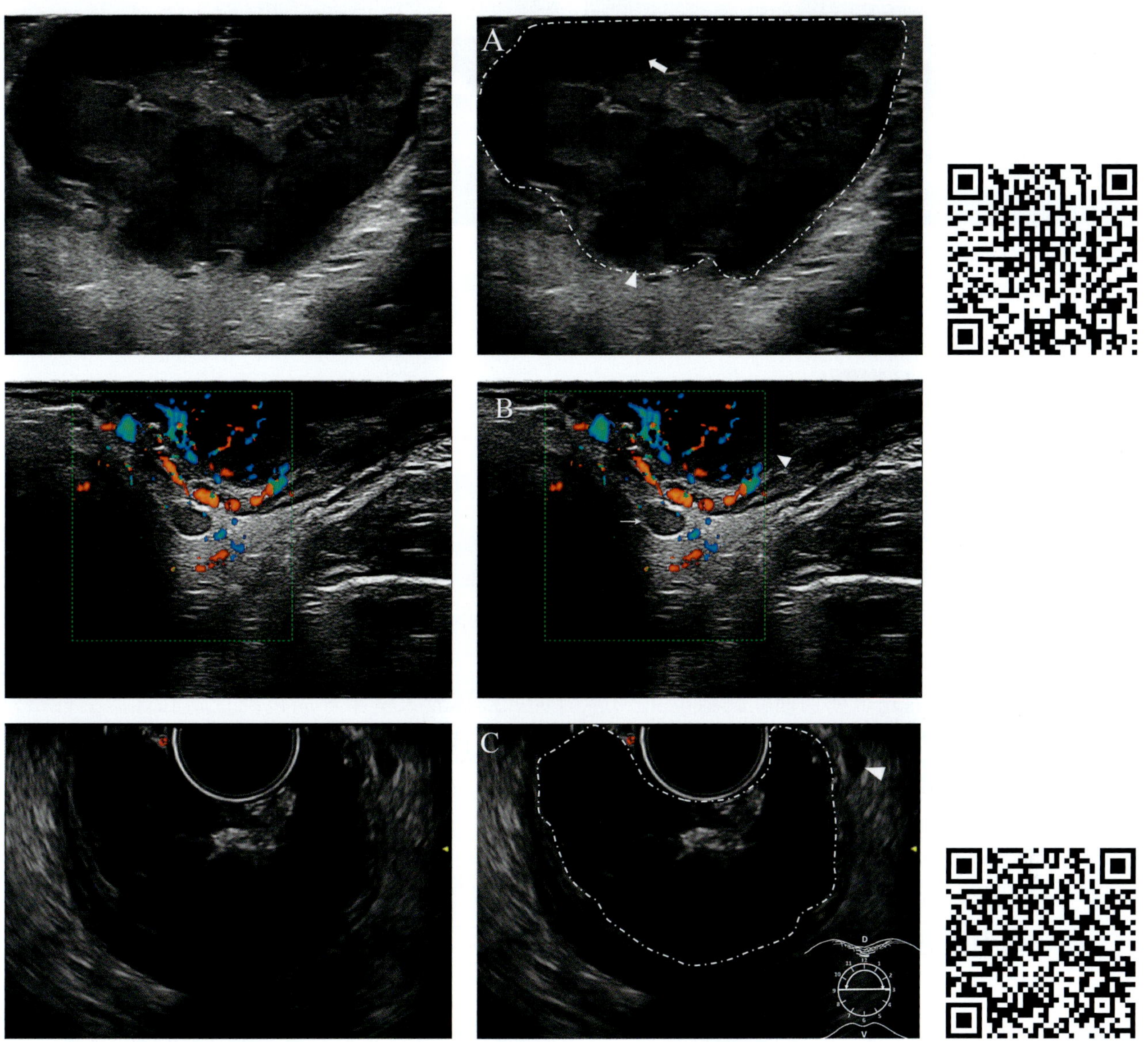

（左侧－原始图；右侧－标记图）A. 经直肠腔内超声纵切面（动图），直肠肛管后壁实性隆起性低回声，内部回声不均，其内可见近无回声区（虚线－病灶；粗箭头－近无回声区；三角箭头－不规则浸润区）；B. 病灶血流信号丰富，周边可见异常增大淋巴结（虚线－瘤体；三角箭头－异常淋巴结）；C. 经直肠腔内超声横切面（动图），肿物位于胸膝位 9—3 点方向，肿物呈半环周状包绕直肠肛管（虚线－瘤体；三角箭头－异常淋巴结）。

图 56-1　病灶二维超声表现

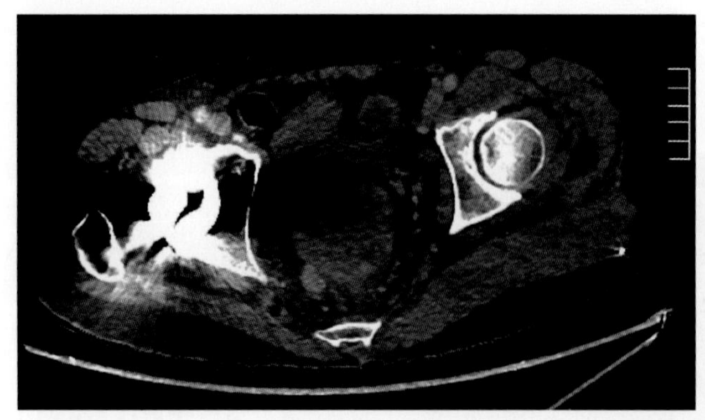
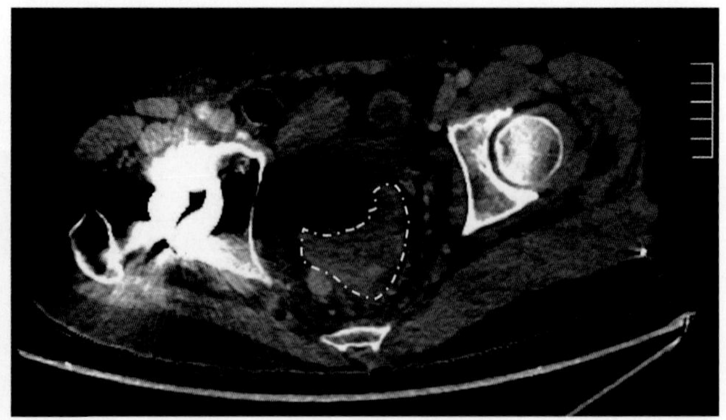

直肠中下段弥漫性增厚，边缘毛糙，管腔狭窄，周围脂肪间隙模糊，直肠固有筋膜增厚（虚线 - 瘤体）。

图 56–2　腹部 CT 成像

三、超声所见及诊断

1. 超声所见

（1）经直肠腔内超声纵切面：直肠肛管移行处后壁可探及一实质性低回声团块，病灶以向腔外浸润性生长为主，部分向肠腔内膨出，病灶上下径为 64.2 mm，前后径为 36.6 mm，内部回声不均，其内伴不规则近无回声区，部分边界不清，形态不规则，未见明显包膜，局部肠管黏膜层连续中断。病灶下缘距肛门缘约 18.9 mm，基底部可见动脉样血流穿入，阻力指数（RI）为 0.9，肠周可见异常肿大淋巴结（图 56–1A，图 56–1B）。

（2）经直肠腔内超声横切面：胸膝位 9—3 点方向，瘤体较大呈半环周包绕直肠肛管，左右径为 56.8 mm，其内回声不均并可见散在液性暗区，肿物浸润肛门外括约肌浅层及深层，中上部与直肠固有筋膜层分界不清（图 56–1C）。

2. 超声诊断：直肠肛管低回声占位，考虑恶性病变可能，肠周异常淋巴结肿大。

四、术中所见及最后诊断

1. 术中所见：全麻后取改良截石位，手术区域常规消毒、铺无菌巾，放置戳卡，建立气腹后探查。经探查可见肝脏表面光滑，肠系膜下动脉根部、髂血管周围未见中大淋巴结，直肠前壁腹膜反折处可见肿瘤浸润。用超声刀切开乙状结肠系膜根部左侧叶及右侧叶，结扎相应血管。打开腹膜反折，显露骶前间隙，超声刀锐性分离直肠后壁、侧壁及前壁，达盆底肛提肌平面，超声刀沿 Denonvilliers 筋膜游离直肠前壁，因直肠前壁肿瘤浸润，用超声刀将所见的浸润处的子宫及阴道后壁部分切除。腹部正中切口进入腹腔，切断乙状结肠，结肠近端拖出腹壁行造口术，同时肛门外周缝毕，距肛门外 5 cm 位置切开皮肤，沿直肠后间隙、坐骨直肠间隙向上分离，切断并结扎肛尾韧带、肛门外括约肌、肛提肌等，完全游离，将部分乙状结肠、直肠以及肿物、肛管周围组织和淋巴结完整切除（图 56–3）。冲洗盆腔，留置引流管，缝合切口。手术顺利。

2. 术后病理结果：恶性黑色素瘤，肿瘤累及肠壁全层，核分裂象约 8–10/10HPF，脉管及神经未见明确肿瘤累及，两切缘及环周切缘未见肿瘤，肠周淋巴结可见肿瘤累及（2/44）。免疫组化：Ki–67（+25%），

HMB45（+），S-100（+），CK-pan（-），CD3（-），Vimentin（+）。

3. 最后诊断：直肠肛管恶性黑色素瘤。

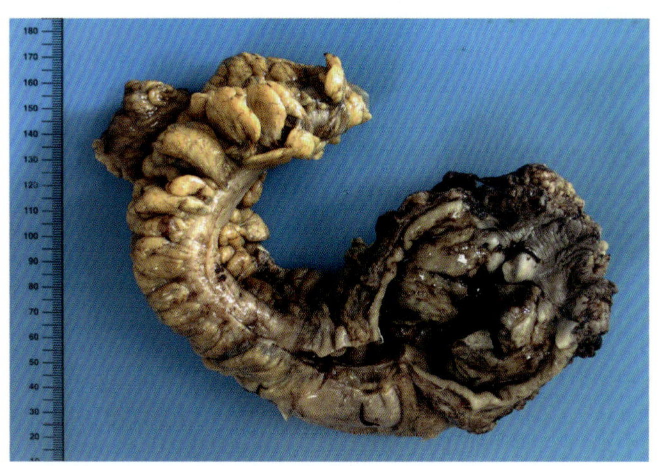

瘤体大小约 7 cm × 5 cm，颜色呈灰褐色（箭头：瘤体）。

图 56-3　经手术切除的病灶

五、超声分析及鉴别诊断

1. 超声分析

本例患者以便血、排便习惯改变为主要症状，首先要考虑到直肠肛管肿瘤性疾病的可能，肠镜检查近肛缘处可见约 3/4 环周不规则隆起性病变，黏膜面欠光整，内镜下取活检病理，病理结果显示，局部可见炎性细胞浸润，结合临床。鉴于肠镜及活检病理不能明确病变的性质，遂建议行经直肠腔内超声检查观察隆起性病变的内部特征。

经直肠超声检查时，腔内超声显示肛门缘上约 18.9 mm 处有一实性低回声肿物，以向腔外浸润性生长为主，部分凸向肠腔，病灶内部回声不均，其内可见无回声区，经直肠超声横断面示肿物呈半圆形围绕直肠肛管，瘤体可见丰富、不规则、粗大血流信号；肠周可见异常增大淋巴结。上述超声表现不符合直肠癌基底部浸润及向腔内突出生长的特征，故超声诊断为直肠肛管低回声占位，考虑间叶组织来源可能，手术给予完整切除，术后病理结果为直肠恶性黑色素瘤。

2. 鉴别诊断

（1）一穴肛原癌：肿瘤多起源于直肠肛管交汇处，病理成分特殊且复杂，瘤细胞内可具有黑色素前体或黑色素小体，肿瘤呈现多种生长方式，可向腔内或腔外浸润性生长，基底部多不规则，通常多伴有经肛性行为史。本例患者无经肛性行为史，肿瘤病灶以腔外生长为主，多不难鉴别。

（2）肛门鳞状细胞癌：该恶性肿瘤来源于齿状线以下的肛管及肛门周围的鳞状上皮，多呈溃疡状生长，基底部向深层呈不规则浸润性生长，超声多表现为形态不规则、不均匀低回声，肿瘤主体多倾向齿状线下肛门缘方向生长蔓延；临床症状往往出现较早，通常伴有肛门长期慢性炎症刺激病史。本例患者肛周皮肤无改变，瘤体主体向腔外生长，浸润及压迫作用明显，因此较易与肛门鳞状细胞癌鉴别。

（3）直肠癌：该病是黏膜上皮来源的恶性肿瘤，肿瘤往往呈溃疡状和息肉状向直肠腔内突出生长，超声下多表现为不均质低回声，表面凹凸不平，形态多不规则，肠壁可呈现明显的连续性中断，肿瘤基底部向深部蟹足样浸润性生长；而黑色素瘤回声更低，瘤体弥漫向肠腔外周围组织浸润推挤。本例患者瘤体向腔外浸润及压迫效应明显，部分向腔内膨出，因此可以与直肠癌相鉴别。

六、讨论

直肠肛管恶性黑色素瘤（anorectal malignant melanoma，AMM）病因尚不清楚，与皮肤黑色素瘤的危险因素不同，紫外线等暴露与其并无相关性。由于直肠肛管是胚胎发育内外胚层的移行处，该部位的黑色素瘤可有以下来源：①该位置黑色素细胞的直接恶变；②间接性的直肠黏膜鳞状化生；③神经脊细胞的移位。直肠肛管位置的黑色素瘤通常被界定为一种黏膜黑色素瘤，其发病率约占黏膜黑色素瘤的23.8%，而占所有恶性黑色素瘤的 0.5% ～ 2%。本病以女性多见，发病中位年龄约为 60 岁。直肠肛管黑色素瘤临床表现缺乏特异性，以便血最为常见，也可表现为肛门肿物脱出、瘙痒、肛门疼痛等症状，患者在确诊时常已处于晚期，约 60% 和 26% ～ 38% 的患者分别出现局部淋巴结转移及远处淋巴结的转移。本例患者主要表现为便血和排便淋漓不尽，临床诊疗中不仅应考虑大肠癌、溃疡性结肠炎等常见疾病，结合影像学检排除此类常见病之后，不忽视黑色素瘤、间质瘤等少见疾病的可能。

AMM 具有侵袭性强、转移早、治疗难度大、预后差的临床特点。早期诊断及治疗有助于降低手术创伤、保留患者肛门结构及功能。影像检查如超声、CT 以及 MRI 等在该位置黑色素瘤的评估中均有不同程度的应用。MRI 在 AMM 的诊断中认可度较高，具有一定的特异性，T1WI 上呈高信号，而 T2WI 上呈低信号，当黑色素瘤较大出现成分改变和合并出血时，可为混杂信号，特异性降低。直肠腔内超声作为肛管直肠疾病重要的诊疗手段，对病灶的数量、大小、位置、瘤体厚度、特征均可以做出较为准确的判断，可为临床分期、手术方式的选择提供一定的参考依据，有文献表明：典型的 AMM 多呈结节状或者分叶状低回声团，外形不规则，边界不清，内部回声不均，可有假包膜，肿瘤内部出现坏死时回声更低，周边常可探及异常淋巴结，本病例基本符合上述改变，超声造影可能对判断 AMM 也存在潜在的辅助作用，目前报道较少。

在评估病灶时不仅应该关注病灶本身特点，还应关注周围结构的改变，由于 AMM 多起源于齿状线附近，肿瘤向深层浸润可能累及的结构由浅入深多依次为黏膜或皮肤层、内括约肌、联合纵肌、肛门外括约肌及延续的肛提肌、肛周固有间隙，在超声评估中应尽量描述瘤体所累及的层次，不同的浸润程度所采取的治疗策略会有差异。基于 AMM 的生物学特点及直肠肛管的解剖，笔者认为常规胃肠道肿瘤 TNM 分期对 AMM 的实用性并不强，仅对完全位于外括约肌深层水平以上的病灶有积极的临床意义，故不推荐常规对 AMM 行 TNM 分期。笔者更倾向于 Falch 等提出的标准，即Ⅰ期　肿瘤局限，肠壁浸润深度未达肌层；Ⅱ期　肿瘤局限，侵犯肌层；Ⅲ期　肿瘤局部进展和区域淋巴结转移；Ⅳ期　有远处转移。

直肠肛管黑色素瘤目前主要的治疗方式仍是手术切除，术后辅助放化疗以及个体靶向和免疫治疗，AMM 整体预后较差，据文献报道：总的 5 年生存率低于 20%，中位生存时间仅为 8 ～ 19 个月。肿瘤厚度可作为判断本病预后的重要因素，瘤体厚径＞ 1.7 cm 或 2 cm 时，患者的 5 年生存率低于 1%。因此，早期通过影像学发现病灶，判断病灶性质、周围组织浸润及周围淋巴结转移情况，对治疗策略选择及预后具有重要意义。

七、思考题

1. 直肠肛管黑色素瘤声像图是怎样的?

2. 直肠肛管黑色素瘤的鉴别诊断有哪些? 如何鉴别?

参考文献

1. SINGER M, MUTCH M G. Anal Melanoma[J]. Clin Colon Rectal Surg, 2006, 19（2）: 78–87.

2. FALCH C, STOJADINOVIC A, HANN-Von-Weyhern C, et al. Anorectal malignant melanoma: extensive 45-year review and proposal for a novel staging classification[J]. J Am Coll Surg, 2013, 217（2）: 324–335.

3. 张彤, 刘辉, 严艳. 中国原发性消化道黑色素瘤临床特点汇总分析 [J]. 中国内镜杂志, 2016, 22（9）: 47–51.

4. BLECKER D, ABRAHAM S, FURTH E E, et al. Melanoma in the gastrointestinal tract[J]. Am J Gastroenterol, 1999, 94（12）: 3427–3433.

5. LI P, LIU J. Diagnostic value of MRI and computed tomography in anorectal malignant melanoma[J]. Melanoma Res, 2016, 26（1）: 46–50.

6. 孟洁, 周军华, 阎晓路, 等. 肛管直肠恶性黑色素瘤超声表现与病理分析 [J]. 中华超声影像学杂志, 2012, 21（11）: 1006–1007.

7. 魏秋鑫, 岳林先. 直肠肛管黑色素瘤超声表现 1 例 [J]. 中华超声影像学杂志, 2015, 24（3）: 195.

8. 耿焱, 张志伟, 朱志坚. 超声内镜诊断肛管直肠恶性黑色素瘤一例 [J]. 中华消化内镜杂志, 2011, 28（3）: 169–169.

9. RUBALTELLI L, BELTRAME V, SCAGLIORI E, et al. Potential use of contrast-enhanced ultrasound（CEUS）in the detection of metastatic superficial lymph nodes in melanoma patients[J]. Ultraschall Med, 2013, 35（1）: 67–71.

10. 王锡山. 肛管直肠恶性黑色素瘤诊治指南解读. 中华结直肠疾病电子杂志, 2015, 4（2）: 132–134.

11. 李鹏, 钟进, 刘筠. 不典型肛管直肠恶性黑色素瘤诊断并文献复习 [J]. 国际医学放射学杂志, 2016, 39（2）: 175–178.

病例 57　肛周脓肿

一、临床资料

病史: 患者, 男, 49 岁, 肛周肿痛 4 天, 加重 1 天, 无发热, 无腹痛、腹胀, 无黏液脓血便, 无糖尿病、无外伤史。

体格检查: 肛门检查（胸膝位）可见, 肛门居中, 外观正常, 肛周皮肤无损伤, 2 点位距肛缘约 4 cm 处可见 3 cm × 3 cm 皮肤隆起, 质韧, 红肿, 有波动感, 触痛明显; 直肠指诊提示, 肛门功能尚可, 进指顺利, 无狭窄, 黏膜组织松弛, 活动度良好, 胸膝位 1 点位置可触及黏膜缺损, 触痛明显。

实验室检查: 白细胞计数 5.32×10^9/L, 中性粒细胞百分比 0.49。

二、影像资料（图 57-1）

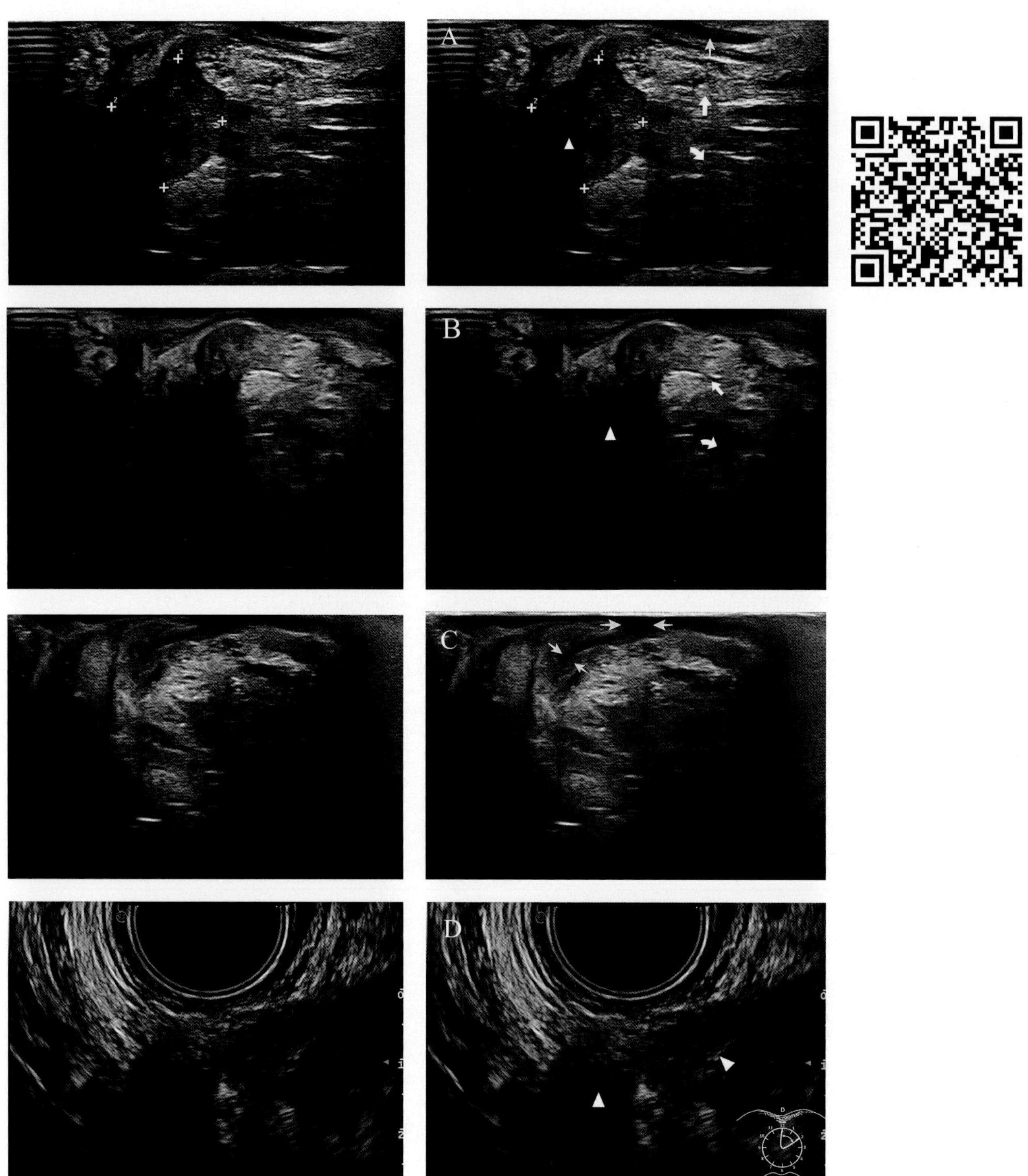

（左侧 – 原始图；右侧 – 标记图）A. 胸膝位 2 点位坐骨直肠间隙脓肿，详见动图 57–1A 二维码（三角箭头 – 脓肿；细箭头 – 内括约肌；粗箭头 – 外括约肌；弯箭头 – 坐骨直肠间隙）；B. 胸膝位 12 点位肛管后深间隙脓肿（三角箭头 – 脓肿；粗箭头 – 外括约肌；弯箭头 – 肛管后深间隙）；C. 胸膝位 1 点位脓肿与肛管直肠开口处（箭头 – 内口及窦道）；D. 病灶位于胸膝位 12—2 点方向，呈“哑铃状”改变（三角箭头）。

图 57–1　病变二维超声图像

三、超声所见及诊断

1. 超声所见：经腔内超声，采用经直肠双平面探头，观察直肠肛管纵切面及横切面。

（1）经直肠纵切面：肛缘上约 18.9 mm（胸膝位 1 点）处肛管直肠黏膜不连续，可见不规则低回声自此穿肛门内括约肌及外括约肌深层达坐骨直肠间隙，并发出分支达肛管后深间隙，坐骨直肠间隙明显积脓，上下径为 17.4 mm，前后径为 26.1 mm，其内可见点状强回声漂浮，探头加压可见液性回声波动。肛门外括约肌皮下层及浅层未见明显累及（图 57–1A，图 57–B，图 57–C）。

（2）经直肠腔内超声横切面：病灶位于胸膝位 12–2 点方向，呈“哑铃状”改变，左右径为 48.9 mm，病灶边界不清，形态不规整（图 57–1D）。

2. 超声诊断：肛周脓肿（坐骨直肠间隙、肛管后深间隙脓肿，脓肿形成期）。

四、术中所见及最后诊断

1. 术中所见：截石位，麻醉消毒铺单后，直肠内消毒扩肛，距肛门缘 4 cm 处 8 点方向可见一约 3 cm × 3 cm 大小肿物，肿物色红，以 20 mL 注射器沿波动最强处进针，抽出约 5 mL 白色脓液及白色干酪样物质，沿穿刺口用软探针通过瘘管寻找内口，沿探针切开之间的皮肤、皮下组织，将周围的炎性肉芽组织彻底切除，继续探查脓腔向 6 点方向延伸，于 6 点方向取梭形切口，形成对口引流，并于切口处挂乳胶管（图 57–2），填塞纱布止血，术毕。

2. 最后诊断：肛周脓肿（坐骨直肠间隙、肛管后深间隙脓肿，脓肿形成期）。

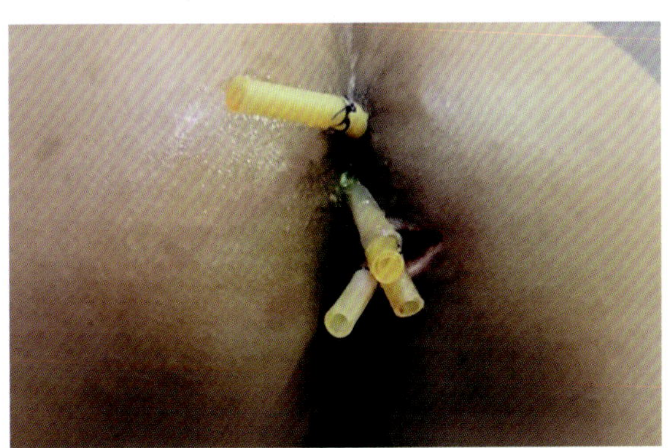

图 57–2　脓肿病灶清除后留置引流管

五、超声分析及鉴别诊断

1. 超声分析

本患者以肛周疼痛就诊，应该重点考虑直肠肛管感染性疾病，肛周浅表超声扫查未发现肛门口肛裂、内痔嵌顿、血栓性外痔等情况，肛周红肿处超声扫查可见不均质低 – 无回声，考虑肛周脓肿可能，为明确病变范围，遂行经直肠腔内超声检查。

直肠腔内超声检查显示，肛缘上 18.9 mm 齿状线处肛管直肠不连续，可见不规则低回声自此穿肛门内括约肌及外括约肌的不规则低回声，深层达坐骨直肠间隙，分支达肛管后深间隙，其内可见点状回声漂浮，探头加压可见液性回声波动。经直肠腔内超声横断面上呈“哑铃状”，病变边界不清，形态不规则。依据病灶的超声特点，诊断为坐骨直肠间隙脓肿、肛管后深间隙脓肿，脓肿形成期。

本病病变范围可较广，注意环周扫查，并观察判断内口位置及脓肿分支，以配合临床治疗，以免病变残留复发。同时也需注意脓肿病灶回声特点，部分病灶可为等回声，波动感不明显，此时需与周围脂肪组织仔细鉴别，避免遗留。此外，也需注意与肛门非腺源性感染所致的脓肿，如异物所致的脓肿、痔合并感染，明确其病因。

2. 鉴别诊断

（1）痔合并感染：痔是直肠肛管较为常见的疾病，主要是由于痔静脉丛扩张合并周围组织结构的病理性改变形成。部分内痔合并感染时表现不均质低回声，亦可呈红肿热痛症状，此时需与肛周腺源性脓肿鉴别，鉴别点为判断有无内口。痔疮感染多无内口，很少累及肛门外括约肌，因此不难与肛周脓肿相鉴别。

（2）直肠肛管损伤所致感染：患者多有直肠肛管异物损伤史，如痔疮栓、鱼刺、枣核等，超声下多能见直肠肛管部分缺损，宽窄不一，多可见粪便或异物回声，结合病史及异物存在多不难区分该病与肛周脓肿。

六、讨论

肛周脓肿是由于肛管肛腺感染的扩散而形成的感染性液体的局部聚集，依据脓肿所在的具体解剖位置，可分为肛周皮下脓肿、黏膜下脓肿、坐骨直肠间隙脓肿、骨盆直肠间隙脓肿、内外括约肌间隙脓肿、高位肌间隙脓肿等，临床症状因位置的高低存在明显差异，中低位脓肿可表现为持续性肛周疼痛，突出的红斑样的肿块，高位脓肿可表现为盆底疼痛和发热，甚至脓毒血症。肛周脓肿的发病率至少为16.1/100 000，男女比例约为2 ∶ 1，平均发病年龄约为40岁。本病已知的危险因素包括炎症性肠病、吸烟、HIV感染、腹泻、肠瘘、机体免疫功能的下降等。本例患者主要表现为肛周疼痛为主要症状，医师在进行超声检查时，需考虑肛周肛裂、血栓性外痔及直肠肛管感染性疾病等可能。

肛周脓肿的影像学评估内容主要为脓肿累及的范围及肌肉损伤情况，常用的方式有CT、超声、MRI。CT对软组织的分辨率较差，影响了对复杂的脓肿走行及周围括约肌的损伤程度的评估效果，因此CT在肛周脓肿的评估中应用价值较为局限；MRI能从多个断面观察脓肿的形态及周围组织的受累情况，能直观地显示肛门外括约肌及肛提肌的状况，具有较高的诊断准确率，但是MRI不能显示肛门内括约肌，结果很依赖读片者的水平，目前主要还是用于累及范围较广的复杂肛周脓肿的评估。直肠腔内超声的出现并逐渐普及，使得肛周感染性疾病的诊断率大为提高，腔内超声可较为准确的探及脓肿的位置、大小、走行、与括约肌的关系、在直肠肛管开口的位置。肛周脓肿在超声下主要表现为不规则、内部回声不均的低或无回声区，因脓肿所处阶段不同，回声性质会存在差异，典型的脓肿形成期表现为其内多有漂浮的点状回声，探头加压多具有流动性，周围外括约肌多被侵蚀破坏，致肛门收缩功能减退甚至丧失。基于上述特点，应用腔内超声多可明确诊断，同时也需注意发现其他导致脓肿的病因。

目前肛周脓肿的主要治疗方式是切开引流，术后抗生素的应用并不能减少脓肿的复发或继发形成肛瘘的概率，肛周脓肿容易复发，部分患者会在术后6个月至2年内复发，二次手术的难度以及损伤会更大，出现肛门畸形、直肠狭窄的风险也会增高。多次手术的患者直肠肛管可能会出现狭窄，给腔内超声检查带来困难甚至是风险，检查之前必须进行直肠指诊，如果不能容纳两指宽度时，腔内探头易引起肠管损伤出血。因此，肛周脓肿早期诊断，且完全彻底的清创，对患者的预后有重要影响。

七、思考题

1. 肛周脓肿不同阶段的典型声像图表现是什么？

2. 肛周脓肿的鉴别诊断有哪些？各个的声像图特征？

参考文献

1. ADAMO K, SANDBLOM G, BRÄNNSTRÖM F, et al. Prevalence and recurrence rate of perianal abscess—a population-based study, Sweden 1997–2009[J]. Int J Colorectal Dis, 2016, 31（3）: 669–673.

2. READ D R, ABCARIAN H. A prospective survey of 474 patients with anorectal abscess[J]. Dis Colon Rectum, 1979, 22（8）: 566–568.

3. WEI P L, KELLER J J, KUO L J, et al. Increased risk of diabetes following perianal abscess: a population-based follow-up study[J]. Int J Colorectal Dis, 2013, 28（2）: 235–240.

4. 吴国柱，吴长君，刘银龙，等. 经直肠双平面腔内超声诊断肛周脓肿的应用价值 [J]. 中华医学超声杂志（电子版），2011, 08（5）: 1058–1063.

5. SOZENER U, GEDIK E, ASLAR A K, et al. Does Adjuvant Antibiotic Treatment After Drainage of Anorectal Abscess Prevent Development of Anal Fistulas? A Randomized, Placebo-Controlled, Double-Blind, Multicenter Study[J]. Dis Colon Rectum, 2011, 54（8）: 923–929.

病例 58　肛周坏死性筋膜炎

一、临床资料

病史：患者，男，40 岁，肛周脓肿术后 3 天，肛周胀痛 2 天，加重 1 天，无发热，无腹胀，无排尿困难，无糖尿病史及外伤史。

体格检查：肛周可见手术切口及两枚引流管，引流管周围有脓液渗出，伴恶臭，左侧下腹部、双侧臀部、左侧大腿根部、会阴部明显肿胀，色红质韧，触痛明显；直肠指诊提示，肛门收缩功能差，进指顺利，无狭窄，黏膜松弛肿胀，触痛明显，退指指套无血染。

实验室检查：白细胞计数 7.08×10^9/L，中性粒细胞百分比 0.89，钾 2.91 mmol/L。

二、影像资料（图 58-1，图 58-2）

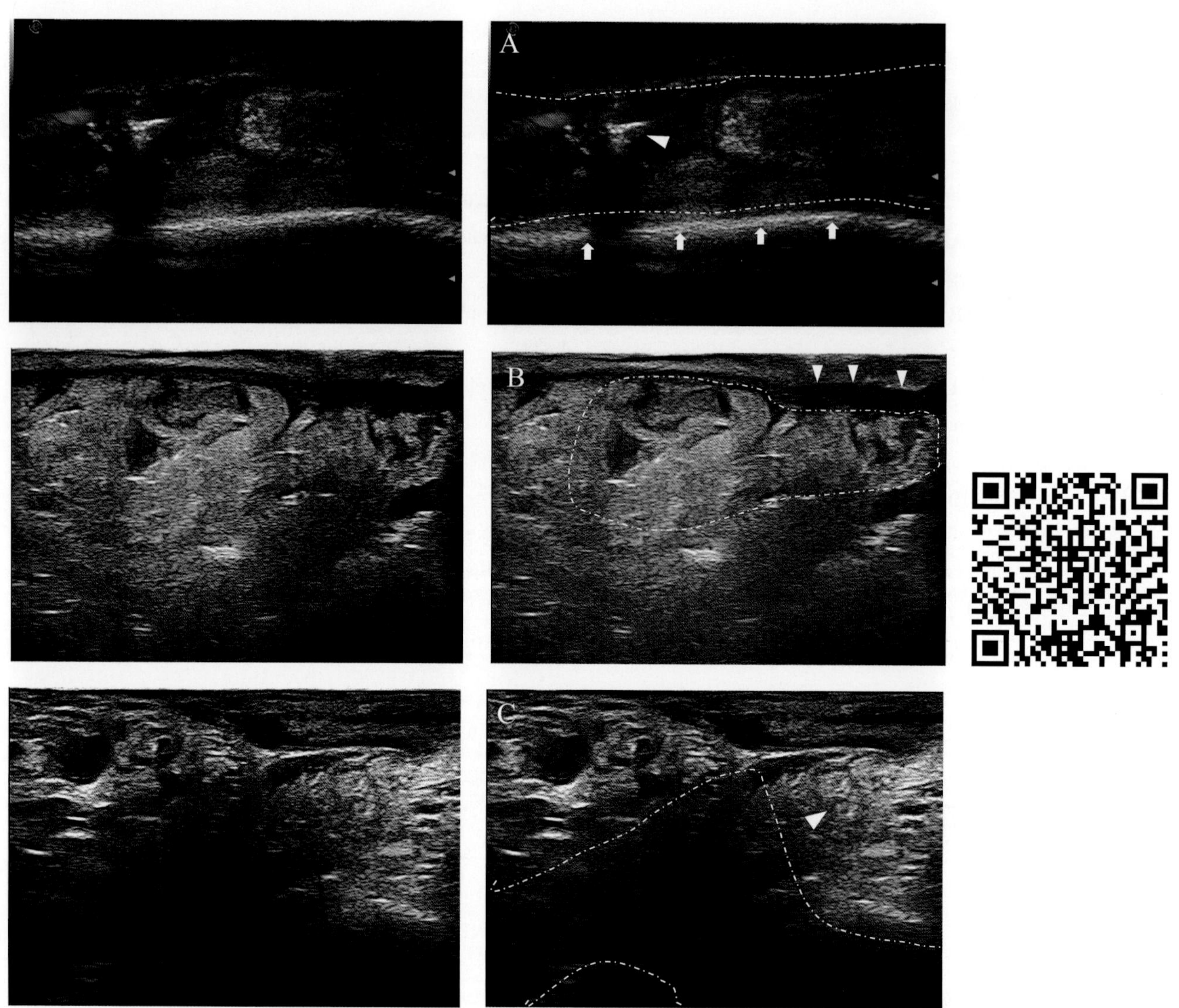

（左侧 - 原始图；右侧 - 标记图）A. 浅表超声图像，肛周、会阴部、臀部、左侧大腿根部等位置皮肤、皮下脂肪层呈弥漫性回声减低，其内可见气性回声和液性回声（虚线区，感染累及明显的皮下组织；粗箭头，筋膜；三角箭头，气 - 液回声）；B. 经直肠腔内超声图像，内外括约肌间隙可见弥漫性不规则低 - 无回声区，外括约肌肿胀，结构紊乱，其内可见回声减低区，详见动图 58-1B 二维码（虚线，外括约肌明显肿胀，失去正常层次结构；三角箭头，内括约肌）；C. 骨盆直肠间隙、坐骨直肠间隙可见不规则低 - 无回声改变区（虚线区，脓肿区域，肛提肌结构消失；三角箭头，外括约肌）。

图 58-1　病灶的二维超声成像

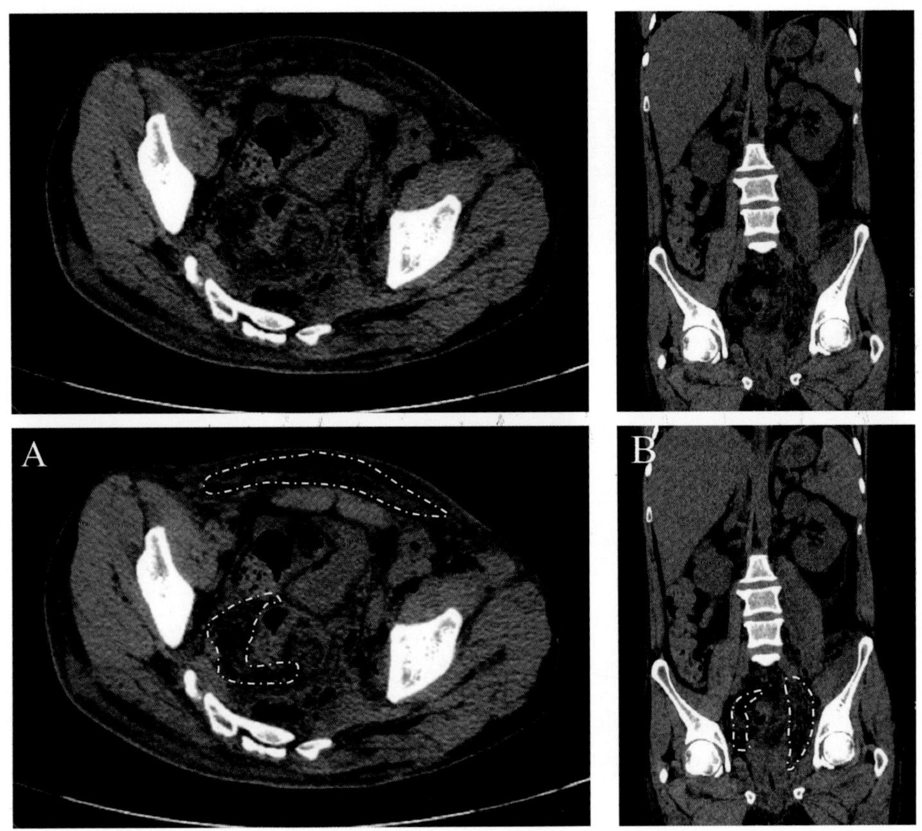

（上图 – 原始；下图 – 标记）A. 腹部 CT 横断面可见肛周、会阴、骶前、左侧腰大肌、髂腰肌周围、左侧腹膜外间隙模糊，其内可见条片状高密度影及气体影（虚线区，腹腔及腹壁感染累及区域）；B. 腹部 CT 矢状面可见盆腔组织及间隙模糊，其内可见条状影（虚线区，腹腔感染累及区域）。

图 58–2 腹部 CT 成像

三、超声所见及诊断

1. 超声所见：采用浅表高频线阵探头和经直肠双平面探头观察病灶。

（1）浅表超声所见：肛周、会阴部、臀部、左侧大腿根部、左下腹皮肤、皮下脂肪层弥漫性回声减低，达浅筋膜深层，呈裂隙状改变，其内可见气性强回声，探头加压可见液性回声流动，周边组织结构紊乱，筋膜层结构尚连续完整，肌肉组织未见明显受累（图 58–1A）。

（2）经直肠腔内超声扫查所见：骨盆直肠间隙、坐骨直肠间隙、内外括约肌间隙可见弥漫性不规则低 – 无回声区，周围组织回声紊乱，探头加压可见液性回声流动，肛门外括约肌及肛提肌明显受累，肌肉组织明显肿胀，结构紊乱，内部可见异常回声减低区（图 58–1B，图 58–1C）。

2. 超声诊断：肛周脓肿合并坏死性筋膜炎。

四、最后诊断

肛周脓肿合并坏死性筋膜炎。

五、超声分析及鉴别诊断

1. 超声分析

本例患者以肛周胀痛为主要临床表现，结合患者近期肛周脓肿手术病史，考虑肛周感染扩散。超声检查时发现肛周、会阴部、臀部等皮肤及皮下组织呈弥漫性不规则低－无回声改变，其内可见液性及气性回声，筋膜层以下肌组织无明显累及，考虑坏死性筋膜炎改变。为明确病因，故评估直肠肛管周围组织及间隙情况，遂行经直肠腔内超声检查。

腔内超声检查时发现内外括约肌间隙、坐骨直肠间隙、骨盆直肠间隙也均呈弥漫性低－无回声改变，其内可见气性及液性回声，肛门外括约肌及肛提肌明显受累，结合浅表及腔内超声检查结果，从而诊断为肛周脓肿继发坏死性筋膜炎。

2. 鉴别诊断

（1）肛周化脓性汗腺炎：该病是由肛周大汗腺管阻塞而引起的慢性感染性疾病，主要表现为肛周、臀部及会阴区广泛复发性窦道形成，皮肤变硬、凹凸不平、呈紫黑色；病变浅在，仅累及皮肤下组织，不累及筋膜层，窦道多相连，感染全身症状较轻。而本例患者感染症状重，皮下层广泛受累，非皮下组织的多发窦道炎症，故可以排除化脓性汗腺炎。

（2）肛周气性坏疽：该病是由梭状芽孢杆菌导致的特异性感染，患者多有外伤史，主要表现为感染部位的皮下组织及肌肉组织的水肿坏死、气体产生，伴有明显的恶臭。本例患者无外伤史，感染局限于皮下组织及筋膜，肌肉无明显受累，因而可以排除气性坏疽。

六、讨论

肛周坏死性筋膜炎是一种由需氧菌和厌氧菌混合感染导致的广泛性皮下组织及筋膜坏死为特征的疾病，亦称为 Fournier's 坏疽，多继发于肛周及会阴部的感染，感染可沿皮下组织及筋膜层向会阴部、阴囊、腹股沟、大腿等部位蔓延，引起多部位进行性坏疽。本病可发生于任何年龄，平均发病年龄为 50 岁，男性多于女性。糖尿病、肾衰、艾滋病、长期激素治疗等为本病的易感因素。肛周坏死性筋膜炎的典型症状为肛周及会阴部的剧烈胀痛，皮肤青紫、水泡、恶臭，触之有捻发感。本例患者以肛周胀痛为主要临床表现，结合患者近期肛周脓肿病史，不仅要考虑到术后脓肿引流不充分导致疼痛的可能，还应考虑脓肿向周围组织扩散，继发坏死性筋膜炎的可能。

肛周坏死性筋膜炎病情往往较重，需快速、全面评估累及范围，超声作为一种无放射性、实时动态、局部辨识率高的检查手段，可快速对坏死性筋膜炎进行确诊。超声探查如发现肛周脓肿及肛周皮下组织大面积肿胀而肌肉基本正常，即可初步判断为坏死性筋膜炎，然后进一步探查病变的范围，如病灶是否累及生殖系统或盆腔或腹壁，以判断病情严重程度。由于坏死性筋膜炎死亡率较高，准确的范围评估对充分清创引流具有重要的指导作用，影响预后，建议医师在超声描述时有所体现。目前 CT 仍是肛周坏死性筋膜炎的主要评估方式，其最大的优势在于能整体评估病变可能受波及的范围。MRI 虽然对软组织病变显示较好，但是由于 MRI 成像时间长，需患者长时间保持固定姿势，并不推荐应用于危重的坏死性筋膜炎患者。

肛周坏死性筋膜炎的治疗手段主要为手术清创、引流及术后联合应用抗生素，本病整体预后较差，如波及范围较广，治疗不及时，死亡率高达 30% ～ 60%，因此通过影像学早期明确诊断，确定病变范围，对预后具有重要意义。

七、思考题

1. 肛周坏死性筋膜炎的声像图特点是什么？
2. 肛周坏死性筋膜炎的鉴别诊断有哪些？怎么鉴别？

参考文献

1. ULLAH S, KHAN M, JAN M A, et al. Fournier's gangrene: a dreadful disease[J]. Surgeon, 2009, 7（3）: 138–142.

2. CAMPBELL F M, SWAN K, BILTON B D . Aggressive surgical management of necrotizing fasciitis serves to decrease mortality: A retrospective study – Discussion[J]. Am Surg, 1998, 64（5）: 400–401.

3. IOANNIDIS O, KITSIKOSTA L, TATSIS D, et al. Fournier's gangrene: lessons learned from multimodal and multidisciplinary management of perineal necrotizing fasciitis[J]. Front Surg, 2017（4）: 36.

4. 徐俊华，金黑鹰，丁曙晴，等 . 肛周坏死性筋膜炎的临床特征及治疗 [J]. 中华消化外科杂志，2014, 13（3）: 218–219.

5. WONG C, CHANG H, PASUPATHY S, et al. Necrotizing Fasciitis: Clinical Presentation, Microbiology, and Determinants of Mortality[J]. J Bone Joint Surg Am, 2003, 85（8）: 1454–1460.

病例 59　肛瘘

一、临床资料

病史：患者，男，49 岁，肛周反复性脓性渗出 5 个月，无发热、无腹痛、无排便障碍，无糖尿病及外伤史。

体格检查：肛门检查（胸膝位）显示，肛门居中，12 点位距肛缘外约 0.5 cm 处可见一皮肤破溃口，挤压可见少量分泌物溢出；直肠指诊提示，肛门功能正常，无狭窄，进指顺利，11—12 点方向可触及一条索状物向肛门内延伸，较韧，活动度欠佳，黏膜表面光滑，退指指套无血染。

实验室检查：白细胞计数 6.58×10^9/L，中性粒细胞百分比 0.73。

二、影像资料（图 59-1，图 59-2）

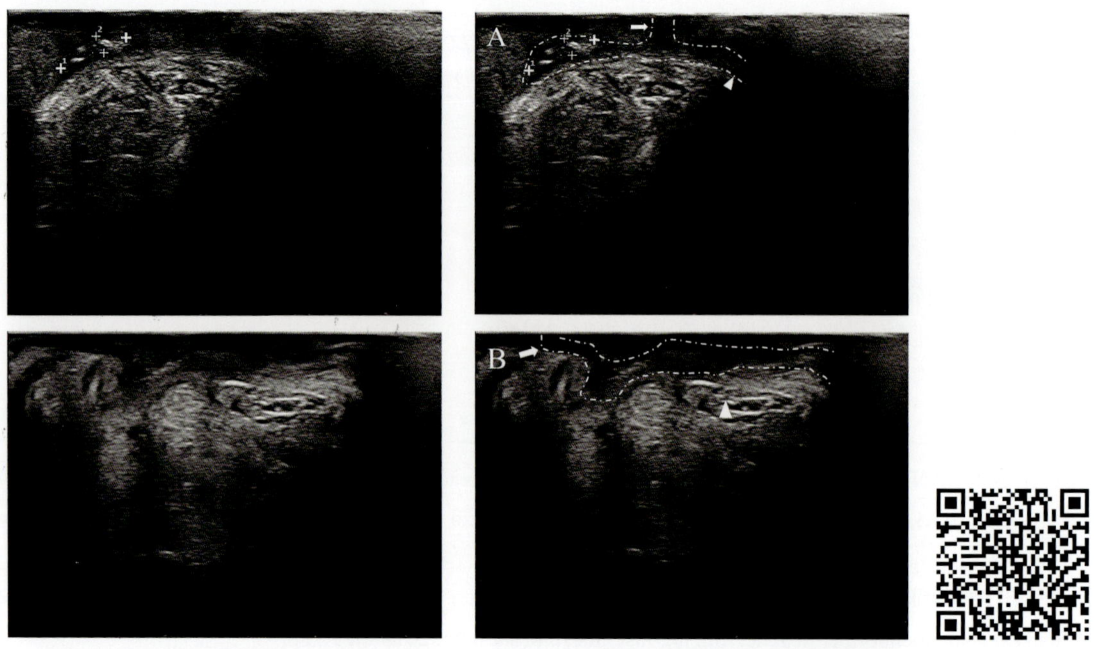

（左侧 - 原始图；右侧 - 标记图）A 经直肠腔内超声纵切面，胸膝位 12 点位，可见条形低回声区自皮肤开口处向上穿肛门外括约肌皮下层，走行于内外括约肌间隙。低位内口及外口均位于 12 点位（虚线区 - 病灶；粗箭头 - 低位内口；三角箭头 - 外口）；B. 高位内口位于胸膝位 10 点位，详见动图 59-1B 二维码（虚线 - 病灶；粗箭头 - 高位内口；三角箭头 - 外括约肌）。

图 59-1　病灶的二维超声及动态表现

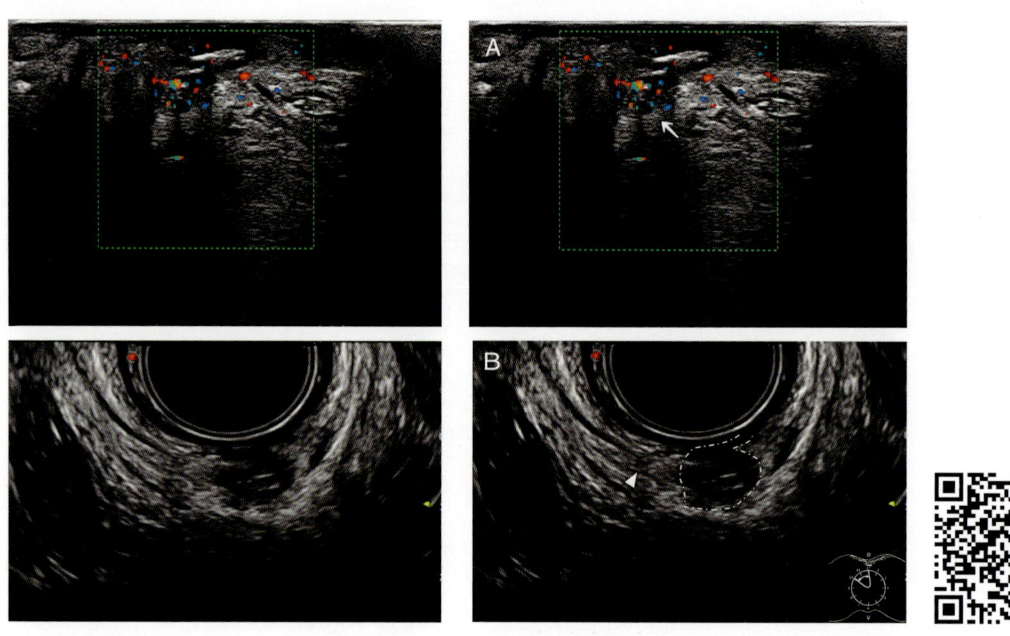

A. 病灶周围可见点条状血流信号（箭头）；B. 经直肠腔内超声横切面，胸膝位 12 点位可见病灶累及肛门外括约肌，内部回声不均，详见动图 59-2B 二维码（虚线区 - 病灶；三角箭头 - 外括约肌）。

图 59-2　病灶二维超声

三、超声所见及诊断

1. 超声所见：经直肠双平面探头纵切面：胸膝位 12 点方向，直肠肛管腔外可见一条形低回声区，一端开口于肛周皮肤，一端向上延伸穿肛门外括约肌皮下层，走行于内外括约肌间隙。病灶可见两个分支，分别开口于直肠。低位内口位于 12 点位，距肛门缘 28.9 mm。高位内口位于近 10 点位，距肛门缘 59.8 mm，外口位于胸膝位 12 点位，肛门缘外约 6.4 mm 位置。病灶周边血流信号较丰富（图 59–1，图 59–2C）。

2. 超声诊断：高位复杂性肛瘘。

四、超声分析及鉴别诊断

1. 超声分析：本例患者以肛周反复流脓为主要临床表现，应首先考虑直肠肛管周围感染性疾病，浅表超声扫查时发现肛周条形低回声，一端于肛周皮肤形成开口，另一端穿肛门外括约肌皮下层向上延伸，为明确病灶在直肠肛管深部的走行、开口位置、是否有分支等情况，遂行经直肠腔内超声检查。

经直肠腔内超声检查时，可见条形低回声结构自皮肤开口处向上逆时针穿肛门外括约肌皮下层，走行于内外括约肌间隙，并形成两个分支，分别开口于直肠，病变内部有液性无回声及漂浮的点状强回声。依据影像学检查结果提示病灶有内口、外口、主瘘管、分支瘘管，从而诊断为高位复杂型肛瘘。

2. 鉴别诊断

（1）肛周化脓性汗腺炎：该病是肛周汗腺的慢性感染性疾病，多见于青年肥胖男性，主要表现为肛周、臀部及会阴区广泛复发性窦道形成，皮肤变硬，呈紫黑色；病变浅在，仅累及皮肤下组织，不累及筋膜层，窦道多相连，不与直肠肛管相通，故可以排除化脓性汗腺炎。

（2）直肠肛管损伤所致感染：患者多有锐性异物吞咽史或经肛门硬质物使用史，如枣核或痔疮栓等，超声下多能观察到肠壁斜行向上的创口，开口较窄，延伸形成不均质的低 – 无回声区，其内可见粗点状强回声，多为粪便或者异物，肛周无外口。结合患者病史，多不难区分该病与肛瘘。

（3）直肠阴道瘘：该病是指直肠与阴道之间形成的病理性通道，以产后女性多见，女性肛瘘患者需注意与之鉴别。该病患者多有气体或便经阴道排出史，超声下表现为条形低回声自直肠向阴道壁迂曲延伸，外口位于阴道壁，因此不难与肛瘘相鉴别。

五、讨论

肛瘘是直肠或肛管与肛周皮肤相通的肉芽肿性管道，瘘管的数量可单个也可有多个。肛瘘的发病率为（8.6 ～ 10）/10 万，男女比例为 1.8 ∶ 1，发病年龄高峰在 20 ～ 40 岁。90% ～ 95% 的肛瘘继发于肛周脓肿，也可继发于炎症性肠病、创伤、肠结核等疾病。根据瘘管与括约肌的关系可将肛瘘分为以下四类：括约肌间型，经括约肌型，括约肌上型，括约肌外型。以肛管直肠环（或肛门外括约肌深部）为界，可将肛瘘分为高位肛瘘和低位肛瘘，高位肛瘘即为瘘管位于肛管直肠环以上的肛瘘，反之则为低位肛瘘。复杂肛瘘则是指具有多个瘘口和瘘管的肛瘘。肛瘘典型的临床症状为肛周反复脓性分泌物排出，高位肛瘘或外口暂时性闭合时可缺乏上述典型症状。当患者表现为肛周脓性分泌物的反复渗出，且查体可见外口，行超声检查时需注意排除藏毛窦、肛周局部感染的可能，再判断瘘管的数目、走形及内口位置。

肛瘘走行及分支往往较复杂，需要结合多种影像方式评估，X 线造影只能显示瘘管，难以确定内口及与括约肌的关系，现应用较少。CT 软组织分辨能力差，难以清楚显示瘘管的走形、分支及内口，对肛瘘诊断意义不大。腔内超声价格低廉、操作简单且对软组织局部辨识性较好，可清晰的显示肛瘘主管的位置及走向，支管的数目及分布，准确判断瘘管与肛门内外括约肌的关系，腔内超声同时也可术中引导手术操作，避免瘘管残留及肛门括约肌的不必要损伤。MRI 目前被认为是肛瘘诊断的金标准，MRI 在判断复杂性肛瘘或者复发性肛瘘的内口的位置及数量、瘘管走行准确率更高，MRI 最大的优势在于对肛提肌上肛瘘的诊断，但对设备、读片人员、患者经济条件要求较高，大面积推广该检查存在难度。

肛瘘的治疗方式为手术切开或挂线，清除感染病灶，同时尽可能地保留肛门内外括约肌的完整，以减少肛门失禁的发生，肛瘘术后均存在不同程度的复发率，可达 22% ～ 49%。复发后仍需二次手术。因此，术前精确评估肛瘘的瘘管数量、走行、内口位置，对于手术能否完整清除病灶至关重要。

六、思考题

1. 肛瘘的类型有哪些？典型声像图表现是什么？复杂肛瘘检查技巧？

2. 肛瘘的鉴别诊断有哪些？各自的声像图特征？

参考文献

1. DEEBA S, AZIZ O, SAINS P S, Et al. Fistula-in-ano: advances in treatment[J]. Am J Surg, 2008, 196（1）: 95–99.

2. 裘建明，余吉平，杨关根，等．肛瘘患者特征性微小 RNA 表达的检测及分析 [J]. 中华胃肠外科杂志，2016, 19（7）: 789–792.

3. SAINIO P. Fistula-in-ano in a defined population. Incidence and epidemiological aspects[J]. Ann Chir Gynaecol, 1984, 73（4）: 219.

4. SAHNI V A, AHMAD R, BURLING D, et al. Which method is best for imaging of perianal fistula[J]. Abdom Imaging, 2008, 33（1）: 26–30.

5. CADEDDU F, SALIS F, LISI G, et al. Complex anal fistula remains a challenge for colorectal surgeon[J]. Int J Colorectal Dis, 2015, 30（5）: 595–603.

第 8 章

其他

病例 60　两性畸形

一、临床资料

病史：患者，社会性别女，22 岁，发现外生殖器异常 4 年；出生时外生殖器呈女性型，家人以女性抚养，青春期发现有阴茎和肿块长出，18 岁月经来潮，乳房发育可。患者准备做会阴部整形手术，术前来笔者所在医院进行评估。

体格检查：会阴部见阴茎样结构，长约 1 cm，会阴左侧见阴囊样结构，右侧不明显；会阴部可见尿道外口、阴道外口，相对解剖位置正常；乳房发育正常。

实验室检查：染色体 46XX，血常规、尿常规无殊。

二、影像资料（图 60-1，图 60-2）

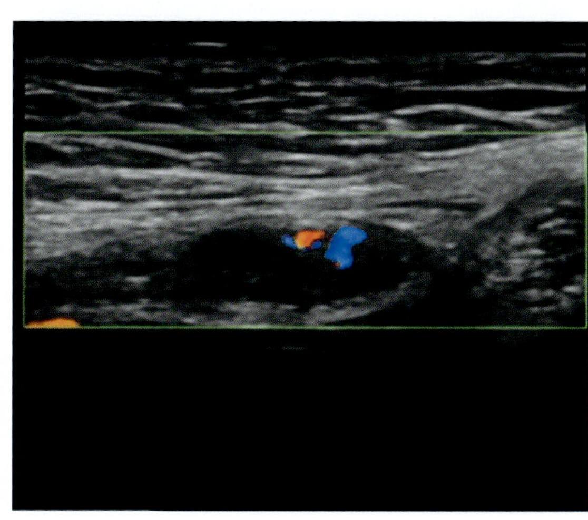

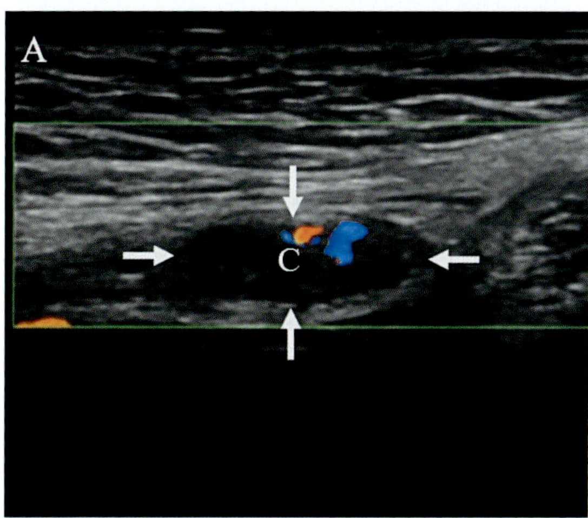

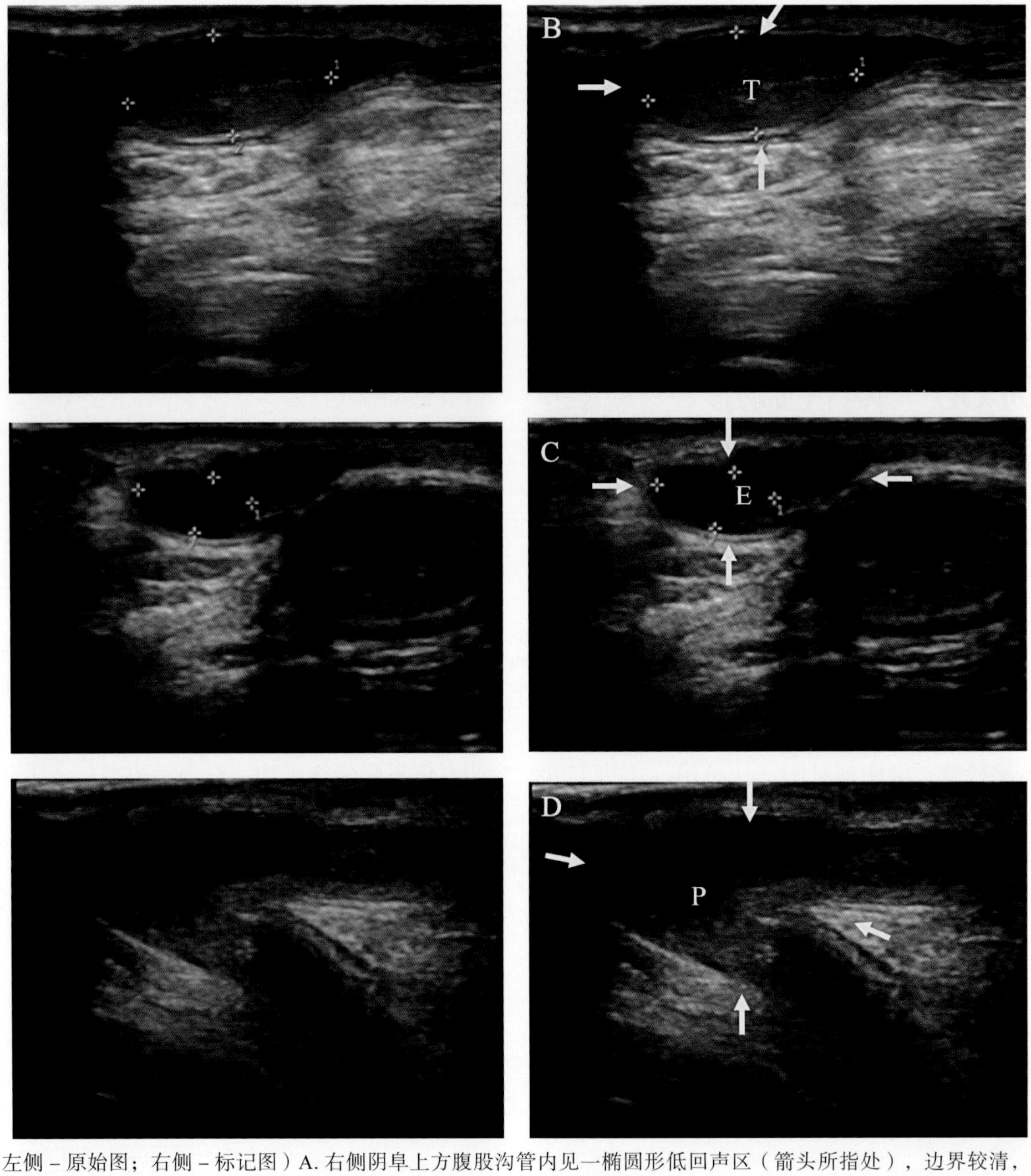

（左侧 - 原始图；右侧 - 标记图）A. 右侧阴阜上方腹股沟管内见一椭圆形低回声区（箭头所指处），边界较清，内部回声较均匀；B 左侧阴囊（唇）内见椭圆形低回声（箭头所指处），边界较清，内部回声较均匀；C. 左侧阴囊（唇）内椭圆形低回声上方见附睾回声（箭头所指处）；D. 经会阴腹侧超声扫查，可见“阴茎样”结构（箭头所指处）。C，隐睾；T，睾丸；E，附睾；P，阴茎。

图 60–1　双侧腹股沟及会阴部二维超声

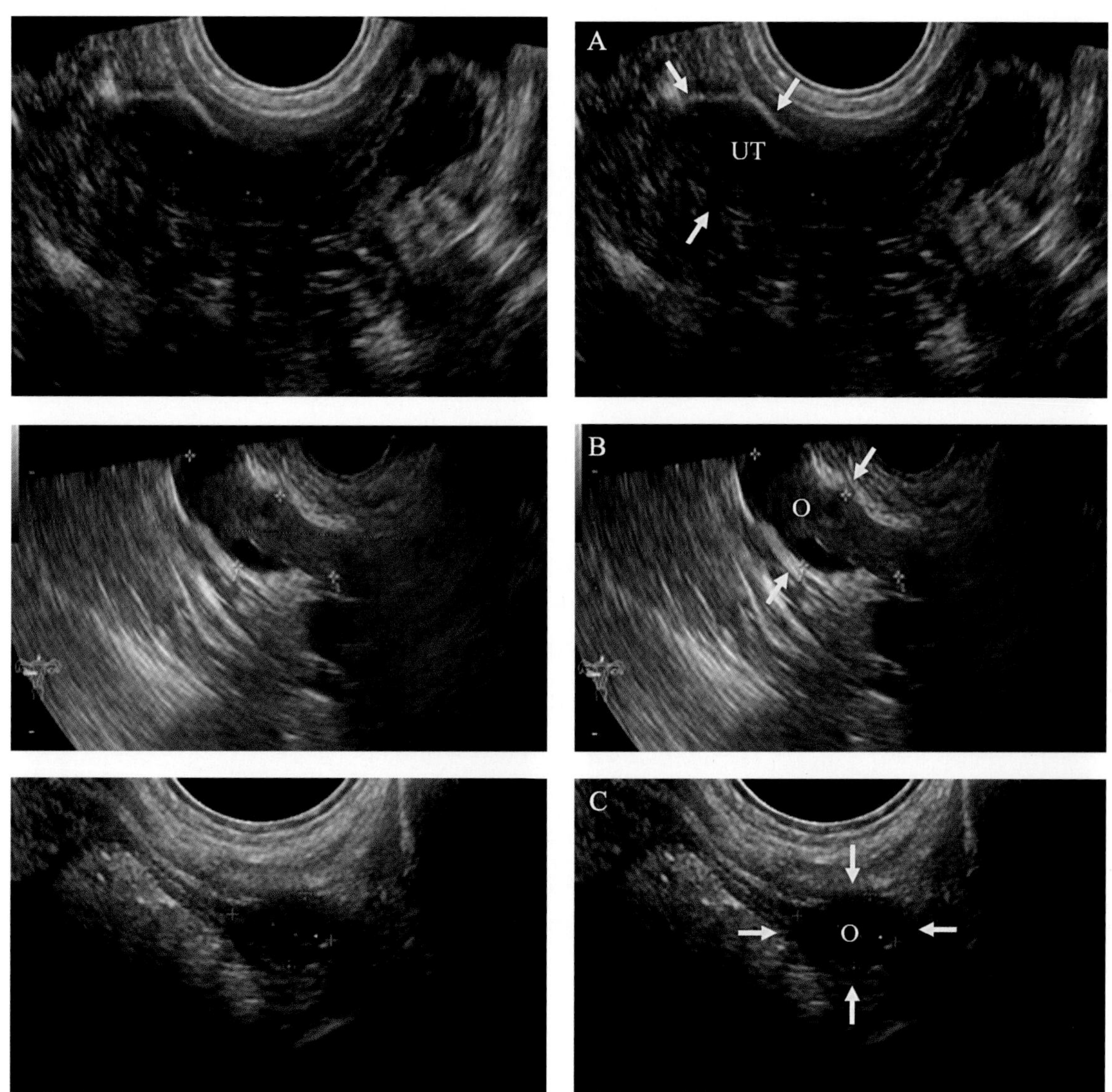

（左侧－原始图；右侧－标记图）A. 经直肠超声矢状面：膀胱后方、盆腔正中探及子宫（箭头所指处），宫体大小 28 mm × 7 mm × 7 mm，内膜厚约 1 mm；B. 经直肠超声扫查：右卵巢可见（箭头所指处），大小 41 mm × 17 mm，内部未见明显异常，可见数个卵泡；C. 经直肠超声扫查：左附件区见卵巢结构（箭头所指处），大小 15 mm × 7 mm。UT，子宫；O，卵巢。

图 60–2　子宫卵巢二维超声

三、超声所见及诊断

1. 超声所见： 超声显示阴道腔存在，尿道与阴道、直肠解剖关系正常，尿道、阴道及直肠呈前后依次排列，三者近似平行。会阴腹侧可见长条形低回声“阴茎样”结构，长度约 10 mm，内无管腔样结构。排尿时观察见尿液自尿道内口经尿道腔从尿道外口（阴道外口前方）流出，与上述“阴茎样”结构不通。右侧腹股沟管内见一椭圆形低回声区，大小 15 mm × 7 mm，边界较清，内部回声较均匀，左侧阴囊（唇）内见椭圆形低回声区，大小 16 mm × 8 mm，边界较清，内部回声较均匀，上方见附睾回声（图 60–1）。膀胱后方、盆腔正中探及子宫，大小 28 mm × 7 mm × 7 mm，内膜厚约 1 mm。双侧卵巢可见，内部未见明显异常，可见数个卵泡（图 60–2）。

2. 超声诊断：右侧隐睾可能；左侧睾丸及附睾位于左侧阴囊（唇）内；幼稚子宫；双侧卵巢未见明显异常，会阴部见“阴茎样”结构无管腔。

四、手术方式及最后诊断

1. 手术方式：一期手术行阴道成形、左侧睾丸及附睾切除、阴蒂外阴成形术，并于半年后行右侧隐睾探查＋切除术。

2. 最后诊断：两性畸形。

五、超声分析和鉴别诊断

1. 超声分析

本例患者为年轻女性，自述无明显不适，因“发现外生殖器异常 4 年”就诊。会阴部有“阴茎样”结构，右侧腹股沟区探及隐睾，左侧阴囊内探及睾丸附睾，子宫呈幼稚子宫形态，双卵巢可见。患者染色体 46XX，同时有两种性腺，初步考虑为真两性畸形可能。

两性畸形指同一个体具有男女两性特征，外生殖器多呈两性。临床上可分为真两性畸形、假两性畸形及性染色体畸变。“真两性畸形”是指在同一个人的身体上，既有男性睾丸，又有女性卵巢的畸形现象。患者体内所具卵巢和睾丸皆可有内分泌功能，即体内同时有雌激素和雄激素，但常以其中一种激素占优势。假两性畸形分为男性假两性畸形及女性假两性畸形，男性假两性畸形是指患者具有睾丸，实为男性，但其外生殖器为类似女性的外阴；女性假两性畸形是指患者具有卵巢，实为女性，但其外阴部酷似男性生殖器。性腺发育不全是性染色体畸变的一种，超声未探及卵巢和睾丸回声则可提示，子宫常常发育不良，可结合外阴幼女型、性毛少或无、无月经、乳房不发育或发育差、肘外翻等。本例患者同时存在卵巢及睾丸，符合真两性畸形表现。

对性别畸形的检查除影像学检查，如超声、CT 等，还应对患者进行仔细的性腺和外阴检查，并结合染色体组型分析、内分泌检测等，以明确诊断。

2. 鉴别诊断

（1）假两性畸形：男性假两性畸形，指患者的性腺为睾丸，但有子宫和输卵管或外阴非男非女，核型 46XY；女性假两性畸形，指患者的性腺为卵巢，不具有睾丸，常伴先天性肾上腺皮质增生，核型为 46XX。该病与真两性畸形可从超声所见的性腺种类及染色体核型上进行鉴别。

（2）性染色体畸变：性腺发育不全是该病的其中一种，超声未探及卵巢和睾丸回声提示患病的可能，患者的子宫常常发育不良，可伴外阴幼女型、性毛少或无、无月经、乳房不发育或发育差、肘外翻等。该病与真两性畸形可从超声所见的性腺情况及染色体核型上进行鉴别。

六、讨论

两性畸形是一组病因、病种、分类和治疗皆复杂且罕见的疾病，属于性分化异常，主要由基因突变、性染色体畸变引起。目前该病的主要诊断方法为超声检查及染色体核型分析。

超声在诊断两性畸形中具有重要意义，可无创检查性腺及内生殖器，可以观察卵巢、睾丸或者卵睾的声像图，例如：卵睾呈椭圆形，边界清，包膜完整，卵巢和睾丸分别位于两极，首尾相连，分界较清，卵巢侧可见小卵泡样回声，睾丸侧回声均匀细腻；超声还能观察睾丸、隐睾、卵巢、子宫及乳房发育的情况，有效帮助临床进行诊断。染色体核型检查可进一步确认诊断。当然，病史询问、体格检查对该病的诊断也很重要。遇到可疑患者时，须详细询问病史、检查外阴及乳房发育情况。

两性畸形临床表现为男女两性特征，因此治疗时首先要考虑患者的社会性别和心理性别，尽早帮助其确定性别，如确定为女性后行阴道成形术，辅以雌激素替代治疗。先天性肾上腺皮质增生患者应尽量在 3 岁以前进行系统而有效地治疗，其身高发育可接近正常人，2 岁前给予患儿糖皮质激素治疗，可以有效防止过高的雄性激素引起患儿外生殖器及第二性征向男性方面发展，增大的阴蒂也可缩小，并得以保留。这不仅可以提高患儿成年后性生活的质量，而且对患儿心理的良性影响意义更大。本例患者保留了女性性别，进行了阴道成形、左侧睾丸及附睾切除、阴蒂外阴成形术，并于半年后行右侧隐睾探查 + 切除术。

七、思考题

1. 两性畸形有哪几类，各自有什么特征？
2. 真两性畸形的声像图特点？

参考文献

1. MANSOUR S M, HAMED S T, ADEL L, et al. Does MRI add to ultrasound in the assessment of disorders of sex development? [J] Eur J Radiol, 2012, 81（9）: 2403–2410.

2. STRAUSS J F, BARBIERI R L. Yen& Jaffe’s reproductive endocrinology: Philadelphia[M]. Elsevier, 2009: 367–393.

3. PIRES C R, DE Moura Poli A H, ZANFORLIN Filho S M, et al. True hermaphroditism-the importance of ultrasonic assessment[J]. Ultrasound Obstet Gynecol, 2005, 26（1）: 86–88.

4. SCHWAAB T, BRYAND A. Place of ultrasound in the management of Mayer-Rokitansky-Kuster-Hauser syndrome[J]. Gynecol Obstet Fertil Senol, 2019, 47（11）: 783–789.

5. 谢丽君，陈树强，叶真．两性畸形的超声特征 [J]. 中国介入影像与治疗学，2014, 11（12）: 801–804.

病例 61　性器官再造术后

一、临床资料

病史：患者原来的生物性别为男性，现社会性别为女性，27 岁，10 年前行性器官再造整复术（阴道再造术），会阴部不适三个月。

体格检查：双侧肾区叩击痛阴性，双侧输尿管行径无压痛，膀胱区未及压痛或包块；会阴部视诊提示，会阴部女性外观，阴道可容 2 指，尿道外口贴近耻骨联合，阴道口位于尿道口背侧，距离约 4 cm。

实验室检查：血尿常规无殊。

二、影像资料（图 61-1）

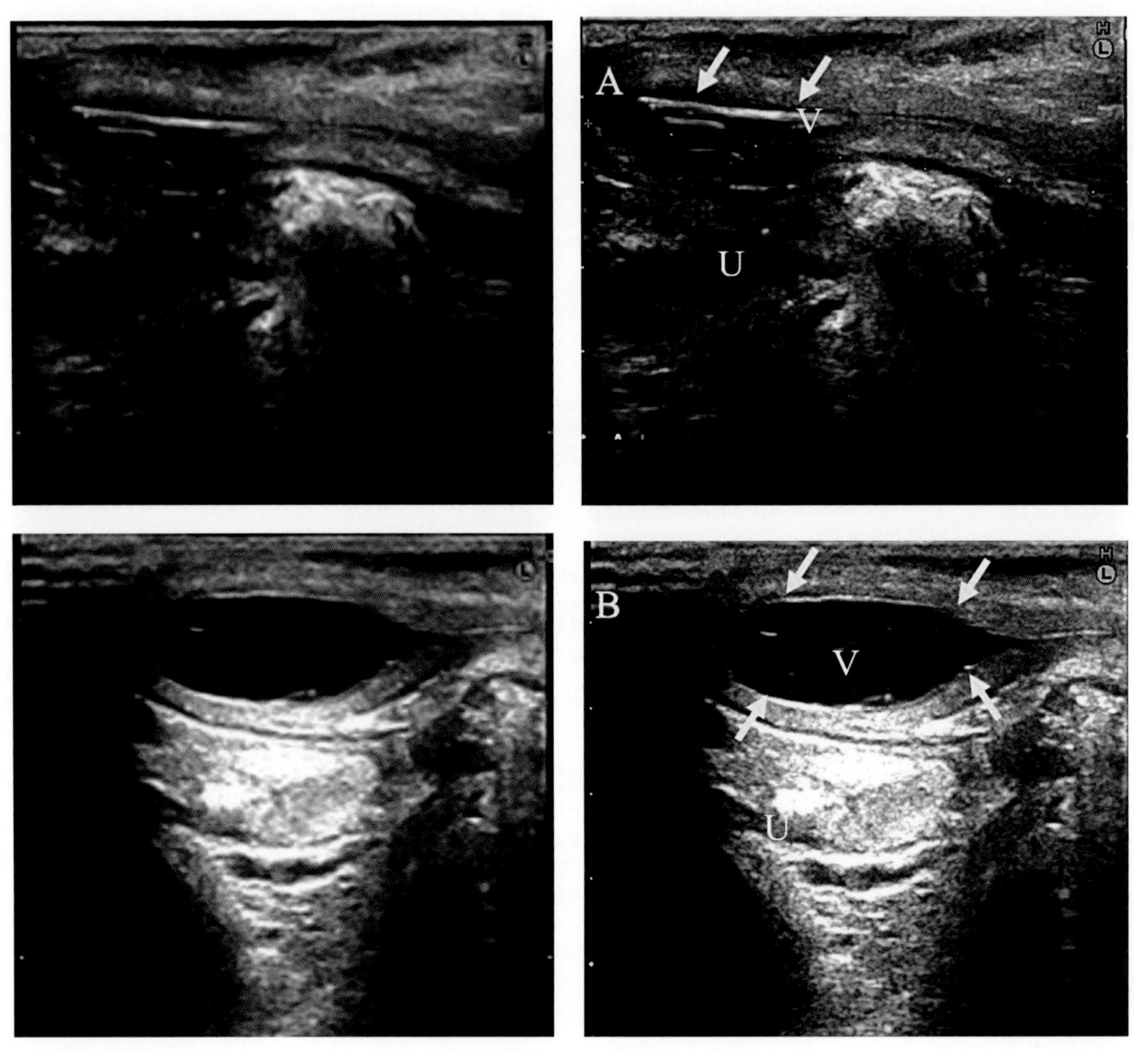

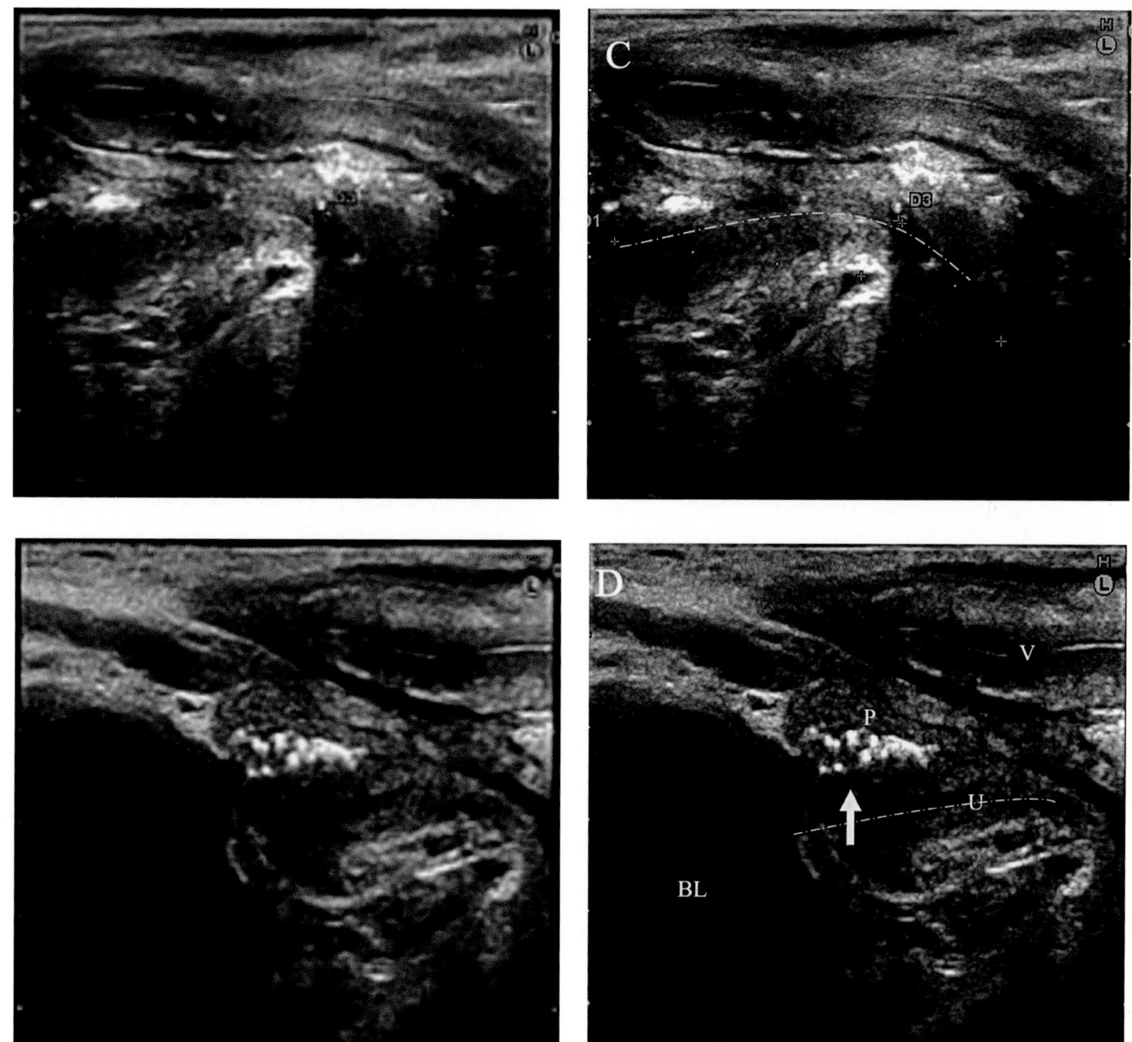

（左侧 – 原始图；右侧 – 标记图）A. 超声引导下由阴道外口插入 8F 导管（箭头所指处）；B. 向 8F 导管内注入生理盐水，可见阴道腔扩张（箭头所指处）；C. 膜部尿道弧度存在（曲线所示为尿道走行）；D. 近段尿道周围（曲线所示为尿道走行）可见前列腺组织回声，内见多个斑点状强回声（箭头所指处）。BL，膀胱；U，尿道；V，阴道；P，前列腺。

图 61–1　性器官再造术后声图像

三、超声所见及诊断

1. 超声所见：经直肠探查，在超声引导下由阴道外口插入细径导管，可进管约 7 cm，注入生理盐水，可见阴道腔充盈扩张，充盈处阴道腔宽度为 13 mm，阴道壁光滑，阴道腔内未见异常；由尿道外口插入细径导管，可见膜部尿道弧度存在，尿道总长度约 47 mm；近段尿道周围可见前列腺腺体组织回声，内见多个斑点状强回声（图 61–1）。

2. 超声诊断：性器官再造术后；前列腺结石可能。

四、超声分析和鉴别诊断

1. 超声分析

本病例患者为性器官再造术后，会阴部有不适前来就诊。该患者由男性变性为女性，做了阴茎切除手术以及阴道重建术。检查的重点在于观察术后尿道和阴道的位置关系，以及阴道是否通畅、有无闭塞以及前列腺的问题。在经直肠超声引导下由阴道外口插入导管，进管长度约 7 cm，注入生理盐水，可见阴道腔充盈。用这种方式可以有效观察重建后的阴道腔内情况，观察阴道长度及宽度，有无闭塞、狭窄、结石以及尿道阴道瘘等情况。超声引导下另由尿道外口插入导管，看见膜部尿道弧度存在，用这种方式可以观察尿道的走行及尿道腔内的情况。该患者并没有切除前列腺，所以在近段尿道周围可见腺体组织回声，内见多个斑点状强回声。根据超声图像可以观察到，尿道、阴道及直肠的位置排列顺序正常，阴道腔通畅光滑，前列腺部及膜部尿道存在，前列腺伴结石可能。超声所见说明性器官再造手术成功。

2. 鉴别诊断

（1）先天性无子宫：超声检查提示，该病患者的盆腔内未扫查到明显的子宫结构回声，而大多数在双侧的附件区可以扫查到正常发育的卵巢回声，并清晰地看见卵巢内窦卵泡回声，常合并无阴道。先天性无子宫患者拥有正常的女性核型和第二性征，且输卵管和卵巢的功能均为正常。

（2）先天性阴道闭锁：阴道闭锁是泌尿生殖窦发育异常缺陷引起的，患者子宫体发育良好，具有正常的子宫腔，但阴道却完全或部分闭锁，青春期后经血流出受阻，出现原发性闭经、周期性下腹痛及盆腔包块形成等一系列临床症状。阴道闭锁发病率较低，但在女性生殖道畸形中较为常见，阴道闭锁可合并子宫颈闭锁。超声探查时可见阴道腔扩张积血，可合并宫颈扩张积血、双侧附件区囊性包块等表现。

五、讨论

阴道是女性性器官的重要构成部分。对于性别畸形患者，若需矫正其社会性别为女性却无阴道，其生活质量将会受到严重影响，为弥补这类患者的缺憾，外科医学家们探索出了多种手术方式。近年来外科医学家将腹腔镜技术应用于阴道再造，克服了某些传统术式需开腹操作的缺点。阴道再造术适用于：①阴道原位癌或转移癌手术切除或外伤致阴道缺损的患者；②先天性阴道缺失或阴道闭锁患者；③易性癖者；④男性假两性畸形者，指染色体核型为 46XY，而外生殖器表现性别不明或为女性型；⑤睾丸女性化综合征患者，患者存在男性性腺却表现为女性的遗传性疾病，患者呈女性体态，乳房发育很好，但没有女性生殖器官。通过经直肠超声，结合超声引导下插入导管探查，可以对手术成果进行评估。

阴道再造手术主要包括会阴部造穴和阴道衬里修复。近年来新兴的组织工程，是应用细胞生物学和工程学原理方法，用少量组织通过体外培养扩增，使原先缺损的组织和器官，沿着设计好的支架和模型自然地生长出来，最终实现无损伤修复和真正意义上的功能重建。组织学工程的迅速发展，为性别畸形的患者带来的新的福音。

前列腺由 30 ～ 50 个复管泡状腺组成，汇成 15 ～ 30 条导管，导管开口于尿道，由于本例患者的阴茎已切除，部分导管开口移除，加之手术瘢痕、服用雌激素等因素影响，导致前列腺液排泄不畅，腺管堵塞，形成结石。因此，在男变女术后应有效预防前列腺结石形成。

六、思考题

1. 阴道再造术的适应证是什么？
2. 男性尿道分为哪几个部分？

参考文献

1. 张泽华，陈维佩．阴道再造术式的研究进展 [J]. 中国局解手术学杂志，2002, 11（4）: 378-380.
2. 林子豪．关于性器官整形再造的两点意见 [J]. 中国实用美容整形外科杂志，2004, 15（4）: 169-170.
3. 林子豪．性器官再造与整形 [J]. 中国实用美容整形外科杂志，2005, 16（1）: 59-62.
4. 肖红，谢志红，陈琍琍，等．先天性阴道闭锁的发生与分型 [J]. 蚌埠医学院学报，2012, 37（4）: 415-418.

病例 62　骶前表皮样囊肿

一、临床资料

病史：患者，女，61 岁，肛周隐痛不适 6 个月，无发热，无腹痛、腹胀，无黏液脓血便，无肿瘤家族史及外伤史。

体格检查：肛门检查（胸膝位）可见，肛门居中，形态未见异常，肛周皮肤未见明显红肿破溃及异常赘生物，无触痛；直肠指诊提示，肛门松紧度正常，黏膜表面光滑，未触及明显肿物，退指指套无脓血染。

实验室检查：白细胞计数为 8.05×10^9/L，中性粒细胞百分比为 76%，血红蛋白为 152 g/L。

二、影像资料（图 62-1，图 62-2）

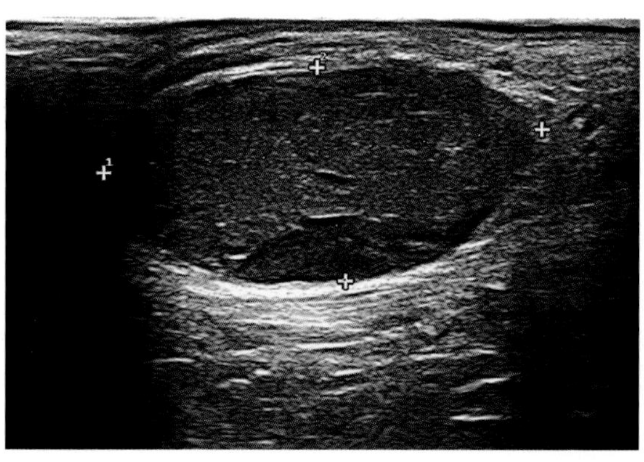

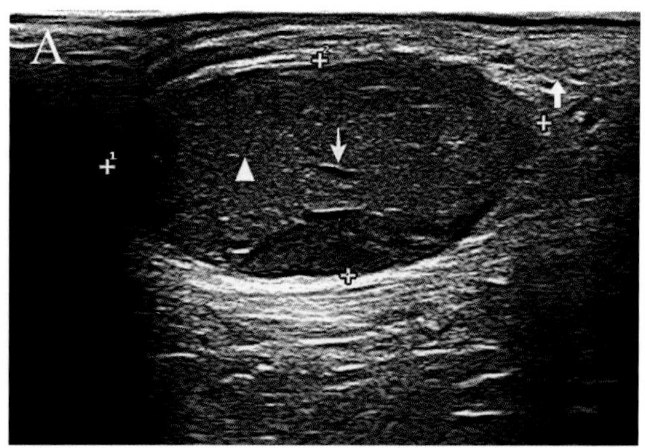

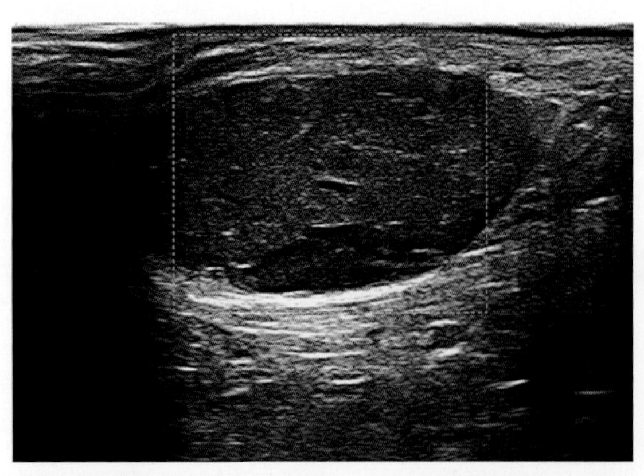
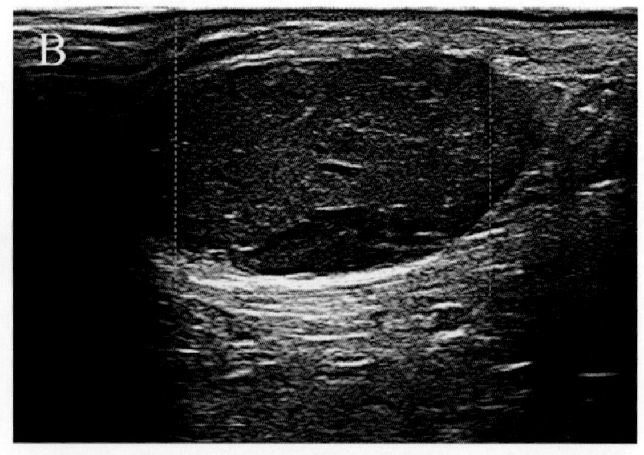

（左侧 – 原始图；右侧 – 标记图）A. 经直肠腔内超声扫查，直肠腔外可见一实性椭圆形中 – 低回声，内部回声不均，可见裂隙状回声（三角箭头 – 病灶；细箭头 – 裂隙；粗箭头 – 外括约肌）；B. 病灶无明显血流信号。

图 62–1　骶前肿物二维超声成像

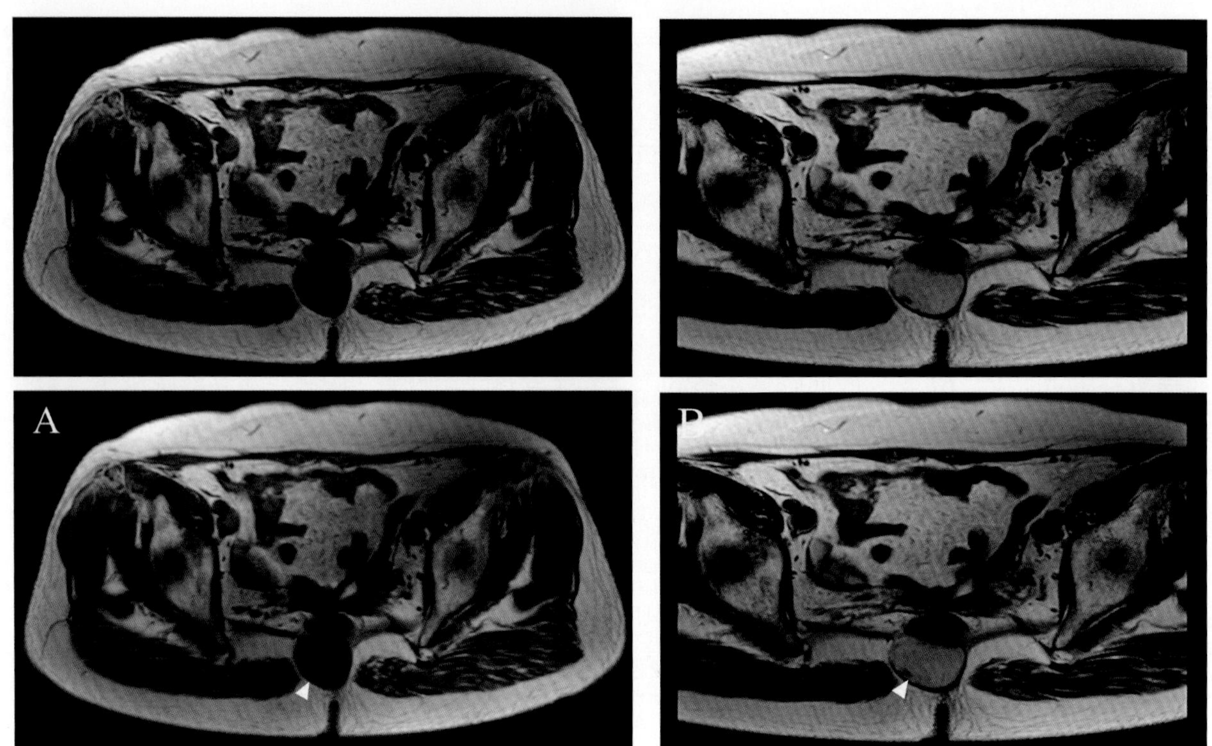

（上图 – 原始；下图 – 标记）直肠后方可见类椭圆形异常信号，大小约 3.8 cm × 3.2 cm × 2.3 cm。A. T1WI 上呈低信号；B. T2WI 呈高信号，边缘可见低信号结节。

图 62–2　肿物 MRI 成像

三、超声所见及诊断

1. 超声所见：经腔内超声，采用经直肠双平面探头观察病灶。根据超声图像可见，胸膝位 10–2 点方向，直肠肛管腔外可见一椭圆形中 – 低回声，上下径为 40.7 mm，前后径为 20.1 mm，内部回声不均，其内可见裂隙状回声，壁厚薄不均，厚约 1.3 mm，病灶边界清，形态规整，后方回声略增强，病灶下端距肛门缘约 20.8 mm；肿物推压肛门外括约肌向黏膜层移动，外括约肌受压变薄，分界清楚；病灶内部未探及血流信号（图 62–1）。

2. 超声诊断：骶前间隙中 – 低回声肿物，考虑表皮样囊肿可能性大。

四、术中所见及最后诊断

1. 术中所见：麻醉消毒铺单后，取骶前弧形切口，长约 10 cm，逐层切开，分离肌肉，显露囊肿，分离囊肿及周围组织粘连处，放出囊肿内容物，为白色豆腐渣样物质（图 62–3）。将囊肿完整切除，止血留置引流管，缝合切口，切除组织送检病理。

2. 病理结果：骶前表皮样囊肿，周边组织局部多见巨核细胞反应。

3. 最后诊断：骶前表皮样囊肿。

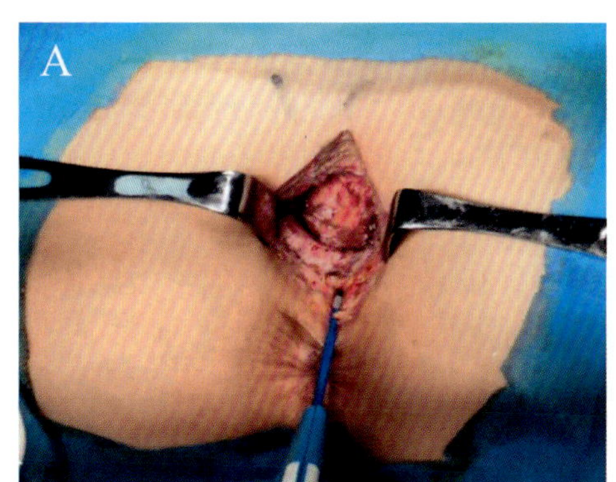

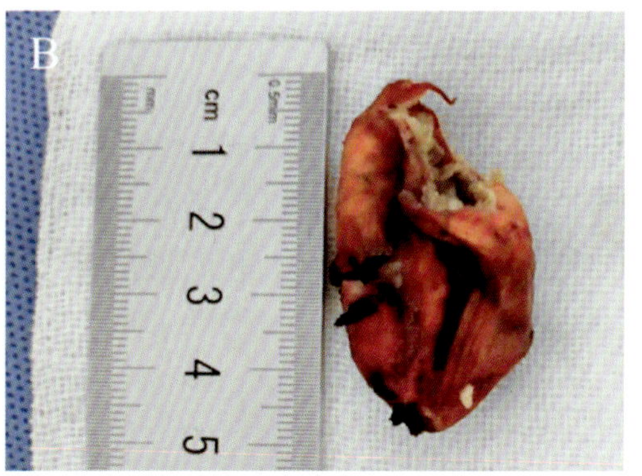

A. 完整切除肿物，避免周围组织损伤；B. 病灶长径约 4.5 cm。

图 62–3　术中肿物图像

五、超声分析及鉴别诊断

1. 超声分析

本例患者以肛周隐痛为主诉，考虑中低位直肠或肛管疾病可能，肛周浅表超声扫查未发现肛裂、血栓性外痔等疾病，于肛周深部隐约探及一略低回声肿物，为明确病变性质及与周围组织关系，遂行经直肠腔内超声检查。

经直肠腔内超声检查时发现，直肠肛管后壁后方可见一椭圆形不均质中 – 低回声，内部可见裂隙状回声，病灶位于肛门外括约肌外侧，将外括约肌向黏膜侧挤压，与周围组织分界清，内部无明显血流信号，考虑该病灶为骶前表皮样囊肿可能。

2. 鉴别诊断

（1）骶前皮样囊肿：该病是指由胚胎时期残留的上皮组织发展形成的囊肿，囊内多有皮肤附属器类结构，如皮脂腺和毛发，以儿童多见，超声下可表现为类圆形的囊性包块，囊壁多规则，其内多可见线状强回声，病灶无血流信号，易与表皮样囊肿鉴别。

（2）骶前尾肠囊肿：该囊肿由胚胎时期残存的尾肠组织发育而来，囊内多为黏液样物质，以中年女性多见，超声下多表现为不规则的囊实性低回声肿物，体积多较大，内部多有分隔，病灶血流信号欠丰富，因此不难与表皮样囊肿鉴别。

六、讨论

表皮样囊肿是一种多出现在浅表组织及脏器的良性肿瘤，亦称为胆脂瘤，以儿童及青少年多见，男女比例无差异。发病部位多见于头颈部、躯干部，骶尾部所占比例相对较少。表皮样囊肿的病因可大体分为先天性及后天性，先天性病因多为胚胎发育过程中组织的残留，后天获得性表皮样囊肿的病因则多为毛囊损伤、表皮病理性植入皮下所致，而骶尾部表皮样囊肿多为先天性残余外胚层组织来源。本病早期多缺乏临床症状，当肿瘤较大时可有肛周胀痛、里急后重等不典型症状。本例患者表现为肛周隐痛，超声检查时应首先排除是否为脓肿、恶性肿瘤等疾病，而后应考虑直肠腔外良性占位的可能。

骶前表皮样囊肿生长较快，容易压迫周围组织且存在一定的恶变风险，因此有必要早期应用影像手段评估其生物学行为及其与周围组织的关系。MRI 对骶前肿物具有良好的评估作用，表皮样囊肿 T1 加权像多为不均匀低信号，T2 加权像多为高信号病灶内伴发多个低信号区域，目前多用于较复杂的表皮样囊肿的评估。超声对诊断表皮样囊肿具有较高的敏感性及特异性，可准确的观察囊肿的性质、位置、大小、局部是否存在侵袭性，表皮样囊肿的典型超声表现为类圆形的实性等或低回声，囊壁清晰可见，内部回声多较均匀，可见裂隙状回声，实质无血流信号，并发感染、破裂时，回声特征会发生改变。

骶前表皮样囊肿的治疗方式为手术完整切除， 整体预后较好，如有与周围组织粘连严重或术中囊壁残留，则易于复发，早期应用影像学发现病变并确定病变性质，对预后有积极意义。

七、思考题

1. 骶前表皮样囊肿的声像图特点是什么？
2. 骶前表皮样囊肿的鉴别诊断有哪些？各自的声像图特点？

参考文献

1. YANG D M, YOON M H, KIM H S, et al. Presacral epidermoid cyst: imaging findings with histopathologic correlation[J]. Abdom Imaging, 2001, 26（1）: 79–82.

2. 杨帆，吴斌，郭美金，等．高频超声诊断表皮样囊肿的价值 [J]. 中华医学超声杂志（电子版），2011（6）: 74–76.

3. YANG D M, KIM H C, LEE H L, et al. Squamous cell carcinoma arising from a presacral epidermoid cyst: CT and MR findings[J]. Abdom Imaging, 2008, 33（4）: 498–500.

4. LUDWIG K A, KALADY M F. Trans-Sacral Approaches for Presacral CystRectal Tumor[J]. Operative Techniques in General Surgery, 2005, 7（3）: 126–136.

5. NEGRO F, MERCURI M, RICCIARDI V, et al. Presacral epidermoid cyst: A case report[J]. Ann Ital Chir, 2006, 77（1）: 75–77.

6. 吴国柱，红华，汪东，等．体表高频超声对表皮样囊肿诊断价值 [J]. 中华临床医师杂志（电子版），2017, 11（7）: 1126–1129.

7. 王刚成，韩广森，任莹坤，等．骶前囊肿切除术的理念及手术技巧 [J]. 中华外科杂志，2012, 50（12）: 1153–1154.

病例 63　尾肠囊肿癌变

一、临床资料

病史：患者，女，58 岁，肛周胀痛不适 2 年，加重 1 月，无发热，无腹痛、腹胀，无体重减轻，无黏液脓血便，既往 2 型糖尿病病史 10 余年，无外伤史及肿瘤病史。

体格检查：肛门检查（胸膝位）可见，肛门居中，外观未见异常，12 点位肛缘外约 4 cm 处可见 3 cm × 3 cm 皮肤隆起包块，质韧，明显高于皮肤表面，青紫色，明显波动感，有触痛；直肠指诊提示，肛门功能正常，无狭窄，进指顺利，黏膜表面光滑，未触及明显肿物，退指指套未见血染。

实验室检查：血常规未见异常，肿瘤标志物 CA199、CA724、CEA（－）。

二、影像资料（图 63-1，图 63-2）

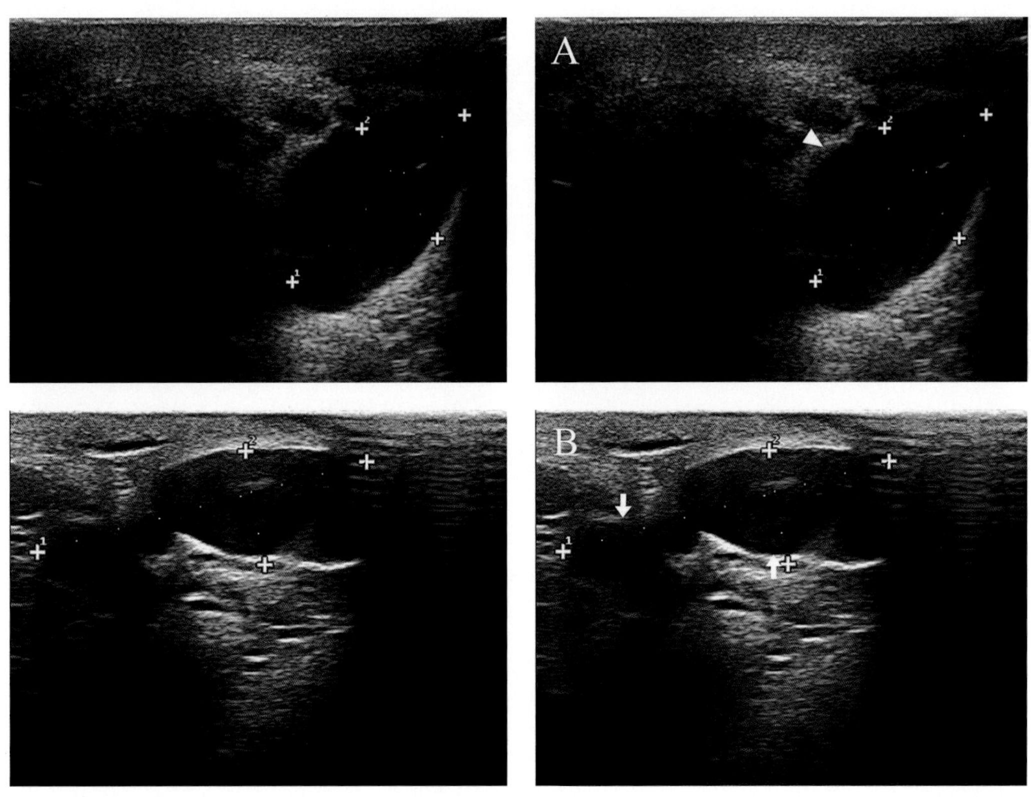

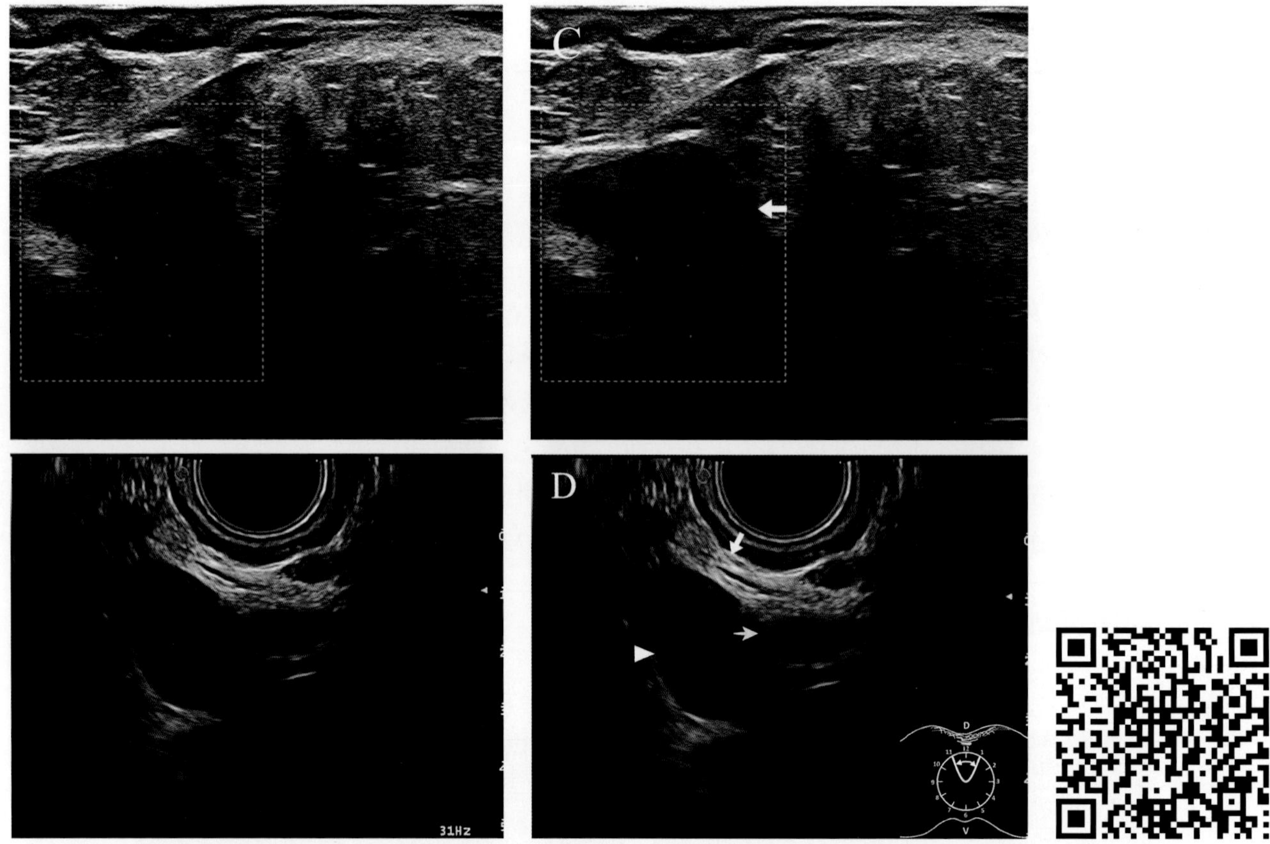

（左侧 – 原始图；右侧 – 标记图）A. 经浅表超声扫查：在骶尾部皮下仅可探及一隆起型囊实复合性回声，病灶向深部延续（三角箭头）；B. 经直肠腔内超声纵切面：直肠后壁后方与尾骨之间可探及多个囊实复合性回声，彼此邻近，较大者形态不规则，呈分枝分叶状，最大切面呈"葫芦状"改变（箭头）；C. 病灶边缘可探及少许点状血流信号（箭头）；D. 经直肠腔内超声横切面：病灶位于胸膝位 11–1 点方向，囊实回声相互连通，呈分隔状，详见 63–1D 动图二维码（三角箭头 – 病灶；细箭头 – 分隔；粗箭头 – 外括约肌）。

图 63–1　病灶二维超声成像

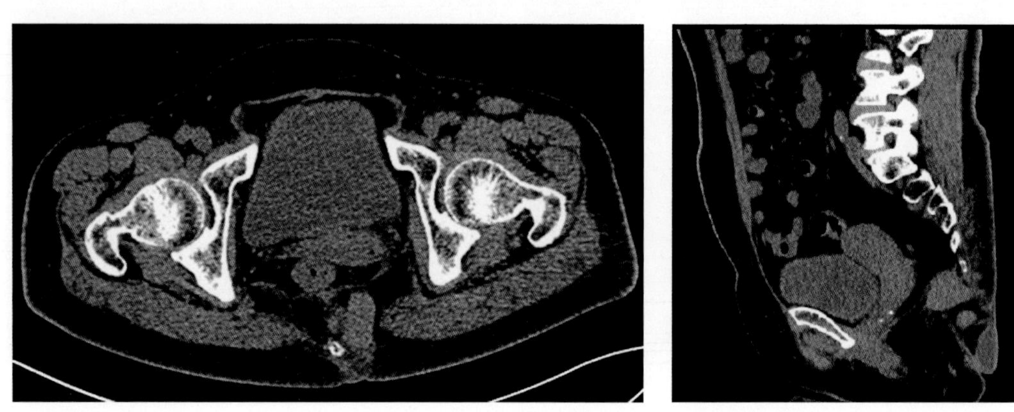

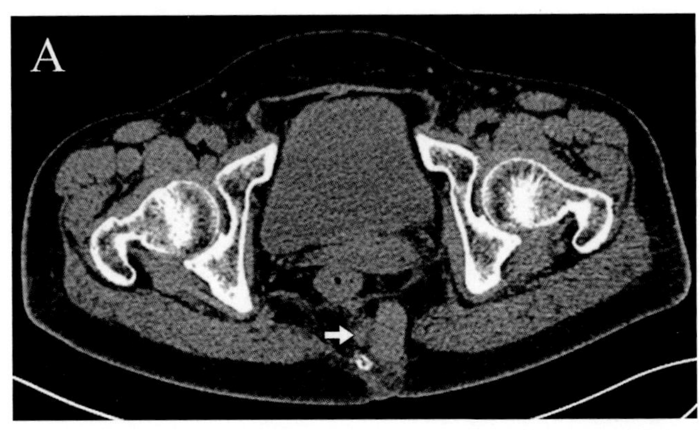

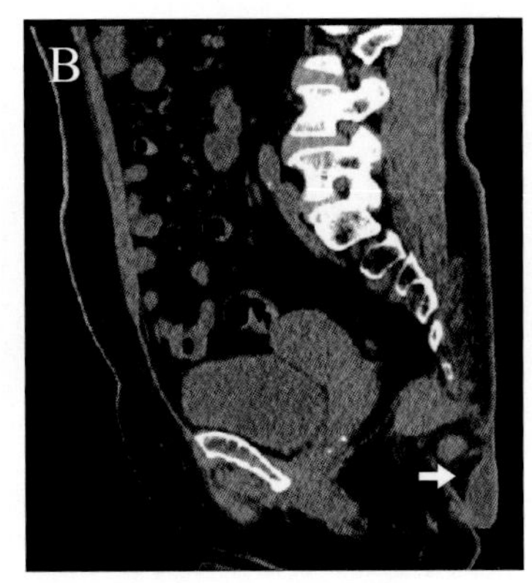

（前图 – 原始；后图 – 标记）A. 腹部 CT 横断面：可见多个不规则混杂密度影，边界清，部分包绕尾骨（白箭头）；B. 腹部 CT 矢状面：可见混杂密度影前部达骶前间隙，后部达皮下，较大部分大小约 3.6 cm × 2.5 cm（白箭头）。

图 63–2 腹部 CT 平扫成像

三、超声所见及诊断

1. 超声所见

（1）浅表探头扫查：骶尾部皮下可探及一隆起型囊实复合性回声，大小约为 22.9 mm × 12.8 mm，内部实性成分呈不均质低回声，病灶部分边界不清，形态不规则，病灶底端紧邻尾骨，向深部延续，深部结构显示不满意（图 63–1A）。

（2）经直肠腔内超声纵切面：直肠后壁后方与骶尾骨之间可探及多个不规则囊实复合性回声，彼此相邻，部分相互连通，病变范围约为 72.6 mm × 42.8 mm，囊实回声较大部分上下径为 40.2 mm，前后径为 13.6 mm，内部实性成分呈不均质低回声，部分边界不清，形态不规则，呈分枝分叶状，最大切面呈“葫芦状”改变，囊壁较薄，肿物头侧距肛门缘约 54.7 mm（图 63–1B）。彩色多普勒血流成像（CDFI）提示，病变边缘可探及少许点状血流信号（图 63–1C）。

（3）经直肠腔内超声横切面：病灶位于胸膝位 11–1 点方向，囊实回声部分连通，可见分隔，左右径：36.7 mm，肛门外括约肌轻微受压，边缘光整，病灶均未与直肠相通（图 63–1D）。

2. 超声诊断：骶前多房囊实性回声，考虑骶前多房性囊肿合并感染。

四、术中所见及最后诊断

1. 术中所见：麻醉消毒铺单后，沿病灶边界取弧形切口，沿肿物周围正常脂肪组织分离，术中注意保护肛门周围括约肌及肛提肌，见囊肿与骶 5 椎体及尾骨紧密连接，完整切除病灶及骶 5 椎体和尾骨，探查无残余组织，冲洗后分层缝合各层组织及皮肤（图 63–3）。

2. 病理结果：骶前间隙，纤维组织及肌肉组织内见腺癌浸润，符合尾肠囊肿癌变所致，脉管及神经未见明确癌，骨组织及软骨组织未见癌浸润，切缘阴性，免疫组化：Ki67（+30%），CK7（+），CK20（+），Villin（+），Vimentin（–）。

3. 最后诊断：多房性尾肠囊肿癌变。

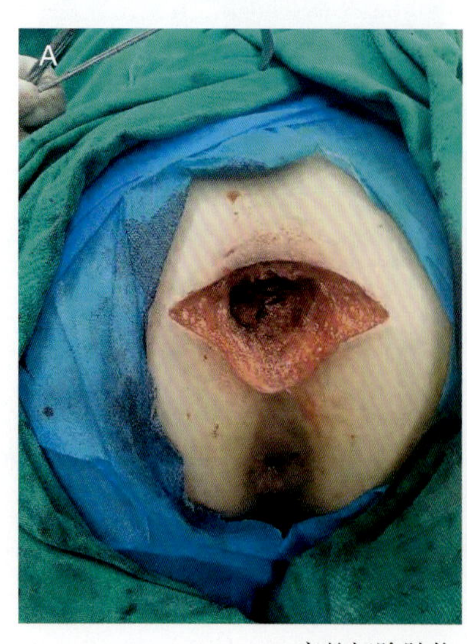

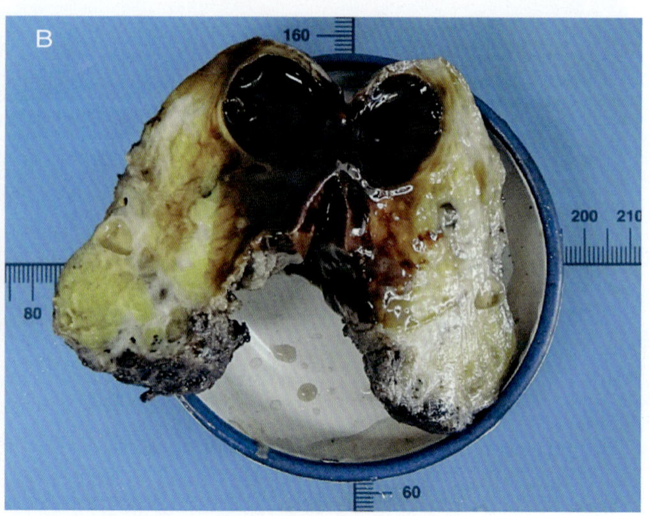

A. 完整切除肿物，肿物无破裂及残留；B. 切除病灶长约 8 cm。

图 63–3　术中尾肠囊肿合并癌变

五、超声分析及鉴别诊断

1. 超声分析

本例患者以肛周胀痛为主要临床表现，主要考虑肛周感染或占位性疾病可能，经浅表超声扫查可见骶尾部一囊实性混合回声，形态不规则，底部似向深部延续，为探及肿物全貌及明确其性质，遂行经直肠腔内超声检查。

经直肠腔内超声检查时，纵切面直肠后壁后方与骶尾骨之间可探及多个囊实混合性回声，彼此相邻，内部实性部分呈不均匀低回声，肿物形态不规则，呈分枝分叶状，横断面可见分隔，结合查体肿物红肿波动感和超声下表现，术前考虑骶前多房囊肿继发感染所致。术后病理最终确诊为多房性尾肠囊肿合并癌变。

回顾分析，患者骶尾部包块 2 年来渐进性增大，并未出现破溃和脓性渗出的情况，如为囊肿合并感染，因肿物囊壁较薄，出现感染后可伴随囊肿破溃，且破溃后不易愈合，该患者病史较长，病灶进展缓慢，无急性感染症状，与囊肿合并感染不符。医师在遇到皮肤红肿改变的患者时，不仅要考虑到炎症，当肿瘤侵及皮肤时亦可出现类似的表现，且持续时间往往很长。因术前单纯考虑病灶有炎症倾向，故未对患者行超声造影检查。因此，在探及此类肿物时，不能忽略对患者病史的详细追溯，必要时行超声造影，以明确诊断。

2. 鉴别诊断

（1）骶前脊膜膨出：该病由脊髓中胚层先天发育异常所致，常见于腰骶部，患者常有骶骨缺损、骶前囊性膨出、周围组织受压等表现，超声下多表现为单发圆形或类圆形的囊性肿物，边界清，基底部宽，内部无实性成分，不难与尾肠囊肿鉴别。

（2）骶前畸胎瘤：该病是由多种胚层成分来源的肿瘤，好发于卵巢和睾丸，也可见于骶尾部，以女性多见，超声下多表现为类圆形的囊性或囊实性包块，边界多清楚，囊壁厚薄不均，其内多因多重组织来源可见毛发、牙齿、骨骼等强回声，与尾肠囊肿不难鉴别。

六、讨论

尾肠囊肿是胚胎时期尾肠残留物来源的囊性肿物，临床较为罕见，多为个案报道。囊肿多位于骶骨前间隙，可呈单房或多房性改变。以 40 ～ 60 岁女性多见，男女比例约为 1 ： 3。尾肠囊肿易继发感染且存在恶变倾向，部分可并发腺癌和神经内分泌癌，恶变率为 13%。目前主流观点认为，尾肠囊肿的病因为胚胎时期尾肠退化不全或神经管退化不全所致。尾肠囊肿临床症状缺乏特异性，多表现为肿块压迫症状及疼痛，恶变时症状亦不典型。本例患者以骶尾部肿胀就诊，骶尾部可见一高于皮肤的肿物，在进行超声检查时应先应用浅表超声观察肿物的内部性质、深度、是否累及尾骨结构，再应用腔内超声判断肿物深部大小、性质及与直肠肛管周围肌肉组织的关系。在骶尾部探及不规则囊实混合回声肿物时，需结合患者的病史及症状，必要时结合超声造影检查，不能忽略尾肠囊肿甚至合并癌变的可能性。

尾肠囊肿形态不规则，易出现并发症，如出血、感染、癌变，早期较难发现，结合高分辨率的影像学检查手段有利于发现囊肿早期不良改变。其典型的超声表现为直肠后壁边界清楚的低 – 无回声肿物，后方可有轻微的回声增强，合并癌变时囊壁可有增厚，边界模糊，囊内回声改变，周围组织侵犯。CT 和 MRI 在尾肠囊肿的评估中更为多见，MRI 可多方位成像，对病变的定位及判断与周围脏器及血管的关系更具优势，尾肠囊肿在 T1WI 上多呈低信号，在 T2WI 上呈高信号，出现癌变时可呈混杂信号，对辅助诊断具有较好的价值。

尾肠囊肿的治疗方式为手术完整切除，术后存在 0% ～ 16% 的复发率，合并感染或者癌变时囊肿切除难度、组织残留概率、复发概率更高，因此早期应用影像学发现、诊断病变，准确评估病灶范围，对治疗和预后具有重要意义。

七、思考题

1. 尾肠囊肿的典型的声像图特征？合并感染或癌变时有何改变？
2. 骶前常见的囊性包块有哪些？各自声像图特征？

参考文献

1. AKBULUT S . Unusual cause of defecation disturbance: a presacral tailgut cyst[J]. Eur Rev Med Pharmacol Sci, 2013, 17（12）: 1688–1699.

2. KILLINGSWORTH C, GADACZ T R. Tailgut cyst（retrorectal cystic hamartoma）: report of a case and review of the literature[J]. Am Surg, 2005, 71（8）: 666–673.

3. MATHIS K L, DOZOIS E J, GREWAL M S, et al. Malignant risk and surgical outcomes of presacral tailgut cysts[J]. Br J Surg, 2010, 97（4）: 575–579.

4. HJERMSTAD B M, HELWIG E B . Tailgut Cysts: Report of 53 Cases[J]. Am J Clin Pathol, 1988, 89（2）: 139–147.

5. JOHNSON A R, ROS P R, HJERMSTAD B M, et al. Tailgut cyst: diagnosis with CT and sonography[J]. AJR Am J Roentgenol, 1986, 147（6）: 1309–1311.

6. SHETTY A S, LOCH R, YOO N, et al. Imaging of tailgut cysts[J]. Abdom Imaging, 2015, 40（7）: 2783–2795.

7. 刘洁 , 程敬亮 , 张勇 , 等 . 直肠后间隙巨大尾肠囊肿恶变一例 [J]. 中华放射学杂志 , 2016, 50（12）: 984–985.

病例 64　骶尾部藏毛窦

一、临床资料

病史：患者，男，22 岁，骶尾部脓性渗出 6 个月；无发热，无腹痛、腹胀，无排便障碍，无外伤史及肿瘤史。

体格检查：肛门检查（胸膝位）显示，肛门居中，外观无畸形，无黏液性分泌物，12 点位距肛门缘约 5 cm 处可见一梭形肿物，大小约 3 cm × 2 cm，肿物表面红肿，已破溃，有淡黄色黏稠脓汁流出，病灶触诊质硬，活动性差，局部略有波动感，触痛明显。

实验室检查：白细胞计数为 5.65×10^9/L，中性粒细胞百分比为 63%，血红蛋白为 136 g/L。

二、影像资料（图 64-1 ～图 64-3）

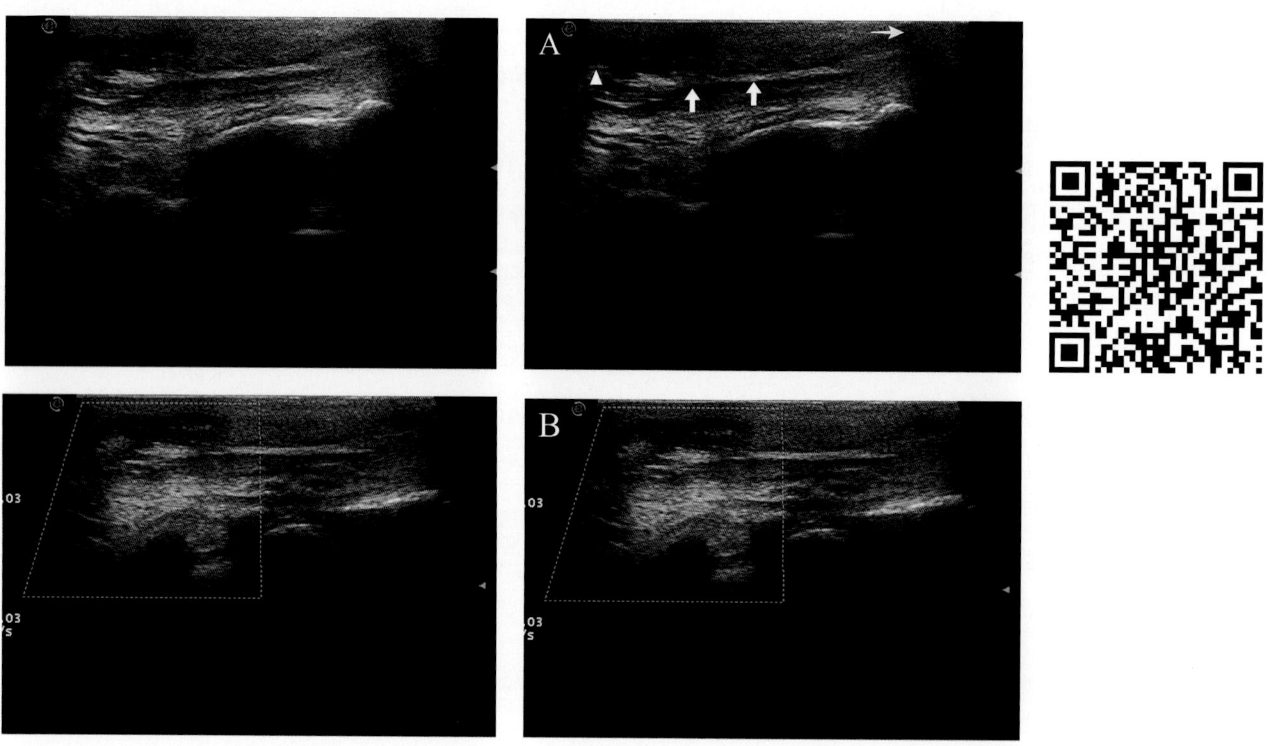

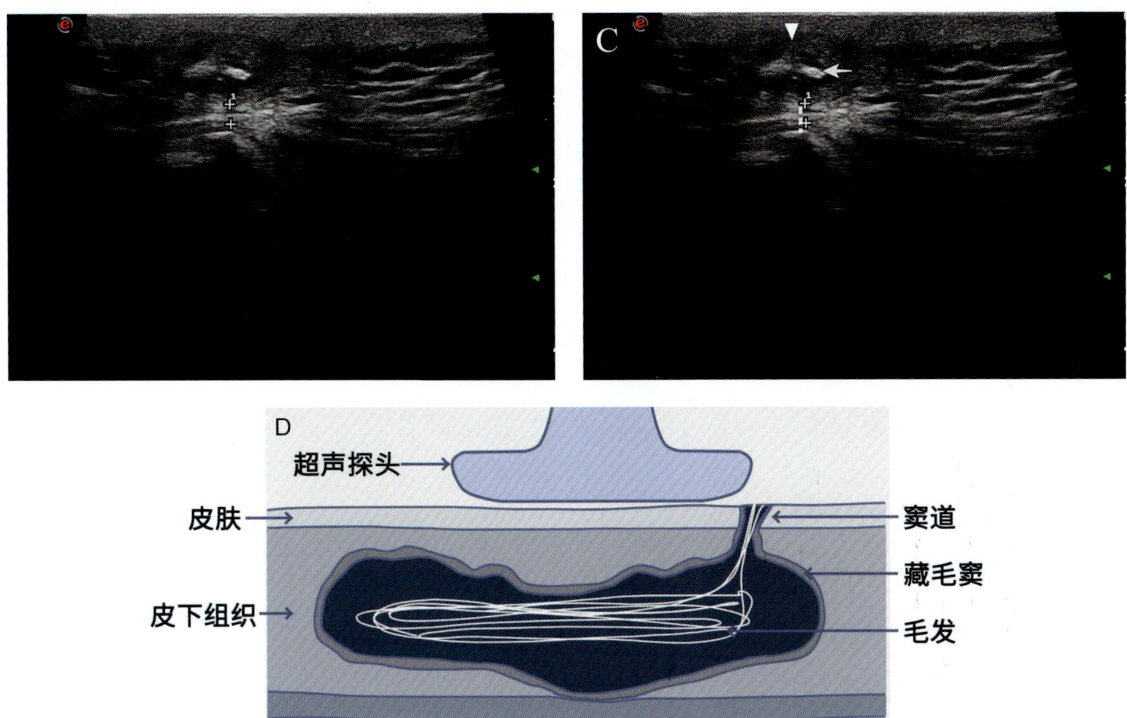

（左侧 - 原始图；右侧 - 标记图）A. 浅表超声矢状面，骶尾部皮下可见不规则低回声区，内部可见大量线状强回声，病灶向下延伸与皮肤破裂口相通，详见 64-1A 动图二维码（三角箭头 - 病灶；粗箭头 - 毛发结构；细箭头 - 毛发嵌入皮肤的位置）；B. 彩色多普勒血流成像，病灶内部未见血流信号；C. 浅表超声横断面，可见病灶形态不规则，边界欠清，内部回声不均（三角箭头 - 病灶；细箭头 - 毛发结构；虚线 - 尾骨距离）；D 病灶示意图。

图 64-1　病灶的二维超声及示意图

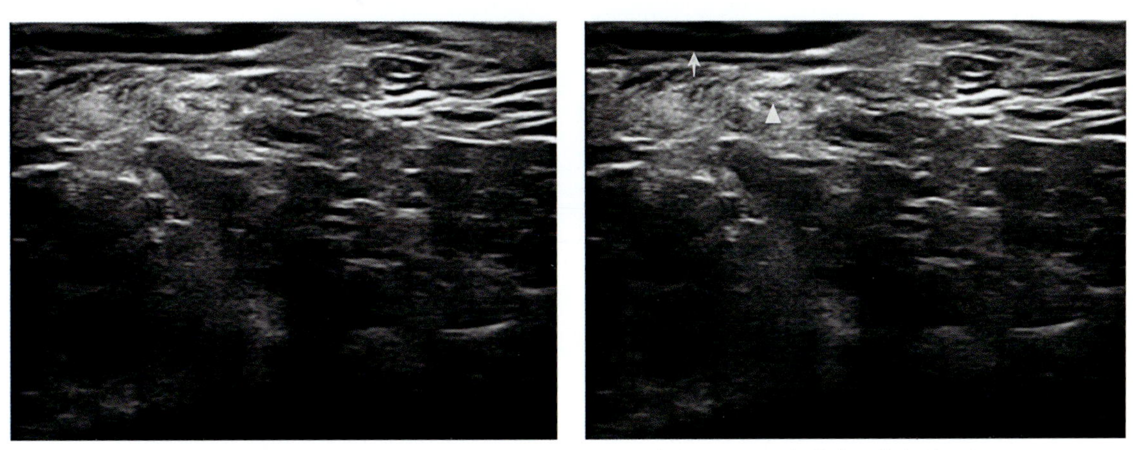

腔内超声：直肠肛管及周围组织未见异常（细箭头 - 内括约肌；三角箭头 - 外括约肌）。

图 64-2　腔内超声肛周图像

三、超声所见及诊断

1. 超声所见：采用高频线阵探头及经直肠腔内双平面探头观察病变的内部特点。

（1）浅表探头纵切面：骶尾部皮下软组织内可见不规则低回声区，上下径为 46.5 mm，前后径为 9.1 mm，内部回声不均，其内可见簇状线样强回声，病灶斜行向下延伸与皮肤破裂口相通，病灶内部未探及明确血流信号（图 64–1A，图 64–1B）。

（2）浅表探头横断面：病灶形态不规则，边界欠清，病灶与皮肤表面最短垂直距离约 4.1 mm，较深处邻近尾骨，与尾骨的垂直距离为 2.4 mm（图 64–1C）。

（3）经直肠腔内超声：直肠肛管壁、肛门内外括约肌及肛提肌连续，与骶尾部病灶不相通（图 64–2）。

2. 超声诊断：骶尾部藏毛窦。

四、术中所见及最后诊断

1. 术中所见：折刀位，麻醉消毒后，沿病灶边界取菱形切口，完整切除病灶达耻骨筋膜，探查无残余炎性组织，冲洗创面后消毒，于切口右侧取平行外延切口，与菱形等边长，末端向下 60° 取另一边同口向上，切开皮肤，皮下组织深达筋膜，充分游离皮瓣组织，将皮瓣组织尖角于菱形切口上角缝合，皮角分别于对应点位缝合固定后再次检查皮瓣，血运良好，无张力，留置负压吸引，可吸收线间断缝合（图 64–3）。

2. 最后诊断：骶尾部藏毛窦。

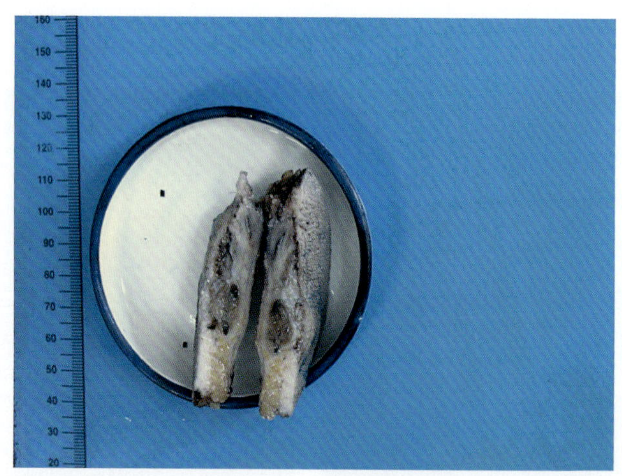

将手术切除的标本剖开，其长径约 7.5 cm，囊腔内可见少许毛发及坏死样物质。

图 64–3 术中骶尾部藏毛窦

五、超声分析及鉴别诊断

1. 超声分析

本患者以骶尾部脓性渗出为主要症状，首先应考虑骶尾部感染性疾病可能，如骶尾部脓肿、肛瘘等疾病。浅表超声扫查发现低回声病灶内部存在成簇状的线样高回声，病灶斜行向下延伸与皮肤破裂口相通，考虑本病为毛发倒刺入皮肤而引起局部感染，从而诊断为藏毛窦。此时还应注意本病与肛周腺源性感染所致的肛瘘相鉴别，行经直肠腔内超声有助于判断病灶是否与肛管相通，相通则考虑肛瘘，不通则为藏毛窦。

腔内超声检查显示直肠肛管周围未见异常回声，病灶与直肠肛管并未连通。从而排除肛瘘。

2. 鉴别诊断

（1）肛瘘：直肠肛管与肛周皮肤相通的肉芽肿性管道，由外口、瘘管、内口三部分组成。外口开口于肛周皮肤，可反复出现脓性渗出，周围皮肤可出现红肿热痛等炎症改变，超声下表现为不规则条形低回声，内部无毛发回声，有位于直肠肛管的内口，本例患者病灶不与直肠肛管相通，因此可与肛瘘相鉴别。

（2）骶尾部表皮样囊肿：病灶多为椭圆形肿物，内部为类脂质成分，边界清楚，形态规整。超声下表现为邻近皮肤层的椭圆形中－低回声，其内可见裂隙样回声，无毛发样强回声。该患者病灶内存在线状强回声，因此可与藏毛窦鉴别。

六、讨论

骶尾部藏毛窦是骶尾部臀间裂软组织内的一种慢性炎症性窦道结构，内藏毛发是其主要特征。该病临床较为少见，发病率约为0.7%，好发于18～40岁肥胖及体毛浓密的男性。本病病因目前主要有两种假说：先天性学说认为，骶尾部藏毛窦是骶管残留或骶骨中央缝发育畸形所致；后天性学说认为，藏毛窦是由于臀部的摩擦，使得毛发刺入皮肤，形成慢性感染及窦道。藏毛窦的临床症状多表现为骶尾部的红肿、疼痛及流脓，皮下可形成多条窦道，在窦道口有时可见嵌入的毛发。本患者临床表现为骶尾部脓性渗出，考虑骶尾部感染性疾病。结合浅表超声及腔内超声，明确为藏毛窦。

高频超声在浅表疾病的诊断中具有明显的优势，无论是从方便实用的角度还是对病灶显示的清楚程度。超声可清楚地显示藏毛窦的范围、内部回声特点、窦道走行以及与周边组织的关系，对明确诊断具有重要价值。在评估病灶时需注意以下几个方面：①病灶内部是否存在线状强回声，对藏毛窦定性至关重要，尽管极少的藏毛窦内并无毛发结构；②病灶的累及深度，与尾骨的关系，病灶距离尾骨过近或分界不清，如手术处理不当，可致术后创口形成的瘢痕邻近尾骨，收缩牵拉引起慢性疼痛；③病灶向皮肤开口的数量及走行，不仅要明确感染破溃的开口，也要尽可能地发现毛发倒刺入皮肤的位置，利于病灶完整切除，减少复发概率；④腔内探查是否与直肠肛管相通，排除肛瘘。

骶尾部藏毛窦的治疗模式为手术完整切除及术后合理的抗感染治疗，各种手术术式均有不同程度复发率，可达30%～52%，直系亲属中有藏毛窦病史者复发倾向更高。因此，术前明确藏毛窦诊断及病变范围，有助术式的选择及避免窦道残留，提高藏毛窦的整体预后。

七、思考题

1. 骶尾部常见的感染性疾病有哪些？各自声像图的特点？
2. 骶尾部藏毛窦的鉴别诊断有什么？如何鉴别？

参考文献

1. AKIN M, GOKBAYIR H, KILIC K, et al. Rhomboid excision and Limberg flap for managing pilonidal sinus: long-term results in 411 patients[J]. Colorectal Dis, 2008, 10（9）: 945–948.

2. CHINTAPATLA S, SAFARANI N, KUMAR S, et al. Sacrococcygeal pilonidal sinus: historical review, pathological insight and surgical options[J]. Tech Coloproctol, 2003, 7（1）: 3–8.

3. GUPTA A, ANAND S, MEHROTRA S, et al. Learning Curve for Pilonidal Sinus Surgery: The Best Option for Budding Surgeons[J]. World J Surg, 2016, 41（2）: 1–5.

4. MENTES O, OYSUL A, HARLAK A, et al. Ultrasonography accurately evaluates the dimension and shape of the pilonidal sinus[J]. Clinics（Sao Paulo）, 2009, 64（3）: 189–192.

5. 傅强，崔立刚，陈文，等．骶尾部藏毛窦的超声诊断 [J]. 中国超声医学杂志，2014, 30（1）: 86–88.

病例 65　盆腔腹膜间皮瘤

一、临床资料

病史：患者，男，31 岁，腹痛、腹胀 伴发热 1 月余；无腹泻，无黏液脓血便，体重明显减轻，无传染病史，无石棉接触史，无肿瘤家族史及手术史。

体格检查：全腹软，下腹部隐约可触及一较大质韧肿物，活动性欠佳，移动性浊音阴性；直肠指诊：距肛门缘约 6 cm 处直肠前壁可触及质韧肿物，活动度欠佳，直肠黏膜尚光滑，退指指套未见血染。

实验室检查：白细胞计数 6.45×10^9/L；血小板　606×10^9/L；血红蛋白　106 g/L；血沉　68 mm/h；肿瘤标记物　CA72-4 37.79U/ml，CEA、CA125、CA153（–）。

二、影像资料（图 65-1，图 65-2）

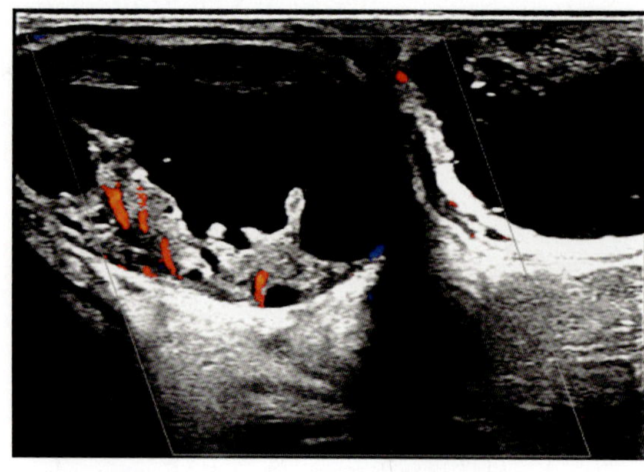

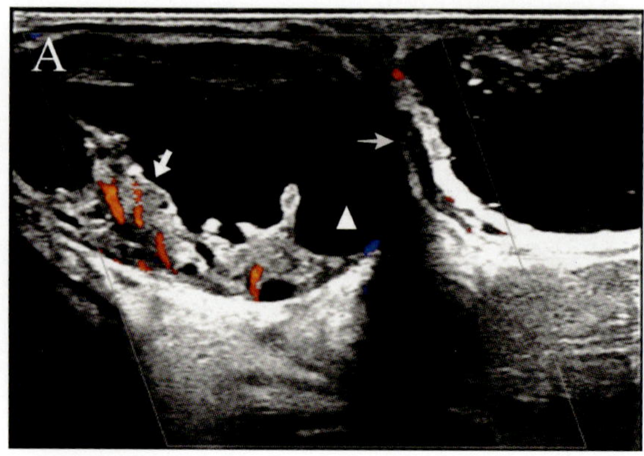

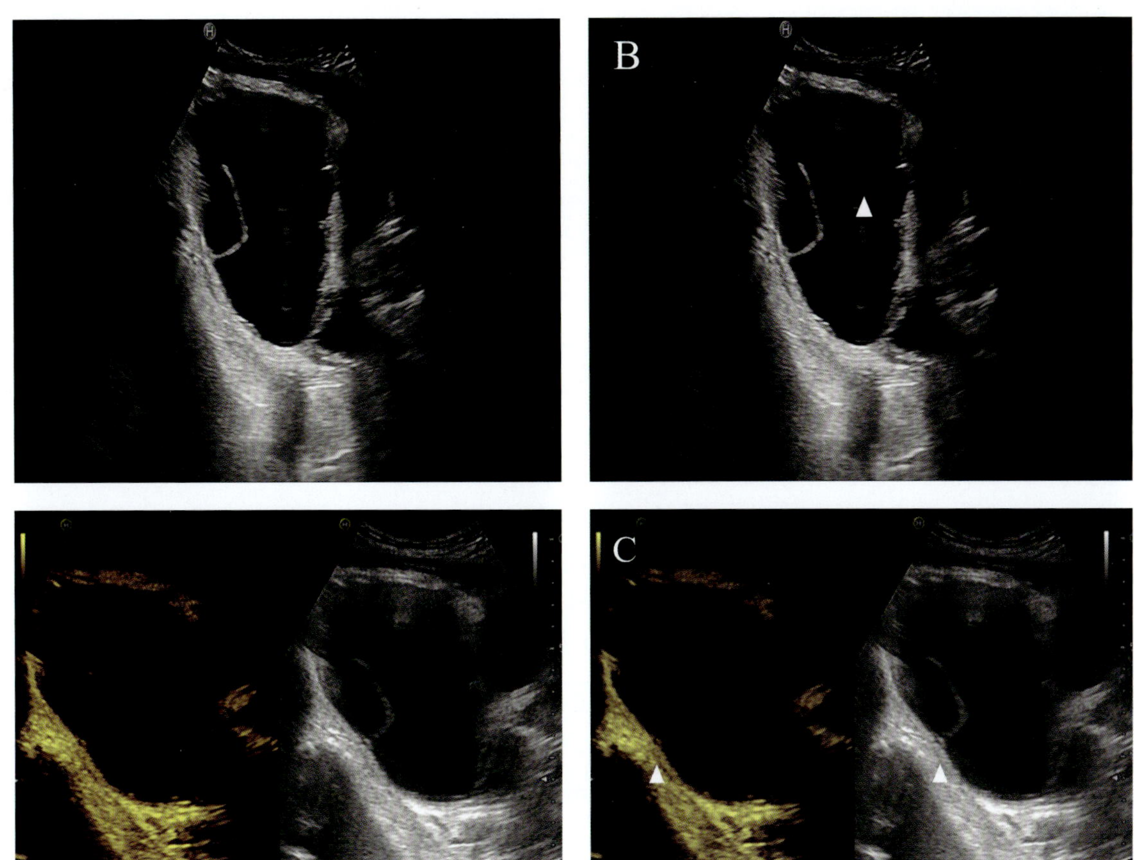

（左侧 – 原始图；右侧 – 标记图）A. 经直肠腔内超声：直肠前壁前方、精囊水平以上可探及一以囊为主的混合性回声，周边可见穿入分枝状血流信号（细箭头 – 囊壁；粗箭头 – 实性成分；三角箭头 – 囊腔）；B. 腹部超声：混合性回声主体位于盆腔，其内可见分隔，囊壁较厚且不光滑，腹腔未见游离积液（三角箭头）；C. 超声造影：囊性部分无增强，实性部分及分隔内呈动脉期快速高增强，增强早于周围组织，廓清略晚于周围组织（三角箭头 – 实性增强部分）。

图 65–1　病灶二维超声图像

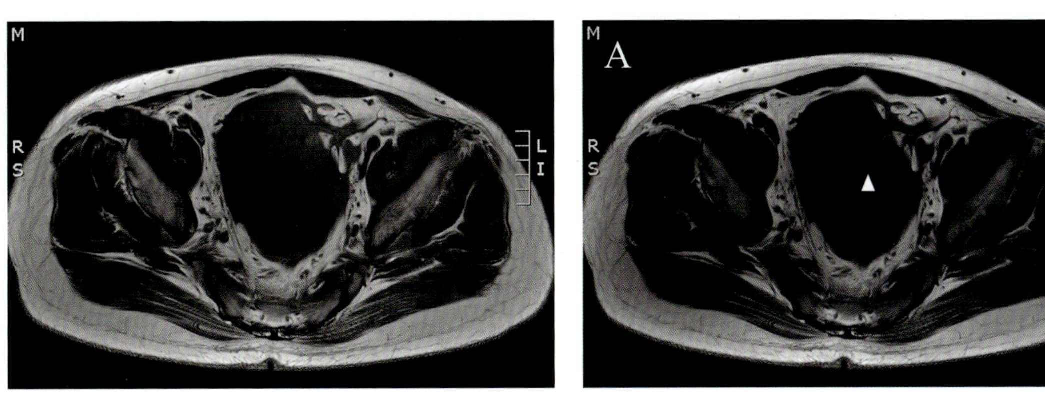

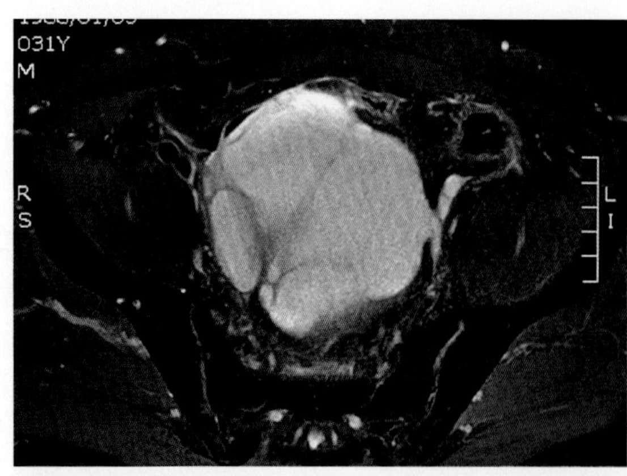

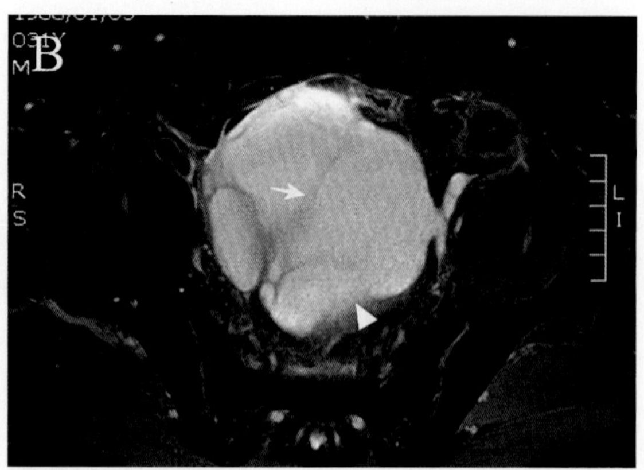

A. 膀胱上方见大小约 10.6 cm × 7.3 cm × 11.5 cm 异常信号影，与邻近直肠及乙状结肠分界不清，T1WI 呈低信号（三角箭头）；B. T2WI 抑脂像病灶呈高信号，中间可见分隔（三角箭头 - 病灶；细箭头 - 分隔）。

图 65-2　腹部 MRI 图像

三、超声所见及诊断

1. 超声所见

（1）经直肠腔内超声：直肠前壁前方、精囊水平以上可探及一以囊性为主的混合性回声，肿物边界不清，形态不规整，肿物下端距肛门缘约 51.3 mm，上述混合回声与直肠、膀胱、精囊腺分界不清。彩色多普勒血流成像（CDFI）提示，周边见穿入分枝状血流信号（图 65-1A）。

（2）经腹超声：该混合性回声的主体位于盆腔，上下径为 132.1 mm，前后径为 85.4 mm，左右径为 88.2 mm，囊性部分透声差，其内可见分隔，实性部分位于边缘，囊壁较厚且不光滑，内部回声不均匀，腹腔未见明显积液及明显肿大淋巴结（图 65-1B）。

（3）超声造影：该混合性回声囊性部分全程无增强，实性部分及分隔内呈动脉期快速高增强，增强早于周围组织，廓清略晚于周围组织（图 65-1C）。

2. 超声诊断：盆腔内囊实性占位，不除外恶性倾向。

四、术中所见及最后诊断

1. 术中所见：手术腹腔探查见盆腔囊实性肿物，盆底腹膜、网膜、肠系膜表面见大量灰白色结节。

2. 病理结果：腹膜恶性间皮瘤，大网膜、腹膜、阑尾均可见肿瘤浸润。

3. 最后诊断：腹膜恶性间皮瘤，腹腔广泛转移。

五、超声分析及鉴别诊断

1. 超声分析

本例患者以腹痛、腹胀伴发热为主要症状，首诊考虑腹盆腔感染性疾病的可能，经腹超声及腔内超声检查，在直肠前壁前方可见一以囊性为主的混合性回声，边界不清，形态不规则，其内可见分隔，内壁较厚不光滑，实性部分呈不规则状凸起，实质可见分支状血流信号。腹腔未探及游离积液。不排除盆腔内脓肿形成或恶性肿瘤的可能。为明确病灶性质，遂行超声造影。

超声造影显示，该混合性回声囊性部分无增强，实性部分及分隔呈动脉期快速高增强，增强早于周围组织，快速廓清晚于周围组织。因炎性病灶间隔多无造影剂的快速充填，与上述造影特点不符。综上，考虑该病灶为盆腔恶性肿瘤。

2. 鉴别诊断

（1）结核性腹膜炎：患者多有肺结核病史，多有低热、午后盗汗等症状，结核性腹膜炎早期多表现为腹水，无囊实包块型，病程迁延可形成包裹性积液，可见分隔，可伴腹膜、肠系膜不规则增厚，肠粘连。本例患者无结核病史和典型的结核症状，超声造影提示囊壁快速高增强，基于上述临床及影像学特点，不难排除结核性腹膜炎所形成的包块。

（2）腹膜假性黏液瘤：该病多为阑尾、卵巢等黏液瘤破裂所致，典型的表现为腹盆腔游离积液或呈包裹状积液或呈胶冻液体状附着于腹膜，增强时可表现为多种不规则强化，如花边状、环状，多可于相应器官观察到肿瘤的原发病灶。本例患者呈较大的囊实性回声，腹膜表面未见多发的团块状低 - 无回声，因此不难与之鉴别。

（3）腹膜转移癌：该病超声下常表现为腹腔积液、腹膜不规则增厚，多呈结节状，CDFI 显示血流丰富，通常不形成较大的囊性病变，患者多有癌症病史，且多伴有腹部淋巴结的异常改变。本患者无原发癌症病史，无异常淋巴结改变，肿瘤呈囊实性病变，因此不难排除诊断。

六、讨论

恶性腹膜间皮瘤（malignant peritoneal mesothelioma，MPM）是一种起源于腹腔浆膜间皮细胞及间皮下层细胞的恶性肿瘤，石棉、猴病毒 40、放射性物质如云母等是其危险因素。腹膜恶性间皮瘤约占所有恶性间皮瘤的 7% ～ 30%，男女比例约为 1.43 ∶ 1，平均年龄为 63.3 岁，国内亦有较多小样本报道，男女比例与之相似，发病平均年龄略低，约为 51 岁。依据影像学特点可分为 3 类：干痛型、湿型及混合型。本例患者超声和 MRI 均未见明显腹水，下腹部隐痛，属于干痛型。恶性腹膜间皮瘤的临床表现缺乏特异性，最常见的症状为腹胀、腹痛、饱足感、体重减轻、发热等。本例患者以腹痛、腹胀、发热为主要症状，不仅应该考虑到腹部感染性疾病的可能，还应考虑到腹部恶性肿瘤的可能。

目前评估腹膜恶性间皮瘤的影像学检查主要是超声、CT、MRI、PET-CT，CT 和 MRI 对病灶的范围、周围侵袭情况、是否存在转移的评估具有较好的作用。超声在肿物定性、细微结构的观察中具有一定的优势，有多种扫查途径，声学造影可辅助观察病灶微循环，利于病变的深入探究。据文献报道，腹膜间皮瘤声像图多呈腹膜弥漫性或局限性增厚，多腹腔积液，腹腔肿块或腹腔网格状改变，以及被侵及器官的结构改变征象。腹膜表面及脏器表面多可见广泛的间皮瘤播散灶，超声造影多呈现病灶实性部分及分隔可见快速高增强，与盆腔的炎性病灶可以区分。本例患者声像图与典型的腹膜间皮瘤声像图不同，无明显的腹膜增厚改变，而是以囊实性占位为超声表现，对本病例的学习有助于对间皮瘤生物学行为的全面认识。

腹膜恶性间皮瘤目前的治疗策略主要为手术 + 术后静脉化疗或腹腔热灌注化疗，分子靶向治疗效果尚不理想。腹膜间皮瘤的预后整体很差，多在确诊后的 2 年内死亡，女性 5 年生存率高于男性。因此，早期通过影像学发现病灶，评估并确定病灶的性质，对改善预后具有重要意义。

七、思考题

1. 腹部恶性间皮瘤的二维超声及超声造影的声像图特点？

2. 腹部恶性间皮瘤的鉴别诊断都有哪些？如何鉴别？

参考文献

1. KIM J, BHAGWANDIN S, LABOW D M . Malignant peritoneal mesothelioma: a review[J]. Ann Transl Med, 2017, 5（11）: 236.

2. MARINACCIO A, CORFIATI M, BINAZZI A, et al. The epidemiology of malignant mesothelioma in women: gender differences and modalities of asbestos exposure[J].Occup Environ Med., 2018, 75（4）: 254–262.

3. 刘新，谷青，高庆梅，等．高频超声诊断恶性腹膜间皮瘤 17 例分析 [J]. 中国误诊学杂志，2010, 10（19）.

4. SUGARBAKER P H, ACHERMAN Y I Z, GONZALEZ-MORENO S, et al. Diagnosis and treatment of peritoneal mesothelioma: The Washington Cancer Institute experience[J]. Semin Oncol, 2002, 29（1）: 51–61.

5. KAYA H, SEZGI C, TANRIKULU A C, et al. Prognostic factors influencing survival in 35 patients with malignant peritoneal mesothelioma[J]. Neoplasma, 2014, 61（4）: 433–438.

6. 李欣，张宏．腹膜恶性间皮瘤超声造影表现 1 例 [J]. 中华超声影像学杂志，2009, 18（10）: 894.

7. SU S S, ZHENG G Q, LIU Y G, et al. Malignant Peritoneum Mesothelioma with Hepatic Involvement: A Single Institution Experience in 5 Patients and Review of the Literature[J]. Gastroenterol Res Pract, 2016, 2016: 6242149.

8. CHEN L Y, HUANG L X, WANG J, et al.Malignant peritoneal mesothelioma presenting with persistent high fever[J]. J Zhejiang Univ Sci B, 2011, 12（5）: 381–384.

病例 66　盆腔平滑肌肉瘤

一、临床资料

病史：患者，男，51 岁，下腹部疼痛 1 个月，加重伴里急后重 1 周；排尿、排便后无缓解，无发热、无黏液脓血便，无肿瘤病史及家族遗传病史。

体格检查：腹部平坦，未见胃肠形及蠕动波，未触及明确包块，移动性浊音阴性；直肠指诊（胸膝位）提示，距肛门缘约 3 cm 处直肠前侧壁可触及的质硬肿物，活动度差，黏膜面光滑，退指指套未见血染。

实验室检查：白细胞计数　4.95×10^9/L，肿瘤标志物　CA19–9、PSA、CEA、CA72–4（–）。

二、影像资料（图 66-1，图 66-2）

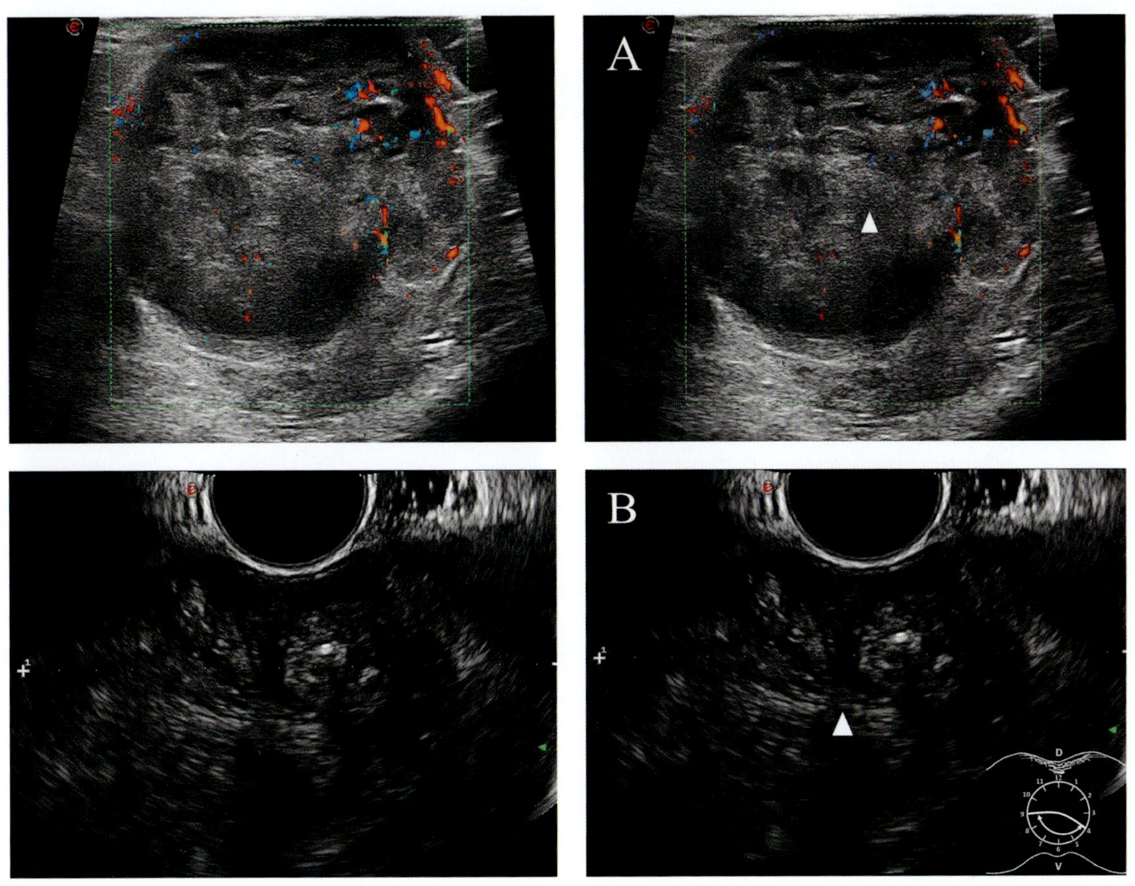

（左侧 - 原始图；右侧 - 标记图）A. 肿物二维超声纵切面：直肠中下段前侧壁前方低回声肿物，病灶周边血流信号较丰富，可见动脉样血流（三角箭头）；B. 肿物二维超声横切面：肿物呈半环周状包绕直肠，肠壁黏膜层连续完整，与病灶分界欠清（三角箭头）。

图 66-1　肿物的二维超声图像

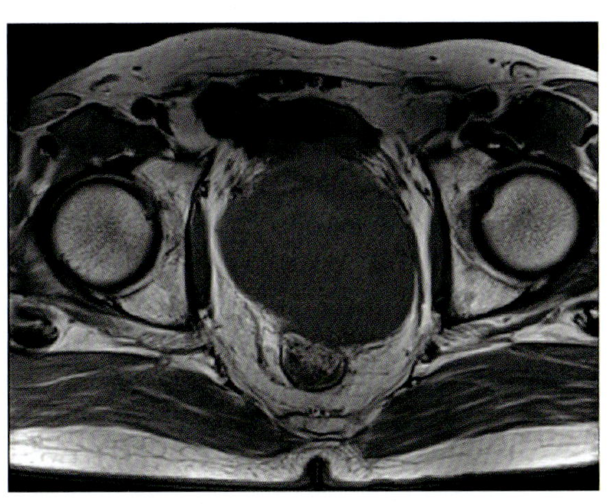

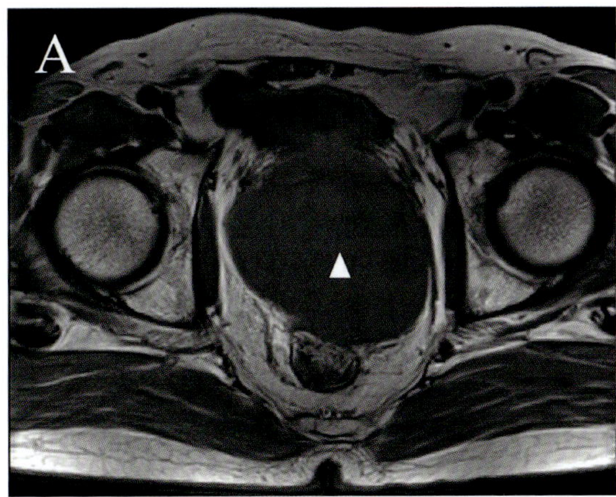

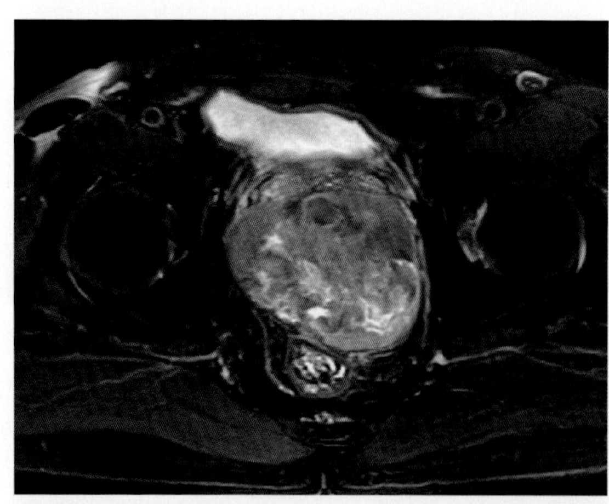
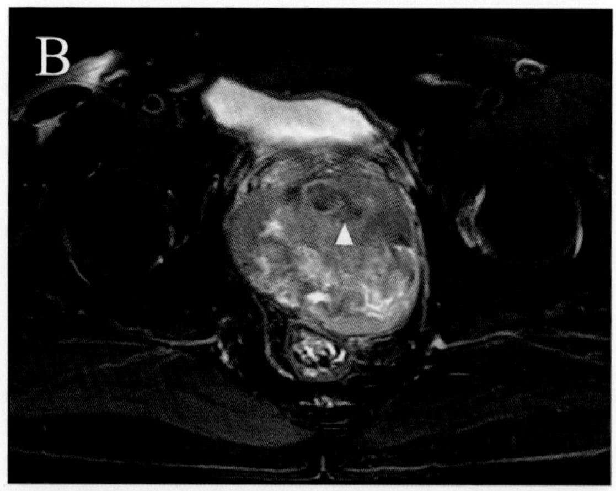

（左侧－原始图；右侧－标记图）A. 盆底直肠前方见团块状异常信号影，大小约为 6.2 cm × 8.2 cm × 6.3 cm，T1WI 上较肌肉呈等信号（三角箭头）；B.T2WI FS 呈混杂高信号，内见长 T1 长 T2 液性坏死区；双侧精囊腺、直肠下端明显受压（三角箭头）。

图 66–2　腹部 MRI 成像

三、超声所见及诊断

1. 超声所见

（1）经直肠腔内超声纵切面：直肠中下段前侧壁前方见团块状隆起性低回声肿物，局部肠壁受压变薄，黏膜面光滑完整，上下径为 59.6 mm，前后径为 56.6 mm，其内回声不均，可见点片状略高回声，其内未见明显液性回声，病灶边界尚清，形态规整，肿物下端距肛门缘约 36.0 mm。内部可见较丰富、不规则、粗大血供，动脉样频谱，阻力指数为 0.75（图 66–1A）。

（2）经直肠腔内超声横切面：肿物位于胸膝位 4–9 点方向，呈半环周状包绕直肠，左右径为 72.8 mm，与直肠外膜层分界不清，肠壁黏膜层连续完整，肿物向前推挤前列腺，分界尚清（图 66–1B）。

2. 超声诊断：盆腔低回声占位，考虑间叶组织来源。

四、术中所见及最后诊断

1. 术中所见：肿物位于盆底，紧邻前列腺，与直肠及精囊腺分界不清，完整游离肿物。

2. 最后诊断：盆腔平滑肌肉瘤。

五、超声分析和鉴别诊断

1. 超声分析

本例患者症状为下腹部疼痛，鉴于其为男性患者，涉及膀胱、直肠、前列腺、输尿管、阑尾等器官的超声扫查，阑尾、双肾、膀胱等未见明显异常，直肠前方似可见一隆起性低回声肿物，不除外直肠或其周围组织来源，遂行经直肠腔内超声检查。

经直肠腔内超声检查时，直肠中下段前侧壁前方显示一不均质实性低回声肿物，肿物呈半环周压迫直肠，病灶边界清，形态规则，病灶区血流信号丰富，直肠黏膜连续完整，前列腺受压，但包膜完整，